全国高等学校卫生信息管理专业规划教材

第二届评审委员会

U0331826

前言

卫生组织与信息管理是在医学、信息管理学和计算机科学的基础上发展形成的一个新兴交叉研究领域，是社会卫生信息需求不断增长和信息技术在卫生事业领域广泛应用的结果。卫生组织与信息管理以卫生组织为社会单元，以卫生组织中的信息为主要研究对象，旨在通过对卫生信息运动规律和应用方法的研究，提高医学决策效率，实现卫生信息效用的最大化。长期以来，人们将卫生组织作为社会体系的一部分，对卫生信息开展宏观研究。而随着管理和技术的深入发展，医学信息学已经呈现出愈来愈细致的发展脉络，卫生组织与信息管理的融合就是其走向深入的重要表现，也是医学信息学的实践回归。

本书立足于卫生组织与信息管理的理论和实践，根据医学信息管理专业的特点和需要，以卫生组织理论、信息管理理论和医院管理理论为基础，阐述了卫生组织中信息流的产生、发展及管理，勾勒出卫生组织与信息管理的基本理论框架和研究体系。本书面向全国高等医药院校（或综合性大学）信息管理与信息系统专业或医学信息学专业，也可以作为临床医学等医科类其他相关专业的教材，还可以作为广大医务工作人员、医学信息管理人员和医药企业信息人员开展继续教育、组织业务培训或自学的参考书。主要内容包括：卫生组织信息管理理论、技术与方法，卫生组织体系，卫生组织信息管理环境，卫生组织通用业务模块信息管理，卫生行政组织的信息管理，医院信息管理，社区卫生服务组织的信息管理，医药企业的信息管理，卫生第三方组织的信息管理和其他卫生组织的信息管理。本书坚持实践导向，遵循实践规律；坚持理论框架清晰，遵循教学规律；坚持知识结构严谨，反映学科前沿。本书分为十一章，由来自国内相关院校十一位专家撰写，他们是山西医科大学贺培凤、重庆医科大学赵文龙、滨州医学院胡西厚、新乡医学院田梅、山西医科大学吕艳华、滨州医学院于微微、山西医科大学李小霞、首都医科大学李军、四川大学华西医学院刘丹萍、广东药学院许强、重庆医科大学黄成。

本书作为国家卫生和计划生育委员会“十二五”规划教材，在撰写过程中得到了许多国内同行专家的高度关注和支持，在此表示由衷的感谢。由于可参考的资料十分有限，本书责任编辑及编委从指导思想、基本原则、框架设计、内容结构到知识点的归纳和凝练都倾注了大量的心血，在此表示由衷的感谢。本专业各类教材、专著及其相关文献资料为编写此书提供很多帮助，作者通过引用、标注等形式在书中尽量予以体现，但难免有所遗漏，在这里一并表示由衷的感谢！

卫生组织与信息管理是一部正在成长和发展中的新教材，尽管编委们立足学科基础，把握学术前沿，科学严谨求证，反复推敲凝练，但仍有很多不尽如人意之处，恳请各位读者多提宝贵意见和建议，希望通过大家的共同努力，能为本专业的学生和一切有志于从事卫生信息管理工作的人士提供一个学识积累的新起点。

贺培凤

2013 年 12 月 12 日于山西医科大学

目录

第一章 绪论

随着全球化程度的不断加深和综合国力竞争的日趋激烈,信息要素已经广泛渗透到人类社会生活和经济活动之中,卫生组织的信息管理水平已成为衡量一个国家卫生信息化程度的重要标志。本章从卫生组织、信息管理以及卫生组织信息管理的基本概念和基本问题入手,讨论了卫生组织信息管理发展的历程,阐述了卫生组织与信息管理课程的性质、目标、内容、方法论体系以及学习本课程的意义。卫生组织信息管理是一个新兴的交叉研究领域,随着卫生组织信息管理实践的不断深入,其理论体系必将不断拓展与完善。

第一节 卫生组织信息管理概述

一、卫生组织

(一)卫生组织的概念

在管理学中,组织是指在一定环境中,人们为实现共同目标,按一定结构形式和活动规律所结合起来的具有特定功能的群体。卫生组织是一类特定的组织。按照世界卫生组织的定义,卫生组织(health organization)是指以促进、恢复和维护人群健康为基本目的的机构或团体。这是一个非常广泛的定义,包括了一切与健康相关的组织。

在我国,根据中华人民共和国原卫生部2002年发布的《卫生机构(组织)分类与代码》,卫生组织是指从卫生行政部门取得《医疗机构执业许可证》,或从民政、工商行政、机构编制管理部门取得法人单位登记证书,为社会提供医疗保健、疾病控制、卫生监督等服务或从事医学科研、医学教育等的卫生单位和卫生社会团体。该定义不包括卫生行政机构、香港和澳门特别行政区以及台湾所属卫生组织。

我们认为卫生组织是包括卫生行政组织在内的一切以保护和增进人民健康为目标的社会机构或团体。

(二)卫生组织的分类

根据不同的划分标准,卫生组织可以分为不同的类型。

1. 按产生依据划分　按照产生依据的不同,卫生组织可分为正式的卫生组织和非正式的卫生组织。前者是指为实现共同目标,按一定的权责结构和法定规则形成的组织,反映出管理者的理念，奉行权力等级原则，大部分卫生组织属于此类；后者是人们为了兴趣、友谊、信念等心理需求而自发形成的社会团体，依靠感情、兴趣或信念而不是权力的规则运行，比如艾滋病志愿者团体就属于这类组织。

2. 按照卫生组织的职能性质划分　依据不同职能性质，卫生组织可以划分为卫生行政组织、卫生服务组织以及卫生第三方组织。卫生行政组织是指那些对卫生事务实施管理的政府组织，通过制定和执行卫生政策、法规等来引导和调控卫生事业的发展。卫生服务组织是指以保障居民健康为主要目标，直接或间接地向居民提供医疗、预防、保健、康复等卫生服务的组织，包括各类公共卫生服务机构、营利性和非营利性的医疗服务机构等。卫生第三方组织则主要是指由非政府部门、职业群体或群众自发组建的与健康相关的组织。

3. 按照主管部门划分　依据主管部门不同，卫生组织划分为地方卫生组织和军队卫生组织。

4. 按照影响范围划分　依据影响范围的大小，卫生组织可分为国内卫生组织和国际卫生组织，国际卫生组织如世界卫生组织、全球妇女与艾滋病联盟等。

除上述划分方法之外，还可以从层级或行政区域等层面进行不同的划分。一般情况下，为了便于管理，我们从层级和职能出发进行划分；如为便于研究，则可从功能性质出发进行划分。

（三）卫生组织的特点

卫生组织作为一类特定领域的社会组织，具有如下特点：

1. 具备一定的结构　在纵向上，卫生组织具有高低不同的层级，如我国的医疗服务机构设立了省、市、县、乡、村五个层级；在横向上，卫生组织有不同职能分工的部门，如医院有不同的科室划分。就卫生组织而言，一般越往高层，分工越细；越往低层，综合性越强。

2. 有明确的目标　目标决定了组织的性质和服务范围，也决定了组织内部资源的分配形式。不同的卫生组织，其目标也不尽相同，如营利性和非营利性医院的目标不一样，其性质和服务功能也有很大差别。

3. 一定数量的成员　卫生组织是为实现共同的目标，由两个及以上人员组成的集体，成员间既有一定分工又相互协作。卫生组织成员资格的取得要经过组织的严格考核与审查。如村卫生室是卫生组织，但“江湖郎中”不能称为卫生组织。

4. 具有开放性和动态性　卫生组织作为一类特定的组织，处于社会组织大系统之中，需要与外部其他组织进行物质、能量及信息的交换。所以，卫生组织不是一成不变的，它具有开放性和动态性。如医院在从社会吸纳人力、物力等生产要素的同时，也要向社会提供医疗服务；当社会需求和生产结构发生变化时，医院也要进行相应的变革，才能保证其目标的实现。

二、信 息 管 理

（一）信息管理的概念

信息管理（information management）是人类管理活动的重要组成部分，是在把信息作为现代社会重要战略资源的背景下产生和发展起来的。人们对信息管理的重视是近半个世纪的事，由于影响信息管理的因素较多以及人们对其理解的多面性，所以到目前为止信息管理还没有一个统一的定义。我国学者卢泰宏在分析了国内外对信息管理的认识之后，总结出对信息管理的两种理解。

1. 狭义的理解　信息管理就是对信息本身的管理,即采用各种技术方法和手段对信息进行组织、控制、加工、规划等,并将其引向预定的目标。

2. 广义的理解　信息管理不单纯是对信息的管理,而是对涉及信息活动的各要素(信息、人、机器、机构等)进行合理的组织和控制,以实现信息及有关资源的合理配置,从而有效地满足社会的信息需求。

我们对"信息管理"持广义的理解。我们认为,信息管理的实质就是人类综合采用技术的、经济的、政策的、法律的、人文的方法和手段对社会中存在的各种信息及相关要素进行组织、规划、控制和协调,以最大限度实现信息效用价值的一种活动。

(二)信息管理的对象

信息管理作为一种社会活动,由信息活动主体、活动对象、活动手段等要素构成。在信息管理活动中,表现为信息人员利用所掌握的信息技术,在由信息经济、政策、法律法规等组成的信息环境中,控制和利用信息资源以达到组织目标的活动过程。因此,信息管理的主要对象可以概括为信息资源和信息活动两个方面。

1. 信息资源　信息资源(information resources)是经过人类开发与组织的大量有用信息、信息技术、信息人员三个要素的有机集合。在信息资源的各要素中,信息无疑是构成信息资源的实质要素和核心要素。因为信息资源之所以成为经济资源并备受人们的青睐,主要是因为其中所含的有用信息能够用消除经济活动中的不确定性,帮助人们进行决策,减少经济活动的其他物质资源和能源资源的损耗,降低成本和节省开支,而信息人员、信息技术等信息活动要素仅仅是信息资源生产的外在条件而已。信息管理的根本目的是控制信息流向,实现信息的效用和价值。但是,信息并不等同于信息资源。因为要使信息实现其价值和效用,就必须凭借信息人员的智力条件以及信息技术和其他技术手段。信息人员是控制信息资源、协调信息活动的主体,是信息管理的主体要素。而信息收集、处理、存储、传递与应用等信息活动过程都离不开信息技术的支持。没有信息技术作为强有力的手段,要实现有效信息管理是不可能的。信息管理活动本质上是为了形成、传递和利用信息资源,信息资源是信息活动的对象与结果之一。综上所述,信息人员、信息、信息技术三个要素是紧密联系的有机整体,是构成信息管理的主要方面,也是任何一个信息系统的基本构成要素。

2. 信息活动　信息活动是指人类社会围绕信息资源的形成、传递和利用而开展的管理活动与服务活动。

(1)从过程上看,信息活动可以分为两个阶段:①信息资源形成阶段:其活动特点以信息的产生、记录、传播、收集、加工、处理、存储为过程,目的在于形成可供利用的信息资源。②信息资源的开发利用阶段:信息活动是以对信息资源的检索、传递、吸收、分析、选择、评价、利用等活动为内容,目的是实现信息资源的价值,达到信息管理的目标。

(2)从层次上看,人类信息活动又可以分为三个层面:①个人信息活动:个人信息活动是社会中的个体获取、控制信息和开发利用信息资源的活动。个体信息活动效率取决于个人信息素质,包括个人的智力水平、信息技术能力和知识素质等。②组织信息活动:组织信息活动是组织收集、处理和开发利用其内部信息资源和外部信息资源,以实现组织的目标,完成组织安排的活动。此外,专业信息服务机构的信息活动通常以开发信息系统为特征。信息系统往往体现其信息活动的效率和水平。③社会信息活动:社会信息活动是社会规模的信息资源开发和利用活动,体现为社会规模的信息产业的形成发展水平和社会信息化水平。

(三)信息管理的原理

信息管理的目标就是通过采集、序化、开发和利用信息资源,实现个人、组织、社会生产活动效率的提高,进而实现相应的经济效益。信息管理在帮助个人、组织、社会实现目标的过程中,逐渐形成了一些具有普遍意义的规律,即信息管理原理。

1. 信息增值原理 信息增值主要是指信息内容的价值增加以及与之相关的活动效率的提高。它是通过对信息的收集、组织、存储、查找、加工、传输、共享和利用来实现的。信息增值主要解决信息资源建设和信息资源存取与开发两方面的问题,包括信息集成增值、信息序化增值和信息开发增值。

(1)信息集成增值:信息集成是指把孤立、零散的信息或信息系统整合成不同层次信息资源体系的过程。具体包含三个层次:①零散的、个别的信息集成;②孤立信息系统的集成;③社会整体信息资源的集成。

(2)信息序化增值:信息序化增值是指通过利用各种信息组织方法(如分类法、主题法等)将信息集合整合为可供人们方便检索利用的资源体系的过程。包括个别信息系统的有序组织和社会整体信息资源的有序组织两个方面。

(3)信息开发增值:信息开发增值主要是通过利用现有信息生成新的信息的过程。如通过传播和内化一个组织中的信息资源,生产出新的知识和信息,提高组织中人力资源的知识水平,进而提高人们的生产效率。

2. 信息服务原理 信息管理与一般管理相比,具有更强烈的服务意向。信息管理的作用最终体现为信息资源对各种社会活动要素的渗透、激活与倍增作用,这决定了信息管理必须通过服务用户来发挥作用。信息资源的建设、信息管理方法和手段的采用、信息活动的安排、信息技术的运用等都是以提高服务质量为宗旨的。

3. 市场调节原理 信息管理作为一种服务性的活动,主要是向市场提供信息产品或服务,和一般市场行为一样,会受到市场规律的调节。主要表现为两个方面:一是信息产品的价格受市场规律的调节;二是信息资源要素受市场规律的调节。

4. 依法管理原理 信息管理作为一种社会活动,是在国家信息法律法规框架内进行的,国家关于调整各种信息活动和信息关系的法律,是信息管理活动的行为规范。根据这些法律法规,信息管理要做到:①依法采集和使用各种数据和信息资源;②在利用各种数据和信息时,依法保护信息所有人的知识产权、商业秘密、国家机密和个人隐私;③正确处理各种信息利益关系。

三、卫生组织与信息管理

(一)卫生组织信息管理的内涵

卫生组织信息管理(information management of health organization)是由卫生组织与信息管理两个概念组合而成,二者之间是递进关系,即卫生组织的信息管理。卫生组织信息管理既是信息管理的一个分支,又是卫生事业管理的一个重要组成部分。根据对卫生组织和信息管理概念的认识,认为卫生组织信息管理是指卫生组织采用各种技术、方法和手段,对其在业务活动中产生的大量与健康相关的信息及信息活动要素进行组织、规划、控制和协调,以最大限度实现信息效用价值的一种活动。

（二）卫生组织信息管理的范围

随着现代社会科学和生产技术的发展，我国卫生组织已经形成一个规模庞大、结构复杂、具有多种功能体系的组织体系，主要包括发挥宏观调控作用的卫生行政组织，直接或间接地向公民提供医疗、预防、保健、康复等服务的卫生服务组织，以及具有桥梁纽带与保障作用的卫生第三方组织。由于各类卫生组织机构的性质、职能及管理重点不完全一致，它们各自在信息的搜集、整理、开发与利用方面也各有特色。

1. 卫生行政组织的信息管理　卫生行政组织的信息管理是指卫生行政相关的信息保障、信息交流及信息管理活动。由于卫生行政组织是各级政府或部门的卫生管理职能机构，是贯彻实施国家的卫生方针与政策、领导所辖范围的卫生工作、编制规划、制定法规并组织实施、督促检查的中枢系统，所以卫生行政组织信息管理的重点包括决策信息、组织信息、人事信息、计划信息和法规信息。

2. 卫生服务组织的信息管理　卫生服务组织的信息管理因其机构的细分可分为医院信息管理、卫生防疫信息管理、妇幼保健信息管理、药事检验信息管理、医药企业信息管理、医学教育信息管理和医学科技信息管理等。医院信息管理是对医院运作和管理过程中产生的各种医疗、教学及科研、后勤等方面信息进行收集、加工、存储、传递、检索及开发利用，并以此保障医疗服务的水平与质量，提高医院管理的标准和绩效。卫生防疫信息管理是指卫生防疫机构对在卫生防疫监测、监督、科研、培训等业务工作中的信息收集、分类组织、存储、传递以及有效利用的过程。妇幼保健信息管理是指妇幼保健工作中的信息收集、处理与统计分析的过程，主要包括妇幼卫生信息资料的收集和妇幼卫生服务统计两大部分。药事检验信息管理是指药品检验机构在药品质量监督、检验、技术仲裁，以及有关药品质量、标准、制剂、药检新技术等科研工作中有针对性地进行信息收集、整理、分类、开发利用等管理过程，以及药物不良反应的监测、报告、公布等的信息管理。医药企业信息管理是指对药品、药械的生产、销售、物流等业务工作的信息收集、整理、利用等的有效管理过程，主要包括质量信息管理、客户关系信息管理、供应链信息管理等。医学教育信息管理是指从事医学教育的学校的信息管理，主要包括综合信息管理、教务信息管理和学生信息管理等。医学科技信息管理是指为了满足医学科研任务的需要而有计划、有目的地搜集、整理、存储、检索、分析和利用并提供信息服务的过程。它主要是通过对信息的搜集、加工、整理，使之有序化，并以便于人们利用的形式，迅速准确地把有关科学文献中所包含的信息提供给科技人员，为他们更有效地进行科学研究工作创造条件。

3. 卫生第三方组织的信息管理　卫生第三方组织的信息管理是指与卫生相关的，由非政府部门、职业群体或群众自发组建的与健康相关的组织的信息管理活动，包括国家级卫生社团组织机构的信息管理，如爱国卫生运动委员会、中国红十字会、卫生部医学信息管理委员会等，群众性学术组织的信息管理，如中华医学会、中华预防医学会、中华卫生信息学会、中国抗癌协会、中华医药信息学会等。

此外，还有国境卫生检疫信息管理、健康教育机构信息管理、生物制品研究机构信息管理等其他卫生组织机构的信息管理。

（三）卫生组织信息管理的意义和作用

1. 为卫生管理决策提供信息支持　所谓决策，是人们为实现一定目标而制订的行动方案。其遵循“提出问题→分析问题→解决问题”的过程。在这一过程中，信息的收集、获取与利用是重要的前提和关键,并贯穿于决策活动的始终。

卫生组织信息管理的首要任务是收集与整理卫生信息资料,并及时提供给决策者。其中,原始信息资料的提供固然重要,但更为重要的是卫生信息管理工作者应充分发挥自己的聪明才智,利用自己的行业优势,在原始信息资料加工整理的基础上,结合自己已有的知识和工作经验,生成有价值的研究报告,供决策者参考。

2. 促进卫生组织业务流程优化和管理方式变革　通过利用计算机与信息组织等先进技术与方法,实现卫生信息实时共享和双向交流,从而改变传统的医疗卫生业务发展模式。更为重要的是,信息技术的广泛应用革新了卫生业务运行与管理的手段,对整个卫生组织的部门职能、组织结构、决策方式、管理行为、运行模式和工作流程进行了相应的改革调整与优化,从而促进卫生事业管理方式变革,提高卫生事业管理水平。

3. 直接服务于医疗工作,提高服务水平　医疗服务机构是卫生组织的主体,其信息管理可以直接或间接服务于医疗工作,提高医疗服务水平。例如,通过新的信息手段实现网上预约、手机挂号、网上查阅报告等服务,优化和创新就医流程,提高服务效率;通过临床决策支持系统为医生提供病人病史信息,提示药品配伍禁忌,辅助临床医生做出更好的诊疗决策,从而减少医疗差错,改善医疗服务质量;通过建立区域卫生信息平台,实现医疗卫生信息共享,减少重复检验,降低医疗卫生费用。

4. 提供医疗保健信息,提高居民健康水平　随着物质生活水平的提高、社区医疗的兴起以及公众保健意识的增强,人们在自我保健方面的信息需求日渐高涨,包括许多保健信息需求,如疾病防治信息、药品信息、饮食信息、环境污染信息、生殖健康信息、美容信息、心理卫生信息、求医问药信息、医疗保险及相关政策信息等。卫生组织的信息管理工作者通过为广大用户提供他们所需要的保健信息服务,改进公众的健康行为,进而提高他们的健康水平。

5. 促进卫生科技事业的发展　医学科学研究是探索人类生命和健康未知领域的活动,随着科技活动及科技成果的不断涌现,医学科技信息也在大量增加。通过卫生组织的信息管理活动,实现卫生信息的高度共享,减轻繁重的文献资料查阅工作,同时避免医学科研工作的重复劳动,节约大量时间和人力,从而加快科研进度和节约科研投资,加速科研成果向现实生产力转化,促进卫生科技事业发展。

第二节　卫生组织信息管理的沿革与发展

自从有了人类,就有了人类为了生存而适应环境、不断与疾病和伤痛作斗争的行为,就有了医疗卫生保健活动,继而产生了相应的卫生信息。人类对卫生信息的管理可以追溯到遥远的古代。据记载,在西班牙洞穴中发现有旧石器时代的“截指术”的壁画,这是文字未产生前对医药卫生信息记录和管理的一种早期形式。而关于卫生组织的信息管理可以追溯到周代医事组织的医药信息管理,周代的“医师上士二人、下士四人,府二人、吏二人、徒二十人,掌医之政令,聚毒药以供医事”是文献记载中最早的卫生组织。当代卫生组织的信息管理是在经济和科学技术高度发展的条件下,对各类卫生信息,包括临床信息以及与人类生命健康有关的信息、文献等的综合管理。考察卫生组织信息管理的历史沿革,我们可以将其划分为 4 个阶段,即传统管理阶段、技术管理阶段、资源管理阶段和知识管理阶段。

一、传统管理阶段

虽然人类对卫生信息的保存和管理早已有之,但作为一项专门工作的卫生信息管理是在医事组织出现之后才兴起和发展起来的。早期的卫生组织信息管理可以追溯到官方医药卫生档案信息的管理。据文献记载,商代及其以前主要是利用占卜预测疾病凶吉,其医事管理制度已不可详考。到周代,据《周礼》记载:周代有"医师上士二人、下士四人,府二人、史二人、徒二十人,掌医之政令,聚毒药以供医事","食医,中士二人。疾医,中士八人。疡医,下士八人。兽医,下士四人",又"凡民之有疾病者,分而治之,死终则书其所以而入于医师","岁终稽其医事,以制其食。十失一次之,十失二次之,十失三次之,十失四次为下"。可见,周代已经有了较为健全的卫生组织。同时记载里所提的"医之政令",应是有关医疗管理的文书、档案,而"稽其医事",则须以平时的医疗记录档案为根据。可见,当时已有记载病况和治疗结果,并用以衡量诸医工作成绩、发给食俸的档案记录。而且,这种档案材料有专人保管。除了对医药档案的管理,古代卫生组织还注重对方剂档案的管理。历代官方卫生组织都很注意收集和保存方剂材料。如《后汉书·百官志》载:"太医令一人六百石,掌诸医,药丞方丞二人,药丞主药,方丞主方,右属少府。"地方政府也有专门人员掌管这些医药档案,如《元丰备对》载:"诸州县医药方书,州职医县医生掌之。"在中国历史上,曾有多次大规模的收集药方运动,形成了官方编制的药典、医方汇集等。北魏孝文帝曾令李修"集诸学士及工书者百余人,在东宫撰诸药方百余卷"。宣武帝时又下诏置医馆,组织医工对浩瀚的医方"寻篇推简,务存精要。取三十余卷"。以后,历朝历代都设有医事组织,早期以宫廷医药组织为主。到南北朝时期,就有了正规的医院,其相应的医药卫生信息记录或文献也有专人负责管理。

随着人类社会的发展以及造纸术和印刷术的发明,记录医药卫生保健信息的文献和其他各类文献大量产生,图书馆便应运而生。图书馆是早期的信息管理机构,主要以文献的收藏和利用为目的,并在长期发展过程中逐渐形成了科学的信息管理方法和手段。而与此同时,各类卫生组织也创立和发展起来,逐渐形成包括卫生行政组织、卫生服务组织以及民间组织为主的完整的卫生组织体系。其中医学图书馆是卫生组织中的一类专门从事卫生信息管理活动的机构,其主要针对医药卫生文献信息进行搜集、加工、存储和利用等管理活动。而其他卫生组织也逐渐有了自己独立的卫生信息管理科室,其中医院是最为典型的卫生组织之一,主要以病案管理和图书资料管理为主,并应用图书馆的管理方法,疾病按照国际疾病分类标准(international classification for disease,ICD)分类组织,图书文献按照医学学科进行分类组织,以方便医务人员及病人的查阅和利用。

总的来说,这一时期卫生组织的信息管理主要是以文献信息为中心,以病案室和图书馆为主要场所,以图书管理的技术、方法为手段,由专门的管理人员通过手工操作的方式对其进行管理。

二、技术管理阶段

自20世纪40年代成功研制出第一台计算机以来,计算机在科学计算功能和信息(数据)处理功能两个方面显示出强大的生命力,尤其是在信息处理方面显示出广阔的应用前景。计算机发明研制不到10年就被应用于图书馆的文献信息加工和管理,形成简单的信息系统。其目的是提高文献信息加工处理和查找的效率,实现对文献信息流的控制。在这类计算机信息系统中,只要把原始文献的信息进行一次分析,输入计算机系统,就能从中选取和编制出二次文献索引的信息。这种文献信息加工和管理的计算化不仅大大缩短了二次文献出版分发的时差,而且还扩大了文献收录的范围。随着计算机技术的发展,计算机信息处理功能越来越强,使人们对文献的加工有可能从宏观层次向微观层次深入,从文献的局部信息或扩展到全文信息,极大地提高了人类对文献信息的处理和管理能力,提高了图书馆及图书情报部门对文献信息流的自动化控制程度。

计算机在被用于图书馆及情报部门文献信息管理的同时,也被广泛应用于各行各业各类机构的行政记录处理、财务数据处理以及经营活动处理中。在卫生组织中,较早应用计算机进行信息管理的机构首属医学图书馆及医学文献情报中心。其次是卫生行政组织,卫生行政组织在国家政府信息化建设过程中,较早实现了办公自动化管理,利用计算机进行行政信息的记录,各类文件的传递、交换和利用。直接或间接提供医疗服务的卫生服务组织是卫生组织体系中最重要的一类机构,这类机构也是卫生组织中应用计算机相对较晚的部门。这类机构早期计算机的应用为单机、单功能的运行使用,实现的是单项数据的处理,即一个项目一个项目地用计算机处理。这种数据处理仅仅是在操作层次上,主要目的是用机器代替手工操作,提高数据处理速度和效率。但数据处理的结果使其医疗业务、科技管理、医药设备等几大信息源各自为政,信息反馈数出百家,缺乏信息的综合评价分析,其弊端是显而易见的。之后,苹果 PC 机的出现和 Basic 语言的普及,一些医院开始开发一些小型的管理软件,如工资软件、门诊收费、住院病人费用管理、药房管理等,进一步扩大了医院信息管理自动化的范围。

随着卫生信息化建设的进一步拓展以及 UNIX 网络系统的出现,一些卫生服务组织开始建立小型的局域网络,并开发出基于部门管理的小型网络管理系统,如住院管理、药房管理、门诊计价及收费发药系统等,使卫生服务组织的信息管理实现了联机管理,为组织的信息交换共享提供了可能。

显然,技术管理阶段着眼于用计算机处理信息并对信息流进行控制,技术因素占主导地位,技术专家是主角。该阶段电子数据处理、电子信息技术和计算机信息系统成为卫生组织信息管理关注的热点,数据、数据库和信息技术成为信息的代名词,卫生组织信息管理被看作是各类业务信息管理系统的应用。

三、资源管理阶段

信息资源管理的概念最早于 20 世纪 70 年代末 80 年代初在美国出现,它的提出基于两个背景:一方面是技术管理阶段纯粹的技术手段不能实现对信息的有效控制和利用,另一方面是当代社会经济发展使得信息成为一种重要的资源,迫切需要从经济的角度思考问题,并对这种资源进行优化配置和管理。

在第一种背景下,信息技术被迅速地运用于信息管理,建立了各类现代化的信息系统和网络,人们以为这样便可以一劳永逸地解决信息的有效管理和利用问题。但信息技术的高度发展和广泛应用带来了许多新的、复杂的难题,新的信息媒介和信息传播方式,在社会中的广泛应用中产生了许多始料未及、传统管理无法应付的问题,在顾及信息的高效处理、传播、利用和共享的同时,信息安全和信息利益这两大问题变得非常棘手。可见,技术管理理念下各类信息管理系统的建立虽然能够高效地解决组织信息管理中的许多问题，但它仅仅是在微观层次上着眼于个别机构和组织。随着技术的进一步发展，这种模式必然导致信息系统的分散和向小型化发展的趋势，使得信息的管理和控制反而变得更加困难，宏观层次的信息共享和信息效益无法实现。这种纯技术的信息管理逐渐暴露出许多问题和缺陷，人们不得不重新思考信息管理的方向。于是，进入 20 世纪 70 年代以后，人们着手利用行政的、法律的、经济的手段，从微观和宏观的结合上协调社会信息化进程中的各种矛盾、冲突和利益关系，妥善处理信息管理中人与物的复合关系，这样就逐渐形成了信息资源管理的思想和观念。

卫生组织信息管理作为信息管理基本理论和方法在卫生事业领域中的应用，同样也存在上述问题。正如在技术管理阶段谈到的，起初卫生组织的信息管理主要是针对不同业务、部门或组织建立相应信息管理系统或网络，实现某业务、部门或某组织的信息管理，这样必然造成信息孤岛或信息烟囱问题，卫生信息交流和共享受限，从而无法实现对卫生信息的有效控制和利用。而且在卫生信息化的进一步推动下，信息技术被广泛应用于各类卫生组织的信息管理活动中，由此也带来了诸如卫生信息污染、卫生信息垄断、个人隐私侵犯、医药信息侵权等问题。因此，如何利用行政的、经济的、法律的、伦理的等手段，对卫生领域中人们的信息行为进行综合规范和管理，逐渐受到相关部门和学者们的关注和重视。近年来在深化医药改革和卫生信息化的推动下，我国政府非常重视卫生信息政策、法律法规的建设，并取得了一定的成效，但还没有形成相对系统、完善的信息政策体系及法律法规体系，仍需进一步的深入研究。

综上所述，在资源管理阶段，规范人们的信息行为和协调各方的信息权益问题成为重点，信息被作为一种重要的经济资源受到人们广泛关注。因此，这一阶段的主要任务就是全面考察信息作为经济资源的性质、利用状况、效用实现的特征和规律，从经济角度对其进行管理和优化配置，使其效益最大化。

四、知识管理阶段

信息资源管理克服了信息技术管理阶段只重技术因素的作用而忽视经济、社会、人文因素的缺陷，使得信息管理活动取得了长足进步，发挥了巨大作用，但信息资源管理仍然存在较大的局限性，表现在：①仅关注显性知识尤其是记录型信息的管理而忽略了对另一类十分重要的知识——隐性知识的管理，从而大大限制了其管理范围和信息管理效能的发挥。②仅仅关注人类智力劳动的最终成果——记录型信息，对获得这一成果的学习与创新过程却视而不见，因而无法将信息的吸收与创造（生产）过程纳入管理范畴，不能实现全方位的信息管理。③仅仅关注将信息提供给利用者，而对利用者需求信息的根本原因重视不够，致使它难以将信息升华为知识，从而限制了信息效用价值的实现。④仅仅关注信息在组织内部的免费流动，未能将信息看作一种资产，以资产管理的方式来管理和运作信息，从而忽视了信息的增值问题，影响了组织对信息的评价。

知识管理（knowledge management，KM）正是在克服信息资源管理固有的缺陷基础上发展起来的，是一种重视与人打交道的信息管理活动，其实质是将结构化与非结构化的信息与人们利用这些信息的规则联系起来。美国波士顿大学教授达文波特 1997 年所著的《营运知识》（Working Knowledge）一书标志着知识管理正式问世。知识管理的含义非常广泛，定义也因此多种多样。但究其本质,知识管理源于知识在生产过程中的特殊作用,其出发点是把知识视为重要的资源,并把最大限度地掌握和利用知识作为提高企业竞争力的关键。

知识管理在国际医药卫生领域的发展并不晚。早在1986年,英国曼彻斯特大学的Rector A. L. 教授首次在集成药物信息和医疗决策支持系统中提出了医学知识管理系统的概念。美国Johns Hopkins大学医学图书馆的Wiliam H. 等(1988)对基于公开生物医学文献的知识管理系统——知识工作站的建立提出了见解。我国有关医药卫生领域知识管理的研究始于1998年。原卫生部人事司李峰等(1998)在题为"迎接知识经济对卫生事业的挑战"一文中首次提出了医药卫生领域中的知识管理的概念。

医院知识管理作为卫生组织知识管理的一部分,是对医院管理领域及业务领域的所有知识进行集中管理的过程,包括知识的收集、整理、运用等,需要建立知识的创造、贡献、共享等一整套有效的机制,从而使医院的知识应用水平得到根本性的改观。具体包括三个方面:①对显性知识的管理:即对客观知识的组织管理活动;②对隐性知识的管理:主要表现为对人的管理;③对显性知识和隐性知识相互作用的管理:即对知识变换的管理,体现为知识的应用和创新的过程。传统的科学管理主要侧重于对人、财、物的管理,而医院知识管理更侧重对知识人和知识信息资源的管理,即医院运用集体智慧和创新能力,对知识人创造知识、应用知识进行再开发,实现知识的转化与物化过程的动态管理,从而实现知识共享,提高医院核心竞争力。

由上述可见,知识管理阶段主要是以知识(显性知识和隐性知识)为主要研究对象,以创新为最终目标,以信息技术为工具,以人为核心。知识管理是在信息资源管理基础上发展起来的新阶段,是社会形态由信息经济向知识经济过渡的产物。

卫生组织信息管理的四个发展阶段主要是反映了卫生信息管理在不同时期的主导因素,各个阶段的主导因素并不是相互孤立和割裂的,而是相互重叠、相互促进的。如信息资源管理阶段是在传统管理时期和技术管理时期发展起来的,知识管理阶段是在资源管理时期发展起来的,并且传统管理阶段的象征——图书馆在知识管理阶段并没有消失,而是在形式上、功能上和效率上发生转变和跃变。同样,信息系统在信息资源管理和知识管理阶段并没有退出信息舞台,而是更加重要,知识管理的实现必须以相应的信息技术和系统为基础,如人工智能、神经网络、专家智能和数据挖掘等技术或系统为知识的发现和管理提供了工具和方法,由于这些技术和系统的发展和应用,出现了知识挖掘、知识表达、知识工程等知识管理中的基础性概念。

第三节 卫生组织与信息管理课程

一、卫生组织与信息管理课程的性质与任务

(一)卫生组织与信息管理课程的性质

1. 卫生组织与信息管理是医药信息管理专业的一门主干课程 它以卫生组织在信息管理实践活动的各个环节与过程及其发展规律与方法为主要研究内容,是信息管理理论与方法在卫生领域信息管理活动中的应用。课程研究的方向性强,目的明确,与医疗卫生实践活动的关系密切。

2. 卫生组织与信息管理是一门具有学科交叉性、应用性和技术性的课程 卫生组织与信息管理的学科基础包括医药卫生学、信息科学、管理科学、经济学和计算机科学等。医药卫生学是卫生组织信息管理的专业理论基础，为卫生组织信息管理活动提出了专业要求，是卫生组织进行有效信息管理的前提；信息科学是卫生组织信息管理的学科理论基础，它以信息本身为研究对象，研究信息自身的运动和处理方法，建立信息管理的基本概念和基本方法；管理科学是卫生组织信息管理的方法理论基础，为卫生组织信息管理提供研究方法；经济学是卫生组织信息管理的应用理论基础，经济学产生的动力就是要解决资源的贫乏性，要合理配置资源和应用资源，要实现对卫生信息资源的合理配置，充分发挥信息资源的效用，必须掌握和借鉴经济学的基本原理和理论；计算机科学是卫生组织信息管理的技术理论基础，众所周知，信息管理技术、信息技术、信息管理系统、信息系统都以计算机科学技术为主要技术基础。同时，卫生组织信息管理又与卫生事业管理学、社会学、社会医学、医学伦理学、组织行为学等学科有着密切的关系。

（二）卫生组织与信息管理课程的任务

卫生组织与信息管理课程遵循全国高等学校本科卫生信息管理专业的培养目标，即培养具有现代管理学基础、医药卫生知识、计算机科学技术知识及应用能力，掌握信息管理以及信息系统分析与设计等方面的知识与能力，能在国家各级医药卫生管理部门及相关领域的企事业单位从事信息管理及信息系统分析、设计、实施管理和评价等方面工作的复合型高级专业人才。本课程是帮助卫生信息管理类专业人才形成知识结构和能力结构的一门重要课程，课程的主要任务包括：

1. 熟悉卫生组织及其信息管理的内容 通过本课程的学习，使学生熟悉我国卫生组织的体系结构；熟悉各级各类卫生组织的职责、功能、特点及主要业务流程；掌握各级各类卫生组织信息管理的内容及重点。

2. 掌握信息管理的基本知识、理论和方法在卫生组织信息活动中的应用 通过本课程的学习，使学生能将在专业基础课中学到的有关信息管理的基本知识、理论和方法很好地应用到卫生组织的信息管理活动中，实现卫生组织各类信息的有效管理。

3. 明确信息管理在卫生组织中的地位和作用 通过本课程的学习，使学生了解卫生组织信息管理具有重要的现实意义，即推动卫生组织业务水平的不断提高；明确信息管理在卫生组织未来发展中的战略作用，认识到卫生组织信息管理对我国卫生事业发展与人民健康水平提高所起到的促进作用。

二、卫生组织与信息管理课程的主要内容

卫生组织信息管理过程中，卫生组织是活动的主体，不同卫生组织既有保证组织正常运行的基本管理活动，又有为完成本组织工作使命而进行的特定业务活动。卫生组织的信息管理活动以卫生信息管理的基本理论为支撑和指导，并受所处的卫生信息环境的约束。按照这种逻辑关系，本课程的主要内容包括五大知识模块。

（一）卫生信息管理的基本理论

这部分内容在教材的第一章、第二章中介绍。具体包括卫生组织信息管理的基础概念、发展沿革及课程的性质、任务、内容及学生学习该课程的意义；并以人类社会信息活动过程，即信息生命周期管理的六个阶段“收集→组织→存储→检索→传递→利用”为主线，介绍信

息管理活动各环节的基本理论、技术与方法。通过学习，学生将对卫生信息管理的起源、现状与发展，卫生信息管理的基本概念、理论基础和体系框架，卫生信息管理的对象、技术和系统有一个比较全面的、粗线条的和初步的了解。

（二）卫生组织体系

这部分内容在教材的第三章中介绍。具体包括卫生组织体系的概念与构成；卫生行政组织、卫生服务组织的功能与组织结构，卫生第三方组织的类型、特点及任务；医药企业组织的类型、制度、功能及服务范围等。卫生组织是卫生信息管理的信息源体系，通过学习，让学生对卫生组织体系有较为全面的认识和了解，明确卫生信息管理的范围和卫生信息源的分布。

（三）卫生组织信息管理环境

这部分内容在教材的第四章中介绍。具体包括卫生信息环境与卫生信息生态的概念、构成要素，以及各构成要素对卫生信息环境的影响。通过学习，让学生认识到信息作为一种战略资源日益凸显；卫生信息人在卫生信息环境中起着主动性、决定性的作用；通过信息化技术对卫生信息资源进行控制和反馈，提高卫生信息管理的效率；卫生信息伦理可以减少卫生信息失真，提高卫生信息的效度和信度，但其调节作用有限；卫生信息政策与法律可以规范卫生信息行为，进而优化卫生信息环境。

（四）卫生组织通用业务模块的信息管理

这部分内容在教材的第五章中介绍。具体主要阐述各类卫生组织中共性的管理业务、流程和相应的信息管理系统的功能。包括卫生信息组织的办公信息管理、人事信息管理、财务信息管理、物资设备信息管理、后勤保卫信息管理和科研信息管理。通过学习，让学生全面了解卫生组织通用业务内容、业务流程，所产生的信息流及对应信息管理系统的功能。

（五）各类卫生组织特定业务活动的信息管理

这部分内容在教材第六章～第十一章中介绍。具体主要阐述卫生行政组织、医院、社区卫生服务组织、医药企业、第三方卫生组织和其他卫生组织的特定业务活动的流程和相应信息管理系统的功能。通过学习，让学生全面把握各类卫生组织的主要业务，明确特定业务活动中的信息流程及对应的信息管理系统。

三、卫生组织与信息管理课程的方法论体系

任何一项管理活动，都有其在一定原理、原则指导下的基本方法。卫生组织信息管理也同样如此。所谓卫生组织信息管理方法就是卫生组织中的信息管理人员为了适应整个社会信息化环境和达到卫生组织信息管理的目标采用的通用或特定的手段、工具和行为方式的总和。它是信息管理方法的应用分支之一。

对卫生组织信息管理方法的研究有利于将经验方法上升为科学方法，感性方法转化为理性方法；有利于一般方法的专门化、专门方法的精细化，为卫生信息管理方法体系丰富素材；有利于针对卫生事业中具体研究目标和研究环境确定适用性方法；有利于具体研究情况和特定研究方法的有效配合以及特定研究方法对研究对象的有效调控。

对卫生信息管理的研究方法很多，按从一般到具体的标准可分为：哲学方法、一般科学方法和专门研究方法。

（一）哲学方法

哲学方法是一切理论研究方法体系中最高层次的方法和理论基础。辩证唯物主义哲学是卫生组织信息管理的理论基础，也是卫生组织信息管理最高层次的研究方法。其根本理论和方法是辩证唯物主义的世界观、方法论和认识论。运用辩证唯物主义哲学方法研究卫生组织信息管理的相关理论突出体现在对信息、卫生信息的概念和性质的认识上。

例如，维纳在对信息下定义时指出"信息就是信息，既不是物质也不是能量"。德国学者克劳斯（G. Klaus）在《从哲学看控制论》一书中认为，信息不同于物质，它是物质的普遍属性而不是事物本身，它可以脱离物质独立存在，同时又不影响物质的存在与运动，它所表现的主要是物质的运动状态和相互作用。

物质、能量、信息之间的关系问题是哲学范畴的问题，是从马克思主义观点出发来探讨信息属性的方法。

（二）一般科学方法

1. 系统方法　系统科学方法被广泛应用于卫生组织信息管理中。这些方法主要有：专家系统方法、系统模型方法、系统工程方法、可行性分析方法、成本-效益分析评价法、系统决策量化方法、层次分析方法（AHP）等。

2. 运筹学方法　运筹学是在实行管理的领域运用数学方法对需要进行管理的问题统筹规划，从而做出决策的一门应用科学。运筹学方法在卫生组织信息管理中的应用有：运筹学线性规划法用于对卫生信息资源的合理配置研究；动态规划法用于卫生信息的计算机检索网络建设、对文献资源的合理布局；运筹学的排队论研究关于顾客必须等待医疗卫生服务这种情况的各个方面，以便在排队现象的形态和服务实施之间取得最好的平衡。

3. 数学和统计方法　数学和统计方法应用于卫生信息的度量。信息度量是指从量的关系上来精确地描述信息。信息量是客观存在的，对信息量的研究与把握，在某种意义上决定着信息科学的成熟与发展。香农在其信息度量里引用了概率理论，创造性地将信息量度量与不确定性的消除联系起来，从而促使信息度量理论发生了质的飞跃。

数学和统计学方法在卫生信息管理中的典型应用还有：利用数学模型对卫生信息服务环境中用户与信息记录的交互作用建立一种信息度量方法；建立卫生信息化指标体系；进行卫生信息经济规模度量；进行知识经济度量等。

4. 技术实验方法　卫生信息管理是一门应用性很强的学科，在卫生组织信息加工与检索技术领域，几乎每一项新理论或新技术的产生都要从技术实验开始。例如，文本词句检索、超文本检索、网络化的 Web 信息检索、借助医学主题词表、医学本体的文本检索等均是从技术实验开始的。卫生组织中各类信息管理系统的设计、开发、运行、检测到最后的实施、效率评估等都需要采取技术试验的方法。

（三）专门研究方法

卫生信息管理学不仅采用具有普遍意义的研究方法，还采用信息管理学科的专门研究方法，主要包括信息定性研究法和信息定量研究法等。

1. 信息定性研究法　信息定性研究法是运用信息的观点，把研究客体看作是信息传递和信息转换的过程，通过对信息流程的分析和处理，获得对研究客体运动过程规律性认识的一种研究方法。其特点是用信息概念作为分析和处理问题的基础，不考虑客体的具体结构和运动状态，而将客体的运动抽象为一个信息变换过程，即信息的输入、存储、处理、输出和反馈过程。

卫生组织信息管理的研究内容必然涉及管理过程中信息流的研究。在卫生组织的医疗卫生及相关活动中都存在着人流、资金流、物流、信息流等，其中信息流具有支配作用。它调节着人、财、物流的数量、方向、速度和目标，控制人、财、物进行有目的、有规则的运动。例如，运用信息定性研究法考察医院临床诊疗信息管理子系统，医生通过与患者的交流采集病史、获取疾病的症状信息，通过体格检查获得疾病的体征信息，通过医嘱下达必需的辅助检查申请、治疗方案等；护士依据医生开具的医嘱具体执行，并填写护理医嘱；患者配合医生、护士完成各项辅助检查和治疗。可以发现，该信息管理子系统中存在着信息接收、传递、处理、存储和分析利用的变换过程，正是由于该子系统内信息流的正常流动，特别是反馈信息的存在，才能按预定的目标实现控制。对卫生信息的定性研究就是要通过对卫生组织信息管理系统中信息流的分析与处理，获得对组织业务活动的规律性认识，并作为今后各项卫生活动的指导。

2. 信息定量研究法　信息定量研究法主要是对信息现象、过程、规律等进行定量的研究，以建立一套具有"量"的规定性的科学概念和计量化的途径与方法。该方法通常采用观察、实验、调查、统计等方式获取信息，以数据的形式将信息定量表示，并将结果从样本推广到所研究的总体，从而为决策提供依据。

卫生信息定量研究法不仅可被用于医药卫生学文献信息交流规律的定量研究、情报检索理论、情报系统设计、卫生信息服务效果定量评价、用户卫生信息需求调查研究等领域，而且可被卫生组织用于在具体业务活动中决策和规划问题。例如，针对医学临床活动中的诊疗决策问题构建的系统评价、临床实践指南、卫生技术评估、随机对照试验等循证医学资源对信息进行定量研究的结果。

（四）交叉学科方法

除哲学方法、一般科学方法和专门研究方法之外，由于卫生组织信息管理是一门新兴的交叉研究领域，因此，采用交叉学科和边缘学科方法，运用一门学科或几门学科的方法研究另一门学科的对象或交叉领域的对象，使不同学科的方法和对象有机地结合起来，是卫生组织与信息管理这门课程必然用到的一种研究方法。

四、学习卫生组织与信息管理课程的意义

1. 有利于学生了解专业定位，增强专业信念　卫生组织与信息管理课程把卫生信息管理过程技术层面的应用（包括信息的收集、组织整理、存储保管、查找检索、传递传输、变换加工、开发利用的原理与方法）、管理层面的讨论（卫生组织的业务管理）和社会层面的研究（信息环境）三者融合起来，形成了卫生组织与信息管理的完整体系。通过学习，可使学生对本专业知识体系形成轮廓性的了解，进一步理解医药卫生信息管理专业的定位，即把现代信息科学技术与现代管理科学的知识与技能融为一体，面向卫生组织信息利用的实际需求，准确和全面地获取信息和科学地管理信息资源，明确发展的方向和职业前景，增强专业信念。

2. 有利于学生了解各专业课程在实际工作中的作用，为今后的深入学习提供方向性指导　卫生组织与信息管理是信息管理学理论和信息技术在卫生领域广泛应用产生的一个新兴交叉研究领域，具有很强的实践性。本教材以卫生组织的业务活动为主线，阐述了在卫生信息政策、法律和法规允许的条件下，如何利用信息管理的方法、手段和技术实现卫生组织

各类业务信息的有效管理。通过学习，使学生充分了解信息技术、信息管理理论、方法在卫生组织管理中的主要作用，使其能够在今后的学习中有意识地选择有助于弥补和加强自己专业知识和能力的学习资料和课程，避免学习的盲目性。

3. 有利于学生了解卫生组织信息管理工作的主要内容，为今后职业生涯提供帮助　本教材在介绍卫生信息管理基础理论、方法和技术及卫生信息环境的基础上，明确了卫生组织的体系结构，并根据卫生组织的职能划分，分别阐述了卫生行政组织、卫生服务组织以及卫生第三方组织的业务活动及相关信息管理。使学生熟悉卫生组织信息管理的环境、流程及其相关技术，为将来从事相关工作打下坚实的基础。

思　考　题

1. 什么是卫生组织？按卫生组织的职能划分，卫生组织包括哪些？
2. 谈谈你对信息管理概念的理解。
3. 简述信息管理的基本原理。
4. 什么是卫生组织信息管理，其主要研究内容是什么？
5. 浅谈卫生组织信息管理的发展沿革。
6. 浅析卫生组织与信息管理这门课程的性质及任务。
7. 谈谈学习卫生组织与信息管理课程的意义。

第二章

卫生组织信息管理理论、技术与方法

卫生组织信息管理的对象是信息,而信息具有自然和社会两种属性。在现代管理中,大多数信息是以自然属性的状态存在的。卫生组织信息管理是从社会的角度,应用卫生信息管理理论、技术和方法研究卫生组织中信息活动规律的一个研究领域。

第一节 卫生组织信息管理理论

卫生组织信息管理是一个交叉领域,涉及的相关理论非常丰富,其基础理论主要包括卫生信息组织理论、卫生信息服务理论、卫生信息交流理论、卫生信息分析理论和卫生信息经济理论。综合掌握各个基础领域的理论知识与研究成果,对于深入理解卫生信息管理体系至关重要,同时也有助于加深对相关理论核心的理解并运用这些理论来分析和解决卫生信息管理中的实际问题。本节将分别扼要介绍卫生信息管理的基础理论。

一、卫生信息管理理论基础

(一) 香农信息论

信息论可分为狭义信息论、一般信息论、广义信息论三大类。美国数学家香农(Claude Elwood Shannon,1916—2001)是信息论的创始人,也是20世纪贡献最大的科学家之一。他在通信技术与工程方面的开创性研究工作,奠定了信息科学发展的坚实理论基础。基本信息概念、“比特(bit)”信息单位以及信息熵成为当今社会的关键词汇之一。

香农为解决通讯技术中的信息编码问题,把发射信息和接收信息作为一个整体的通讯过程来研究,突破性地提出了通讯系统的一般模型;同时,首次提出信息熵的概念,使信息定量化;并以概率论的观点对信息进行度量,这些贡献奠定了信息论的理论基础,在整个信息研究历程中具有划时代的意义。他在1948年发表的论文《通信的数学理论》是信息论作为一门独立学科诞生的标志。香农通信系统模型如图2-1所示:

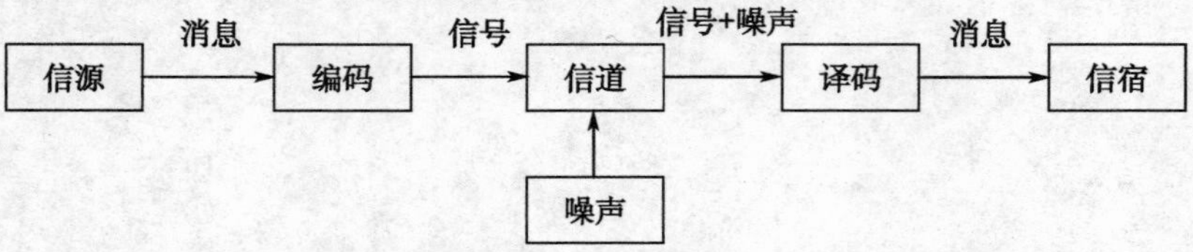

图2-1 香农通信系统模型

模型中所提信源，即消息的来源，指人、机器或自然界的物体等；编码是把信息变换为信号的措施，分为信源编码和信道编码；信道是信息传递的通道或传输信息的媒介；噪声是信息在信道中传输时受到的干扰，分系统内噪声和系统外噪声；译码是把信道输出的编码信号进行反变换，还原为信道能识别的符号；信宿是信息的归宿，是信息的接收者，可以是人、机器等。

信息熵，香农定义信息熵为自信息的数学期望，即信源的平均信息量。

基于数据量的信息度量：反映在计算机信息处理工作中，按反映信息内容的数据所占存储空间的大小来衡量信息量的大小。一个计算机系统的信息处理量、数据库或信息存储介质的信息存储量常用字节数 B、KB、GB 来度量。

（二）系统论

系统论是由美籍奥地利生物学家贝塔朗菲于 20 世纪 40 年代创立的，主要研究一般系统所共同遵从的规律和法则，因此又被称为一般系统论。贝塔朗菲最早于 1937 年提出一般系统论的概念，1945 年发表了《关于普通系统论》著作，1968 年又发表了专著《一般系统理论——基础、发展与应用》，这也是一般系统论的代表作。19 世纪 60 年代至 70 年代协同论、突变理论的相继出现和发展，逐步形成了系统科学的体系。系统科学为科学认识提供了新思路、新方法。近年来，国内外有些学者在一般系统论和系统工程等学科基础上，试图建立一门系统科学。

系统论主张，把研究的事物看作是一个整体、一个系统，从系统的整体角度出发来研究系统内部各个组成部分之间的有机联系，以及和系统外部之间的相互关系。系统论的基本原理有：整体性原理、层次性原理、开放性原理、目的性原理、稳定性原理、相关性原理。

（三）控制论

控制论是研究各种系统的控制规律的科学。它主要研究动物和机器中的控制问题。1948 年，美国数学家诺伯特·维纳出版的专著《控制论（或关于动物和机器中控制和通讯的科学）》是控制论的奠基性著作。

控制论认为，控制是指事物之间的一种不对称的相互作用。事物之间构成控制关系，必然存在主控事物和被控事物。控制者通过不断地对被控对象施加作用和影响，来实现其控制目标的过程，有正馈和反馈。这是控制论的基本概念。正因为有了反馈，控制的行为才有了目的性。

（四）信息科学

信息科学是以信息作为主要研究对象，以信息的运动规律作为主要研究内容，以信息方法论作为主要研究方法，以扩展人的信息功能特别是智力功能作为主要研究目标的一门综合性学科。

信息科学的基础是哲学、数理化和生物科学，主体是信息论、控制论和系统论（图 2-2），主要工具是电子科学和计算机科学。研究内容包括：探讨信息的基本概念和本质，研究信息的数值度量方法，阐明信息过程的一般规律，揭示利用信息来描述系统和优化系统的方法与原理，寻求通过加工信息来生成智能的机制和途径。

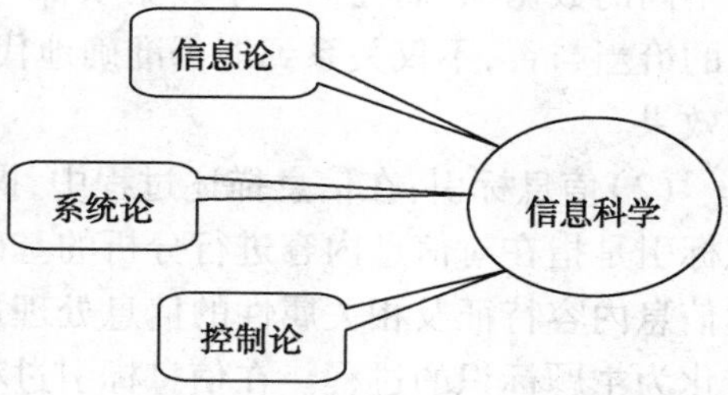

图 2-2　“三论”统合

二、卫生信息组织理论

卫生信息组织是开展信息服务的基础和前提，其目的是根据使用需要建立起信息资源管理系统和检索工具，以便于信息资源的开发和利用。在卫生信息组织的实践活动中，组织方法是核心内容，本小节围绕卫生信息组织方法来介绍。

（一）卫生信息组织的含义

卫生信息组织的概念有广义和狭义之分。

广义的卫生信息组织是指在卫生信息活动中，为了控制信息的流向、流速、数量和质量，将杂乱无序的信息规整为有序状态的活动。其内容包括：信息搜集与选择，信息分析与揭示，信息描述与存储。其中，信息搜集与选择是卫生信息组织整个过程的第一步，信息描述与序化是卫生信息组织的核心。

狭义的卫生信息组织是广义概念的核心部分，即信息描述与序化，是指利用一定的科学规则与方法，通过对卫生信息的外在特征和内容特征的描述和序化，实现无序信息流向有序信息流的转化，从而保证用户对信息的有效获取和利用，以及信息的有效流通与组合。

在实际卫生信息组织的过程中，卫生信息组织活动可以按照一般的信息组织原理进行，但是由于卫生信息自身的特殊性，如半衰期短、较强时序性、多样化的数字信息形式，概念表述的多样性、模糊性以及一致性要求高等特点，要求我们在遵照信息组织一般原理的基础上，要适当关注卫生信息的特点来开展卫生信息组织工作。

（二）卫生信息组织基本内容及其理论

卫生信息组织的基本内容包括两个层面：一是卫生信息加工与整序，二是卫生信息组织规范。

1. 卫生信息的加工与整序　采用一定的方式，将某一方面大量的、分散的、杂乱的信息整序、优化，并形成一个便于有效利用的系统是信息组织活动的主要内容。在这一过程中，信息在被描述、揭示的基础上，组织生成一个有序的、可利用的系统。卫生信息组织分为信息描述、信息标引及信息排序三个主要阶段。

(1)信息描述：信息描述是指根据信息组织和检索的需要，按照一定的描述规范或规则对信息的形式特征（如该信息的名称、责任者、表现形式、日期及编号等）和内容特征（即该信息所涉及的中心事物和学科属性等）进行分析、选择和记录的活动。在分析和选择信息的形式特征和内容特征的基础上，根据一定的规范和标准进行分项描述，就可以形成一个包括若干个数据项的集合，即：一个记录。在实际信息组织过程中，数据项往往因描述对象及信息管理机构的加工要求不同而异。不同类型和不同使用目的的检索工具和数据库可能会选用不同的数据项，而任何一个数据项都有可能成为未来数据库的检索入口，因此，数据项选取的恰当与否，不仅关系到能否准确地代表所描述的信息，而且影响到数据库的功能和检索的效果。

(2)信息标引：在信息描述过程中，揭示信息的内容特征是通过信息标引来实现的。信息标引是指在对信息内容进行分析的基础上，根据一定规则，用特定标识系统中的标识来表达信息内容特征及相关属性的信息处理过程，即：对信息内容特征进行深层次的揭示并将其转化为主题标识的过程。在信息标引过程中，“主题”是一个基本概念，同时也是一个非常宽泛的概念，是指某一具体信息所介绍、论述、说明、研究、表现的对象或问题。它可以是具体的,也可以是抽象的。完整的主题可以由若干不同的概念因素组成,如“对象—方法—作用—条件—结果”等不同结构。

(3)信息排序:信息排序是按照一定规则和方法把经过描述和标引之后的信息记录组织排列成一个有序的整体,并贮存在特定载体上的过程。其方法主要有:分类组织法、主题组织法、字顺组织法、号码组织法等。在信息排序存储的过程中有几个要点:首先,信息存储必须按一定的方式和规则进行,以保证有效地进行检索和提取。例如:存储空间如何划分,信息是采用集中方式储存管理还是采用分布式储存管理更好等。其次,信息储存方式在很大程度上依赖于信息组织中其他各环节的组织方式和结果。如:将不同信息载体分区储存,有利于根据物理特点分别保护;将信息按不同专题内容分别储存,有利于对信息的进一步利用;将信息按不同限制性要求进行分别储存,有利于管理和用户利用的方便性;将信息的用户利用率作为信息储存的标准,有利于提高用户对信息的使用效率。信息储存是形成各类卫生信息系统的一项必不可少的环节。

2. 卫生信息组织规范　卫生信息组织规范包括组织活动各个环节所涉及的一系列标准,本节介绍信息描述规范、标引语言规范和网络信息排序三个方面。

(1)信息描述规范:信息描述需依据一定的描述规范与标准进行。不同领域的信息专家或学者根据各领域信息资源的特点及检索需要,在长期研究和实践的基础上,建立起一系列的信息描述规范和标准。目前,国际上影响最大、使用最为广泛的文献描述标准是《国际标准书目著录》(International Standard Bibliographic Description,ISBD)和遵循 ISBD 的机读目录格式标准(Machine-Readable Cataloging,MARC)。为描述和组织网络信息资源,这两种描述中都增加了囊括网络信息的相关字段:如 ISBD 对信息资源的获取都增加了获取方式注明,MARC 则扩大网络信息资源的覆盖范围、增加并修改 008 字段第 26 位数据元的代码,同时修改 5××字段和增设 856 字段等。在网络信息描述标准中,《都柏林核心元数据集》(Dublin Core,DC)影响最大且已经被许多国家及领域所接受。

(2)标引语言规范:标引语言又叫检索语言,是根据信息检索的需要创建,并用来描述信息特征和表达信息检索提问的一种人工语言。它依据一定的规则对自然语言进行规范,并将其编制成表以供信息标引及检索时使用。标引语言的主要特点有:①标识的简明性:即标识的形式简洁、含义明确;②标识的单义性:即标引与概念唯一对应,排除了同义现象和多义现象;③标识的关联性:即标识之间建立了联系,以反映信息内容之间的关系。标引语言分分类语言和主题语言两种,分别用以满足分类标引和主题标引规范化的需要。分类标引语言是按信息内容的学科属性来系统提示和组织信息的方法,分类标引依据的工具是分类法。主题标引语言是按信息内容的主题名称来系统提示和组织信息的方法,它可以分为标题法、元词法、关键词法和叙词法。

(3)网络信息排序:网络的出现及网上信息的急剧增长,给分类法的发展提供了新的契机。由于分类法和主题法符合人们按类检索信息的习惯,传统的信息排序方法在网络信息组织中得到了非常广泛的应用。如在传统信息组织中,运用最广泛的信息标引及组织方法是分类法和主题法,它们在传统的图书馆文献资料整理工作中起着重要的作用。在网络环境下,在网络信息资源的加工整理中,这两种方法仍广泛地运用于信息内容特征的标引及其组织排序。

(三) 数字卫生信息组织模式理论

随着网络的兴起和普及,数字信息被越来越多地接触,越来越多的医药卫生信息资源以数字形式服务于大众,数字信息资源已逐渐成为信息资源的主体。由此,信息组织的重心也由传统的纸质文献信息组织转移到数字信息的组织。数字信息因具有种类繁多、获取方式多样、网状的组织方式、内容之间关联程度高等特征而著称,因此,数字化信息组织的模式也随之呈现出多层面、多样化的特点。从组织对象的范围来看,数字信息资源组织的模式可以划分为三个层次。

1. 微观层面的组织模式　数字信息资源以文件、超媒体、数据库与网站方式呈现并服务于用户,我们将这种最靠近用户端的信息组织模式称为微观层面的信息组织模式。数字信息资源在微观层面的这些层次中已经得到了广泛的应用。

(1)文件(file):首先是要将网络外丰富的信息资源电子化,形成网络文件。其表现是,除了形成文本信息之外,还可以是存储程序、图形、图像、图表、音频、视频等非结构化信息或多媒体信息。

(2)超文本(hypertext)/超媒体:超文本组织法是一种非线性的信息组织方法,它的基本结构由结点和链组成。结点用于存储各类信息,表现为知识单元、信息单元;链则用来表示各结点之间的关联。通过建立各结点之间的超文本链接,构成了相关信息的语义网络,由此实现超文本信息组织。用户可以从任意一个结点开始,根据信息之间的联系,从不同角度浏览并查询信息。随着多媒体技术的发展,图像、声音、视频、动画等多媒体信息已逐步进入超文本系统中,将超文本进一步发展成为超媒体。这种超媒体数字信息资源组织的优势表现在:信息的非线性编排、信息表达形式的多样性、伸缩性强、能体现信息间的引用与被引用关系等。同时,这种信息组织方式比以往的线性组织方法似乎更符合人们的思维习惯。

(3)数据库(database,DB):数据库是指长期储存在计算机内有组织的、可共享的数据集合。在数据库中,数据被按照一定的数据模型组织、描述并储存,具有较小的冗余度,较高的独立性和易扩展性,并可为各种用户所共享。数据库技术目前已被广泛应用于公共卫生、社区卫生、医院管理等卫生信息系统的多项职能中,尤其是对于结构化和半结构化卫生数据资源的组织,数据库具有比较成熟的优势。医学领域综合性生物医学数据库之一"MEDLINE"就是一个由美国国立医学图书馆创建的以数据库技术作为基本技术支撑的医药卫生文献数据库。数据库技术与网络技术的融合使得进入互联网的各个独立的数据库之间通过链接联系起来,为跨库检索和资源整合奠定了坚实的基础。

(4)网站(website):网站是一种用标记语言,比如超文本标识语言 HEML、可扩展标识语言 XML 等,将信息组织起来,再经过相应解释器或浏览器进行翻译,所得到的包括文字、声音、图像、动画等多种信息的集合。从网络的组织结构可以看出,网络是集信息提供、信息组织和信息服务于一体的信息集散地。

2. 中观层面的组织模式　我们将为微观层面的信息组织提供各种支持的信息组织模式称为中观层面的信息组织模式。信息编目和学科信息门户属于中观层面的组织模式。

(1)信息重组模式——编目(cataloguing):编目是指按照一定的标准和规则,对一定范围内文献信息资源实体的外部特征和内容特征进行分析、选择、描述,并予以记录形成款目,进而再按一定顺序将款目组织成为目录或书目的过程。随着信息存储技术的发展,越来越多的资源以电子的形态展现给用户。图书馆的资源已不再局限于实体资源,还包括互联网上海量的虚拟数字资源，因此，在信息组织过程中，图书馆除了以机读目录组织馆藏资源编目之外，还必须对网上的信息进行编目。

为了能在机读目录中揭示数字信息，MARC 的制定者新增了可揭示网络资源特征的相应字段，如 856 字段用于描述 URL、存取方式、主机名称、路径、文档名称等信息。MARC 格式与 DC 等元数据格式在网络资源组织中各有优势与不足，因此在网络资源组织过程中两者应相互补充。一般来说，前者用于组织专业性较强的学术信息，后者则用于组织普通的网络资源。当然，也可同时使用两种格式。联机计算机图书馆中心（Online Computer Library Center，OCLC）的合作联机资源目录（Cooperative Online Resource Catalog，CORC）就同时用 MARC 和 DC 进行编目。这个层面的信息组织方式（编目）的优点是每条记录都要经过严格的选择，具有较强的针对性和较高的可靠性。但是由于网络资源数量庞大且变化多端、编目的范围与繁简程度难以确定并统一等问题，使得网络资源编目的发展也受到了一定程度的制约。

（2）学科信息门户：学科信息门户（Subject-Based Information Gateways，SBIGs）是为了改善当时网络环境条件下信息检索低效率的状况而提出的一种新型网络信息组织模式。在开放式数字信息服务环境下，学科信息门户是一种面向特定学科领域信息资源、工具与服务的整合平台，它致力于将特定学科领域的数字信息资源、工具和服务集成到一个平台中，由此为用户提供方便的信息检索与服务入口。

学科信息门户的特点是可以按照特定学科（或特定专题）用户的要求对网络中相关的数字信息资源进行针对性强、深入程度高的揭示，在给用户“指路”的同时也提供更专业、更完整的信息服务，从而保证专业用户在本领域的“信息超市”中选择高质量的资源和“一站式获取”。正是由于学科信息门户具有这些优势，新的学科信息门户不断涌现。我国于 2001 年年底正式启动的中国国家科学数字图书馆也已建立了多个学科信息门户。

3. 宏观层面的组织模式　我们将信息资源框架的组织与建设称为宏观层面的信息组织，通常网络资源指南、搜索引擎和数字图书馆是该层面具有代表性的信息组织模式。

（1）网络资源指南：网络资源指南是网站的分类链接列表，是人工建立的网站分类目录。它根据人工浏览互联网页面的习惯，选择所录用的链接资源，再将各种资源按一定的分类体系（自己设计的分类体系或已有的分类法）进行组织，并辅之以年代、主题、地区等划分类目，由此形成分类树状结构目录。因而，网络资源指南方式有时又被称为主题树方式。网络资源指南组织信息的优点在于：①用户按规定的分类体系，逐级查看，按图索骥，目的性强，查准率高；②采用树状结构组织网络资源具有严密的系统性；③简单易用的网络信息检索与利用界面。Yahoo 是最典型的网络资源指南。

20 世纪 90 年代以来，杜威十进制分类法、美国国会图书馆分类法、国际十进制分类法等国际著名的传统分类法和主题词表都纷纷被改造为适合于网络信息组织的工具。这些分类工具规范性强，体系相对完善，有利于提高网络信息组织的质量。

（2）搜索引擎（search engine）：搜索引擎是指根据一定策略、运用特定的计算机程序搜集互联网上的信息，在对信息进行组织和处理后，为用户提供检索服务的系统。搜索引擎具有以下特点：①定期自动搜寻有关 Web 站点，采集各类信息；②自动对这些资源进行标引、著录，并将标引结果组织到数据库中；③提供基于 Web 的检索和各种检索限制，并可按相关度、时序等标准输出检索结果。

（3）数字图书馆（digital library）：上述组织模式一般是有控制的、相对集中的、有序和规范的。但从总体来看，由网络互联在一起的分布信息仓储是异构的，这些独立的信息仓储具有各自不同的组织、描述和检索方式，难以实现跨仓储的统一利用。人们需要一种跨仓储的、统一的、高效的访问和利用工具，以及高质量信息的生成、组织和提取途径，数字图书馆正是迎合了这种需要。与其他的模式相比，数字图书馆信息组织的特点表现在：①以数字对象为组织单元：与以网站（网页）或文件为对象的组织相比，这种组织更为深入，可以实现对知识内容的标引而不仅限于文件标题或关键词。②资源分布化：数字资源存放在不同结构的不同空间。构成数字图书馆数据层的各个“存储小间”有着不同的目标和存储对象，每个存储在本地对各自的信息进行组织，并施以相应的筛选、索引、联合等控制，由不同的单位（机构）建设或管理，在此基础上，借助于数字图书馆的开放框架，在各信息仓储间进行互联，在总体上构成一个分布式的数字信息系统。

伴随着技术的发展和衍化，各种信息组织模式在不同的层次上呈现出交叉应用的特点，“临床医学知识库在线咨询平台”（MD Consult）就是融合了多种信息组织模式的典型应用。MD Consult 是医学领域汇总较有代表性的临床医学知识库型在线咨询平台，它将当今世界上领先的医学信息资源整合到一个网络服务系统之中，可提供临床诊断支持、医学文献参考、治疗方案发现等医学信息服务，帮助医生更好地解决临床医学工作中遇到的各种问题并协助他们做出更好的临床决策。由于提供权威的医学信息及其智能化的服务模式，MD Consult 已经被世界近 1700 个卫生保健组织所采用，拥有超过 28 万的用户，其中包括美国近 95% 的医学院校。MD Consult 提供了 50 多部权威的医学教学参考书、80 多种临床医学各专业权威期刊、50 000 万多张医学图片和图表、大量综合性药物信息及美国 FDA 提供的信息、1000 多份临床实用指南、10 000 多份病患须知手册、200 种在线医学进修课程、每日更新的医学新闻等资源。MD Consult 还提供个性化的服务，用户可以选择自己感兴趣的领域，对个人资源进行管理，避免垃圾信息的干扰。

三、卫生信息服务理论

伴随着卫生信息数量的激增和人们对信息服务的质量要求越来越高，卫生信息服务经历从无到有，从零散到系统，从自发到组织管理的一个漫长过程。而无论在哪一个时期，信息需求总是信息服务产生和发展的原动力，也是信息服务理论发展的基石。

（一）信息需求与信息服务的含义

信息服务（information service）是建立在信息需求的基础上，因此在信息服务研究中，信息需求研究是其中一个重要的组成部分，在学科理论体系中起到了网上纽带作用。

信息需求（information requirement）是指人们在实践活动中为解决各种实际问题而产生的信息不满足感和必要感，是人们内心体验中的一种感受。同时，它还在实践活动和待解决的实际问题相对稳定的情况下处于一种多层次结构状态。通常按照“信息是否被用户表达”可以将信息需求划分为潜在信息需求（是指未表达出来的信息需求）、现实信息需求（是指表达出来的信息需求），也可以按照信息是否被用户意识到将信息需求划分为客观信息需求（未被用户意识到的信息需求）和主观信息需求（用户意识到的信息需求）。事实上，用户对信息的需求总是处于一种客观状态，所需信息内容的数量和质量通常与其所处的环境或工作任务密切相关，因此，用户信息需求是一种基于客观需求基础上，与用户意识和表达程度相关的用户心理活动。

在用户产生信息需求的基础上，信息服务就是指以信息为内容、并以不同的方式向用户提供服务以满足其信息需求的过程。

（二）卫生信息服务的含义

建立在信息服务概念的基础上，卫生信息服务就是采用不同的方式向用户提供所需卫生信息，以满足其对特定类型信息需求的一项活动。卫生信息服务以提供卫生信息或信息产品为内容，其服务对象是对卫生信息服务具有客观需求的信息用户。卫生信息服务的目标是从社会现实出发，充分发挥信息的社会作用，促进用户的信息联系和有效组织用户的卫生信息活动。其本质包括以下含义：①卫生信息服务以卫生信息提供作为基本方式，使记录状态的信息转变为记录状态和接受状态的医疗卫生信息；②卫生信息服务中提供的信息和面对的用户是有选择性和针对性的；③卫生信息服务具有一定的目的性，满足不同层次用户对于卫生信息的多方面需求，尽可能地为用户提供全面、准确的卫生信息是信息服务的根本任务。

（三）卫生信息服务商品及其特征

1. 卫生信息服务商品的内涵　信息商品指的是用来交换，并能满足人们某种需要的信息产品。卫生信息服务商品则是在卫生信息服务过程中产生的、可用来交换并能满足人们某种需要的信息产品。与一般信息商品一样，它是非物质商品，具有一系列与普通商品不同的经济特性，正是这些特性导致了它在生产、交换和消费中的不同经济现象和经济规律。

卫生信息服务商品的特征可以从两方面来概括：

一是从其效用属性，即使用价值的角度来说。卫生信息服务商品具有共享性和非对称性，使得它的使用价值在商品交换中为购买者所获得或利用之后，销售者并没有因此而失去它。

二是从其市场流通特性来说，卫生信息服务商品属于知识型的无形产品，供给、流通和需求的满足是紧密结合在一起的。与一般信息商品一样，卫生信息服务商品在有效时间内可以多次买卖和多次使用。其流通的结果往往是产生新的信息，具体表现为：信息用户知识量的增加、用户知识结构的改变或用户制订与之相关的决策等。卫生信息服务商品具有时效性，其使用价值和价值的衡量在一定程度上取决于其时效性。而且，卫生信息服务商品的流通常常伴随着信息的反馈，从而作为改进和完善商品的依据。

2. 卫生信息服务商品具有成本与价格　卫生信息服务商品的价格是在流通过程中通过买卖双方的交换得以实现的，但由于其具有无形性、多层次性、使用价值的共享性和时效性、使用价值实现的不确定性等特殊性，且其流通过程也具有一定的累积性和隐蔽性，以及时间性强、方式多样化等特点，使得卫生信息服务商品的供求状况、销售时间和垄断能力对其价格的影响较为显著。但这种影响不及普通物质商品明显。

卫生信息服务商品的供求弹性较小。卫生信息服务商品的生产是高智力、创造性的劳动过程，生产时间的长短和生产成果的质量存在着很大的不确定性。在需求产生变化，如需求增加时，它不像物质商品生产那样通过套用已有的生产模式马上投入大批量生产，提供足够的供给满足需求，而只能是在一定时期和一定范围内保持相对稳定。同样，卫生信息服务商品的需求数量和需求程度基本上也是固定的，即使供给大量增加，需求也只有那么多，而不会增加很多；即使供给大量减少，需求仍然存在，而不会减少很多。

（四）卫生信息服务要素及模式理论

卫生信息服务活动是以信息用户为导向、以信息服务者为纽带、以信息服务内容为基础、以信息服务策略为保障的活动。对信息服务活动的组成要素及这些要素之间的相互关系的描述，就可以构成一种模式（mode），主要包括：以信息传递为主、以信息需求为导向和以用户问题为导向的服务模式。

1. 卫生信息服务的基本模式　卫生信息服务的基本模式是指对卫生信息服务的组成要素及其基本关系的描述。与普通信息服务相似，信息用户、信息服务者、信息服务内容和信息服务策略等四个要素是卫生信息服务的主要组成部分，是任何卫生信息服务活动都存在的组成部分，只是彼此的关系程度和作用方式不尽相同，这也就成了区别不同模式的主要依据。

卫生信息服务的基本模式可区分为如下三种：

（1）传递模式：传递模式描述的是源于信息服务内容（信息系统、文献等）并以信息服务产品为中心的信息服务过程，如图 2-3。

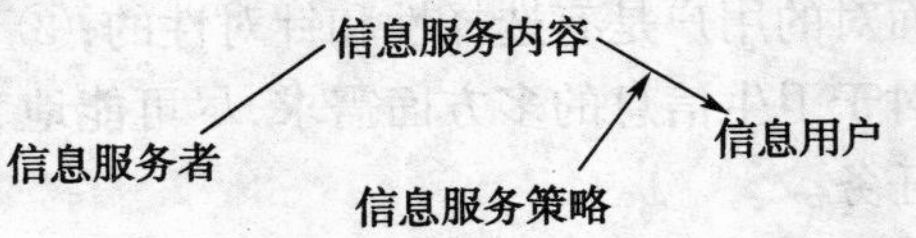

图 2-3　信息服务的传递模式

从图中可以看出，信息服务者通过对信息进行加工或建立信息系统等，形成信息服务产品，并以某种策略提供给用户使用。在这一过程中，服务者的生产劳动使原有信息得以增值，信息服务产品的生产占有重要地位。这种模式包括源于信息交流的“米哈依洛夫模式”、源于信息加工传递的“兰卡斯特模式”和源于知识状态变化的“维克利模式”等。虽然这些模式并没有明确区分服务要素，但我们可以从中分析出上述四个要素。

传递模式关注信息服务产品的生产是值得肯定的，但不重视信息服务者的特定服务和信息用户的能动性及信息使用情况是其缺陷。

（2）使用模式：使用模式描述的是源于信息用户的信息需要并以用户信息使用为中心的信息服务过程，如图 2-4。

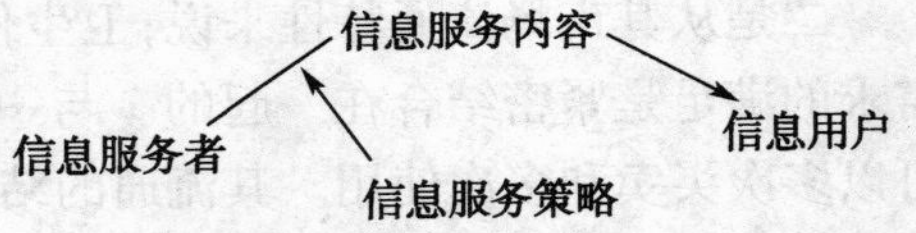

图 2-4　信息服务的使用模式

从图中可以看出，信息服务者根据用户的信息需要，以某种策略生产信息服务产品并提供给用户，满足用户的信息需要。这是源于信息需要、终于信息需要的满足的过程。在这一过程中，信息用户对信息的需要和使用占有重要地位，形成了服务活动的出发点和归宿。

这种模式的典型代表就是威尔逊（T. D. Wilson）的研究成果，我们称之为“威尔逊模式”。

使用模式充分注意到了信息用户在信息服务活动中所受到的个性因素和社会环境因素的影响，重视用户信息需要的发掘和满足，重视用户对信息服务产品的选择，但没有注意到信息需要是如何产生的、用户除了产品外还需要哪些特定服务等重要问题，因而服务效益经常受到影响。

（3）问题解决模式：问题解决模式描述的是源于信息用户当前有待解决的问题并以用户问题解决为中心的信息服务过程，如图 2-5。

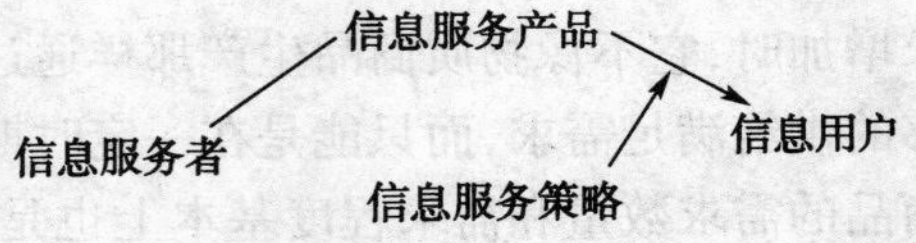

图 2-5　信息服务的问题解决模式

从图中可以看出，信息用户参与信息服务活

动的前提假设是用户当前面临着有待解决的实际问题，并要寻求合适的信息服务的帮助，以求得问题的最终解决。服务者明白并了解这一点，对信息和信息产品进行加工生产，形成有针对性的信息服务产品，运用适当的策略把特定的服务和信息服务产品提供给用户，帮助用户解决问题。这是坚持用户导向性，以问题为中心的服务过程，是始于问题、终于问题解决的过程。

问题解决模式典型代表就是费古逊（ChrisFerguson）提出的“现场/远程服务模式”（On-site/Remote）。与“使用模式”相比，问题解决模式描述了用户信息需要的产生过程，以及为了解决问题所需的特定服务。虽然都是从信息用户出发，但服务者的行为依据不同，前者以用户的需要为依据，后者以用户有待解决的问题为依据；虽然都要回归到信息用户，但对用户最终目的的假设不同，前者的假设是满足需要，后者的假设是解决问题。从信息服务实践角度看，我们认为问题解决模式更符合实际情况，更有利于信息服务活动的开展和积极的信息效用的取得。我们相信，传递模式和使用模式的信息服务不会消失，但其范围内的许多服务项目将转入问题解决模式，基于问题解决模式的信息服务项目会越来越多。这也是信息服务发展的必然要求和结果。

2. 卫生信息服务的生成模式　卫生信息服务的四个要素中，如果在某种情境下有一个是明确的或无需着重考虑的，也就是只考虑其他的三个要素，就可以组合形成四条关系链：“用户-服务者-服务内容”“用户-服务策略-服务内容”“服务者-服务内容-服务策略”和“服务者-用户-服务策略”。如果只考虑两个要素，就可以组合形成六条关系链。少于三个要素所形成的关系链，其关系已包含在三个要素形成的关系链中。

（1）“交互-增值”模式：“交互-增值”模式描述的主要是“信息用户-服务者-服务内容”关系链。这种模式的主要特征是信息服务内容比较复杂，对服务者和用户的要求比较高，服务内容与服务者和用户的关系比较密切，并通过服务者与用户的充分交互得到增值，因而受服务策略的影响比较小。信息服务实践中的数据库服务、数字地图服务、咨询服务、ERP等服务项目均可归入此模式。

卫生信息服务的“交互-增值”模式是有前提条件的。其条件有二个：一是服务者与用户之间能够及时充分地沟通交流，确保用户了解可能的服务内容，服务者明白用户的意图；二是服务策略对服务活动的影响较小，比如策略固定统一，或用户对哪种策略都能接受。

（2）“平台-自助”模式：“平台-自助”模式描述的主要是“信息用户-服务策略-服务内容”关系链。这种模式的主要特征是信息用户的主动性强，参与程度高，服务策略和服务内容的针对性强，用户在服务者搭建的平台上自助服务，因而服务进行中对服务者的特定服务的需求少。信息服务实践中的阅览服务、检索服务、公告板服务（Bulletin Board System，BBS）、远程登录服务（Telnet）、文件传输服务（File Transfer Protocol，FTP）、网上聊天服务等服务项目都可归入此种模式。

卫生信息服务的“平台-自助”模式的前提条件是服务者主要以提供服务平台为任务，其过程影响力小、影响面窄。一种情况是服务者的劳动成果能在较长时间内发挥作用，像公告板建成后，可长期使用；另一种情况是同类服务者较多，服务者的可替代性强，用户能够较为容易地从一个服务者切换到另一个服务者。因而用户不仅需要自助，而且能够自助。有人甚至不无道理地断言：“在网络环境下，科学信息的查询将以‘自助’的方式完全在网上进行作业。”

(3)“用户-吸引”模式：“用户-吸引”模式描述的主要是“服务者-服务内容-服务策略”关系链。这种模式的主要特征是服务策略特别讲究，服务者要细分服务内容，增强并保持对用户的吸引力。信息服务实践中的社会调查服务、解决方案服务、社团服务、互联网接入服务(Internet Access Provider, IAP)、互联网内容服务(Internet Content Provider, ICP)、互联网门户服务(Internet Printing Protocol, IPP)等服务项目都可归入这一模式。

从上面的分析可以看出，卫生信息服务的“用户-吸引”模式的前提条件就是潜在用户多、现实用户少，或者是用户明确固定且需求独特。

(4)“内容-承包”模式：“内容-承包”模式描述的主要是“服务者-信息用户-服务策略”关系链。这种模式的主要特征是在确定了服务对象和服务策略后，服务者的作用非常突出，服务者是服务进行过程中的主角，承包了大量属于用户的事务，并对服务内容和用户负有明确的、重要的责任，服务者自身的素质和社会形象要求很多、很高。信息服务实践中的定题服务、专题门户服务、个人图书馆服务、应用服务(Active Server Pages, ASP)、专业服务、托管服务、外包服务等服务项目都属于这一模式。

卫生信息服务的“内容-承包”模式的前提条件就是服务内容单一、明确，就像应用服务项目那样，服务者主要承包加工用户所需的数据或出租软硬件设施。

毋庸置疑，随着信息服务实践、网络技术、经营理念、思想观念的进一步发展，信息服务的生成模式将不断涌现。当然，各种生成模式改变不了信息服务四个要素的基本关系。

四、卫生信息交流理论

信息交流(information communication)是不同的主体之间借助某种符号系统，利用一定的通道或方式进行信息传递与反馈。这一过程的完成，需要借助一系列相关要素的共同作用。卫生信息交流包括卫生学术信息交流和医患信息交流两个主要方面。虽然其与一般传统的信息交流有很多相似之处，但是作为一个重要分支，它也有其特殊性，再加上其关系到人类的生命健康问题，所以一些学者从不同的角度出发，构建了医学信息交流的模式，以便更好地揭示医学信息交流的基本规律，服务于实践。

(一) 卫生信息交流模式(Model of medical information communication)

1. 牛场大藏-津田良成的典型标本模式　1980年，日本情报界的专家牛场大藏和津田良成等人在日本科学技术厅的委托下编辑出版了《科学技术情报工作现状和展望丛书》第二卷，该书比较全面地阐述了医学及医疗信息的产生和流通利用过程，如图2-6。

可以看出，情报产生于医学研究人员的研究工作和临床医生的医疗工作，利用情报的则是临床医生、医学研究人员、医学教学人员、卫生行政管理人员和一般群众。从情报源来说，也有国外的研究成果，它们是由国外的临床医生和医学研究人员所完成的，汇总于本国的情报中，同样也被上述各类人员所利用，就大多数情况来说，它是很重要的情报源。

同时，他们还指出，诊断的目的在不同时代虽然有一定差别，但都是为了使治疗获得正确的情报，即首先把收集到的情报根据正确的诊断理论进行判断，大多是提出病名和病态像，然后对照典型标本，即根据已经体系化的知识，选择最适宜的疗法与预后。在情报判断和治疗各阶段中，若情报不足，可根据该系统的反馈进行修正，见图2-7。

此外，在不断使用该系统的同时，对典型“标本”进行不断的改进。因此，医生在诊断时所用的理论基本上就是与典型标本的对照。但是，对照典型标本，对每个病人进行分析判断

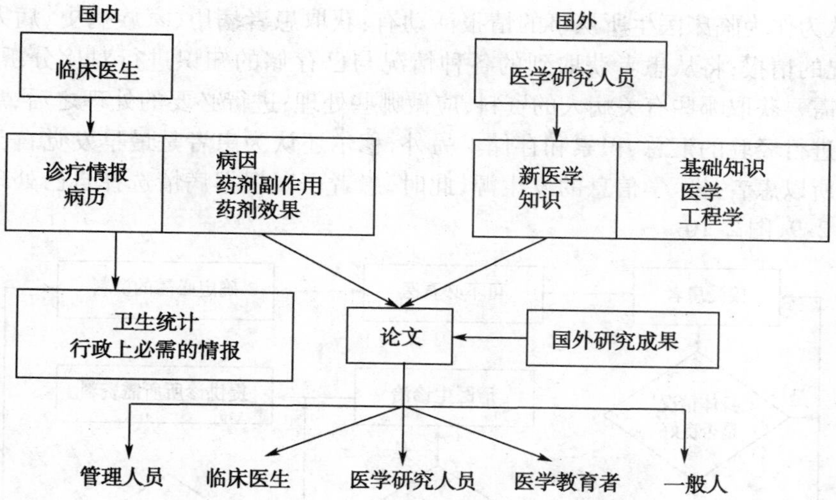

图 2-6　医学与医疗情报产生至利用的流程

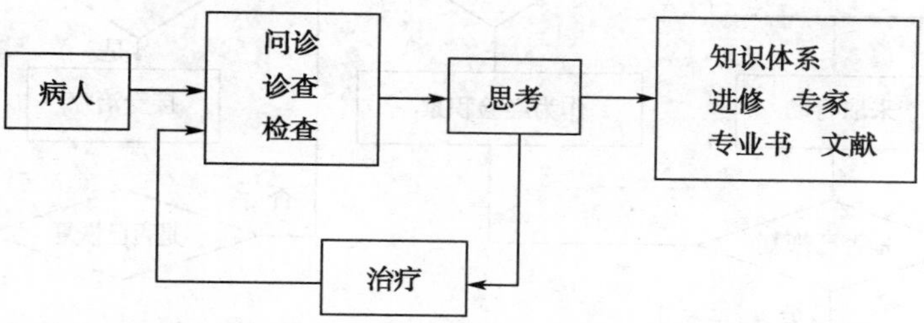

图 2-7　诊断的情报流程

是十分困难的，这种分析判断是根据治疗控制理论进行的，见图 2-8。

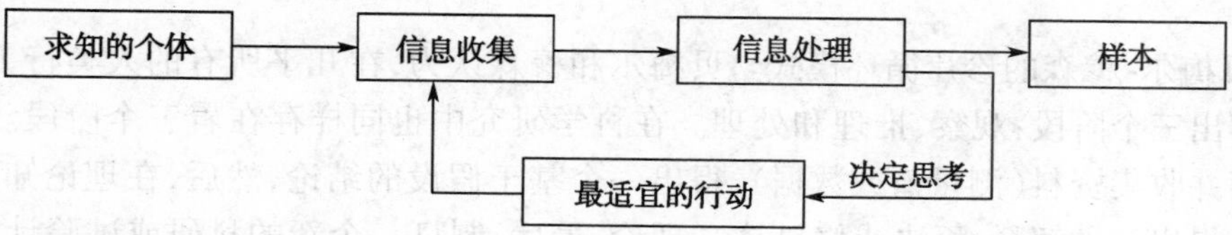

图 2-8　决定思考的信息流程

治疗控制的目的是使个体向所希望的方向转化。过去，由于治疗技术不发达，效果无法确定，治疗只是根据“可能有效”、“不采取某些处理不行”等思路进行。但是，若治疗技术提高了，则不仅效果可以肯定，而且可以明确各治疗对象的特异性，对已证实治疗无效的对象就不必白费力了。当然，也应考虑治疗本身所带来的不良反应与危险以及实行治疗所必需的人、物、费用。因此，正确预测每个病人的生命及治疗效果也就是如何控制这方面的问题。所以，个体模型是十分重要的，对照模型就可以获得信息，从而决定和修正行动。

2. 穆尔的“医-患”信息交流模式　1970 年，弗雷德里克·穆尔在《内科学文献》杂志上发表了《信息技术与医疗》一文，认为患者才是医学、医疗情报的发生源，并分别从医生和病人两个方面来描述医患之间的信息交流过程。

穆尔认为作为临床医生所从事的情报活动有：获取患者病历、家族病史、病人身体与精神异常情况的情报；将从患者获取到的各种情况与已存储的知识进行对比分析；在此基础上，判断还需要获取哪些有关病人的资料，应做哪些处理；进行必要的处理之后，患者发生了哪些变化；进行经验的汇总、积累和存储。另外，穆尔还认为患者是最早发觉自己身体异样现象的人，所以患者是医学信息的发生源，此时，患者可以根据病情选择自己处理或请医生诊治，见图2-9、图2-10。

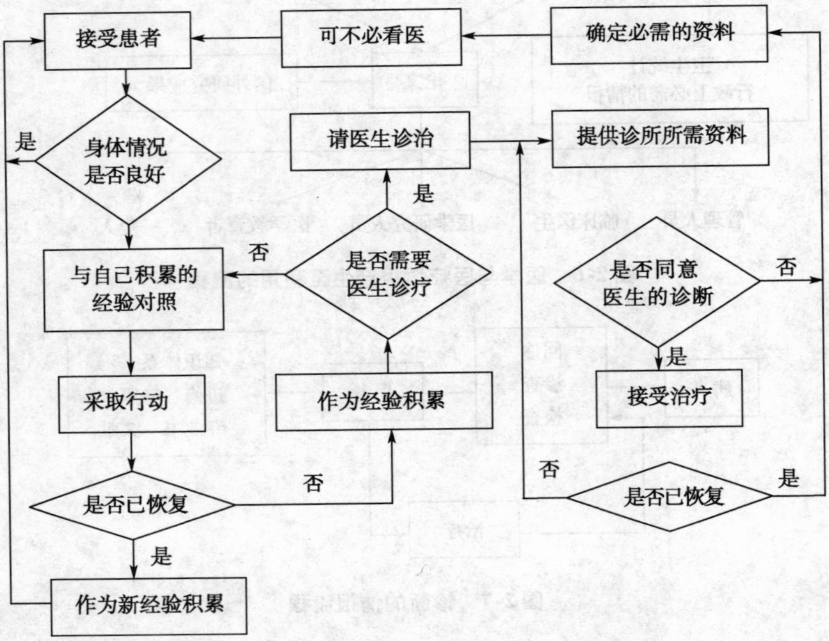

图2-9　医生诊治程序图

3. 贝梅尔-穆森的诊疗循环模式　贝梅尔和穆森认为，在几乎所有的人类行为中，我们都能分辨出三个阶段：观察、推理和处理。在科学研究中也同样存在着三个阶段。首先，调查者观察并收集资料（测量值或数据），得出一个基于假设的结论，然后，在理论知识和推理基础之上得出一种解释，否决或修订这一理论，最后，制订一个新的科研或试验计划以拓宽其知识，见图2-11。

据此，贝梅尔等人认为，在医学信息交流中也存在着这样一个诊疗循环，包括观察、诊断和治疗三个阶段。

4. 基于证据的诊疗决策模式　所谓基于证据的诊疗决策模式就是从现代循证医学出发进行医疗诊治决策的模式。循证医学是近十余年来在临床医学实践中发展起来的一门新兴临床学科。就其本意而言，指的是临床医生对病人诊治，都应该有充分的科学依据，任何决策都要建立在科学证据的基础之上，而这种证据也应是当前最佳的证据。根据这个概念，循证医学在临床实践中，至少应该包括三个组成部分：一是病人，二是医生，三是最佳证据。其具体的诊疗决策模式如图2-12。

医生在循证医学的临床实践大致可分为四个步骤：①根据就诊病人的情况，形成临床问题；②进行文献检索，寻找可以回答临床问题的最佳证据；③评价证据的可靠性和实用性，通

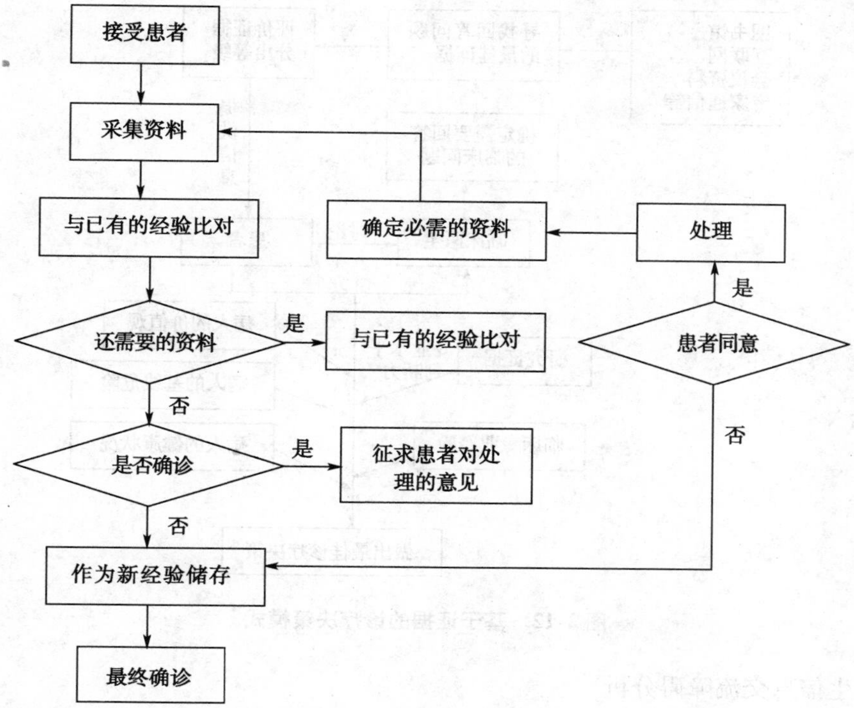

图 2-10　病人获取医学信息的流程

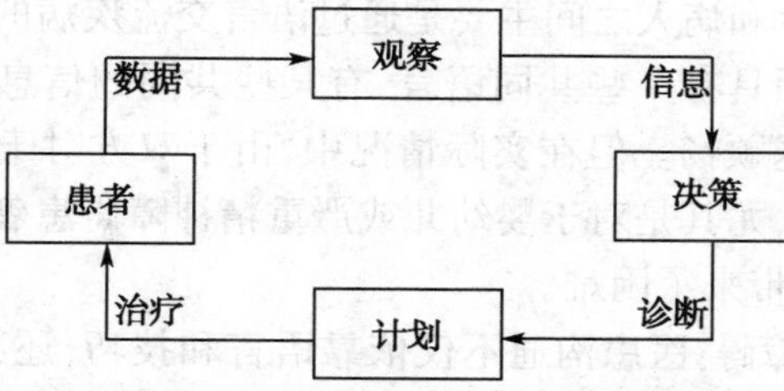

图 2-11　诊断-治疗循环图

常根据证据的性质分为 A、B、C、D、E 五个等级；④将证据信息提供给病人，通过和病人的共同讨论，结合实际情况作出最佳的诊疗决策。需要指出的是，医生在做治疗决策时，要受到多种因素的影响，包括来自研究的证据、医生的临床专业经验、病人的价值观、病人的基线危险和病人的健康状况等。

（二）卫生信息交流障碍分析

卫生信息交流障碍是医护人员、患者、医学研究人员、管理者、医学教育者等相关主体在信息交流过程中发生的信息损耗或偏差现象。其中，非医患关系的医护人员、医学研究者、管理者等各相关主体之间的信息交流障碍和传统的信息交流障碍相比，没有太大的差异。而由于医学专业化程度较高，医生与患者之间信息不对称现象尤为明显，这使得医患信息交流障碍非常突出，且有很多不同于传统信息交流障碍之处。因此，在卫生信息交流障碍这一部分中，我们主要介绍医患之间的信息交流障碍及疏通措施。

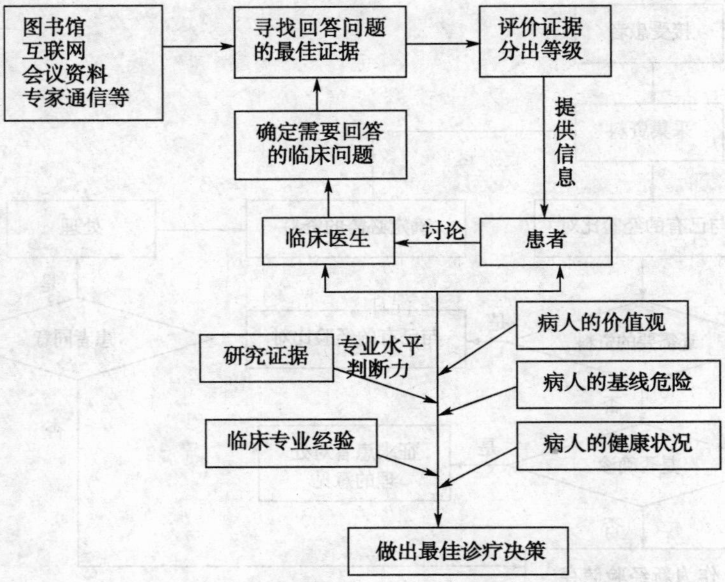

图 2-12　基于证据的诊疗决策模式

1. 卫生信息交流障碍分析

（1）医患之间的语言障碍：医患之间语言障碍是指医生和病人在交流有关疾病情况和治疗方案时，由于双方的信息不对称及语言表达不当或错误引发的信息交流效果低下的现象和行为。一般情况下，医生和病人之间主要是通过语言交流疾病的症状、诊断结果和治疗方案的。因此，交流双方必须具有一些共同语言，有某些共同的信息和知识背景，而且双方的共同资料越多，交流就会越顺畅。但在实际情况中，由于双方对于疾病和治疗行为的知识、理解能力和水平完全不同，尤其是对于婴幼儿或严重精神障碍患者来说，表现更为突出。这就给医患之间的信息交流带来了困难。

（2）医患之间的时间障碍：医患沟通不仅依靠语言和技巧，还必须有时间的保障。在当下的医疗管理体制下，尤其是大医院的医生每天要看大量的病人，这使得医生花在每一个病人身上的时间非常有限。

（3）医患之间的沟通心理障碍：医患之间的沟通心理障碍是指医生和病人在交流过程中由于受到某些心理因素的影响而不愿意坦白地、完全地交流信息的行为或现象。医患沟通心理障碍主要表现为两个方面：一方面是对病人而言，病人在就医过程中，可能由于某些原因导致对医生不完全信任，导致双方进行信息交流时，存在故意隐瞒、回答含糊等情况；另一方面，对医生而言，工作繁忙、任务量过大影响情绪，同时担心因言语问题产生有害后果并承担责任，或者出于其他人道主义原因需要隐瞒真实情况时，医患之间信息交流障碍就出现了。

2. 疏通卫生信息交流障碍的措施

医生和患者之间的信息交流是医院工作的一个重要环节，也是医疗诊治过程中的一个重要组成部分。医患之间信息交流的畅通与否，一方面关系到医患关系的和谐问题，另一方面也关系到患者病情的诊断和治疗问题。目前医患信息交流不甚理想，如何畅通医患信息交流渠道，提高医疗服务质量，更好地为大众健康服务，成为当前医疗领域普遍关心的一个重要问题。具体包括:普及医学知识,加强民众卫生健康知识的教育;建立医患沟通制度;加强医生沟通技巧的培养和提高,包括语言沟通、行为沟通和换位思考能力等。

综合这些方面,医学信息交流障碍的疏通是一个长期而复杂的问题,仅靠一方面的力量难以有效地解决,需要医生、患者、医院和社会的积极配合和共同努力。

(三)网络环境下影响信息交流的新问题

1. 数字鸿沟　数字鸿沟(digital divide),又称为数码鸿沟、数码隔阂、信息鸿沟等。最早是1999年美国国家远程通信和信息管理局在名为《在网络中落伍:定义数字鸿沟》的报告中提出的。数字鸿沟是指在全球数字化进程中,不同国家、地区、行业、企业、人群之间由于对信息、网络技术的占有和应用程度的不同造成的"信息落差"、"知识分隔"和"贫富分化"问题。主要表现为:不同发展水平国家之间有数字鸿沟;同一个国家内不同地区和不同人群之间存在数字鸿沟。为消除数字鸿沟,八国首脑会议通过《全球信息社会冲绳宪章》,提出国际社会共同努力消除信息差距。为消除差距,富国和富人应当伸出援助之手,帮助穷国和穷人发展信息技术并从中受益。但是要全靠发达国家援助是困难的,比如,发达国家发明一种治疗艾滋病药物,需花费5亿~7亿美元,3~5年时间,最后从10 000多种可能的药物中得到一种药效好的药物。在这种巨大成本基础上,若要求投资商拱手送给穷人或穷国,几乎是不可能的,数字技术的开发也是这样,因此要消除数字鸿沟,关键还是要靠穷国和穷人自己的努力。

2. 信息污染　从宏观上说,当信息量增加到一定程度时,信息流会失去控制,从而对社会信息交流造成极大的障碍,影响人们信息交流的顺利开展。随着社会网络化的发展,一方面信息极其丰富,出现了所谓的信息爆炸,另一方面信息污染严重,各种质量的信息充斥着人们的生活,成为困扰人类的又一大难题。信息污染(information pollution)的形式有很多,如无用信息、劣质信息和有害信息等,对信息资源的收集、开发造成干扰,增加了人们甄别和利用信息的难度。

3. 信息侵权　信息侵权(tort of information)是指对信息产权的侵犯。传统的信息侵权主要指的是对知识产权的侵犯,包括对著作权、专利权和商标权的侵权。在网络环境下,信息侵权的范围进一步扩大,主要表现为对知识产权的侵犯、隐私权的侵犯及名誉权的侵犯等。和传统信息侵权行为相比,由于网络的匿名性与信息传播的快捷性,使得网络环境下信息侵权行为的完成非常容易,而信息侵权行为的认定则要困难得多。这就导致了网络信息侵权行为发生的广泛性和难控制性。广泛的网络信息侵权行为的发生必定会给网络信息交流带来深刻的影响,造成信息交流的不通畅。针对这一现象,我们在加强网民信息产权教育的同时,还要不断完善信息法律建设,将传统信息产权延伸到网络中,以保障网络信息产权的安全。

五、卫生信息分析理论

信息在使用过程中才能体现价值。一切与信息有关的活动,如搜集信息、存储信息、组织信息、检索信息,其最终的目标是为了利用信息,而信息分析则是用户利用信息进而体现其价值的重要途径。

(一)卫生信息分析概述

从字面上理解,信息分析就是对信息的分析。但是,信息分析中的信息所涵盖的范围相当广泛，包括政治、经济、科技、社会、地理乃至军事等方面的信息，卫生信息也是其中的重要组成部分。信息分析中的分析则不仅仅是与"综合"相对应的一种揭示局部和个别的思维方法，更是一种方法体系，一种揭示复杂对象各组成部分的内在联系，研究和认识作为完整系统的整体。综合起来，我们可以把信息分析定义为一种以信息为研究对象，根据拟解决的特定问题的需要，收集与之有关的信息进行分析研究，旨在得出有助于解决问题的新信息的科学劳动过程。

（二）卫生信息分析的方法论基础

信息分析的过程中既需要使用哲学的方法，如推理方法、比较方法，又需要使用一些数学方法，如统计学、计量学等。尤其是在针对医疗卫生数据的流行病学分析过程中，统计学方法的运用更为普遍。

1. 逻辑推理　信息分析的实质是对研究对象所含信息量及其变化的分析，其研究目的是根据数据对内容进行逻辑、有效的推断。从哲学上来讲，该方法的可行性是以客观世界的可知论为前提的，即人们可以通过对客观信息的分析研究，正确认识客观世界的规律。在这一认识过程中，信息分析强调的是正确有效的分析推理能力，其方法原理也就在于正确的推理。信息分析的过程就是层层推理的过程，故推理是这一方法的核心之一。目前基本的推理有以下三种：

（1）趋势推理：这是一种纵向推理，也叫作贯时性推理，是分析表征某一特征的信息的内容、数量、重要性、强度等指标在不同时序里的变化和差异。

（2）共变推理：根据表征两个以上事件的信息同时出现的状况进行推理，得出其间的相关性结论。

（3）因果推理：从表示特定事件的文字符号（词、数字等）的变化来推断事件的发展变化。

2. 比较方法　信息分析不是对单一信息的分析，它往往是对一定事件内或各种载体中的有关信息的分析，故推理的过程即为比较的过程，也是信息分析对载体内容中的有关内容单元所做的各种比较，故比较也是信息分析的基础之一。西方各国运用较多的比较有以下四种。

（1）趋势比较：也称为历时性比较，主要强调同一事件内容在不同时期内的变化，从表征事件的有关信息的时序变化中把握事件的发展规律。

（2）不同内容群比较：针对一个主题，比较来自不同信息源的内容，从而得出结论。比如，钓鱼岛事件发生后，可以比较各国大报大刊对这一事件的反应，从而推知各国在这一问题上的立场。这种比较是共时性的，说明同一事件在同一时期，不同的信息来源对此事件的反应。

（3）内容内比较：对同一文献中不同主题的比较，以揭示他们的相关性和内在联系，说明同一信息源对不同事件的反应。西方社会学家试图通过分析《纽约时报》对白人和黑人的用词和《泰晤士报》对美国人和英国人的刻画，得出人们意识形态方面的结论，这一过程就是内容内比较的过程。

（4）有标准的信息比较：以一定的标准做尺度，对同类的信息进行相应的比较。标准可以是抽象的，也可以是具体的。例如，在选订外国报刊时，对其公正性、客观性的分析标准就很抽象，而在评估其可读性时，对用词、文风、编排等特征的比较所依据的标准要具体很多。

以上推理和比较类型不是孤立存在的，在具体运用中很多研究和分析过程要综合运用多种方式。

（三）卫生信息分析的步骤

卫生信息分析和其他类型的科学研究一样，是人类认识世界和能动地改造世界的活动，只不过信息分析是针对某一特定问题和需求，对有关信息进行定向选择和科学抽象的一种研究活动。它初步可以分成课题选择、制订课题研究计划、信息收集、信息整理鉴别与分析、报告编写5个步骤。这些步骤既是相互独立的，又是相互联系的。

1. 课题选择　对于卫生管理专业人员而言，信息分析的课题主要为解决卫生保健服务实践中遇到的具体问题而提出来的。选题是课题成败的关键，也是研究水平的标志，选题中要考虑到需要与可能、求实与创新、战略与战术、长远与当前等诸多关系，做到审时度势、扬长避短、讲究效益。选题一般要经过提出课题、分析课题、初步调查和撰写开题报告等步骤。

2. 制订课题研究计划　信息分析也是一项研究型活动，和其他科研活动一样，也要有详细的研究计划。计划的内容要阐述课题目的、制订调查大纲、选定研究方法、预计成果形式、明确人员分工和完成时间与实施步骤、制订课题计划表。

3. 信息收集　信息分析所要收集的信息可以分为文献信息和非文献信息两种。文献信息根据载体的不同，可分为印刷型、缩微型、机读型和声像型；根据编辑出版形式不同，可以分为图书、期刊、报纸、研究报告、会议文献、专利文献、标准文献、政府出版物等。非文献信息包括实物信息、口头信息。对非文献信息主要采取实际调查法。

4. 信息整理、鉴别与分析　信息整理的过程就是信息组织的过程，使信息从无序变为有序，成为便于利用的形式；信息整理一般包括形式整理与内容整理两个方面。形式整理基本上不涉及信息的具体内容，而是凭借某一外在依据，对信息进行分门别类的整理，是一种粗线条的信息初级组织，如按承载信息的载体分类整理、按使用方法分类整理、按内容线索分类整理；内容整理主要指对信息资料的分类、数据的汇总、观点的归纳和总结等，分别称之为分类整理、数据整理和观点整理。鉴别的过程就是将质量低劣、内容不可靠、偏离主题或者重复的资料剔除，同时也是区别重要信息和次要信息的过程，以便在选用信息资料时做到心中有数，具体指标如可靠性、先进性、适用性等。分析过程中，研究人员通过定性或定量的方法，提出观点，得出结论，形成新的增值的信息产品，因此信息分析是整个信息分析流程中最重要的一个环节。

5. 报告编写　任何研究成果，最终总是要用文字记录下来，一方面便于得到社会的认可，另一方面可以使其进入科学交流系统，发挥更大的社会作用。因此，编写研究报告是信息分析工作的最后一道工序，也是很重要的一个工作环节。

（四）卫生信息分析的发展趋势

20世纪80年代人们在信息分析等方面取得了一定的进展，利用样本进行归纳总结，或者与神经计算结合起来进行知识发现，已有了一些试验系统。在数据库基础上实现的知识发现系统，通过综合运用统计学、模糊数学、机器学习和专家系统等多种学习方法，从中提炼潜在的规律和信息，为组织做出正确决策提供依据。随着信息量的急剧增长，一些大型数据库的规模已经远超过人工分析的能力，需要借助于更先进的知识发现技术来解决，因而有广阔的应用前景。无论是在定性信息分析中出现的半自动信息分析，还是在定量信息分析中出现的计算机辅助内容分析，都只存在名称术语上的差别，而实质上，正是计算机技术将各种方法有机结合起来,使信息分析得到了迅速推广和发展。

计算机的发展,的确为研究复杂现象的数量关系和处理大量数据提供了物质手段和工具,使得反映人类各种社会活动的数据之间的连接成为可能。随着网络信息和文献的快速增长,互联网为信息和知识的获取提供了更为丰富的资源,但是网络信息垃圾的增多同时也极大地增加了用户负担。要改变这种状况,就要求信息资源组织要更加系统化、浓缩化、精确化,对网络信息的获取和挖掘将是未来信息分析的一个重要研究方向。知识发现理论(Knowledge discovery in database,KDD)的意义在于不仅提供了各种领域信息分析研究的科学性,而且促进了信息研究的进一步深入,丰富和完善了网络信息研究的内涵。KDD 的开展其实是对网络资源极大限度的开发和利用,由此真正体现信息的价值。可以认为,随着网络技术的发展亦即数据库和知识库技术的发展,信息分析将在网络信息资源研究中得到更为广泛的应用。

第二节 卫生组织信息管理技术

随着现代计算机与信号集成技术的飞速发展,卫生信息管理技术也在探索、借鉴、创新中快速发展。整合不同技术的优点,可促进卫生信息管理技术的一体化。本节依据信息管理流程,主要介绍信息采集—信息管理—服务与利用整个过程中涉及的主要卫生信息管理技术。它是实现卫生信息管理目标的手段和工具。

一、卫生信息收集技术

卫生信息收集技术是指在卫生信息活动中,用户设定某些信息源的某类信息后,采集器自动、定期地从这些信息源中取出用户所需的最新信息。从类型来看,与一般信息收集活动相同,信息收集技术也包括一般意义上的信息采集技术和信息推送技术。

(一) 信息采集技术

1. 信息采集技术概述 随着网络技术的快速发展,网络资源急剧增长,使得网络信息采集技术成为当前技术发展的一项重要内容。传统的 web 数据挖掘的基本过程包括数据输入、数据预处理、数据挖掘和后处理四个阶段。信息采集(information collection)技术则是数据预处理阶段中的核心技术。所谓信息采集,是指信息发布之前的资源准备工作,包括对信息的收集和处理。信息采集程序按照用户所提供的关键词来收集相应的信息,并对信息进行一定的处理,最终提供给相关用户。信息采集是一种自动获得信息的技术处理方式,它不同于信息检索,而主要是用于指定网站、指定栏目下的信息,其采集的最终结果不再是页面,而是深入到站点和页面内部,获取目标信息并保存到用户指定的数据库中。信息采集系统以 web 数据挖掘引擎为基础构建而成,它可以在最短的时间内,将最新的信息从不同的 web 站点上采集下来,并在进行分类和统一格式后,第一时间内把信息及时发布到自己的站点上去,从而提高信息及时性和节省人力。Web 信息采集技术主要可分为人工信息采集技术和计算机系统信息采集技术,本书所指信息采集技术主要是指基于计算机系统的信息采集技术。

2. 基于计算机系统的信息采集技术基本原理 目前使用最为广泛的是网络信息采集技术。对单个 web 进行信息采集的一般流程见图 2-13,信息采集的实现流程见图 2-14。

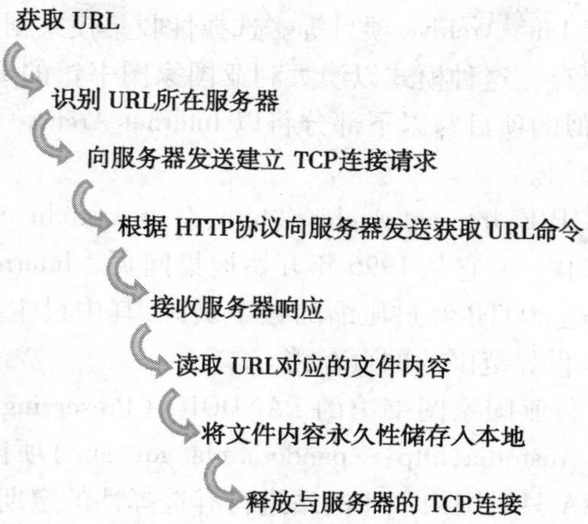

图 2-13 单个 web 信息采集流程

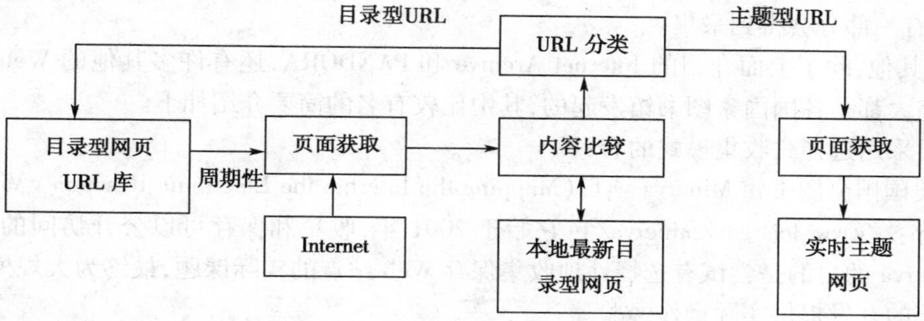

图 2-14 网页实时信息采集实现流程

网络信息的分析与过滤技术是采用分析与过滤的方式来去除大部分的无关信息;网络信息资源的整合技术是指依据某个主题对信息进行分类及整合,整合后的信息可以建立专题文献数据库或以其自有的信息资源搜索系统为用户提供服务;网络信息资源的发布与推送技术不但能让用户搜索更加方便,更能确保数据的全面及时,是一种即时、动态、科学的发布技术;网络信息挖掘技术主要是利用数据挖掘技术获得可用信息。

除了上述这些传统的计算机系统信息采集技术,目前还有三种比较新的应用于信息采集的技术,分别是 RSS 技术、开发链技术和基于 OAI 协议的信息采集技术。目前的信息采集技术基本上已经可以满足用户在信息采集方面的一般需求,但是仍然有一些突出问题需要解决,而这正是新采集技术需要面对的:一是各种数据信息增长迅速,网络用户如何提取有用的信息;二是因特网固有的开发性、动态性和异构性,使用户不容易快速获取信息;三是由于网络缺乏监管,发布信息权限不高,许多信息缺乏真实性、可靠性;四是安全性难以保证。

3. 网络信息采集工具 目前,软件开发商们推出了许多用于网络信息采集的工具。到目前为止,Web 的保存工作从收集模式上大致可以划分为两个大的类别:收割式收集模式和选择性收集模式。收割式收集模式是使用搜集程序(crawler)对公开发布的网页进行收集和存储。其中规模最大的是 Internet Archive,它从 1996 年开始对整个世界范围的 Web 进行周期性的全面收集。而其他的项目一般只对本国的域名进行收集,如瑞典皇家图书馆的 Kul-

turarw[3]项目,奥地利的 On-Line Archive 项目等。选择性收集模式则是依据各自的设定目标,精心挑选网站然后予以保存。这种模式以澳大利亚国家图书馆的 PANDORA 项目为典型代表,一些其他国家也有相似的项目。以下部分将以 Internet Archive 和 PANDORA 为代表,对相关项目作一些简要的介绍。

(1)INTERNET ARCHIVE:Internet Archive(http://www.archive.org)是美国最早尝试保存 Web 以留给将来的机构之一,它从 1996 年开始搜集网页。Internet Archive 拥有的数据量十分惊人,至今已拥有超过 200TB 经过压缩的数字资源,其中最主要的数字资源是网页,目前保存有 850 亿个覆盖全世界范围的网页存档。

(2)PANDORA:澳大利亚国家图书馆的 PANDORA(Preserving and Accessing Networked Documentary Resources of Australia,http://pandora.nla.gov.au/)项目是最早基于国家的 Web 保存项目之一。PANDORA 只对国内一些网站进行有选择性的定期收集,大致收集有 1 千多个网站。除了网站选择,它还人为地考虑了一些其他问题。例如采集的频度,取决于实际需要,有些可能只采集一次,而有的则需要每周搜集。此外还有采集的深度等问题,假如网站很大,只有一部分会得到采集。

(3)其他:除了上面介绍的 Internet Archive 和 PANDORA,还有许多其他的 Web 保存项目。它们大都是各国国家图书馆发起的,其中比较有名的简要介绍如下。

主要采用选择式收集模式的有:

1)美国国会图书馆 Minerva 项目(Mapping the Internet the Electronic Resources Virtual Archive,http://www.loc.gov/minerva/):它始于 2001 年,收集和保存可以公开访问的 Web 资源。Minerva 的目的是尝试有选择性地收集保存 Web 站点的实际课题,最终为大规模的 Web 保存系统的开发提供实际操作经验。

2)不列颠图书馆(British Library)Britain on the Web 项目:计划选择 100 个 Web 站点作为英国 Web 运行状态的缩影。网站经过精心挑选,以包括那些具有新闻价值以及有广泛课题覆盖的网站。

主要采用收割式收集模式的有:

1)瑞典皇家图书馆 Kulturarw[3](http://www.kb.se/kw3/)项目:它是瑞典 1996 年启动的一个 Web 保存项目,采用收割式收集模式,与 Internet Archive 相似,但规模远小于 Internet Archive。从 1997 年开始收集,使用一种称为联合收割机(Combine)的软件,预计每年收集 2~3TB。但与 Internet Archive 不同,这些数据资源不能公开访问。

2)赫尔辛基大学图书馆(芬兰国家图书馆)启动一个类似 Kulturarw[3] 的项目,EVA(http://www.lib.helsinki.fi/eva/english.html):该项目仅搜集局限于.fi 域名地的网站。

3)NEDLIB(Networked European Deposit Library,http://www.kb.nl/coop/nedlib/):这也是一个收割式收集模式,有八个欧洲国家图书馆参与。他们的搜集系统(NEDLIB harvester)从 2001 年开始搜集。

4)奥地利 On-Line Archive(AOLA,http://www.ifs.tuwien.ac.at/~aola/)项目:由奥地利国家图书馆发起,也使用 Combine 搜集系统。搜集的对象是与奥地利文化继承相关的任何网站。

其他相似的还有很多,本节不一一介绍,列举如下:①捷克 WebArchiv(http://webarchiv.nkp.cz/);②丹麦 netarchive.dk(http://www.netarchive.dk/);③德国 deposit.ddb.de (http://deposit. ddb. de/);④日本 Warp(http://warp. ndl. go. jp/);⑤美国 NDIIP(http://www. digitalpreservation. gov/);⑥挪威 Paradigma(http://www. nb. no/paradigma/eng_index. html);⑦荷兰 archiPOL(http://www. archipol. nl/);⑧英国 UK Central Government Web Archive(http://www. pro. gov. uk/webarchive/);⑨美国 CyberCemetery(http://govinfo. library. unt. edu/)。

(二)信息推送技术

虽然在信息处理系统中,信息推送属于信息服务提供的手段,但从需要采集信息的用户角度来看,接受信息推送也是一种采集信息的方式。网络公司通过一定的技术标准或协议,从网上的信息源或信息制作商采集信息,经过加工,通过固定的频道向用户发送信息。

信息推送(PUSH)技术最早于1996年由美国 PointCast 公司提出。PUSH 技术与使用浏览器查找信息的 PULL 技术不同,PULL 技术是浏览器发出请求后,WEB 服务器就将信息传送给用户;PUSH 技术是 WEB 服务器根据事先规定的设置文件,而不是用户的即时要求,有目的性地按时将用户感兴趣的信息主动发送到用户的计算机中。用户只要在初次使用时自己设定所需信息频道,以后用户不必进行任何信息检索操作,就能方便地获得所需信息,更新后的信息被随时 PUSH 给用户。PUSH 技术的频道概念是使用户浏览 WEB 信息只需在频道之间进行切换,WEB 内容将组织成一个个频道对外播出,定制信息将通过 WEB 频道自动传给用户,就像是传统的广播电台播音与电视节目播放一样。PUSH 技术是一种信息发布技术,是网络环境下的一种新的信息服务模式,实质上是一种应用软件,这种软件可以根据用户的定制,自动搜集用户最可能发生兴趣的信息,然后在适当的时候,将其传递至用户指定的地点。因而从技术上看,PUSH 模式的网络信息服务是具有一定智能性,可以自动提供个性化信息服务的一组计算机软件,或者将其描述为,网络环境下的一个高度专业化、智能化的网络专题信息服务系统。该系统软件不仅能够了解、发现用户的兴趣,还能够主动从网上搜寻信息,经过筛选、分类、排序,按照每个用户的特定要求,主动 PUSH 给用户。PUSH 技术的指导思想是用户可以定制被传送到用户计算机上的信息,并在想查看的时候再查看它,甚至可以离线浏览。这种技术使用户不必每次访问固定的网站就可以自动获取由网站主动发布的最新资源,因而也是一种信息获取技术。

目前,使用 PUSH 技术的产品相继出台,从对存取信息源的形态看,PUSH 型软件大致分为3类:①中央控制型;②代理型;③服务器集中型。现在最普及的是以 Pointcast 为代表的中央集中型的产品。由于像电台那样向不特定多数发送信息,因此应用极其广泛表2-1。

表2-1 PUSH 型的主要软件产品分型(引用,已标出)

供应商	产品名称
● 中央控制/不特定多数分发型	
美国 Arrivation com	Arrive
美国 Cyber Express	Cyber Express 2000
美国 BackWeb Telhnology	BackWeb
美国 Point cast	Point cast Network

续表

供应商	产品名称
● 代理型	
美国 Inter mind	Communicator
加拿大 Carabel(音)	Transceive;Producer
● 服务器集中型	
美国 Compass ware Development	Info Magnet
NET	Info log house
富士通/PFO	Broadia
● 分发工具型	
美国 The Internet Company	Messenger
美国 Marimba	Castanet

1. 信息推送技术在信息检索系统中的应用

计算机信息检索经历了由联机检索系统到光盘数据库检索系统的发展,随着计算机和信息技术的飞速发展,尤其是 Internet/Intranet 技术的发展,给传统的信息检索模式带来了巨大的变革,网络信息检索以其信息资源丰富、数据更新快、共享性强以及检索方式灵活多样等特点走到我们面前。国际互联网 Internet 经过多年的发展,已经成为一个名副其实的信息资源的宝库,如何多、快、好、省地利用 Internet 信息资源,成为图书情报工作者面临的重要课题和义不容辞的责任。1997 年北京世纪企业集团最先推出了基于 PUSH 技术开发的 Internet 中文信息应用平台——天唐 2000。它应用了信息推送技术、离线浏览技术以及信息代理机制,针对我国 Internet 应用现状和存在的困难,建立了一个完整的 Internet 信息检索系统。在系统的服务器中,以信息树方式保存着许多非常有用的站点信息,并可以实时更新,用户在客户端只要连通服务器,就可以看到自己感兴趣的信息。一次从网上传送过来的信息可以提供给多个用户,有效地降低了重复信息在网上的传送,同时可控制无用信息的流入,不但降低了上网费用,而且提高了信息检索效率,大大节省了网上查询信息所花费的时间,尤其适合高等院校或企业等所需信息专业性较强、资源分配相对固定的单位。

2. 图书情报机构的学科信息门户

学科信息门户致力于将特定学科领域的信息资源、工具与服务集成到一个整体中,为用户提供一个方便的信息检索和服务入口。目前,许多国内外有实力的大型专业图书情报机构根据自身专业学科特点的优势都建有学科信息门户,如:CORC 是由全球几百家图书情报机构联合构建的,UWL 是由华盛顿大学图书馆构建的,LII 是由美国加州大学图书馆和加州其他馆构建的,GLIN 是由美国国会图书馆构建的,VBIC 是由美国马里兰大学的商学院、信息研究学院和图书馆构建的,EELS 是由瑞典理工大学图书馆构建的,VCL 是由美国得克萨斯大学图书馆构建,NOVAGate 是由丹麦、芬兰、冰岛、挪威和瑞典 5 国的大学图书馆构建,HEAL 是由美国国家自科委、国家医学图书馆、全国医学院协会等构建。CALIS(China Academic Library and Information System)提出了"重点学科导航库"的构建设想,各高校图书馆纷纷响应。如:上海交通大学图书馆负责工程技术类重点学科导航的归总,文理类重点学科导航由北京大学图书馆负责归总等。其他许多高校图书馆也都在开展类似于学科信息门户的信息导航工作,如:东南大学图书馆的建筑学导航,复旦大学图书馆的新闻学导航等。

由于信息推送技术具有提供服务的主动性,返回信息的新颖性、及时性等特点,它弥补了学科信息门户在为用户提供主动服务方面的不足;另一方面,它具有与学科信息门户一样的集成性、智能性的特点,要求根据特定用户的需求来提供个性化的信息服务,这就使得在学科信息门户中开展信息推送服务有其可行性。技术上的特点决定了推送技术必将被网络内容服务方广泛采用,并成为其开展更有效的信息服务所依赖的一种技术手段。当前国内外有很多学科信息门户已经正式为用户提供信息定制和推送服务,如美国国家科学数字图书馆支持用户进行个性化定制,可对用户进行信息推送,还可以将具有不同兴趣的用户联系在一起进行交流。2001 年底启动的中国国家科学数字图书馆(Chinese National Science Digital Library,CSDL)承担了学科信息门户资源导航的建设任务,并于 2002 年启动了生命科学学科信息门户、化学学科信息门户、数理学科信息门户、资源与环境建设学科信息门户和图书馆学情报学学科信息门户的建设。CSDL 学科信息门户网站的主要目的是通过多个分布的学科信息门户网站,为科研工作者提供权威和可靠的因特网上的学科信息导航,整合文献信息资源系统及其检索利用,并逐步支持开放式集成定制。这些学科信息门户还处在发展阶段,除了化学门户外,目前其他门户的个性化服务和推送服务的功能还比较薄弱。但 CSDL 中心门户网站通过 My Library 这个用户驱动的个性化集成定制门户,向用户提供对虚拟资源集合的个性化定制功能,目的是根据用户的学科、偏好等特征,通过用户定制、系统推荐和推送功能,为用户提供个性化的信息服务,减少用户在信息使用过程中信息过载的困扰。

综上所述,信息采集技术在计算机技术及网络技术的推动下得到了迅速发展,其具有的优势将极大地提高信息采集工作的效率。当前,卫生领域的信息化建设如火如荼,信息技术应用水平不断提高。在信息资源建设方面已开展了多项研究,如:国家高技术研究发展计划(863 计划)资助项目课题组建立的"亚健康状态人群信息采集和分析平台",该平台的目的是规范收集统一的、完整的亚健康状态人群个体情况基础数据、症状数据和一般体检资料、生化生理指标检测资料等;北京市科委重大项目"中医药防治重大疾病临床个体诊疗评价体系的研究"建立的中医药防治脑卒中、糖尿病、冠心病临床信息采集系统,该项目是中医药临床个体诊疗评价体系的示范工程。

二、数据管理技术

在信息技术领域,数据是信息的载体,信息的管理最终表现为对与该信息有关数据的管理。在卫生信息管理过程中,各方面的卫生医疗数据共同构成临床诊断和行政决策的基础。如何组织、整理、存储和利用这些数据,确保数据的可靠性和完整性,充分发挥其医疗和管理效益是卫生信息管理的关键任务。

(一) 数据管理概述

数据管理(data manager)是指对数据进行分类、组织、编码、存储、检索和维护,它是信息处理的中心问题。数据管理随着计算机技术的发展,先后经历了人工管理、文件系统和数据库系统 3 个发展阶段。无论是文件系统下的数据管理,还是数据库系统下的数据管理,数据都需要按照一定的结构和方式进行组织和存储,以方便数据能被有效地处理和利用。与其他系统类似，卫生信息管理中的数据组织也遵循由“位、字符、字段、记录、文件和数据库”等构成的六级层次体系结构。

由于计算机中的数据采用二进制形式表示，二进制的位（bit）就成了计算机中最小的数据单位，其值为0或1。多个位组合在一起（通常为8bits）表示一个字符，字符可以是字母、数字或其他符号。多个字符组成一个词或一个完整的数字，称之为字段（或数据项）。若干个相关的字段，如某病人的病案编号、姓名、性别、就诊科室等就组成一个记录；一组同类型的记录存储在一起构成一个文件；若干相关文件的集合共同组成一个数据库。数据组织的层次结构如图2-15所示：

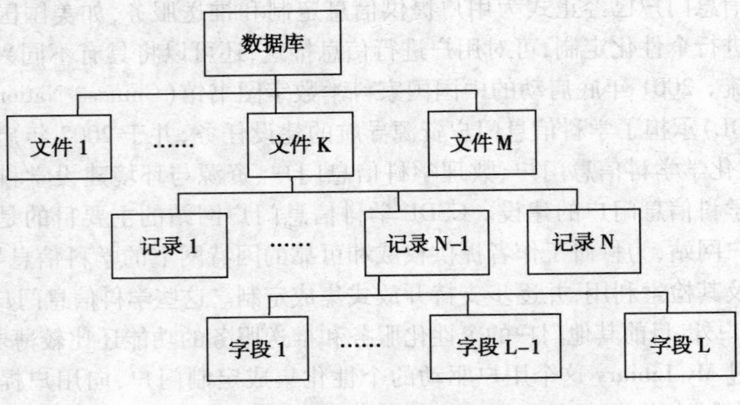

图2-15　数据组织的层次结构

（二）分布式数据库

在计算机发展之初，数据库应用的焦点是集中式数据库系统。分布式数据库系统的研究始于20世纪70年代中期，它是集中式数据库技术和计算机网络技术相结合的产物。1976年到1978年，美国计算机公司研制出第一个分布式数据库系统，20世纪80年代，分布式数据库技术成为数据库研究的主要方向并取得了显著成果，出现了一大批原型系统。从90年代开始，主要的数据库生产商都对其集中式数据库管理系统的核心加以改造，逐步加入分布式处理功能，向分布式数据库管理系统方向发展。目前分布式数据库已经进入实用阶段。

从系统体系结构上看，分布式数据库系统是物理上分散、逻辑上集中的数据库系统，系统中的数据分布存放在计算机网络的不同场地，每一场地都有自治处理即独立处理能力并能完成局部应用。与此同时，每一场地至少参与一种全局应用，程序通过网络通信子系统执行全局应用。从系统的组成上看，分布式数据库系统由分布式数据库（distributed database，DDB）和分布式数据库管理系统（distributed database management system，DDBMS）构成。其中，DDB是计算机网络环境中各场地上数据库的逻辑集合，属于物理的分布性与逻辑的整体性的统一体，而DDBMS是实现分布式处理的一种典型的数据库管理系统，用于支持分布式数据库的创建、运行、管理与维护。

相对于传统集中式数据库系统，分布式数据库系统具有体系结构灵活、支持局部与全局共享、可靠性强、扩充性好、资源利用率高等显著优点。当然，整个系统正常、高效率的运行强烈依赖于高质量的网络通信。分布式数据库系统结构比较复杂，整体开销大，同时由于数据的分布式存储，这些给系统敏感性数据的安全性和保密性处理带来了一定的难度。

（三）面向对象数据库

随着计算机应用领域的拓展，关系型数据库系统已经不能满足新的应用领域，如计算机辅助设计/制造（computer-aided design/computer-aided manufacturing，CAD/CAM）、计算机辅助软件工程（computer-aided software engineering，CASE）、地理信息系统（geographic information system，GIS）等的需要，这些应用领域面临的共同问题就是大型工程复杂数据的管理问题。与此同时，面向对象技术从20世纪80年代以来逐渐成为研究的热点，并在90年代开始得到广泛的应用。与传统的面向过程和数据流的软件构造方法相比，面向对象技术提供了一种新的认知和表示世界的思想和方法，能更好地模拟现实世界中实体与实体之间的复杂关系。因此，把先进的面向对象机制和方法与数据库技术相结合而形成新一代的面向对象数据库系统是面向技术和数据库技术发展的必然产物。

（四）多媒体数据库

多媒体是指多种媒体，如数字、字符、图形、图像、声音、视频等信息的有机集成。其中数字、字符等成为格式化数据，图形、图像、声音和视频等成为非格式化数据，非格式化数据具有数据量大、处理复杂等特点。多媒体数据库系统是结合了数据库技术和多媒体技术，能够有效实现对格式化和非格式化的多媒体数据进行存储、管理和操纵等功能的数据库系统。

与传统的数据库系统类似，多媒体数据库系统主要由多媒体数据库和多媒体数据库管理系统共同组成。综合考虑多媒体数据的存储和处理特点，多媒体数据库管理系统一般具备四方面的功能：能有效地表示各种媒体数据，且可根据不同的应用需要选择不同的表示方法；能有效地处理各种媒体数据，系统可以正确识别和表现各种媒体数据的特征，各种媒体间的空间或时间关联；能有效地操作各种媒体，系统可以像对待格式化数据一样对各种媒体数据进行搜索、浏览等操作，且对不同的媒体提供不同的操作支持；能提供多媒体数据库的应用程序接口以及不同于传统数据库的特种事务处理和版本管理功能。

（五）数据仓库

随着信息技术的高速发展，数据库应用的规模、范围和深度不断扩大，传统的事务处理已经不能满足应用的需要。数据仓库技术正是在这种应用背景下产生并引起IT研究与应用领域的关注的。数据仓库可对各类型数据提供的方便访问和强大的分析工具，并从数据中获取有价值的信息，指导组织决策，提高组织运作效率并挖掘其竞争优势。

数据仓库（data warehouse，DW）的基本体系结构包含数据源、监视器、集成器、数据仓库和客户应用工具等部分，其关系如图2-16所示。其中，数据源为数据仓库提供最底层数据的运作数据库系统及外部数据；监视器负责感知数据源发生的变化，并按照数据仓库的需求提供数据；集成器则负责从运作数据库中提取数据，并经过转换、计算、综合等操作集成到数据仓库中；而数据仓库内则存储着已经按照部门级或企业级视图转换的数据供分析处理使用；数据仓库的前端工具主要有联机分析处理工具和数据挖掘工具两大类。

任何一个数据仓库结构都可以基于此框架，并根据实际应用领域的需求进行设计和具体部件的配置。与传统的数据库系统相比较，数据仓库表现出以下几方面的特点：①数据仓库中的数据是面向主题进行组织的；②数据仓库中的数据具有集成性；③数据仓库是随时间变化的。

数据仓库技术还在不断发展。在数据抽取方面，未来的技术发展将集中在系统集成化

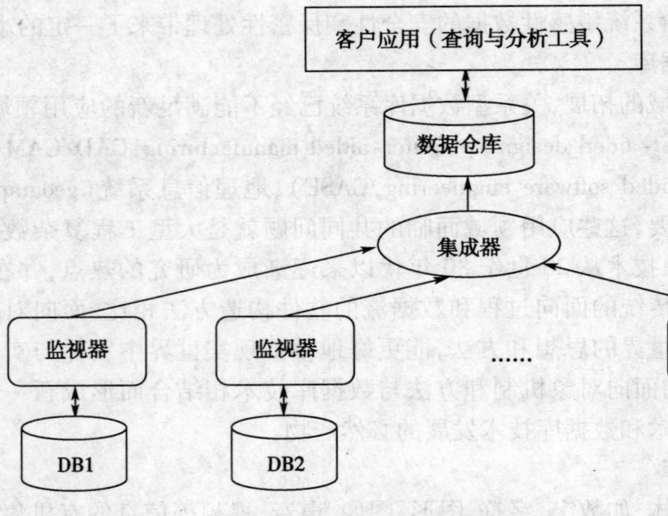

图 2-16　数据仓库的体系结构

方面。它将互连、转换、复制、调度、监控纳入标准化的统一管理，以适应数据仓库本身或数据源可能的变化，使系统更便于管理和维护。在数据管理方面，未来的发展将是数据库厂商明确推出数据仓库引擎，作为数据仓库服务器产品与数据库服务器并驾齐驱。在这一方面，带有决策支持扩展的并行关系数据库将最具发展潜力。在数据表现方面，数理统计的算法和功能将普遍集成到联机分析产品中，并与 Internet/Web 技术紧密结合。按行业应用特征细化的数据仓库用户前端软件作为数据仓库解决方案的一部分将成为产品。数据仓库实现过程的方法论将更加普及，将成为数据库设计的一个明确分支，成为管理信息系统设计的必备。

三、通信技术

通信技术包括有线通信、无线通信、电信网、数据通信和国际互联网。因前三者与卫生信息管理技术的直接联系较少，因此重点介绍数据通信和国际互联网在卫生信息管理中的应用。

（一）数据通信——计算机网

计算机网络由网络硬件和网络软件两大部分组成。网络硬件是计算机网络系统的物理基础，负责数据处理和数据转发，它为数据的传输提供一条可靠的传输通道。网络硬件包括计算机系统、通信设备（如集成器、交换机、路由器、网关等）和传输媒体（如双绞线、同轴电缆、光纤等）。网络软件是实现数据通信和各种网络应用服务不可缺少的程序。网络软件包括网络协议、网络操作系统和网络应用软件。网络软件的各种功能必须依赖于硬件去完成，而没有软件的硬件系统也无法实现真正的数据通信，所以对于一个计算机网络系统而言，两者缺一不可。计算机网络是建立在数据通信技术上的信息通信网络，包括局域网、城域网、广域网、互联网和无线网。

1. 局域网　局域网（local area network，LAN）是指范围在几百米到十几千米的某一区域内，由多台计算机相互连接所构成的计算机网络。它是最常见、应用最广泛的一种网络。随着计算机网络技术的迅猛发展和普及，目前几乎每个单位都有自己的局域网，有的甚至家庭中都有自己的小型局域网。这种网络的主要特点是连接范围窄,用户数量少,配置容易,连接速率高。

2. 城域网 城域网(metropolitan area network,MAN)是指在一个城市范围内,用来将多个局域网互相连接起来的中等范围的计算机网络。这种网络连接的距离一般在10～100km之间,采用IEEE802.6标准。它的一个重要用途是用作骨干网,通过它将位于同一城市内不同地点的主机、数据库以及局域网等互相连接起来。城域网与局域网相比扩展的距离更长,连接的计算机数量更多,在地理范围上可以说是局域网的延伸。

3. 广域网 广域网(Wide Area Network,WAN)也称远程网(long haul network)。通常跨接很大的物理范围,所覆盖的范围从几十公里到几千公里,它能连接多个城市或国家,或横跨几个洲并能提供远距离通信,形成国际性的远程网络。覆盖的范围比局域网(LAN)和城域网(MAN)都广。广域网的通信子网主要使用分组交换技术。广域网的通信子网可以利用公用分组交换网、卫星通信网和无线分组交换网,它将分布在不同地区的局域网或计算机系统互连起来,达到资源共享的目的。如互联网是世界范围内最大的广域网。

广域网是由许多交换机组成的,交换机之间采用点到点线路连接,几乎所有的点到点通信方式都可以用来建立广域网,包括租用线路、光纤、微波、卫星信道。而广域网交换机实际上就是一台计算机,有处理器和输入/输出设备进行数据包的收发处理。

4. 互联网 互联网(internet)是指通过TCP/IP网络协议将各种不同类型、不同规模、位于不同地理位置的物理网络连接成的一个整体。组成互联网的计算机网络包括小规模的局域网、城市规模的城域网以及大规模的广域网等。这些网络通过普通电话线、高速率专用线路、卫星、微波和光缆等线路把不同国家的大学、公司、科研部门以及军事和政府等组织的网络连接起来。这种网络的最大特点就是不定性,整个网络的计算机每时每刻随着人们网络的接入在不断地变化。任何连在互联网上的计算机都算是互联网的一部分。但它的优点也是非常明显的,就是信息量大,传播广。

5. 无线网 无线网(wireless network,WN)是指采用无线传输的计算机网络。它与有线网络的用途十分类似,最大的不同在于传输媒介的不同,利用无线电技术取代网线,可以和有线网络互为备份。无线网的特点是用户可以在任何时间、任何地点接入计算机网络,这一特性使其具有强大的应用前景。当前已经出现了许多基于无线网络的产品,如个人通信系统电话、无线数据终端、便携式可视电话、个人数字助理等。无线网络的发展依赖于无线通信技术的支持。目前无线通信系统主要有:低功率的无绳电话系统、模型蜂窝系统、数字蜂窝系统、移动卫星系统、无线LAN和无线WAN等。

(二)网络安全

随着计算机网络技术的飞速发展,计算机的网络安全问题也越来越被人们重视。计算机网络安全是一门涉及计算机科学、网络技术、加密技术、信息安全技术等多种学科的综合性科学。目前,由于计算机网络应用的广泛性、开放性和互联性,很多重要信息都得不到保护,容易引起黑客、骇客、恶意软件和其他恶意攻击,所以目前防范网络攻击、提高网络服务质量越来越受到人们的关注和重视。

1. 网络安全威胁 目前,计算机网络安全所面临的威胁大体上分为两类:一是对网络中信息的威胁;二是对网络中设备的威胁。按具体攻击行为,网络威胁又可以分为以下几类:传输中断、信息截取、信息篡改、信息伪造。

2. 网络安全的目标　网络安全目标的合理设置对于网络安全意义重大，其主要表现在以下几个方面：可用性、保密性、完整性、真实性。

3. 网络安全技术

(1)信息加密技术：信息加密技术是目前最基本的网络安全技术。数据加密是指将一个信息通过加密密钥或加密函数变换成密文，然后再进行性能系的传输或存储，而接收方将接收到的密文通过密钥或解密函数变换成明文。根据密钥的类型不同，常用的信息加密技术有对称加密算法和非对称加密算法。在对称加密算法中，数据加密和解密采用同一个密钥，目前最著名的对称加密算法有数据加密标准 DES。在非对称加密算法中，数据加密和解密采用不同的密钥，目前广泛使用的非对称加密算法是 RSA 算法。

(2)身份认证技术：身份认证也称为身份鉴别，是网络安全中的一个重要环节。身份认证主要由用户向计算机系统以安全的方式提交一个身份证明，然后系统对该身份进行鉴别，最终给予认证后分配给用户一定权限或者拒绝非认证用户。常用的身份认证技术有：用户名和密码验证、磁卡或 IC 卡认证、基于人的生理特征认证(指纹、手纹、虹膜、语音)以及其他一些特殊认证方式。

(3)防火墙技术：防火墙是在内部网络和外部网络之间执行访问控制和安全策略的系统，它可以是硬件，也可以是软件，或者是硬件和软件的结合。防火墙作为两个网络之间的一种实施访问控制策略的设备，被安装在内部网和外部网边界的节点上，通过对内部网和外部网之间传送的数据流量进行分析、检测、管理和控制，来限制外部非法用户访问内部网络资源和内部网络用户非法向外传递非授权的信息，以阻挡外部网络的入侵，防止恶意攻击，达到保护内部网络资源和信息的目的。目前的防火墙系统根据其功能和实现方式，分为包过滤防火墙和应用网关。

(4)访问控制技术：访问控制是对用户访问网络的权限加以控制，规定每个用户对网络资源的访问权限，以便网络资源不被非授权用户所访问和使用。访问控制技术是建立在身份认证技术基础之上，用户在被授权之前要先通过身份认证。目前常用的访问控制技术有：入网访问控制、网络权限控制、目录级控制以及属性控制等。

(三) 通信技术发展的新技术

1. 蓝牙技术及应用　蓝牙技术(bluetooth technology)是一项全球开放性的、短距离无限数字通信技术标准，它可以用于在较小的范围内通过无线连接的方式进行固定设备以及移动设备之间的网络互联，可以在各种数字设备之间实现灵活、安全、低成本、小功耗的语音和数据通信。蓝牙技术最高数据传输速率为 1Mbps，有效传输距离为 1 ~ 10m，通过增加发射功率，传输距离可以达到 100m。

蓝牙技术给无线通信带来了一次革命，它不需要电缆，能通过短距离的无线链路使得用户将多种设备方便快速连接起来进行无线语音和数据通信，适用于办公室或家庭环境的无线网络。目前，蓝牙技术应用广泛，例如，用户使用蓝牙耳机就可以不需要与手机之间连线；手机与笔记本电脑使用蓝牙进行相连，实现无线上网；个人计算机使用蓝牙技术可以摆脱主机与键盘、鼠标及显示器之间纷乱复杂的电缆连接；电冰箱、微波炉、洗衣机等家用电器利用蓝牙技术可以与计算机网络连接，实现智能化操作。

2. WAP 介绍　WAP(wireless application protocol)即无线应用协议，是一种面向移动终端提供互联网内容和先进增值服务的全球统一的开放式协议标准。其目的是将 Internet 的丰富信息及先进的业务引入到移动电话等无线终端之中，使得用户可以随时随地访问丰富的互联网资源。1997 年，世界几大主要移动设备制造商：爱立信、诺基亚、摩托罗拉和美国一家软件公司 Phone. com 发起了 WAP 论坛，目的是定义一条全球化的无线应用协议，使互联网的内容和各种增值服务适用于手机用户和无线设备用户，为移动通信中使用互联网业务制定统一的应用标准。WAP 是一种技术标准，它融合了计算机、网络和电信领域的多种新技术，旨在将 Internet 和移动电话技术结合起来，提供了通过手机访问互联网的途径。这样，用户只要有了一个支持 WAP 的手机，就可以随时随地访问互联网，享受到 Internet 服务，例如：新闻浏览、电子邮件接收、股票查询、在线游戏、聊天等。

四、卫生信息系统的云计算技术

2007 年，由 Google 和 IBM 等公司首次提出云计算（cloud computing）。美国国家标准与技术研究所定义云计算为："云计算是一个使用方便、按需求通过网络获取共享、可配置的计算资源（包括网络、服务器、存储空间、应用程序、服务等）的一种模式，在这种模式中的各种计算资源应该能够在几乎没有人为介入的情况下被快速提供和使用。"云计算的本质是分布式计算，其本质核心是透过网络将庞大的计算处理程序自动分拆成无数个较小的子程序，再交由多部服务器组成一个庞大系统，经搜寻和计算分析之后将处理结果传回给用户。云计算的构建使用了来自不同地点的、不同服务器的资源，是可以自我维护、自我管理资源的一种虚拟环境。从服务来看，其背后通常是网格计算的计算机来提供资源，网络通常是由一家公司来支持，因为它拥有硬件和软件的同质环境从而易于支持和维护。"云"是一个庞大的资源池，云的自动化集中管理可以使大量医疗卫生服务机构无需负担日益高昂的数据中心管理成本，云的通用性使资源的利用率较之传统系统大大提升，用户可以充分享受云的低成本优势。通过云计算能够存储海量的医疗数据，并承载数以万计的用户访问，以此实现向以云计算中心为区域范围的医疗机构提供 24 小时不间断的服务。比如，我们可以建立一个基于云计算的数据中心，包括居民健康档案数据库、电子病历数据库、远程医疗服务、综合卫生服务管理等各种数据，服务的背后是数据和计算资源，服务的应用者不需要知道它的实施路线、使用哪些技术及如何开展管理等，只有那些有特定访问权利的人才可以接触到云内部。云的框架应能够提供系统自我修复、自我管理、资源注册和搜索、服务登记协议条款，以及自动重构等功能。

（一）云计算实现基本原理

云计算的核心是分布式存储和计算集群，即存储云和计算云。存储云可以用基于云平台的 Greenplum 数据库来说明。目前的数据库一般建立在通用数据库上（如 Oracle），这种基于通用目的的磁盘共享体系结构通常难以解决以数据为驱动的挑战。Greenplum 是一个无共享体系结构的平台（分布式结构中所有节点相互独立），查询是由管理节点策划并分为多个平行执行的部分，这些工作通过一个互相连接的、具有高速宽带的网络互相通信，其特点是每个节点与它本地的磁盘都有独立的高速通道，从而简化了体系结构并且具有高扩展性能。Greenplum 支持 50PB 级海量数据的存储和处理，能将来自不同平台、不同部门、不同系统的数据集成到数据库中集中存放，并且存放详尽的历史数据轨迹，业务用户不用再面对一个又一个的"信息孤岛"，同时对于信息管理人员来说也明显降低了管理维护工作的复杂度。

计算云类似 Map-Reduce 的并行处理机制。Map-Reduce 是 Google 提出的一个编程框架，是一种处理海量数据的并行算法，主要应用于大规模数据集的并行计算，适用于数据挖掘与分析、非结构化和结构化的海量数据的搜索、机器学习等。实际理解过程中可以将其简化为 Map 和 Reduce 两个过程，所提供的数据可以是单独的文件系统，也可以是分布式的文件系统，程序员只需指定一个 Map 函数和 Reduce 函数就可以完成一个功能模块。在 Map 阶段模型将问题分解为若干个 Map 函数来完成计算，这些函数在集群的不同节点上执行；在 Reduce 阶段是对每个 Map 所产生的中间结果进行合并操作，每个 Reduce 处理的 Map 中间结果是相互不交叉的，所有 Reduce 产生的最终结果经过简单连接即形成一个完整的结果。Map-Reduce 分布式处理框架不仅能用于处理大规模数据，而且能将很多烦琐的细节隐藏起来，比如：自动并行化、负载均衡和备份管理等，大大简化了程序员的开发工作。Map-Reduce 技术的应用，使在大规模集群上对海量数据的处理变得相对简单；同时也极大方便了不懂分布式并行编程的编程人员，将自己的程序运行在分布式系统上。如图 2-17。

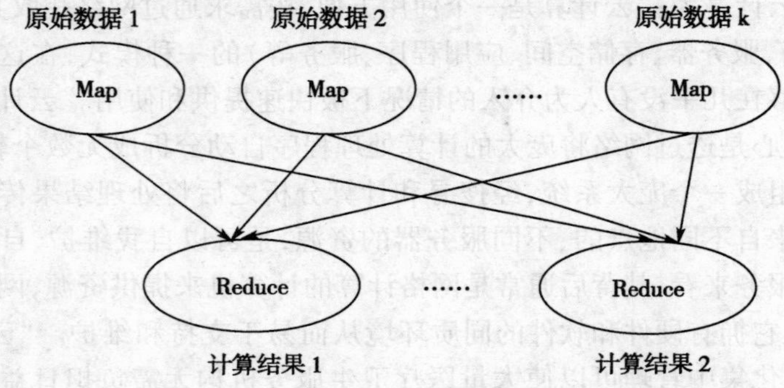

图 2-17　MapReduce 的运行模型

（二）卫生信息系统的云计算

随着医疗卫生建设的信息化和数字化，国内越来越多的医院正加速实施基于信息化平台和医院信息系统（hospital information system，HIS）、图像存档与通信系统（picture archiving and communication system，PACS）等体系的建设，以提高医院的服务水平与核心竞争力。今后卫生医疗行业的信息化建设重点，将以健康管理为核心，实现人人享有电子健康档案，使公共卫生机构、医院、社区卫生服务中心、家庭医生和居民有效共享利用健康信息，为全民开展自我健康管理，享有方便、高效、优质的医疗卫生服务提供信息支撑。利用云计算可以改善原有的业务模式，目前主要的应用案例有美国卫生与公共服务部（Health and Human Services，HHS）的电子健康档案系统，日本 KDDI 公司的医疗健康云，上海闸北的健康云等。其中，美国 HHS 的电子健康档案系统由奥巴马总统于 2009 年签署建立，目的是由简单的病人信息在不同医疗机构、不同医疗服务提供者之间共享上升为所有机构、人员更有意义地利用这些信息。该项目大约投入 20 亿美元，于 2013 年建成。在该系统中目前有 8 万名医疗服务提供者参与，大约 6 万名医生和医院购买了该系统的使用资格，这些医生和医院已经参与到了卫生信息交换共享中。

KDDI 公司的医疗“健康云”在 2010 年 10 月开始，计划正式开展“医疗健康云计算”业务，该系统可将用户在家中测量的血压及体重等生命体征数据进行统一管理，并与医院、诊所及保健信息保持一体化。KDDI 希望能在率先从事该业务的过程中积累经验和发现问题，并首先在东京的局部地区导入了该系统并进行试运营。目前业务模式是以收集生命体征数据等健康信息为基础，计划还将收集从生物传感器获得的信息以及电子病历的信息等医疗信息。

上海闸北的“健康云”起始于2010年，由上海数据港公司与美国微软合作，云计算首次被应用到中国的医疗领域。根据双方战略合作备忘录，微软将和上海市北高新园区下属的上海数据港公司一起，在闸北区建立卫生医疗云计算服务平台，以云计算 SaaS(software as a service)模式向闸北区的医院提供医院管理和居民健康档案管理应用服务。该系统投入运营后，医院只需要租用“云”服务即可，不需要再开发独立的信息系统，病人将通过“健康云”获得更优质的服务。

云计算主要面临数据位置和数据隔离等安全性的挑战。医疗卫生机构引入计算机网络后，人事档案、财会信息、个人诊疗数据等都记录在信息系统内，必须提供措施以保证数据不被非法使用和篡改，这是用户使用云计算的最大阻力。另一个重要问题是云计算平台标准的建立，虽然目前已经提出了一系列的标准，但是这些标准无论是从数量还是深度上，都和卫生行业的实际需求存在一定的差距，有可能在标准还没有完全投入大规模应用时，就面临着版本升级的问题。这种版本升级，将使得我们在同一系统中存储多种遵循不同版本的实体数据，如何利用和处理这些数据将成为一个必然要面临的问题。

（三）云计算将是下一代卫生信息管理的平台

基于云技术构建一个信息应用服务平台，有希望解决医疗卫生需要的特殊化、复杂化，并满足各个层次医疗卫生机构的个性化需要。中国迫切需要这样的卫生信息平台，云计算将是推动医疗信息化发展的最好平台。IBM 在云计算方面具有先进的产品、技术和丰富的经验。2007 年 11 月 IBM 推出了“蓝云”计算平台，为客户带来即买即用的云计算平台。它包括一系列的自动化、自我管理和自我修复的虚拟化云计算软件，使来自全球的应用可以访问分布式的大型服务器池，使得数据中心在类似于互联网的环境下运行计算。2008 年 IBM 在大中华地区设立了云计算中心，整合全球的云计算研发资源以满足中国客户发展需求，推出了一系列本土化的云计算解决方案，并已成功地帮助众多中国客户打造和实施了一系列的云计算项目。

在 IBM 的云计算架构中，BladeCenter 刀片服务器扮演着重要的角色。比如在基础的 IBM CloudBurst 云计算架构中，IBM 公司采用了 1 个 42U 的机架，里面容纳了一台 BladeCenter 刀片服务器机箱和一台 System×3650 M2 服务器。搭载 Intel“Nehalem EP”四核至强处理器的 3650 M2 服务器拥有 48GB 的主存，可以作为云基础架构的管理服务器进行配置。机箱内还配置了一个 HS22 Nehalem 刀片服务器，这也是机箱内的指定管理刀片服务器，外加三个 HS22 刀片服务器来支持 ESX Server 管理程序、操作系统和应用软件工作负载。另外，VMware 的 ESXi 3.5 内置管理程序，也是存储在每个 HS22 刀片的内部闪存之中。

IBM BladeCenter 刀片服务器具备高可靠性、高性能、绿色节能和灵活易用等优势，占地空间小，计算集中，这和云计算 IT 基础架构所需要的大规模部署、高弹性、易管理和绿色化等需求十分契合，结合 Systems Director、Tivoli 等服务器管理软件，利用 IBM 刀片可以快速搭建灵活高效、动态优化的云计算平台。由此可见，在医疗信息化向云计算平台迁移过程中，IBM 云计算以及 BladeCenter 刀片将在其中起到重要作用。

第三节　卫生组织信息管理方法

卫生信息管理技术和方法是实现卫生信息管理目标的核心和基础，其中技术是实现手段，侧重工具性；而方法反映的是具体行为方式，侧重对若干做事过程集合中的动作组合逻辑的某些共同特征的概括，是基于具体信息逻辑基础上的规律总结。在卫生组织的信息管理流程中，有些流程以技术实现为主，有些则以依据方法总结规律为主，因此并不是所有流程都包含有方法。本节主要介绍卫生信息组织方法和卫生信息分析方法。

一、卫生信息组织方法

卫生信息组织方法是按照一定的科学规律对信息进行不同层次、各个侧面序化的方法，它具有多样化、多层次化、立体化的特点。卫生信息资源类型主要有文献信息资源、网络信息资源和卫生管理信息系统资源，三种类型信息资源的组织方法各有其特点，但在信息组织思想方法上有许多共同之处。从信息组织的内容来看，主要包括信息描述、信息揭示、信息分析和信息存储4个方面。对每一方面内容的研究都应建立相应的模型或在一定的框架下进行。

（一）语法组织方法

以信息形式（外部）特征为依据来组织信息的方法均为形式范畴的方法。常见的方法有如下三种：

1. 字顺组织法　从字、词角度集约有关信息，可满足人们检索的一般要求。具体包括音序法、形序法和两法并用三种形式。从字顺组织法的发展史来看，音序法逐渐占据了主导地位。

2. 代码法　以信息代码为依据进行序化，既易于接受又便于管理。代码一般使用拉丁字母或阿拉伯数字，如专利代码和商品代码等，一般按照代码的自然顺序进行排列。

3. 时空组织法　按照信息概念、信息记录、信息实体等产生和存在的时间、空间特性或其内容所涉及的时间、空间特性来组织排列信息的一种方法。任何事物都是在特定的时间和空间中产生、存在、运动着的，因此，时空组织法可用于任何信息概念、信息记录和信息实体的组织排序。未来，人们所拥有的全部信息资源将按全球时空坐标进行统一组织和管理，即构成所谓的“数字地球”。

（二）语义组织方法

语义组织方法是以表达信息内容特征的标识为依据来组织信息的一种方法。以下简要介绍三种主要的方法：

1. 分类组织法　分类组织法是根据某一特定的分类体系和逻辑结构组织信息的方法。其核心思想是根据信息内容的学科属性与相关的其他特征，对各种类型的信息予以系统的揭示、区分，并进行序化和组织。其特点是按学科属性建立信息的等级和关联体系，具有很好的层次性和系统性，便于用户在浏览检索中进行扩检和缩检，且符合人类认识事物的逻辑思维方式，有着长期的、广泛的应用基础。

《国际疾病分类》（International Classification of Diseases，ICD），即是WHO制定的国际统一的疾病分类方法，它根据疾病的病因、病理、临床表现和解剖位置等特性，将疾病分门别类,使其成为一个有序的组合,并用编码的方法来表示的系统。全世界通用的是第 10 次修订本《疾病和有关健康问题的国际统计分类》,仍保留了 ICD 的简称,并被统称为 ICD-10。现有的各种网络数据库、光盘检索系统甚至搜索引擎都提供了按学科专业或范畴领域检索信息的途径,充分说明了分类法是组织、揭示信息的重要方法之一。

2. 主题组织法　主题组织法是按照信息主题特征进行序化组织的一种方法。这种方法是字顺法在语义信息中的特殊应用。它既采纳了字顺法直截了当、便于检索的优点,又兼顾了相同内容集聚的特点,便于人们从内容角度直接获取信息。与分类法相比,主题组织法的特点是可以集中与一个主题相关的各个方面的信息,检索的直接性、通用性好,适合于进行各种专指检索。

主题法又分为标题法、单元词法、叙词法、关键词法等。其中,关键词法因采用从信息中直接选取能够反映信息主题概念的、具有实际检索意义的关键词作为主题词,不需编制主题词表,能够在计算机中实现自动标引,方便易行,成本低,因而在网络中被广泛应用。目前基于关键词的检索方法是几乎所有搜索引擎都采用的方法。

3. 本体　知识组织学的本体是特定应用领域所公认的、关于该领域的对象(包括实际对象和逻辑对象)及对象关系的概念化表述。有研究者根据它与主题法、分类法的亲缘关系,称之为实用分类体系。本体主要通过特定领域的对象与对象关系的概念化表述,对特定领域的知识内容进行组织、管理。比如对某一学科领域的物质、对象、事件、行为、时间年、空间等加以形式化的定义,对它们之间的关系进行规范化的描述,然后通过这些对象之间的逻辑关系以及一定的推理规则,挖掘和利用这一学科领域的知识。

由于本体具有良好的概念层次结构,本体中的概念与概念之间蕴含了丰富的语义关系,具有比分类法、主题法更强的知识发现、知识导航功能,因此本体在信息组织中的应用受到了广泛的关注。目前本体主要被用于对网络信息的知识内容进行组织和管理。

(三)语用组织方法

除了上述语义和语法方法外,还将结合用户的需求采取一些其他的方法,如权值组织法和概率组织法等。

1. 权值组织法　是指按信息的重要性序化信息的方法,即根据不同信息的重要程度赋予不同的权重值,然后通过复杂的计算,以权值大小为依据来序化信息的方法。

2. 概率组织法　是在未全知信息情况下,即根据事件发生的概率大小对信息进行序化的方法。

在实际信息组织操作过程中,由于事物的多向成族性,仅仅运用某一种或某一层次的信息组织方法难以满足需要,因此,往往将不同层次的不同信息组织法综合起来加以运用。

二、卫生信息分析方法

卫生信息分析是指借助于信息分析工具,对特定卫生信息进行分析,进而得出规律性结论的过程。从整体上来说,卫生信息分析方法的主要特征是综合性,具体表现在这些方法的来源、方法的性质和方法的结构等方面。卫生信息分析方法的主要来源基本包括 6 个领域:逻辑学的方法、系统分析的方法、图书情报学的方法、社会科学的方法、统计学的方法、预测学的方法。此外,卫生信息分析又正在进入计算机辅助的新阶段,对于机助信息分析而言,软件技术及有关的计算机应用技术会使信息分析的方法和手段产生某些重大的变化。因此,卫生信息分析方法的来源是多方面的,方法的类别和数量是众多的,方法的性质是多元的。

(一) 定性分析方法

专家调查法或称专家评估法,是以专家作为索取信息的对象,依靠专家的知识和经验,由专家通过调查研究对问题做出判断、评估和预测的一种方法。专家调查法应用广泛,多年来信息研究机构采用专家个人调查法和会议调查完成了许多信息研究报告,为政府部门和企业经营单位决策提供了重要依据。

1. 专家个人调查法　专家个人调查发是由专家个人进行调查、分析和判断的方法。这是一种由来已久的调查研究方法,科技专家为了科技探索选取课题、开发应用等自身研究的需要,通常对本科技领域及相关领域进行调查,以了解现状和发展趋势。

其优点是:可以充分利用专家个人的知识和经验,最大限度地发挥专家个人的创造能力;不受外界影响,没有心理压力,这种影响在专家会议上通常是明显的;组织工作简单,调研费用很少,因而简便易行。由于这种方法对某些问题可以作出有效的分析和判断,又简便易行,因而在没有条件使用或不必要使用其他方法的情况下,专家个人调查法往往被认为是能较快获得研究结果的方法。

其缺点是:由于受个人的知识面、知识深度、工作经验以及占有信息量的限制,很难满足调查所要求的全面性。此外,还可能受专家个人兴趣的影响,难免产生片面性。有时由专家个人作出的直观性判断,其他人难以审查其正确与否。

2. 专家小组讨论法　参加专家小组讨论会的专家一般来自某一专门领域,例如科技领域、经济领域、军事领域等。这种不跨领域的特点正是专家小组讨论法与智囊团式讨论法的一个重要区别。科研部门在制订规划、技术论证、确定方案、引进项目时,通常召开专家会议进行调查,征询专家们的意见,各种不同观点和意见要在会议上展开充分讨论,以求达成一致意见,作为决策的依据。与专家个人调查法相比,专家小组讨论法具有以下3个方面的优势:收集的信息量可弥补专家个人之不足;对讨论对象考虑得更为全面;专家会议集体提出的判断优于专家个人的判断。由于专家小组讨论法具有以上优点,这种方法在现代信息分析与预测活动中应用较为广泛。

其缺点是:少数服从多数;权威影响集体;论据数量比质量占优势;利害关系的干扰;低质量折中等。

3. 头脑风暴法　针对专家小组会议法的缺点,创造了头脑风暴法和德尔菲法。经验表明,头脑风暴法和德尔菲法能有效地避免由于心理因素造成的不利影响。

头脑风暴法在创造工程学中系智力激励法。所谓头脑风暴,简单地说,就是激发创造性思维。由 A. F. Osbom 首创的这种方法,其目的是获得有价值的设想,方法是制订一套讨论规则,在短时间内营造思想活跃的气氛,诱发出大量的创造性设想。其基本思想是,若要得到有价值的设想,首先要能提出较多的设想。设想数量越多,获得有价值的创造性设想的概率就越大。

其步骤是:

(1)引发和产生创造性思维,包括组织讨论会,明确目的或主题,依次发表自己的观点,完整记录发表的内容,直到无人发表新意见为止;

(2)思维整理,通过讨论,去掉重复无关的观点,对各种见解进行评价论证,最后集思广益，按问题进行归纳和综合评估。

利用头脑风暴法，提出一组切实可行的方案供决策者研究，在国外已广泛应用于军事和民用预测工作中。例如，美国国防部在制订长远科技规划时，曾邀请50名专家采用头脑风暴法开了两周会议，与会者的任务是对事先提出的工作文件提出建议，并通过讨论把文件变为协调一致的报告。通过质疑，原工作文件中只有25%～30%的意见得到保留，结果形成了一个新的、更可行的规划。

4. 德尔菲法(Delphi method)　又可称为专家集体预测法，是美国兰德公司于1964年创造的一种科学预测的定性信息分析方法。德尔菲是古希腊传说中的神谕之地，城中有一座阿波罗神殿，可以预卜未来。这里借用此名，表示一种预测方法。此方法是在预测领导小组的主持下，就某个科学技术课题向有关专家发出征询意见的调查表，通过匿名函询的办法请专家们提出看法或进行论证，然后由研究小组汇总整理，把整理结果作为参考意见再发给这些专家，供进一步分析判断，提出新的论证。如此反复多次，按意见收集情况做出预测。40多年来，这种方法已经成为一种广泛使用的评价与预测方法。它是根据专家的经验和知识用直观方法做出的一种判断，对于判断非连续性变化事件较为有效，所以在制订长远规划的类似工作中，它是决策者的重要工具。

其基本程序是：确定预测目标；选择被调查的对象；设计评估意见征询表；专家征询和轮间信息反馈(经典的德尔菲法一般分3～4轮征询，第一轮是事件征询，第二轮是事件评估，第三轮是轮间信息反馈与再征询)。在实际操作的过程中，常采用派生德尔菲法：①第一轮直接进行事件评估，由组织者根据已经掌握的资料，直接拟定事件(指标)一览表，加速征询进程，如缩减为两轮征询。②同时提供背景材料和数据，以减轻专家负担。

(二)系统分析方法

系统分析把研究的事物看作是一个整体、一个系统，从系统的整体角度出发来研究系统内部各个组成部分之间的有机联系，以及和系统外部之间的相互关系，它是一个综合的研究方法。定量化的系统科学方法是现代科学发展的必然结果。由于科学一体化的发展，对于许多复杂问题的研究，就不仅仅局限于具体的事物及其结构，必须把客观事物作为一个系统，作为某个更大系统的部分、因素或组成来认识。用定量方法或定性结合定量方法，对社会、经济、技术等诸多领域进行综合分析和综合比较，并根据不同事物的共同规律来建立一般性的数学模型，为精确描述客观世界各种各样的系统提供有效的认识工具。

系统分析方法由很多，早期经典的方法有鱼骨图法(或称因果分析图)、排列图法(帕累托图)、关联树分析法、力量场分析法、层次分析法，还有吸收了其他数学分支学科而形成的方法，如模糊系统分析和灰色系统分析等方法。这里主要介绍层次分析方法和关联树分析法。

1. 层次分析法(analytic hierarchy process)　层次分析法是美国著名运筹学家、匹兹堡大学教授T. C. Saaty在20世纪70年代初提出的一种定性分析与定量分析相结合的系统分析方法，是一种将人的主观判断用数量形式表达和处理的方法，简称AHP(analytic hierarchy process)法。基本思想是通过把复杂问题的各个因素按相互关系划分为有序的递阶层次，并根据客观现实的判断，就每一层次各元素两两相互重要性给予相应的定量表示，然后综合判断。从而确定诸因素的相对重要性和对上层的影响。AHP法体现了决策思维分解、评判、综合的一般过程，是定性与定量分析方法的结合，特别适用于选择方案措施时难以精确确定定量的场合。

其基本步骤有：①明确问题：即要确定问题的范围、所含的因素、因素之间的关系、需要得到的解答等，建立多层次结构分级系统模型；②建立层次：将因素分层，确定总目标、子目标准则和方案之间的上下衔接关系，建立递阶层次结构模型，如图 2-18；③构造判断矩阵；④确定各层各因素权重系数及多层合并权重系数；⑤一致性检验。

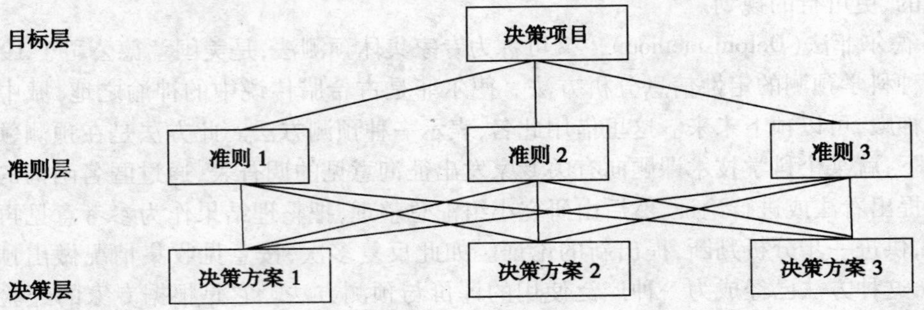

图 2-18　层次结构模型示意图

2. 关联树分析方法　在许多场合下，实现分解是将对象逐一开展细分，明确其组成的基本要素和单项要素，以及它们之间的相互联系。为此常用到树状图，即以树状分支结构对对象进行分解和表达其相关关系，我们称这类树为关联树。具体的关联树因其应用的角度或者解决问题的性质上存在差别，因而有各种专门的关联方法：目标关联树、结构关联树、功能关联树、远景关联树和故障关联树、PATTERN 法和 PPBS 法等。本节主要介绍三种：

(1) 目标关联树法（relevance tree）：目标关联树又称为目标树，用于将总体目标或抽象目标分解为子目标或具体的目标，并表明目标之间的相互关系。如图 2-19，各目标之间的层次和次序关系、从属相关关系都可显示出来。

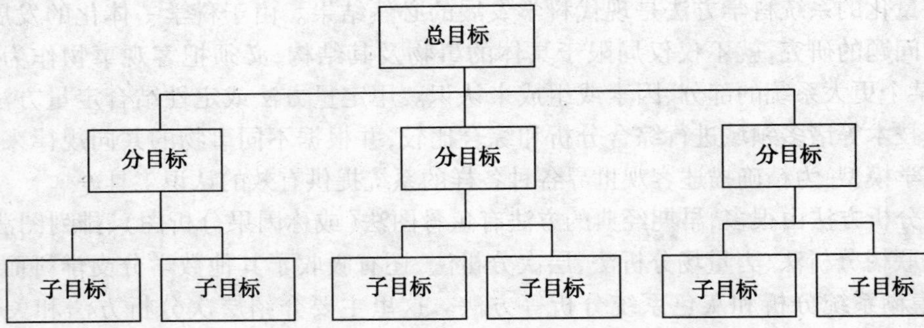

图 2-19　目标关联树

在总目标明确之后，要全面逐步梳理与总目标相关的问题和因素，按从属关系进行分级，形成关联树的分支，按并列关系进行细分，形成同一级的子项。可以用上下结合的方式构造出整个关联树，即采用自上而下方式形成关联树的上部，采用自下而上方式形成关联树的下部，再适当调整上下的结合，使之成为一体。

(2) PATTERN 法（planning assistance through technical evaluation of relevance numbers）：PATTERN 法是 1963 年美国霍尼韦尔公司开发的方法，因应用在美国国家航空和航天局的

阿波罗计划中而闻名。其全称是“用相关树技术评估的规划方法”，英国在“研究开发目标与技术规划”（利弗尔兄弟公司）、日本在“工业垃圾处理规划”“医疗检查信息系统开发”“扩大洗衣机市场研究”等项目中，都广泛采用了这一方法。

PATTERN 法被认为是一种典型的相关树法，其研究问题的步骤如图 2-20 所示。根据脚本分解出相关树后，用相对于总目标的相对直接相关树来反映各子项与目标的相关程度，也就是评估结果。

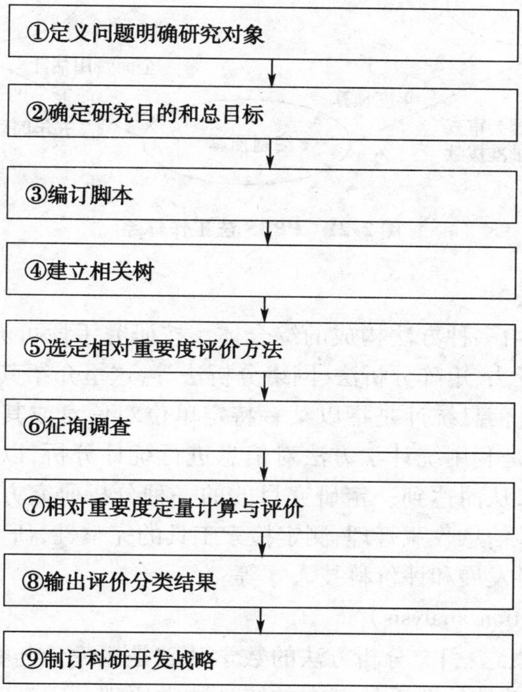

图 2-20　关联树分析方法的步骤

（3）计划-规划-预算法（planning programming budgeting system，PPBS）：计划-规划-预算法，又称规划方案预算制，将组织战略、目标、方案、项目和预算结合起来考虑的计划。从 40 年代末到 70 年代的 30 年中，系统分析沿着两条明显不同的路线得到迅速发展。运用数学工具和经济学原理分析和研究新型防御武器系统即是其中的一条路线。60 年代初期，美国国防部长麦克纳马拉把这套方法应用于整个军事领域，并很快在各政府部门推广，形成了著名的“计划-规划-预算系统”（PPBS）方法。在军事和政府部门的带动下，美国民间企业也开始应用系统分析方法来改善交通、通讯、计算机、公共卫生设施的效率和效能；在消防、医疗、电网、导航等领域，系统分析方法也得到了广泛的应用。

PPBS 主要有三个工作阶段：规划阶段、计划阶段和预算阶段。各个阶段彼此衔接，且有一定时间的重叠，如图 2-21。

关联树大多数是按纵向展开，根据需要也有横向的。以关联树为工具的这种信息分析方法具有一些明显的优点：直观性强，表达清晰而简洁，容易发现遗漏的因素，便于分析和讨论等。因此，近几十年，特别是 20 世纪 60 年代以来，关联树法的研究、开发和应用受到重视，并成功地运用于许多不同的领域。

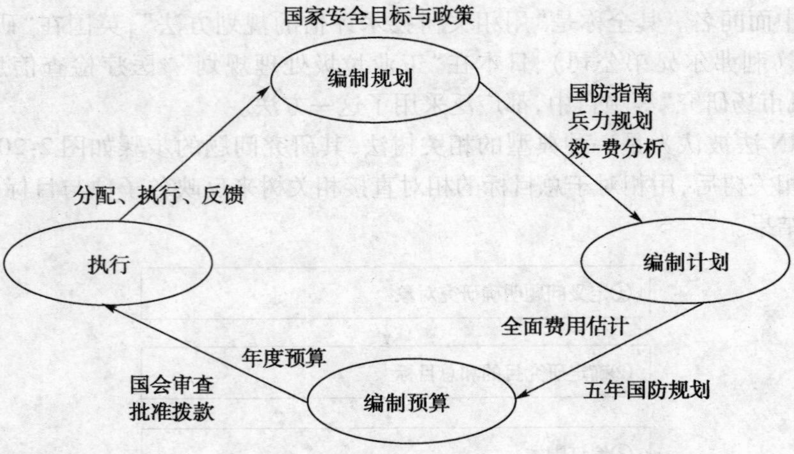

图 2-21 PPBS 法工作体系

(三)信息计量方法

信息计量学方法是由多种方法构成的综合体。按研究手段可分为信息统计分析法、数学模型分析法、系统分析法、矩阵分析法、网络分析法等,这里介绍其中最基本的也是常用的一种方法:信息统计法。信息统计是指以某一特定单位对信息或其相关媒介进行统一的计量。信息统计分析方法是利用统计学方法对信息进行统计分析,以数据来描述和揭示信息的数量特征和变化规律,从而达到一定研究目的的一种分析研究方法。信息计量方法可以用来测定核心期刊,指导信息收藏管理,测定检索工具的完整性,研究信息利用规律,研究科学发展的特点,预测学科发展和评价科技人才等。

1. 引文分析法(citation analysis)

(1)引文分析法的概念:引文分析方法的数学基础是概率论与数理统计,它使用了概率分布、抽样统计、样本与总体的关系等基本的统计数学原理。它有时直接对总体进行分析,也常常采用抽样的方法,用样本的特征代表总体的特征,通过样本内或样本之间的特征比较,得出总体的结论(引文评价);或通过样本内部文献引用关系的分析,推断总体内部的文献引用关系,进而推断知识转移关系和学科、主题之间的关系(引文网状分析)。从分析的出发点和内容来看,引文分析大致有 3 种基本类型:①引文数量分析:主要用于评价期刊和论文,研究文献情报流的规律等;②引文网状分析:主要用于揭示科学结构、学科相关程度和进行文献检索等;③引文链状分析:科技论文间存在着一种“引文链”,如文献 A 被文献 B 引用,B 被文献 C 引用,C 又被文献 D 引用等。对这种引文的链状结构进行研究可以揭示科学的发展过程并展望未来的前景。

引文分析的基本内容一般包括:引文年代分析,引文量分析,引文量的理论分布,引文篇数分布,引文的集中与离散规律分析等。

(2)引文分析法的测度指标:一般来说,对科学期刊进行分析时常用的测度指标有五种,即自引率、被自引率、影响因子、引证率与当年指标。在对专业和学科结构进行研究时,除用引证率外,还可用引文耦合和同被引等测度指标。①自引率:在引用文献的过程中,限于主体本身范围内的引用称之为“自引”。包括同一类学科文献的自引、同一期刊文献的自引、同一著者文献的自引、同一机构文献的自引,同一种文献的自引、同一时期文献的自引、同一地区文献的自引。自引率就是主体本身范围内文献引用的次数与主体引用的文献总数的比值。即：自引率＝主体的自引次数/主体引用的文献总数。②被自引率：这是被引用现象的一个测度，被自引率就是主体文献被自引的次数与主体被引用的总次数的比值。即：被自引率＝主体文献被自引的次数/主体被引用的总数。它反映出被引用中有多少是被自己引用的。③影响因子：主要在研究科技期刊时使用，等于期刊在规定时间内（一般是两年）论文被引量与可引论文总数之比。即：某年度某刊的影响因子＝某年引用某刊前两年论文的总数/前两年该刊所发表的论文总数。④引证数：期刊引证率等于该刊中参考文献量除以期刊载文量。即：引证率＝参考文献量/载文量。这是衡量吸收文献能力的一个相对指标。⑤即时指标：这是测度期刊被引用速度的指标，它是期刊某年发表的论文当年被引用的次数，除以该刊这一年所发表文章的总数，即：即时指标＝某刊某年发表的论文当年被引用的次数/该刊当年发表的文章总数。是衡量期刊重要性的一种依据。⑥引文耦合：当两篇文献同时引用一篇或多篇相同的文献时，这种现象称引文耦合，这两篇文献就具有耦合关系。引文耦合的文献之间总存在着这样或那样的联系，其联系的程度成为耦合强度。⑦同被引：当两篇（多篇）论文同时被别的论文引用时，则称这两篇论文具有同被引关系，引用它们的论文的多少，即同被引程度，称为同被引强度。

（3）引文分析方法的特点与局限：引文分析具有广泛适用性、简便易用性、功能特异性等特点。通过一些不太复杂的统计和分析，就可以确定核心期刊、研究文献老化规律、研究信息用户的需求特点，甚至可以研究学科结构、评价人才等。

虽然引文分析方法具有广阔的应用前景，但是也存在一定的局限性。著者引用文献是一个人为控制的思维和判断过程，而作为其表现形式的引用文献，仅仅是宏观表面的测度，受到许多限制因素的影响。比如：引文关系上假设联系的影响；文献被引用并不完全等于重要；著者选用引文受到可获得性的影响；马太效应的影响等。

2. 内容分析法（content analysis method） 内容分析法以公开发表文献的内容特征为研究对象，运用规范的方法读取文献内容，并将大量的文献信息有序地、量化地表达出来。

（1）内容分析的研究步骤：①确定目标：目标的确定视不同情况而定，有时分析对象能十分具体地确定分析目标；有时还需提出一个理论假设，希望通过内容分析加以检验；有时很不清楚，则只能抽象地提出弄清情况的目标。②选择样本：一般的内容分析涉及的信息量大，必须进行抽样。抽样有单纯随机抽样、系统抽样、分层抽样、整群抽样等，各有其优缺点，内容分析多数采用分层抽样。样本大小要根据研究对象、研究目标而定，不宜太多或太少。太少了研究结果不具备代表性，太多了受人财物限制。③定义分析单元：分析单元是内容分析中不再细分的测度单位。一般先依据分析目的确定分析范畴，即确定符合目标要求的最一般的关键性概念。对于文字对象，词是最小分析单元，根据实际需要，意义独立的词组、短语、句子、段落、意群，甚至单独的篇章、卷册和作者等也可以作为分析单元。在复杂的内容分析中，往往不只采用一种分析单元。④制订分析框架：就是把分析单元分配到一个能说明问题的逻辑框架中，逻辑框架可以是一个分类表。分类表中任何变量的实施定义都由多种属性组成，并可使用多种度量层次，但这些属性应当是相互不包容和穷尽的。例如，利用主题词作词频分析，用指示词作词频分析，或是进行篇幅分析等。⑤建立量化系统并分析：这是一种规范性操作，包括计数和数据处理。内容分析中常使用描述性统计方法，如百分比、平均值、均数和中位数；也使用统计推断方法，如方差分析、χ^2 检验、相关和回归分析。如果分析的是等距尺度和等比尺度类型的数据，则需用 t 检验、方差分析；此外，有些研究者还应用其他一些统计分析方法，如判别分析、聚类分析和结构分析等。在综合统计结果和分析的基础上，得出某些结论性的看法，同时指出所做的内容分析的适用范围或边界。⑥结论汇总：在综合统计和定性分析的基础上，通过比较和推理得出某些结论，并对其有效性和可靠性进行分析。

(2)常用的比较分析方法：①趋势比较：指历时性纵向比较，着眼于同一事件在时间序列上的变化。②外向比较：指共时性横向比较，着眼于同一主题在不同信息媒体、来源中的反映。③内向比较：指对同一信息媒体中不同主体的比较，以分析其相关性、倾向性和差异。④标准比较：指把事先设定的某种评估标准作为比较尺度，对信息内容进行相应比较。

(3)内容分析的类型：①主题词词频分析是用主题词作为分析单元，以研究对象中有关主题词出现的频次统计为基础进行分析推理的方法。所用主题词取自图书馆或数据库的叙词表，因此是用现成的、通用的和规范化的词汇作为分析单元。②指示词词频分析是用特定的指示词作为分析单元，根据其频次统计进行分析推断。指示词是指信息内容中能反映特定概念的实义词，是根据具体分析对象和分析目的而专门选定的，不受主题词表的束缚，是非标准或非规范的。

(4)篇幅分析：以具有独立意义的内容篇幅作为分析单元，根据有关内容的比重结构及数量变化等进行分析推测。内容篇幅的统计以标准页或单篇报道等作为计量单元，并按主题分类。

(四)回归与相关分析

1. 相关分析　所谓事物之间的相关是指事物的发展变化会引起另一事物的发展变化，是事物之间相互关系的一种表述。因此，相关分析法就是在掌握一定的数据和事物之间相关性的基础上，通过对特定的一些相关关系的定性或定量分析进行逻辑推理的一种信息分析方法。按事物之间的联系方式，因果相关是利用已知事物和未知事物具有因果关系研究事物的方法，如根据疾病病因的研究。相关分析的起点通常强烈依靠研究者的经验。彼此之间相互联系是事物的普遍特点之一，如何将存在相关关系的因素联想到一起，这在很大程度上要依靠研究者的经验。对于各种相关事物的细心观察、大量积累，并从中总结出规律性的东西，是成功地应用相关分析法的重要条件。由于事物的联系是普遍存在着的，在信息分析中，常常利用相关分析，由已知信息来推知未知信息。

在医药卫生领域的信息分析中，相关分析是广为应用的，这主要是由于它的计算比较简单，应用也比较直观。在社会科学中，相关分析有比较广泛的意义，它泛指两个变量之间的关联程度的分析。一般来说相关是指事物或现象之间的相互关系，是一种不完全确定的依存关系。相关关系是相关分析的研究对象，而函数关系则是相关分析的工具。

要想准确地反映两个变量之间的相关程度，除绘制散步图作定性分析外，还需对其作定量分析，求出相关系数。相关系数是测定变量之间相关密切程度和相关方向的代表性指标。相关系数用 r 来表示，数值为 $-1\leq r\leq 1$。完全正相关时 $r=1$；完全负相关时 $r=-1$；完全无相关时 $r=0$。在教育研究中，极少会遇到完全相关的两个特型，大多情况处在 -1 到 1 之间。

计算相关系数的方法很多，主要有积差相关、等级相关、肯德尔和谐系数。

2. 回归分析　卫生信息分析中，我们常常需要从一个或多个变量去估计另一个变量，研究变量之间的联系。回归分析就是对具有相关关系的两个或两个以上变量之间数量变化的一般关系进行测定。这种测定需要确定一个相应的数学表达式，以便从一个已知量来推测另一个未知量，为预测提供一个重要的方法。回归方程则是通过一定的数学方程来反映变量之间相互关系的具体形式。在本书中我们只讨论最简单的回归，即一个变量和另一个变量的联系。

相关系数给了两个变量之间关系紧密程度的一个线性刻画。在应用上，我们更感兴趣的往往是其关系的一种更确切的描述，以使我们能够从一个变量的值去预测另一个变量的值。例如，人的身高与体重有着密切的关系，能否找出身高和体重之间的一种标准关系，以此来衡量一个人是否超重或过瘦，这是问题的关键。当然，这样的标准关系不能从医学的角度给出来，只能通过实验分析数据，用统计的方法得到。如果以 x 表示人的身高，以 y 表示人的体重，一个流行的公示是：$\hat{y}=x-105$。

例如，一个人的身高为178cm，则按此公式，其体重应为73kg。这当然不是说每个人的身高体重必须适合这个关系，而是指其平均值：身高为178cm的人，其平均体重为73kg。如果此人体重恰为这个数目，则为最标准的，但在此值上下浮动10%的范围内算作正常。像上述公式这种联系两个变量 x，y 的关系式，称为回归方程。

从上面的阐述可知，回归分析是研究变量间相关关系的一种数理统计方法，其中一个变量处于特殊的地位。基于因变量和自变量在研究问题中地位的不同，回归分析的内容无论从广度还是深度上都远远超过相关关系。归纳起来，回归分析的内容和步骤为：①根据适当的数学模型对变量观测值进行统计处理和计算，确定变量间在一定意义下最优的定量关系式，即回归方程；②检验回归方程的统计学意义，以判断所建立的回归方程是否有意义；③根据有意义的回归方程对因变量进行预测或对自变量进行控制，并指出这种预测和控制的可靠程度；④如果是多重回归，还需对偏回归系数做假设检验，以分辨在影响因变量的诸因素中，哪些是重要因素，哪些是次要因素，从而找出问题的主要矛盾。

简单线性回归方程式为：$\hat{y}=a+bx$

式中：$\hat{y}$ 是 x 的估计值，a 代表直线在 y 轴上的截距，b 表示直线的斜率，又称为回归系数。回归系数的含义是，当自变量 x 每增加一个单位时，因变量 y 的平均增加值。当 b 的符号为正时，表示两个变量是正相关，当 b 的符号为负时，表示两个变量是负相关。a、b 都是待定参数，可以用最小二乘法求得。

（五）循证医学分析（evidence-based medicine analysis）

1. 循证医学实践方法　循证医学实践，分为五个步骤。

（1）根据病人的病史、体征、检查结果提出需要解决的问题：从临床实践中，发现有关疾病预防、诊断、预后、治疗、病因方面的问题，确定问题所涉及的研究对象、采用的措施、可比较的方案、关心的临床结果以检索相关文献资料。

（2）检索现有的最佳研究证据：临床研究证据主要有两种类型，包括：①一次研究证据，即原始论著，分为试验性研究和观察性研究；②二次研究证据，即根据论著进行综合分析、加工提炼而成，包括 Meta 分析、系统评价、综述、评论、述评、实践指南、决策分析和经济学分析等。循证医学实践中检索的最佳证据即是从上述两类研究证据中来的。但由于在设计、实施、统计分析和论文撰写过程中存在的一些问题，我们所获得的研究证据往往有较大的质量差别，因此，在临床应用前必须进行严格评价。目前，有一些非常好的医学研究数据库，收集和整理了一次和二次研究证据，有些数据库收集的是已经评价过的研究证据（二次文献数据库),筛除了其中有方法学问题和缺乏临床意义的研究证据,这对于繁忙或者不熟悉各类研究证据评价原则的临床医生来说非常有用。

对于临床问题,我们可以咨询上级医师,查寻教科书、医学期刊及其相关电子出版物如Medline。目前有一些刊物或电子出版物刊登的文献资料已经过严格的评价,具有较好的真实性、可靠性和临床重要性,如美国内科医师学院杂志俱乐部(ACPJC)、循证医学杂志、Cochrane Library、Best evidence、Clinical evidence、Evidence- based cardiology 等。由于时间、精力有限,繁忙的临床医生应充分利用系统评价和二次数据库,以便快速、有效地获取所需的最新证据。

(3)评价证据的真实性、临床重要性:对于查寻到的文献资料,临床医师应根据临床流行病学和循证医学评价文献的原则进行严格评价,而不能盲目相信。不同研究类型的文献资料有不同的评价方法。

(4)应用评价后的结果:结合临床专业知识、病人的选择解决临床问题。研究证据并不能取代临床判断,文献所获得的结果是所有研究对象的"平均效应",由于主管的病人与临床试验中病例存在性别、年龄、并发症、疾病严重程度、病程、依从性、社会因素、文化背景、生物学及临床特征的差别,因此真实、可靠且具有临床价值的研究证据并不一定能直接应用于每一个医生主管的病人,医务人员必须结合临床专业知识、病人的具体情况、病人的选择进行综合考虑,做相应的调整。

(5)后效评价:评价实践后的效果和效率,进一步提高效果。

案例:某医院急诊收治了一位 49 岁的女性急腹症患者,中等肥胖,职业为律师。经检查诊断为急性胆囊炎后,医生向她说明了该疾病复发的可能性较大并建议其手术。由于想尽快恢复工作,病人要求能立即接受手术。医生进一步向她说明如果采取传统的胆囊切除术,则术后的恢复时间要比腹腔镜下胆囊切除术长一些,病人因此要求选择急诊腹腔镜手术。医生告诉病人急性胆囊炎曾一度是腹腔镜手术的禁忌证,但随着技术的进步,目前已有这方面成功的经验。病人要求知道这种手术的安全性和有效性,以帮助她最终选择治疗方式。

首先,找出临床问题:对该患者,临床医生要解决的问题有两个:一是急性胆囊炎患者能否接受腹腔镜手术?二是在急性胆囊炎的治疗中,腹腔镜手术与传统胆囊切除术相比,哪种治疗方式的并发症发生率更高?

其次,收集有关证据:按照循证医学中证据的质量分级标准,从高级到低级依次检索。推荐使用 Cochrane 图书馆、因特网和光盘等电子信息源。经检索,已发表的权威文章结果提示:腹腔镜下胆囊切除术和传统胆囊切除术对急性胆囊炎的治疗,在手术并发症、住院时间、停止工作时间等方面并无统计学差异。

再次,严格评价研究证据:用治疗性研究的质量评价标准对上述研究报告进行评价,认为文章的真实性和可靠性好,结果重要。但应用时有一点值得注意:文章中腹腔镜组的手术均由有经验的高年资医师完成,而传统术式组的手术均由低年资医师完成。

然后,应用证据:这个研究所纳入的病人与该患者情况相似。医生将这些最新研究结果告诉病人后,病人感到很满意,同意采用腹腔镜下急诊胆囊切除。

最后,后效评价:手术后应对病人进行定期随访,为进一步评价腹腔镜胆囊切除术和传统胆囊切除术的远期疗效收集资料。

2. Meta 分析(Meta- Analysis) Meta 分析是指用统计学方法对收集的多个研究资料进

行分析和概括，以提供量化的平均效果来回答研究的问题。其优点是通过增大样本含量来增加结论的可信度，解决研究结果的不一致性。近年来，随着循证医学的兴起，meta 分析方法越来越为人们接受和广泛应用。meta 分析通过对同一课题的多项独立研究的结果进行系统的、定量的综合性分析，形成量化综述，但是和传统的文献综述又有很大不同，传统的文献综述以定性分析描述为主，而且不可避免带有主观性，综述者往往只选择支持自己观点的信息进行综述。Meta 分析强调对研究课题进行系统全面的文献检索，确定文献纳入和剔除的标准，并对纳入文献进行严格评价，在此基础上对结果进行定量合并。因此，通过 meta 分析，可以对有争议甚至互相矛盾的研究结果得出较为明确的结论。而且，将同类研究结果进行定量综合，能达到增大样本量，改进和提高统计学检验功效的目的。此外，通过 meta 分析能发现以往研究的不足之处，揭示单个研究中存在的不确定性，提出新的研究课题和研究方向。

Meta 分析的基本步骤：meta 分析实质上是一种观察性研究，包括提出问题、收集和分析数据、报告结果等基本过程，明确研究的目的。目的应简单明确，除了研究本身的意义外，更应指明在解决争论问题、提示今后研究方向和指导实践的意义。

分析过程：

（1）系统全面地查找相关文献：系统、全面地收集相关文献是 meta 分析有别于传统文献综述的重要体征之一，有助于减少分析偏倚，包括定义研究中涉及的一些变量（如观察指标、观察对象、观察终点）、效应尺度、指明查找的文献覆盖时间、确定完善的检索策略。检索策略包括关键词及其顺序、检索方法（如电子文献库、手工检索）、文献类型（如论著、个人通信和未发表的资料）等。

（2）制定分析文献纳入和排除标准：标准应尽可能详细，才能保证有一定质量的研究对象入选，使结果具有一致性。制定标准的目的是尽可能减少选择偏倚。选择标准要考虑到研究对象（如疾病类型、年龄、性别、病情严重程度等）、研究设计类型（如随机对照实验、随机对照盲法、回顾性研究、前瞻性研究等）、暴露或干预措施（如暴露因素、干预措施的剂量和强度、病例的依从性等）、研究结局（如一致性、可比性等）、研究开展的时间或文献发表的年份和语种、样本大小及随访年限等。

（3）资料的提炼：在研究设计时，必须确定统计分析的方法，包括效应尺度的选择、效应的综合、可信区间的估计、齐性检验以及模型的选择。提炼内容应该全面准确，比如发表时间、抽样大小、研究质量评价、持续时间、剂量大小、研究设计以及各个单独研究的有关结局、特征等资料。尤其应包括合并结果所要用到的数据资料，如各研究实验组和对照组样本量、均值、方差、合并方差、效应尺度等。提炼过程包括计算一些新的指标，如效应尺度加权合并结果，并将这些资料列表说明。

（4）统计学分析：把独立研究的结果用统计学方法合并是 meta 分析的又一重要特征。首先要定义“效应尺度”。效应尺度是指反映各个研究的处理和效应之间关联程度的无量纲统计量。效应尺度为 0，表示处理无效；大于 0 表示有正效应；小于 0 表示有负效应。常用的效应尺度有对照组与实验组的标准化差值（两均数之差除以对照组标准差）、优势比和相关系数等。由于效应尺度消除了不同研究结果计量单位的影响，各研究的效应尺度可以进行对比或合并。

运用 meta 分析时，对于离散型变量资料、连续性变量资料，有不同的分析方法。Meta 分析常用的方法有固定效应模型和随机效应模型。首先需要对不同研究的结果做齐性检验。如果齐同，则不需要考虑各研究面的差异，选用固定效应模型。如果不齐，说明各研究间存在异质性，需要进一步分析各研究的设计、研究对象和处理措施，找出影响研究结果的因素，根据具体的情况对这些因素做校正。例如，按研究人群特征进行分层的 meta 分析，或采用随机效应模型对不同研究使用不同的权数做加权合并。

Meta 分析的优点：

(1)引入了定量的概念——效应尺度：传统的文献综合研究是合并假设检验，其结果只能得出有差别或无差别的结论。Meta 分析合并的是统计量效应尺度（常为相关系数、优势比、对照组与实验组的标准化差值），可给出处理效应大小的定量结果，且各研究的效应尺度可进行对比，提高了准确性，更具实际意义。

(2)客观：传统的综述会因为作者的一些主观看法，兴趣不同而产生不同的结果。Meta 分析有一定的程序，有章可循，能使结果的客观性增强。高质量的 meta 分析由于客观性强，在解决研究结果不一致的问题上说服力较强。

(3)增大统计学功效：合并可增大样本量，从而增大统计学功效，所以 meta 分析对于合并那些统计学功效较小或效应较小的研究非常有用。

(4)解决独立研究不能解决的问题：当各研究结果不一致时，可运用亚组分析，将可能影响处理效应的因素分组，从而找出产生差异的原因，加深认识，并建立今后研究的方向。

思考题

1. 信息组织分为哪些主要阶段？在各个阶段有哪些规范？
2. 描述并比较说明信息服务的三个基本模式。
3. 描述信息服务的四个生成模式，并举例说明。
4. 卫生信息交流领域形成了哪些经典模式？
5. 网络环境下出现了哪些影响信息交流的问题？
6. 如何理解卫生信息经济？
7. 分析数据库管理的发展趋势。
8. 信息的语义组织方法有哪三种？
9. 举例说明几种典型的定性分析方法？
10. 引文分析方法的原理是什么？
11. 结合实例，描述循证医学分析的步骤。
12. 什么是 Meta 分析？这种方法的优势有哪些？

第三章

卫生组织体系

卫生组织是卫生体制的重要组成部分，是贯彻执行国家卫生工作方针，实现卫生工作目标的组织保障，其根本目标就是要促进、恢复和维护人群健康。各种卫生组织的集合便构成了卫生组织体系，卫生组织体系是卫生事业的主体结构框架，其结构、功能与职责划分直接关系到卫生工作的开展和人民群众的健康水平。了解并不断健全、完善卫生组织体系，对于促进卫生服务公平获得、提高卫生服务效率和质量具有重大意义。本章主要系统介绍我国卫生组织体系的构成及各组成部分的结构、功能与职责等内容，为后续各章节各具体卫生组织信息管理的学习奠定基础。

第一节　卫生组织体系概述

一、卫生组织体系概念

卫生组织体系（health organization system）是指由在一定区域内，根据人群的健康需求，通过卫生规划、卫生立法等形式，以恢复和增进人群健康为目标的各种不同组织群构成的系统。我国卫生组织体系的目标不仅仅是健康恢复，同时还包括健康促进、健康维护及健康筹资等。从疾病治疗、疾病预防、健康促进以及疾病风险分担等多项举措来保障我国居民健康目标的实现。

二、卫生组织体系的构成

我国卫生组织体系是基于我国卫生行政区划搭建起来的多层次组织体系，主要包括三大部分，分别是卫生行政组织体系、卫生服务组织体系、卫生第三方组织，其结构如图 3-1 所示。

卫生组织体系的三个组成部分互相紧密，共同构成一个有机整体。卫生行政组织体系由卫生行政组织构成。卫生行政组织（health administration organization），简单来讲，就是指对卫生事务实施管理的政府组织，通过制定和执行卫生政策、法规等来引导和调控卫生事业的发展。卫生行政组织体系以提供卫生服务为目标，对卫生服务组织发挥计划、组织、指挥、协调和控制等管理职能。卫生服务组织体系由卫生服务组织构成，卫生服务组织（health

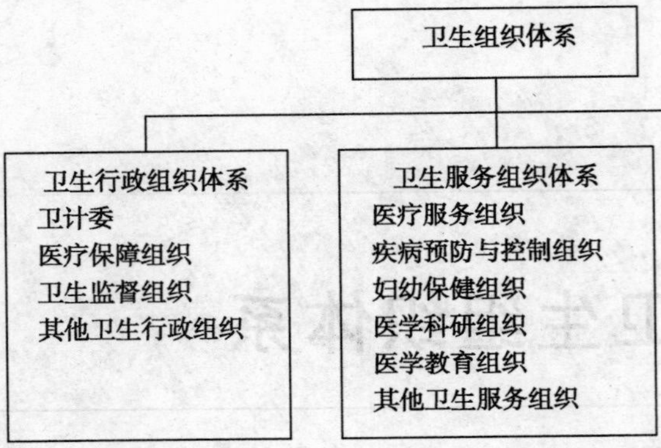

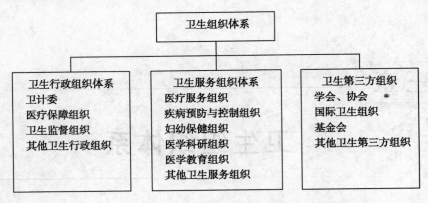

图 3-1　卫生组织体系结构图

service organization）指以保障居民健康为主要目标，直接或间接地向居民提供医疗、预防、保健、康复等卫生服务的组织，包括各类公共卫生服务组织、营利性和非营利性的医疗服务组织等。它是由为提高全民健康水平而提供医疗卫生服务的各级各类专业机构组成的有机整体，包括医疗、预防、妇幼保健、医学教育、医学科研等类别。卫生服务组织体系在卫生服务提供上，通过分工协作，由医疗机构提供医疗康复服务、妇幼保健机构提供妇幼保健服务、疾病预防控制机构提供疾病预防与控制服务、医学教学科研机构提供医学教育与医学知识服务、医药企业提供疾病预防与控制的各类药品服务，来促进、恢复和维护区域内居民的健康。卫生服务组织在接受卫生行政组织领导的同时，接受上级卫生服务组织的业务指导，并指导下级卫生服务组织，实现了卫生服务纵向上的连续供给。卫生第三方组织体系由卫生第三方组织构成，卫生第三方组织（health non-governmental organization）主要指由非政府部门、职业群体或群众自发组建的与健康相关的组织。卫生第三方组织体系是对我国卫生行政组织体系及卫生服务组织体系的有益补充，在两者之间发挥着协同和促进的作用，提高了我国卫生组织体系的整体性与协作性。

我国卫生组织体系主要是基于政府建立起来的，政府组建卫生行政组织，管理卫生服务组织，规划卫生服务供给；政府组建卫生服务组织，为居民提供卫生服务；政府通过医疗保障组织优化健康筹资、分担疾病负担、促进居民医疗服务的利用。同时，非政府办卫生组织也发挥了积极的作用，商业医疗保险组织、卫生第三方组织等都有效地推动了居民健康目标的实现，起到了积极的补充作用。

第二节　卫生行政组织

一、公共行政组织及其设计

公共行政组织是为实现国家的政治统治、社会管理和公共服务的职能，依照宪法和组织法以及其他法律的规定，通过权力和责任的分配而形成的具有上下级统属关系的系统协调的组织形式。

我国的公共行政组织设计采用五级层次：中央政府（国务院）—省、自治区、直辖市—省辖市、自治州、盟—县、县级市、区、旗—乡、民族乡、镇、街道办事处。各级政府职能与机构设置基本一致，但管辖范围与责任大小不同。

二、卫生行政组织设置

根据政府组织法规定，我国卫生行政组织按照行政区域设立。我国公共行政组织中的各级政府均设有卫生行政组织机构，如图3-2所示。

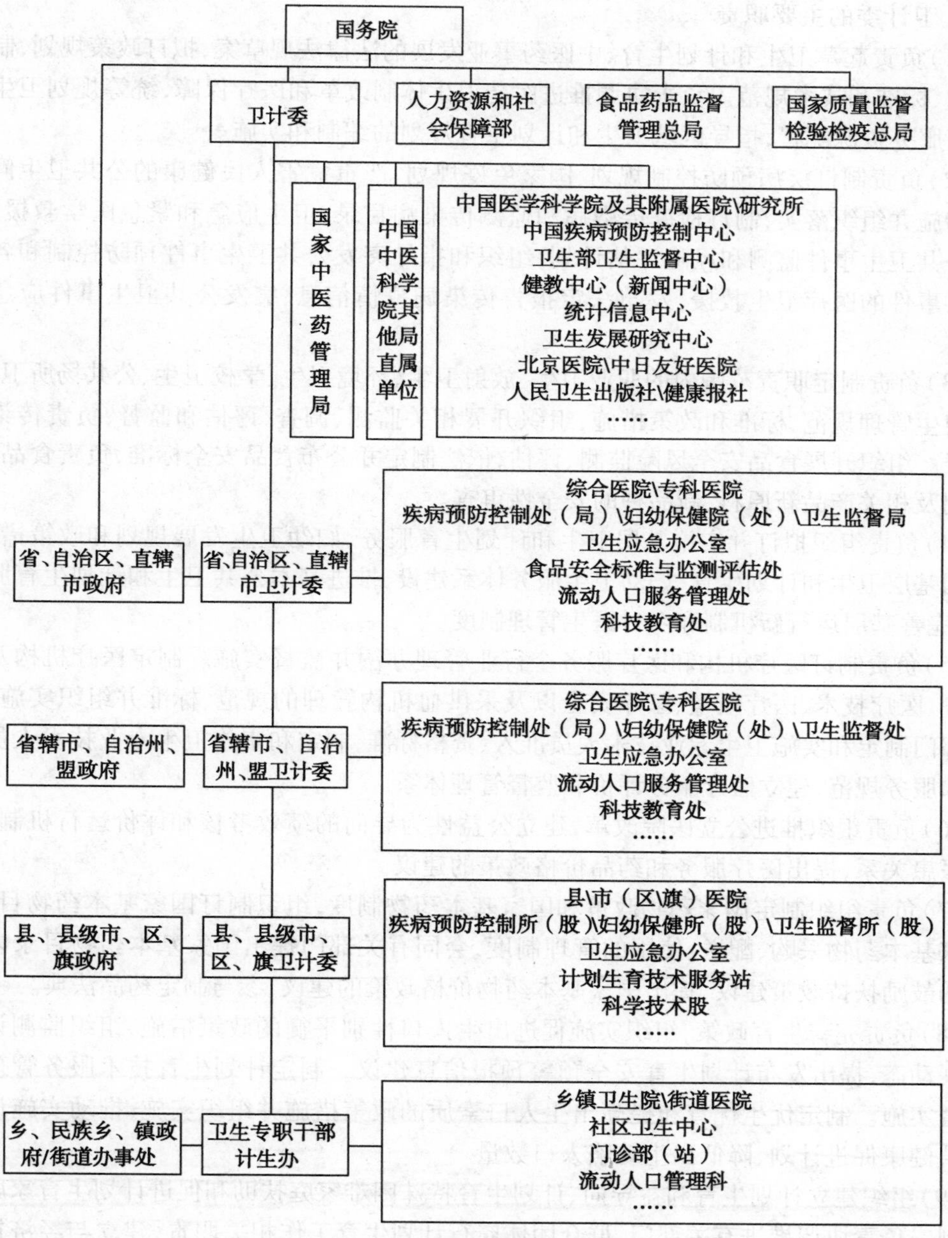

图3-2　卫计委及下属行政组织构成

注：有些地市卫生厅（局）与人口计生委尚未完成地方卫计委改组合并

(一) 卫生和计划生育委员会

2013年,根据第十二届全国人民代表大会第一次会议批准的《国务院机构改革和职能转变方案》和《国务院关于机构设置的通知》,国务院将原卫生部的职责、人口和计划生育委员会(简称人口计生委)的计划生育管理和服务职责整合,设立了国家卫生和计划生育委员会(简称卫计委),为国务院组成部门,是我国的最高卫生行政组织。

1. 卫计委的主要职责

(1)负责起草卫生和计划生育、中医药事业发展的法律法规草案,拟订政策规划,制定部门规章、标准和技术规范。负责协调推进医药卫生体制改革和医疗保障,统筹规划卫生和计划生育服务资源配置,指导区域卫生和计划生育规划的编制和实施。

(2)负责制订疾病预防控制规划、国家免疫规划、严重危害人民健康的公共卫生问题的干预措施并组织落实,制订检疫传染病和监测传染病目录、卫生应急和紧急医学救援预案、突发公共卫生事件监测和风险评估计划,组织和指导突发公共卫生事件预防控制和各类突发公共事件的医疗卫生救援,发布法定报告传染病疫情信息、突发公共卫生事件应急处置信息。

(3)负责制定职责范围内的职业卫生、放射卫生、环境卫生、学校卫生、公共场所卫生、饮用水卫生管理规范、标准和政策措施,组织开展相关监测、调查、评估和监督,负责传染病防治监督。组织开展食品安全风险监测、评估,依法制定并公布食品安全标准,负责食品、食品添加剂及相关产品新原料、新品种的安全性审查。

(4)负责组织拟订并实施基层卫生和计划生育服务、妇幼卫生发展规划和政策措施,指导全国基层卫生和计划生育、妇幼卫生服务体系建设,推进基本公共卫生和计划生育服务均等化,完善基层运行新机制和乡村医生管理制度。

(5)负责制订医疗机构和医疗服务全行业管理办法并监督实施。制定医疗机构及其医疗服务、医疗技术、医疗质量、医疗安全以及采供血机构管理的规范、标准并组织实施,会同有关部门制定和实施卫生专业技术人员准入、资格标准,制定和实施卫生专业技术人员执业规则和服务规范,建立医疗服务评价和监督管理体系。

(6)负责组织推进公立医院改革,建立公益性为导向的绩效考核和评价运行机制,建设和谐医患关系,提出医疗服务和药品价格政策的建议。

(7)负责组织制定国家药物政策和国家基本药物制度,组织制订国家基本药物目录,拟订国家基本药物采购、配送、使用的管理制度,会同有关部门提出国家基本药物目录内药品生产的鼓励扶持政策建议,提出国家基本药物价格政策的建议,参与制定药品法典。

(8)负责完善生育政策,组织实施促进出生人口性别平衡的政策措施,组织监测计划生育发展动态,提出发布计划生育安全预警预报信息建议。制定计划生育技术服务管理制度并监督实施。制定优生优育和提高出生人口素质的政策措施并组织实施,推动实施计划生育生殖健康促进计划,降低出生缺陷人口数量。

(9)组织建立计划生育利益导向、计划生育特殊困难家庭扶助和促进计划生育家庭发展等机制。负责协调推进有关部门、群众团体履行计划生育工作相关职责,建立与经济社会发展政策衔接的机制,提出稳定低生育水平政策措施。

(10)制定流动人口计划生育服务管理制度并组织落实,推动建立流动人口卫生和计划生育信息共享和公共服务工作机制。

(11)组织拟订国家卫生和计划生育人才发展规划,指导卫生和计划生育人才队伍建设。加强全科医生等急需紧缺专业人才培养,建立完善住院医师和专科医师规范化培训制度并指导实施。

(12)组织拟订卫生和计划生育科技发展规划,组织实施卫生和计划生育相关科研项目。参与制订医学教育发展规划,协同指导院校医学教育和计划生育教育,组织实施毕业后医学教育和继续医学教育。

(13)指导地方卫生和计划生育工作,完善综合监督执法体系,规范执法行为,监督检查法律法规和政策措施的落实,组织查处重大违法行为,监督落实计划生育一票否决制。

(14)负责卫生和计划生育宣传、健康教育、健康促进和信息化建设等工作,依法组织实施统计调查,参与国家人口基础信息库建设。组织指导国际交流合作与援外工作,开展与港澳台的交流与合作。

(15)指导制订中医药中长期发展规划,并纳入卫生和计划生育事业发展总体规划和战略目标。

(16)负责中央保健对象的医疗保健工作,负责中央部门有关干部医疗管理工作,负责国家重要会议与重大活动的医疗卫生保障工作。

(17)承担全国爱国卫生运动委员会、国务院深化医药卫生体制改革领导小组和国务院防治艾滋病工作委员会的日常工作。

(18)承办国务院交办的其他事项。

(19)根据国务院规定,管理国家中医药管理局,并指导中国计划生育协会的业务工作。

2. 卫计委的内设机构与职责　根据卫计委的主要职责,卫计委设23个内设机构。

(1)办公厅:设主任办公室(总值班室)、综合处、研究室、文档处、政务信息处、秘书联络处、信访一处、信访二处。

主要职责:负责文电、会务、机要、档案、督查等机关日常运转工作,承担重大问题调研、重要文稿起草、政务公开、安全保密和信访等工作。

(2)人事司:设综合处、干部一处、干部二处、专业人才管理处、劳动工资处。

主要职责:拟定卫生和计划生育人才发展政策,承担机关和直属单位的人事管理、机构编制和队伍建设等工作,拟定各类卫生专业技术人员资格标准并组织实施,组织指导卫生和计划生育管理干部岗位培训工作。

(3)规划与信息司:设综合处、发展规划处、基建装备处、信息统计处。

主要职责:拟订卫生和计划生育事业中长期发展规划,承担统筹规划与协调优化全国卫生和计划生育服务资源配置工作,指导区域卫生和计划生育规划的编制和实施,指导卫生和计划生育公共服务体系建设,拟订大型医用装备配置管理办法和标准并组织实施,承担卫生和计划生育的信息化建设和统计工作,参与国家人口基础信息库建设工作。

(4)财务司:设综合处、发展规划处、基建装备处、信息统计处。

主要职责:承担机关和预算管理单位预决算、财务、资产管理和内部审计工作,拟订药品和医疗器械采购相关规范,提出医疗服务和药品价格政策的建议,指导和监督社会抚养费管理。

(5)法制司:设综合与标准处、法规处、政策研究一处、政策研究二处、行政复议处。

主要职责:拟定卫生和计划生育政策和标准,组织起草法律法规草案和规章,承担规范性文件的合法性审核工作，承担行政复议、行政应诉等工作。

(6)体制改革司(国务院深化医药卫生体制改革领导小组办公室)：设综合组、政策组、督导组、公立医院改革组。

主要职责：承办国务院深化医药卫生体制改革领导小组及其办公室的具体工作，研究提出深化医药卫生体制改革重大方针、政策、措施的建议，督促落实领导小组会议议定事项。承担组织推进公立医院改革工作。

(7)卫生应急办公室(突发公共卫生事件应急指挥中心)：设综合协调处、监测预警处、应急指导处、应急处理处。

主要职责：拟定卫生应急和紧急医学救援政策、制度、规划、预案和规范措施，指导全国卫生应急体系和能力建设，指导、协调突发公共卫生事件的预防准备、监测预警、处置救援、总结评估等工作，协调指导突发公共卫生事件和其他突发事件预防控制和紧急医学救援工作，组织实施对突发急性传染病防控和应急措施，对重大灾害、恐怖、中毒事件及核事故、辐射事故等组织实施紧急医学救援，发布突发公共卫生事件应急处置信息。

(8)疾病预防控制局(全国爱国卫生运动委员会办公室)：设综合处、疾病监测与评价处、传染病预防控制处、免疫规划管理处、艾滋病预防控制处、结核病预防控制处、血吸虫与地方病预防控制处、慢性病预防控制处、精神卫生处、爱国卫生工作办公室、职业卫生与放射卫生管理处、环境卫生管理处。

主要职责：拟订全国重大疾病防治规划、国家免疫规划、严重危害人民健康的公共卫生问题的干预措施并组织实施，完善疾病预防控制体系，防止和控制疾病发生和疫情蔓延，承担发布法定报告传染病疫情信息工作。承办全国爱国卫生运动委员会、国务院防治艾滋病工作委员会的具体工作。

(9)医政医管局：设综合处、医疗资源处、医疗机构处、医疗质量处、医疗与护理处、医疗安全与血液处、综合评价处。

主要职责：拟定医疗机构、医疗技术应用、医疗质量、医疗安全、医疗服务、采供血机构管理等有关政策规范、标准并组织实施，拟定医务人员执业标准和服务规范，拟订医疗机构和医疗服务全行业管理办法并监督实施，指导医院药事、临床实验室管理等工作，参与药品、医疗器械临床试验管理工作。监督指导全国医疗机构评审评价，拟订公立医院运行监管、绩效评价和考核制度。

(10)基层卫生司：设综合处、农村卫生处、社区卫生处、合作医疗处、基本卫生保健处。

主要职责：拟定农村卫生和社区卫生政策、规划、规范并组织实施，指导全国基层卫生服务体系建设和乡村医生相关管理工作，监督指导基层卫生政策的落实。

(11)妇幼健康服务司：设综合处、妇女卫生处、儿童卫生处、计划生育技术服务处、出生缺陷防治处。

主要职责：拟定妇幼卫生和计划生育技术服务政策、规划、技术标准和规范，推进妇幼卫生和计划生育技术服务体系建设，指导妇幼卫生、出生缺陷防治、人类辅助生殖技术管理和计划生育技术服务工作，依法规范计划生育药具管理工作。

(12)食品安全标准与监测评估司：设综合与规范指导处、标准管理处、评估处、风险监测处。

主要职责：组织拟定食品安全标准，组织开展食品安全风险监测、评估和交流，承担新食品原料、食品添加剂新品种、食品相关产品新品种的安全性审查，参与拟订食品安全检验机构资质认定的条件和检验规范。

(13)综合监督局：设综合处、执法稽查处、公共卫生监督处、传染病防治监督处、医疗监督处、计划生育监督处。

主要职责：承担公共卫生、医疗卫生、计划生育综合监督，按照职责分工承担职业卫生、放射卫生、环境卫生、学校卫生和计划生育的监督管理，组织开展公共场所、饮用水安全、传染病防治监督检查，整顿和规范医疗服务市场，组织查处违法行为，督办重大医疗卫生违法案件，指导规范综合监督执法行为。

(14)药物政策与基本药物制度司：设药物政策处、基本药物目录处、药品供应管理处、基本药物使用管理处。

主要职责：组织拟定国家药物政策，完善国家基本药物制度，组织拟订国家基本药物目录以及国家基本药物采购、配送、使用的管理措施，提出国家基本药物目录内药品生产的鼓励扶持政策和国家基本药物价格政策的建议，参与拟定药品法典。

(15)计划生育基层指导司：设综合处、政策协调处、基层工作处、考核指导处。

主要职责：指导和督促基层加强计划生育基础管理和服务工作，完善计划生育政策并组织实施，推进基层计划生育工作网络建设，指导地方实施计划生育一票否决制。

(16)计划生育家庭发展司：设家庭发展指导处、性别比治理办公室、利益导向处。

主要职责：研究提出促进计划生育家庭发展的政策建议，建立和完善计划生育利益导向机制及特殊困难家庭扶助制度，拟定计划生育奖励扶助政策，承担出生人口性别比综合治理工作。

(17)流动人口计划生育服务管理司：设综合处、管理指导处、公共服务处、动态监测处。

主要职责：拟订流动人口计划生育服务管理工作规划、政策，指导地方建立流动人口卫生和计划生育信息共享和公共服务工作机制。

(18)宣传司：设综合处、新闻处、宣传处、健康促进处。

主要职责：拟订卫生和计划生育宣传、公众健康教育、健康促进的目标、规划、政策和规范，承担卫生和计划生育科学普及、新闻和信息发布。

(19)科技教育司：设综合处、重大专项处、规划处、技术处、实验室处、教育处。

主要职责：拟订卫生和计划生育科技发展规划及相关政策，组织实施相关科研项目、新技术评估管理、科研基地建设，负责实验室生物安全监督。组织实施毕业后医学教育和继续医学教育，参与拟订医学教育发展规划，协同指导医学院校教育，建立住院医师规范化培训制度和专科医师培训制度。

(20)国际合作司(港澳台办公室)：设综合处、国际组织处、欧美处、亚太处、非洲(援外)处、港澳台处。

主要职责：组织指导卫生和计划生育工作领域的国际交流与合作、对外宣传、援外工作，开展与港澳台地区的交流与合作。

(21)机关党委：设办公室(宣传处)、组织处(纪委办公室)、群工处(统战处)。

主要职责：负责机关和在京直属单位的党群工作。

(22)离退休干部局：设综合处、组织处、生活福利处、服务处、医疗保健处。

主要职责：负责机关离退休干部工作，指导直属单位离退休干部工作。

地方各级卫生行政组织也根据卫计委所设的业务司(局)结合各地卫生工作的实际情况,设置相应的处、科、股等,分管各项业务工作。

(23)驻(国家卫生计生)委纪检组监察局:主要负责监督检查卫计委贯彻执行党的路线方针政策和决议,遵守国家法律、法规,执行上级决定、命令的情况;受理对卫计委党组织、党员和行政监察对象的检举、控告,受理驻在部门党员和行政监察对象不服处分的申诉;协助卫计委党风廉政建设和反腐败工作。

(二) 省、自治区、直辖市卫计委

省、自治区、直辖市卫计委是本省、自治区、直辖市人民政府的卫生行政职能部门,在本地人民政府的直接领导下,负责本行政区域内的卫生行政管理工作。主要工作职责是贯彻落实国家和省有关卫生和计划生育、中医药工作的法律法规和方针政策,拟订卫生和计划生育以及促进中医药事业发展的规划,起草相关的地方性法规、规章草案,组织拟定有关标准和技术规范,提出相关政策建议;负责协调推进本行政区域内医药卫生体制改革和医疗保障,统筹规划卫生和计划生育服务资源配置,指导区域卫生和计划生育规划的编制和实施;负责疾病预防控制工作,协调有关部门对重大疾病实施防控与干预,组织实施免疫规划工作;负责制定职责范围内的职业卫生、放射卫生、环境卫生、学校卫生、公共场所卫生、饮用水卫生管理规范、标准和政策措施,组织开展相关监测、调查、评估和监督,负责传染病防治监督;负责医疗机构和医疗服务的行业准入管理并监督实施;负责组织推进公立医院改革;组织实施国家药物政策和基本药物制度;贯彻落实国家生育政策,完善生育管理政策,组织实施促进出生人口性别平衡的政策措施,组织监测计划生育发展动态,提出发布计划生育安全预警预报信息建议;负责卫生和计划生育信息化建设;指导市县卫生和计划生育工作,完善综合监督执法体;负责卫生和计划生育宣传、健康教育和健康促进等工作等。

内部机构设规划财务处、政策法规处、医政处、卫生应急办公室、疾病预防控制处、妇幼健康服务处、计划生育家庭发展处、流动人口计划生育服务管理处、综合监督处等部门。

(三) 省辖市、自治州、盟卫计委

省辖市、自治州、盟卫计委在同级政府的领导下,根据本地区的具体情况,贯彻执行上级部门下达的卫生和计划生育工作任务,制订本辖区的卫生计生规划及组织实施,督促检查所属单位的工作,起到承上启下的作用。其内部机构设置与省、自治区、直辖市卫计委基本一致,但职能划分相对宽泛,没有省、自治区、直辖市各组成部门那么详细。

(四) 县、县级市、区、旗卫计委

县、县级市、区、旗卫计委在同级政府的领导下,负责本行政区范围内的卫生计生行政管理工作。主要职责是抓好农村卫生工作,进行基层卫生计生组织建设,具体实施防治疾病规划和卫生法规,培训提高医疗水平,实施卫生监督,指导人口和计划生育工作,改善当地卫生面貌,组织培训提高卫生人员等。

乡镇人民政府不设独立的卫生计生行政部门,一般设有卫生专职干部,负责管理本乡范围内的卫生工作,计划生育工作由人口计生办负责。

(五) 卫生监督组织

卫生监督组织(health supervision organization)是依据公共卫生法规的授权,对公民、法人和其他组织贯彻执行卫生法规的情况进行督促检查,行使卫生行政执法权力的组织。卫生监督组织是卫生组织体系中的一类特殊的组织,不直接向人群提供卫生服务,其主要职责是协助政府履行卫生行业的监督、管理,但因为绝大多数组织成员属于事业编制,参照公务员管理,因此又不属于严格意义上的行政组织,是一类介于行政与服务之间过渡状态的组织体系。

目前世界范围内的卫生监督组织有三种类型:一是卫生监督组织独立于卫生系统之外自成体系,如英国;二是国家各部门分头执法,卫生监督方面没有设置统一的卫生监督机关,由各部门自成体系进行专业范围内的监督工作,如美国、法国;三是政府设立统一的卫生监督执法组织,由国家设立各级卫生行政部门,统一进行卫生监督工作,如白俄罗斯和中国。

根据我国卫生法律、法规的规定,卫生监督组织由卫生行政部门、卫生监督机构、技术支持机构组成。卫生行政部门作为各级政府的组成部分,是代表国家行使卫生行政权,管理社会公共卫生事务的行政部门;各级卫生监督机构是同级卫生行政部门承担卫生监督任务的执行机构,在同级卫生行政部门的领导下分级履行卫生监督职责;技术支持机构主要由疾病控制机构、科研院所、检验机构组成,承担着卫生监督抽样检测、仲裁检验以及突发公共卫生事件检测出证等任务。

卫生监督组织的主要职能包括:负责卫生许可和执业许可的申请受理、初审、上报、批准后证书发放的具体工作;负责公共卫生、健康相关产品、医疗卫生机构、个体诊所和采供血机构的卫生监督工作;组织卫生监督执法检查;协调卫生行政部门定期向社会通报监督结果;对卫生污染、中毒事故等重大、突发事件进行调查取证,采取必要的控制措施,提出处理意见;对违反卫生法律、法规的案件,开展调查取证,提出行政处罚建议和处理意见;承担现场监督监测、采样工作;对新建、扩建、改建工程的选址、设计进行卫生审查和竣工验收;负责对卫生监督执法的投诉、举报的受理和查处工作;开展卫生法律、法规知识的宣传教育和咨询服务;参与对卫生监督技术支撑机构的资质认证等。

(六)医疗保障组织

医疗保障组织(medical insurance organization)是指从事组织、管理医疗保障事务的卫生组织,医疗保障组织的作用在于分担疾病风险,从而提高居民医疗服务的可及性,以达到恢复、促进居民健康的目的。我国医疗保障组织的保障职能分属于卫计委及地方各级卫计委、人力资源和社会保障部及地方各级人力资源和社会保障厅(局)、民政部及地方各级民政厅(局)。医疗保障组织是基于医疗保障制度设立的,依据医疗保障组织保障职能的形式,可以分为医疗保险组织和医疗救助组织。卫计委及地方各级卫计委主管新型农村合作医疗(随着我国城镇居民基本医疗保险与新型农村合作医疗整合工作的推进,卫计委及地方各级卫计委承担的新农合行政管理职能和经办服务职责将陆续划转同级人力资源社会保障部门承担),人力资源和社会保障部及地方各级人力资源和社会保障厅(局)主管城镇基本医疗保险,属于医疗保险组织;民政部及地方各级民政厅(局)主管我国医疗救助,属于医疗救助组织。

(七)与卫生相关的其他行政部门

在我国,除上述直接负责卫生行政管理、卫生监督及医疗保障管理的组织外,还有其他与卫生相关的部(委、局)及其地方各级职能厅(局),如国家发展和改革委员会、国家中医药管理局、国家食品药品监督管理总局等,其主要卫生行政职能如表 3-1 所示。

表 3-1 我国与卫生相关的其他行政组织及其主要卫生行政职责

组织名称	主要卫生行政职责	官网地址
国家发展和改革委员会	卫生体制改革与管理、研究拟定人口发展战略、规划及人口政策	http://www.sdpc.gov.cn/
财政部	卫生资金管理	http://www.mof.gov.cn/
国家质量监督检验检疫总局	卫生监督、疾病监测	http://www.aqsiq.gov.cn/
国家食品药品监督管理总局	食品、药品、化妆品、医疗器械安全管理与监测	http://www.sda.gov.cn/WS01/CL0001/
国家中医药管理局	中医药、中西医结合以及民族医疗的组织与管理	http://www.satcm.gov.cn/
各部委对应的地方行政组织	地区卫生相关工作	见各地方行政组织官方网站

三、卫生行政组织的改革

1. 卫生行政组织改革的概念

卫生行政组织是社会大系统中的一个子系统，其变化与发展受社会的政治、经济、文化等环境因素的影响。只有适应发展和变化了的新环境，进行相应的改革，才能维持其生存与发展。卫生行政组织改革指卫生行政组织为适应外部环境和内部条件的变化，为了提高行政效率与组织效能而对自身的结构、人员、职能、技术、知识进行的调整与革新。包括职能的转变、机构的调整、管理制度方式的优化、人事制度的变革、办公手段的改进等。卫生行政组织与其他组织一样，必须随着内外部环境及因素的变化，从结构、职能和体制上进行变革和调整，才有可能保持持续的活力，适应社会经济发展的需要。卫生行政改革是提高卫生行政效率，以便使卫生行政更好地成为实现经济和社会发展目标的有力杠杆。

2. 卫生行政组织改革的方法

由于社会形态的变迁、经济体制的转轨、社会环境的变化、组织内部的过度膨胀、卫生行政组织人员的弱化老化和臃肿等原因，我国卫生行政组织进行了多次改革。具体到每一次组织的变革，由于社会背景及实际情况不同，其变革重点也不同。

一般来说，卫生行政组织改革有以下三种情况：①以组织结构为改革重点：即通过改革组织结构来实现组织的变革，一般包括改变职权关系和协调机制、调整管理幅度和管理层次、下放部分自主权以及划分或合并新的部门等。②以任务和技术为改革重点：如通过缩小行政管理的范围，分散、转移卫生行政部门专业管理职能和部分公共服务职能，强化卫生行政部门宏观调控和综合协调功能，来优化卫生行政部门的职能。改革工作开展的方式，进行技术革新，采用新的管理和工作技术。③以人为改革重点：人是开展所有活动的基础，无论是组织结构的变革，还是任务和技术的变革，都离不开人的参与，都要通过改变职工的观念和态度来实现，以人为重点的变革是所有变革的基础，主要包括知识的变革、态度的变革、个人行为的变革乃至整个群体行为的变革。

第三节 卫生服务组织

一、卫生服务组织及设计

卫生服务组织(health service organization)是以保障居民健康为主要目标,直接或间接向居民提供预防服务、医疗服务、保健服务、康复服务、健康教育和健康促进等服务的组织。卫生服务组织有广义和狭义之分。狭义的卫生服务组织包括医疗机构、专业公共卫生机构及其他卫生服务组织。广义的卫生服务组织还包括血液及血液制品生产组织、药品和医疗器械生产机构、药品检验机构、医学科研组织、医学教育组织等。本教材主要从广义角度理解卫生服务组织。

我国的卫生服务组织体系是一种多元化的组织体系,由政府、企业和非营利部门共同构成,各部分相辅相成,形成优势互补的"网络化"体系。政府以及国有卫生事业单位是卫生服务组织体系中的基础性组成部分,医药卫生企业成为公共卫生服务组织体系中的重要组成部分,非营利部门是政府在公共卫生领域的重要补充和助手,弥补政府公共卫生资源的不足,提升公共卫生服务的数量和质量,而且可以规避企业"营利而不服务"的风险。

二、中国卫生服务组织设置

我国的卫生服务组织体系可以按照职能和区域分类。按照职能划分,可以分为医疗机构、专业公共卫生机构和其他卫生服务机构;按照区域划分,根据我国城乡二元化结构,可以划分为城市卫生服务组织体系和农村卫生服务组织体系。

(一) 卫生服务组织体系的职能分类

1. 医疗机构 医疗机构是指经卫生行政部门批准设立的从事疾病治疗,同时兼具预防、康复、健康咨询等多种功能的,为保障人民健康服务的服务组织。包括各类医院和基层卫生机构。医院是医务人员向患者提供诊治疾病、照料病人等卫生服务的场所,具备一定数量的病床、医务人员和必要的设备。医院又分为公立医院、民营医院,营利性医院、非营利性医院,综合医院、中医医院、中西医结合医院、民族医院、专科医院、护理院等类型。基层卫生机构包括社区卫生服务中心(站)、乡镇及街道卫生院、村卫生室、门诊部及诊所等,其作用在于融医疗、预防、保健工作为一体,为居民提供初级卫生保健服务。我国长期轻基层的卫生政策取向导致基层医疗卫生机构建设薄弱。2012年国务院颁发的《卫生事业发展"十二五"规划》中强调要加强社区卫生服务中心(站)能力建设,完善社区卫生服务功能,逐步建立社区首诊、分级诊疗和双向转诊制度。

2. 专业公共卫生机构 专业公共卫生机构主要包括疾病预防控制机构、专科疾病防治机构、健康教育机构、妇幼卫生服务机构、采供血机构、急救机构、计划生育技术服务机构等。

(1)疾病预防控制机构:疾病预防控制机构是由政府举办的实施疾病预防控制与公共卫生技术管理和服务的公益事业单位,运用预防医学理论与技术进行卫生防疫工作的监测、科研与培训,是各地卫生疾病预防控制业务技术的指导中心。疾病预防控制中心包括各级疾病预防控制中心和专科防治机构等。国家、省(直辖市、自治区)、省辖市(自治州、盟)、县(县级市、区、旗)各级都设有疾病预防控制机构,其性质大体相近,但任务有所不同。主要职能包括疾病预防与控制、突发公共卫生事件应急处理、疫情及健康相关因素信息管理、健康危害因素监测与控制、实验室检测分析与评价、健康教育与健康促进、疾病预防控制技术指导与应用研究等。中国疾病预防控制中心的职责主要是在卫计委领导下,发挥技术管理及技术服务职能,围绕国家疾病预防控制重点任务,加强对疾病预防控制策略与措施的研究,做好各类疾病预防控制工作规划的组织实施;开展食品安全、职业安全、健康相关产品安全、放射卫生、环境卫生、妇女儿童保健等各项公共卫生业务管理工作,大力开展应用性科学研究,加强对全国疾病预防控制和公共卫生服务的技术指导、培训和质量控制等,在防病、应急、公共卫生信息能力的建设等方面发挥重要作用。

(2)妇幼保健机构:妇幼保健机构是提供妇幼卫生服务的专业组织,包括省(市、自治区)、地(市、盟)、县(区、旗)各级妇幼保健院、所、站及儿童保健所。妇幼保健院的级别与同级的医疗机构、疾病预防控制机构相同,是本地区妇幼卫生服务提供的技术指导机构。妇幼保健机构的职责主要是以妇幼人群的预防保健为首任,指导基层妇幼工作为重点,保健与临床医疗相结合,负责妇幼卫生监测,实施《中华人民共和国母婴保健法》规定的监测任务,开展妇幼保健、儿童保健、计划生育技术指导、婚前体检、优生、遗传咨询工作,并承担保健、临床医疗、科研、教学和宣传任务,为不断提高妇幼健康水平及出生人口素质服务。

(3)健康教育机构:健康教育机构是面向社会实施健康教育的职能部门,从国家到地方各级分别设立了健康教育中心(所、科),具有业务指导和学术研究等多种职能。其主要职责包括组建健康教育的社会网络;开展各类社会性健康教育活动;对各级各类健康教育工作人员进行专业培训;动员社会大众媒介参与健康教育;出版健康教育报刊等。通过多种形式向公众普及卫生知识,增强健康意识,提高自我保健能力。

3. 其他卫生服务机构

(1)医学科研及医学教育机构:医学科研机构的根本任务是贯彻党和国家有关发展科学技术的方针政策和卫生工作方针,创造新知识,产出高成果,为实现医学科学现代化作出贡献。我国的医学科研机构按管理隶属关系分独立研究机构和附属性研究机构两类,按专业设置分为综合和专业两类,按规模分为研究院、研究所、研究室三类。我国主要的医学科研机构包括中国医学科学院、中国中医研究院,卫计委卫生经济研究所、医药管理研究所等。

医学教育机构是培养、输送各级各类卫生人员,对在职卫生人员进行培训的专业机构。随着医学教育事业的发展及为了满足卫生事业各方面工作的需要,我国医学教育机构逐渐形成与卫生事业发展相适应的规模和组织体系。我国医学教育机构设有高等医学院校、中等医学院校和卫生干部进修学院、学校等机构。医学教育机构在2000年前属于原卫生部或地方卫生行政部门领导,2000年实施教育管理体制改革之后,大部分院校划归国家教育部或地方教育厅管理,仅有北京协和医学院接受卫计委和教育部双重领导。

(2)卫生信息机构:卫生信息机构是从事卫生信息管理与服务、负责卫生信息技术与网络建设及相关研究的专门机构。我国各级卫生行政部门均设置卫生统计信息中心(办公室)专门负责卫生信息相关工作。主要职能包括研究、编制卫生系统信息化建设规划;制定、规范卫生系统信息化建设的应用管理标准、技术标准及信息分类标准;组建卫生系统信息网络,包括医疗、预防、科技、情报、办公决策等的信息联网,以及公众服务信息的提供与维护;承担基层单位信息化建设的组织协调、指导等任务;负责为决策部门提供信息服务。

(3)医药企业:医药企业是指以盈利为目的,专门从事药品生产、经营活动以及提供相关服务的具有法人地位的经济组织。当前人口老龄化趋势、高涨的国民健康意识、稳健发展的宏观经济、逐步提高的医疗财政支出、医保的全覆盖、行业规则的规范化、2012 年基本药物目录的实施等因素为我国医药行业发展提供了良好条件和契机，医药行业的发展将为医药企业带来新的增长与机会。关于医药企业的详细内容请参见本章第四节。

（二）卫生服务组织体系的区域分类

我国政府实行的是城乡二元制的管理体制，据此我国卫生服务组织体系分为城市卫生服务组织体系和农村卫生服务组织体系。城市卫生服务组织体系是指城市两级卫生服务网络，农村卫生服务组织体系是指农村三级卫生服务网络。

1. 城市卫生服务组织体系　我国城市卫生服务组织体系由社区卫生机构和市级卫生机构两个层级组成。社区卫生服务机构是社区卫生服务工作的主要载体，提供基本医疗服务和基本公共卫生服务，是以社区居民为服务对象，以妇女、儿童、老年人、慢性病人、残疾人、贫困居民等为重点人群，提供“六位一体”（即基本医疗、预防、保健、健康教育、康复及计划生育指导）卫生服务的综合性卫生服务机构。它是非营利性、公益性的医疗卫生机构，主要由社区卫生服务中心和服务站组成。市级城市卫生机构包括综合性医院、妇幼保健院、疾病预防控制中心、卫生监督所、信息统计中心等。社区卫生服务机构的主要职能包括：开展社区居民健康调查，进行社区诊断，向社区管理部门提出改进社区公共卫生建议及规划，对社区爱国卫生工作予以技术指导；提供个人与家庭连续性的健康管理服务；开展健康教育、健康促进工作；有针对性地开展慢性非传染性疾病的健康指导、行为干预、筛查和规范，以及高危人群监测和规范管理工作；负责辖区内免疫接种、传染病的预防与控制工作；运用适宜的中西医药及技术，开展一般常见病、多发病规范化诊疗；提供急救服务；提供家庭出诊、家庭护理、家庭病床等家庭卫生服务；开展临终关怀服务；与所在区域的医院协作，提供会诊和双向转诊服务；提供精神卫生服务和心理卫生咨询服务；提供妇女、儿童、老年人等重点人群的保健服务；提供康复服务；开展计划生育咨询、宣传与适宜技术服务；负责辖区内社区卫生服务信息资料的收集、整理、统计、分析与上报；其他适宜的基层卫生服务。

2. 农村卫生服务组织体系　我国农村卫生服务组织体系由县及县级以下卫生组织机构构成，构成以县级医疗卫生机构为中心，乡镇卫生院为枢纽，村、组卫生室（所）为基础的三级卫生保健网络。

县级医疗卫生机构是农村预防保健和医疗服务的业务和技术指导中心，包括县医院（中医院）、卫生防疫站、疾病预防控制中心、妇幼保健院（所）、卫生学校、药品检验所、各种疾病防治机构等单位，承担农村预防保健、基本医疗、基层转诊、急救以及基层卫生人员的培训及业务指导职责。乡镇卫生院是农村综合性卫生事业单位，既综合提供预防、保健和基本医疗等卫生服务，也受县级卫生行政部门委托承担公共卫生管理职能。村、组卫生室（所）是农村三级卫生保健网络的基础，是广大农民群众利用医疗卫生服务的第一接触点，承担村、组的公共卫生服务及一般疾病的诊治等工作。

三、卫生服务组织的改革

（一）卫生服务组织改革的影响因素

目前，我国已经初步形成了多元化公共卫生服务组织体系的框架，但这一框架尚待完善。比如，市场力量和非营利部门的参与力度和服务广度还远远不够，政府在公共卫生服务组织体系多元化方面的促进力度和政策效果有待提高，国有卫生事业单位的改革和发展道路仍然很长。卫生服务组织改革受到经济、政治、科技、社会、自身发展需要等多种因素的影响。其中政府因素、经济因素、社会因素是最突出的影响因素。

1. 政府因素　政府是公共卫生服务组织体系中最重要的组织形态之一。目前我国卫生服务组织体系中的企业、非营利部门在卫生服务领域的作用尚未充分发挥，政府的作用更为重要，需要政府在卫生服务尤其是基本公共卫生服务的供给方面扮演主导和主体角色，这直接决定着基本公共卫生服务的范围以及公民能否平等地享有基本公共卫生服务。另外，政府政策、法律制度的改变与完善也将推动卫生服务组织不断改革。如随着我国医疗卫生体制改革的不断深入及基本医疗保障制度的不断完善，医疗机构的经营行为、就医模式、收费方式等正发生着变化。

2. 经济因素　所有组织的改革都离不开一定的经济基础，卫生服务组织也不例外，经济转型促成了我国卫生服务组织体系由一元化向多元化的发展。经济的快速发展使得卫生事业的投入不断增加，随之对卫生服务组织的投入逐渐增长。经济税收政策的变化也影响着医疗机构的经营状况，进而影响人民群众对卫生服务的需求。

3. 社会因素　在构建多元化的公共卫生服务组织体系的过程中，除了政府的推动之外，社会力量的有力介入也同样重要。社会公众对卫生事务、卫生事业的关注度高，卫生服务部门建设就会增加，其运作能力也会更强。公众对健康的需求增加，卫生服务需求将增大，卫生服务机构也会得到发展。

（二）卫生服务组织改革的目标与方法

多年来，我国政府不断加强卫生服务体系建设，建立健全疾病预防控制、健康教育、妇幼保健、精神卫生、应急救治、采供血、卫生监督和计划生育等专业公共卫生服务网络，完善以基层医疗卫生服务网络为基础的医疗服务体系的公共卫生服务功能，建立分工明确、信息互通、资源共享、协调互动的公共卫生服务体系，提高公共卫生服务和突发公共卫生事件应急处置能力，促进城乡居民逐步享有均等化的基本公共卫生服务。

1. 完善健全城乡医疗卫生服务体系　坚持非营利性医疗机构为主体、营利性医疗机构为补充，公立医疗机构为主导、非公立医疗机构共同发展的办医原则，建设结构合理、覆盖城乡的医疗服务体系。加快农村三级医疗卫生服务网络和城市社区卫生服务机构建设，发挥县级医院的龙头作用，建成比较完善的基层医疗卫生服务体系，改变大医院人满为患，二级医院和社区卫生服务中心经营惨淡的状况。转变基层医疗卫生机构运行机制和服务模式，完善补偿机制。逐步建立分级诊疗和双向转诊制度，为群众提供便捷、低成本的基本医疗卫生服务，缓解“看病难、看病贵”的问题。

2. 促进基本公共卫生服务逐步均等化　国家制订基本公共卫生服务项目，从2009年起，逐步向城乡居民统一提供疾病预防控制、妇幼保健、健康教育等基本公共卫生服务，逐步缩小城乡居民基本公共卫生服务差距，实施国家重大公共卫生服务项目，有效预防控制重大疾病及其危险因素，进一步提高突发重大公共卫生事件处置能力。健全城乡公共卫生服务体系，完善公共卫生服务经费保障机制。加强绩效考核，提高服务效率和质量。

3. 推进公立医院改革试点　从有利于强化公立医院公益性和政府有效监管角度出发，改革公立医院管理体制、运行机制和监管机制，积极探索政事分开、管办分开的有效形式，进一步转变政府职能。卫生行政部门主要承担卫生发展规划、资格准入、规范标准、服务监管等行业管理职能,其他有关部门按照各自职能进行管理和提供服务。完善医院法人治理结构。推进公立医院补偿机制改革,加大政府投入,完善公立医院经济补偿政策,逐步解决“以药补医”问题。加快形成多元化办医格局,鼓励民营资本举办非营利性医院。大力改进公立医院内部管理,优化服务流程,规范诊疗行为,调动医务人员的积极性,提高服务质量和效率,明显缩短病人等候时间,实现同级医疗机构检查结果互认,努力让群众看好病。

4. 建立健全药品供应保障体系　加快建立以国家基本药物制度为基础的药品供应保障体系,保障人民群众安全用药。规范药品生产流通。完善医药产业发展政策和行业发展规划,严格市场准入和药品注册审批,大力规范和整顿生产流通秩序,推动医药企业提高自主创新能力和医药产业结构优化升级,发展药品现代物流和连锁经营,促进药品生产、流通企业的整合。建立便民惠农的农村药品供应网。完善药品储备制度。支持用量小的特殊用药、急救用药生产。规范药品采购,坚决治理医药购销中的商业贿赂。加强药品不良反应监测,建立药品安全预警和应急处置机制。

5. 建立可持续发展的医药卫生科技创新机制和人才保障机制　推进医药卫生科技进步,把医药卫生科技创新作为国家科技发展的重点,努力攻克医药科技难关,为人民群众健康提供技术保障;加大医学科研投入,深化医药卫生科技体制和机构改革,整合优势医学科研资源,加快实施医药科技重大专项,鼓励自主创新,加强对重大疾病防治技术和新药研制关键技术等的研究,在医学基础和应用研究、高技术研究、中医和中西医结合研究等方面力求新的突破;开发生产适合我国国情的医疗器械;广泛开展国际卫生科技合作交流。

第四节　医 药 企 业

一、医药企业概述

(一) 医药企业的定义

医药企业(pharmaceutical enterprises)是指以盈利为目的,专门从事药品生产、经营活动以及提供相关服务的具有法人地位的经济组织。按照国家食品药品监督管理总局的监管范围,药品包括中药材、中药饮片、中成药、化学原料药及其制剂、抗生素、生化药品、生物制品、诊断药品、放射性药品、麻醉药品、医疗用毒性药品、精神药品、药品类易制毒化学品、医疗器械、卫生材料、医药包装材料等。也就是说,凡是从事以上产品相关活动的企业都属于医药企业。

(二) 医药企业的特性

药品是直接关系人类生命健康的特殊商品,因此从事药品研究、生产及经营活动的医药企业具有不同于其他企业的显著特征。

1. 高技术含量　医药行业是一个高科技产业,药品的研究开发和生产经营汇集了医药科学、工程科学、信息科学等多学科的尖端技术。新技术的不断应用是医药企业生存和发展的根本动力。包括生物技术在内的现代科学和手段已经并将广泛应用于医药企业。

2. 高投入、高风险、开发周期长　医药企业的主要任务是不断为人类研制开发、生产和供应安全有效的药品。医药行业的高投入性在新药上要比普药表现得更为明显。新药的开发和生产需要大量投入,而且生产工序复杂,研制期长。通常开发一种新药平均需要耗资

2.5 亿美元,有的高达 10 亿美元,从筛选到投入临床需要 10 年的时间。

由于药品特异性强,市场空间主要受其性能决定,技术含量高、性能好的药品往往有极广阔的市场和优厚的价格,开发出这类药品的企业能够取得高额利润,相反对于性能一般的药品即使价格下降也不会增加市场规模,一旦供应量增加就意味着企业效益的快速滑坡。

3. 社会效益和经济效益并重,讲求社会道德和社会责任 药品的特殊性决定了医药企业绝不能把企业的经济利益作为唯一的目标,医药企业必须讲求社会道德和社会责任,必须始终把保证公众健康作为最重要的价值取向,把维护人类生命安全放到首要位置。

4. 医药企业的生产、经营必须依法管理 药品的特殊性使得药品生产同一般商品不同,药品质量直接关系到人民群众的生命安危,各国都对医药产品实行严格的监督管理。因此,医药企业必须坚持质量第一的原则,依法从事各项生产经营活动。

(三)医药企业的类型

医药企业按照生产经营环节可分为医药生产企业和医药经营企业,其中医药经营企业包括药品批发企业和药品零售企业;按所有制性质可分为国有医药企业、集体所有制医药企业、私营医药企业和外资医药企业等;按法律形式可分为自然人医药企业和法人医药企业。

(四)医药企业组织设计

医药企业组织设计是指医药企业管理者将组织内各要素进行合理组合,建立和实施一种特定组织结构的过程。组织结构是指组织内关于职务及权利关系的一套形式化系统,它阐明各项工作如何分配,谁向谁负责及内部协调的机制。组织结构反映组织成员之间的分工协作关系,设计组织结构的目的就是为了更有效、更合理地整合组织成员的力量,形成组织合力,为实现组织的目标而协同努力。医药企业组织设计的实质是对管理人员的管理劳动进行横向和纵向的分工。设计建立的医药企业组织结构不是一成不变的,组织设计也不是一蹴而就的事情,相反,它是一种连续的或至少说是周期性的活动。

随着医药企业的发展,医药企业组织机构形式也在不断变化。组织结构决定着组织中正式指挥系统和沟通网络的效率,影响组织社会功能的发挥。因此在医药企业组织模式中,如何从实际出发选择更为科学有效的组织设计,对于提高其组织效能,有效实现组织目标,具有至关重要的意义。目前,医药企业组织结构主要的形式有直线制、职能制、直线职能制、事业部制、模拟分权制、矩阵制、虚拟组织结构、多维立体制等,其中最基本、最普遍的是直线职能制和事业部制两种。

1. 直线职能制 直线职能制是在直线制和职能制的基础上,取长补短,吸取这两种形式的优点而建立起来的。目前,大多数医药企业都采用这种组织结构形式。这种组织结构形式把企业管理机构和人员分为两类:一类是直线领导机构和人员,按统一指挥原则对各级组织行使指挥权,其在自己的职责范围内有一定的决定权和对所属下级的指挥权,并对自己部门的工作负全部责任;另一类是职能机构和人员,按专业化原则,从事组织的各项职能管理工作,职能机构和人员是直线指挥人员的参谋,不能对直接部门发号施令,只能进行业务指导,其组织结构图如图 3-3 所示。直线职能制结构存在缺乏横向联系的弊病,需要通过建立横向联系以弥补纵向的不足。

2. 事业部制 事业部制最早是由美国通用汽车公司总裁斯隆于 1924 年提出的,是一种高度(层)集权下的分权管理体制。在直线职能制框架基础上,设置独立核算、自主经营的事业部,在总公司领导下,统一政策,分散经营。事业部是按地区、产品、市场或客户划分的二

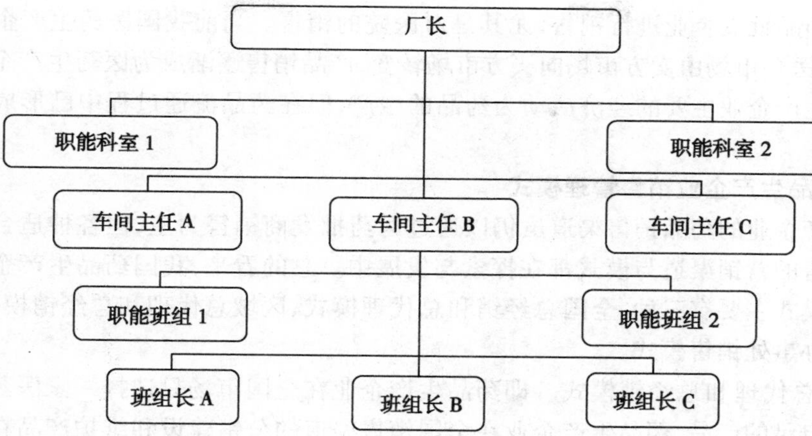

图 3-3　直线职能制结构示意图

级经营单位，独立经营、独立核算、自负盈亏，既有利润生产和管理职能，又是产品或市场责任单位。事业部制是国外较大的联合公司所采用的一种组织形式，近几年我国一些大型医药企业集团或公司也引进了这种组织结构形式，其组织结构图如图 3-4 如示，事业部制组织结构的优点在于有利于控制风险、有利于内部竞争、有利于专业管理、有利于培养人才，缺点在于公司与事业部职能机构重叠，资源利用率低；独立核算，缺乏协作性；需要大量管理人才。主要适用于规模庞大、品种繁多、技术复杂、各有独立市场的大型医药企业。

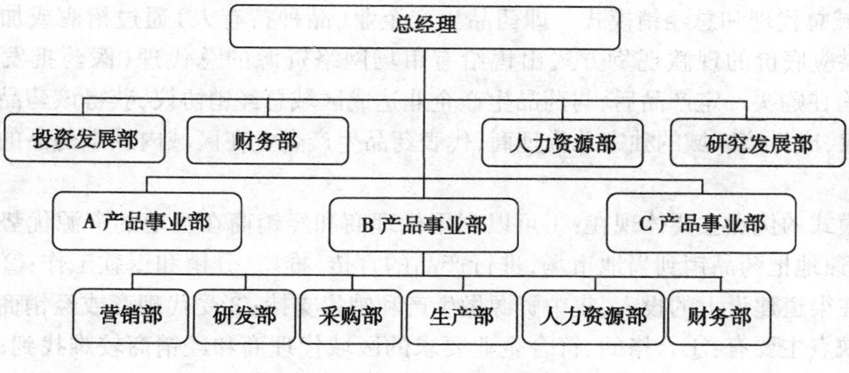

图 3-4　事业部制结构示意图

二、医药生产企业

（一）医药生产企业概述

医药生产企业指从事药品的制造，为社会提供合格药品及相关产品的专营或兼营企业。

根据生产品种的不同，生产企业分为中药生产企业、化学药生产企业、生物药生产企业、抗生素生产企业、医疗器械生产企业等。根据产品形式的不同，也可分为原料药生产企业、制剂生产企业等。药品生产企业的主要任务是研究开发和生产用于预防、治疗、诊断人类疾病的药品以及相关产品，以满足人民群众防治疾病和康复保健的需要。生产企业提供的必须是质量合格、安全有效的产品。按照我国医药产品的传统销售，医药生产企业通常要求经过中间商即药品批发企业进行销售,尤其是对医院的销售。当前我国医药生产企业生产规模不断扩大,医药市场由卖方市场向买方市场转变,产品销售逐渐成为医药生产企业的管理重心。医药生产企业主要的经济活动为药品的生产,但在药品流通过程中已形成独特的销售经营模式。

(二)药品生产企业销售管理模式

药品生产企业的药品销售渠道虽仍以通过医药批发商销售为主,但各种适合药品生产企业药品销售的营销渠道与模式都在探索与发展中。总的看来,我国药品生产企业所采用的销售管理模式主要有三种:全国总经销和总代理模式、区域总代理和总经销模式、药品生产企业自设办事处销售模式。

1. 全国总代理和总经销模式　即药品生产企业在全国市场只选择一家医药公司总代理或总经销自己的产品,药品生产企业在全国销售渠道的分销建设和维护产品在渠道终端的宣传、推广、促销以及产品货款回款工作完全由全国总代理或总经销商完成。

这种模式的优点是药品生产企业产品可依据总经销商在全国各地的销售网络资源优势在短时间内迅速打开全国市场,节省药品生产企业在开拓市场时大量资金的投入,资源集中度高,同时也符合专业分工的合作原则和提高劳动效率。缺点是市场风险高,总经销商产品经营的好坏直接影响药品生产企业的利益,药品生产企业处于市场的被动地位,市场完全受经销商掌握。从长远看,不利于药品生产企业形象的树立和产品品牌发展。

此种模式较为适合国外药品生产企业和进口药品、国内中小型药品生产企业,以及药品生产企业的新产品和二、三线产品非主打产品的销售。

2. 区域总代理和总经销模式　即药品生产企业(品种持有人)通过招商或加盟的形式将产品以供应底价的现款现货方式出售给有市场网络资源的总代理(医药批发机构或个人),该机构在购买一定产品后,与药品生产企业达成区域总经销协议,获得该药品在某一区域的销售权,成为该区域的独家总代理商,代表药品生产企业在区域内从事药品的销售与管理工作。

这种模式的优点主要体现在:①可以利用代理商和经销商在当地的资源优势和分销渠道优势,快速地把药品销到当地市场,进行产品的宣传、推广、分销和返款工作;②减少药品生产企业在渠道建设上的投入,集中资源做生产和销售支持;③受代理商或经销商的牵制相对较小。缺点主要有:①合格的、符合企业要求的区域代理商和经销商较难找到;②区域代理商和经销商忠诚度低,管理难度大;③各区域代理商之间的窜货现象严重;④扣率问题,即以批发价为计算的折扣数,容易造成药品生产企业药品市场供货价格的混乱。

此种模式适合于外资中小型药品生产企业及国内新兴制药企业、新产品或非主打二三线产品。

3. 药品生产企业自设办事处销售模式　即药品生产企业组建营销组织和队伍,建立自有的营销网络,以专业医药代表进入处方药市场终端销售的模式。当前该模式发展为企业的直营和区域分销总代理两种形式。直营指药品生产企业设立独立医药公司从事药品流通的模式;区域分销总代理是药品生产企业在一定范围内选择一家医药公司代理分销其产品,利用代理商在医院和药店的开户优势进行铺货,而药品的宣传、推广、促销、返款等工作由生产企业办事处负责。当前大部分合作制药企业及国内效益较好的大中型药品生产企业均有采用这一模式。

药品生产企业自设办事处销售模式的优点主要有:①利用药品生产企业自身的技术、信誉等优势开展医药商品的宣传和推广工作,药品生产企业的销售策略能得到较好的贯彻实施;②有利于加强药品生产企业区域内渠道以及渠道终端的联系和沟通,为渠道和终端做好产品销售服务;③药品生产企业销售员(医药代表)直接沟通客户,利于药品生产企业掌握市场的第一手资料,及时了解药品生产企业产品在区域内的价格信息、产品销售信息、同类产品信息,帮助分销商做好产品分销工作,及时有效地做好渠道的维护、终端促销工作;④不受经销商牵制,利于做终端产品品牌,利于树立企业良好形象,为企业的后续品种快速进入市场打下良好的基础。缺点是建办事处,管理难度大、费用高、风险高。

该模式适用于新药及附加值较高的医药商品,同时也适合有主打产品和丰富的产品群及产品结构,有雄厚的资金实力用于各区域办事处建设、产品销售渠道构建、渠道终端产品宣传推广和促销的大中型药品生产企业。

三、医药经营企业

医药经营企业是指专门从事药品流通活动和提供相关劳务性服务的专营或兼营企业。药品流通是指药品从生产领域向消费领域的转移过程。药品经营企业必须经营合格的药品并且对流通环节的药品质量负责,保障人民群众用药的及时、方便、安全和有效。医药经营企业包括药品批发企业和药品零售企业。

(一)药品批发企业

1. 药品批发企业概念　药品批发企业国外叫医药批发商,国内习惯称为医药公司或中药材公司,是指从医药生产企业处或其他药品批发企业购买药品并将这些药品供应给药品经营企业、医疗机构用于销售,或供应给药品生产企业用于生产的药品经营企业(这里指药品批发企业将购进的生产药品所需的原料药销售给药品生产企业)。药品批发商经营的特点是药品成批购进和成批出售,不直接服务于最终消费者。

药品批发企业药品批发商是药品销售渠道中不可缺少的部分,发挥着连接药品生产与销售的桥梁作用。药品市场供应和销售之间的空间、时间、品种、数量、拥有权等方面的空隙,须由药品批发商涉足其内,促使药品流动、所有权和管理权转移、信息和资金流动,使药品市场具体化,完成药品营销功能,实现药品为人们健康服务的终极目标。通过批发商不断改进企业经营管理,提高服务水平和工作效率,保证药品质量,降低药品经营成本,实现药品和服务的增值。

2. 药品批发企业业务特点　药品批发企业业务特点主要有以下几点:①药品批发企业处于医药商品流通中的起点,是药品生产和药品零售的中间环节;②销售对象是医药单位、其他批发商、医药零售商和生产企业等间接消费者,药品售出后仍处于流通领域;③交易有一定的数量起点,交易次数少、批量大,多以非现金结算为主;④对药品批发企业有严格的资格限制;⑤对一些特殊药品垄断经营。

3. 医药批发企业基本任务　医药批发企业基本任务主要体现在:①组织适销对路的医药商品,促进生产发展,保障市场供应,满足消费需要;②组织医药商品分配,供应和及时调运,合理储备医药商品,保持商品的正常流通,更好地为药品零售企业和医疗机构服务;③研究、总结推广科学的业务管理方式和方法,讲求最佳的社会效益和经济效益,不断提高业务管理水平。

4. 医药批发企业作用 医药批发企业是社会分工和商品经济发展的产物,它存在的必要性在于它有助于解决生产与消费之间在时间、地点、数量、品种方面的矛盾,节约社会劳动,提高营销效率。随着商品经济的发展,社会分工越来越细,随着人民群众对健康需求的不断增大,药品需求量也随之增多,药品批发企业存在的必要性和作用越来越大。

概括地说,药品批发企业的作用主要有:①促进药品的销售;②促进医药商品生产;③合理储备商品,保证市场供应;④协调工商之间矛盾,简化交易关系;⑤融资与承担部分风险功能;⑥信息沟通;⑦提高服务质量和经济效益。

(二)药品零售企业

1. 药品零售企业概念 药品零售企业又称药店或药房,指从药品生产企业或药品批发经营企业处购进药品,直接销售给最终消费者用以防治疾病的药品经营企业。药品零售企业作为直接向病人提供其所需药品和保健服务的机构,处于药品经营的终端,数量多、分布广,实现药品零星销售,方便患者购买,对防病治病起着重要的作用,从而保证医疗卫生事业社会目标的实现。

2. 药品零售企业经营特点 药品零售企业是我国医疗保险系统的重要组成部分,其经营具有以下特点:①销售对象是最终的消费者:在我国药品流通渠道中,药品零售企业是中间环节的终端,它的销售对象是最终的药品消费者。②药品零售企业要依法开办:药品零售企业作为医药零售企业必须根据《中华人民共和国药品管理法》以及国家的有关规定,按程序领取《药品经营许可证》和《营业执照》,并要通过药品经营质量管理规范(good supply practice,GSP)认证,获得《GSP认证证书》,方可经营药品,否则属于非法经营。③对从业人员资格有严格要求:由于药品零售企业经营有其特殊性,所以对从业人员的素质要求较高。根据药店的经营规模和经营范围,应配备执业药师或执业中药师、主管药师(含主管中药师)、药师(含中药师)、药士(含中药士)或相关专业的同级工程技术人员。药店从事药品营业、保管、养护、验收的人员均须专业培训,考试合格后上岗。④药品零售企业经营活动具有较强政治性:药品零售企业必须严格遵守国家有关政策性规定,如《中华人民共和国药品管理法》《药品经营质量管理规范》《处方药与非处方药分类管理办法》《广告法》、价格管理政策、税务管理政策等。

3. 药品零售企业经营模式 我国药品零售企业经营模式主要有以下几种。

(1)按照目标消费人群及商品种类划分:分为传统药店、社区便利药店、专科药店、平价药品超市或大卖场。传统药店主要销售药品。社区便利药店主要定位于社区,销售药品和日用品。专科药店专为某一类人群服务,主要销售某一类药品。平价药品超市是争议较大的,赞成者称其为打击药价虚高的化身,反对者认为这是恶性竞争,破坏医药市场的流通秩序,不利于医药行业的正常发展。大卖场是发达国家零售业的主要销售形式,通常药品品种较多,价格也比较便宜,同时兼营其他商品,其通常是连锁的。

(2)按照药店性质划分:分为独立药店经营模式和连锁药店经营模式。独立药店又称单体药店,是过去中国药店的主流。随着连锁药店的兴起扩大以及国家出台的政策,独立药店生存越来越艰难,但在我国物流配送没有形成规模的情况下,如果独立药店有自己的特殊服务,建店地域合理,还是有一定生存空间的。连锁药店是目前我国医药零售业的主流业态,指经营同类药,使用统一商标的若干个门店,在同一总部的管理下,采用统一采购配送,统一质量标准,采购同销售分离,实行规模化管理经营的组织形式。

(3)按照是否属于医保定点单位划分:分为定点零售药店经营模式和非定点零售药店经营模式。定点零售药店指经统筹地区劳动保障行政部门审查,并经社会保险经办机构确定的,为城镇职工(城镇居民)基本医疗保险参保人员提供处方外配服务的零售药店。

(4)按照药店的品种类别划分:分为专业化经营模式和多元化经营模式。专业化经营模式体现在专业服务上,专业化理念集中体现在药店的安全供应受到政府的高度重视,同时全国统一的药价可确保药店提供专业的服务。多元化经营模式即药店在符合法律的情况下销售多种商品,包括药品、营养保健食品、生活日杂用品等。从某种意义上讲,它们已经成为了便利店和超市的结合体,通过为每个人提供服务而造就了一个十分强大的行业。

此外,还可按照药店的所有制形式分为国有药店、民营药店、中药药店、合资药店等经营模式,按照药品的销售形式分为开架(药品超市)经营模式和闭柜经营模式等。

总体来说,随着药品零售市场竞争的不断加剧及我国法律法规的逐步完善,现阶段独立药店经营规模逐渐缩小,非处方药柜台经营日益规范化,药品连锁经营呈主流化发展趋势。

第五节 卫生第三方组织

一、第三方组织概念与类型

1. 第三方组织的概念 随着20世纪80、90年代中国改革开放的深入和社会主义市场经济的建立与发展,整个社会越来越趋向多元化。特别是在一些社会问题比较突出、尖锐的领域里,第三方组织的活动尤为活跃和集中,它们往往发挥着政府和企业所没有或难以充分发挥的作用,推动了社会进步。

第三方组织即指非政府组织(non-governmental organization,NGO)。NGO这一概念最早见于1945年签署的联合国宪章,1998年国务院将设于民政部的原社会团体管理局改为民间组织管理局,“民间组织”一词从此作为“NGO”的官方用语开始被正式使用。与NGO相关的词汇还有“民间组织”“公民社会”“第三方组织”和“非营利性组织”(Non-Profit Organization,NPO)等。对于非政府组织的内涵及外延没有统一的界定,不同国家和地区有不同的侧重。但由于其独立于政府和服务组织之外,为以示区别,将其称为第三方组织。通常的理解,认为非政府组织指不属于政府、不由政府部门建立的组织,具有组织性、非政府性、非营利性、自治性和志愿性等五个特征。但在我国几乎不存在完全符合以上标准的第三方组织,很多由民间发起的组织都挂靠于不同的政府部门,或者是政府部门下设的事业单位,有些其工作内容也由政府部门予以界定或管理。然而这些组织与行政组织或服务组织仍有着明显的不同——没有政府赋予的行政权力,工作方式和运作机制上也不受政府部门严格限制。在我国,只要是依法注册的正式组织,从事非营利活动,满足志愿性和公益性要求,具有不同程度的独立性和自治性,都可称为第三方组织。

2. 第三方组织的类型 目前,对第三方组织类型的分类有以下几种。

(1)联合国国际标准产业分类体系:联合国将第三方组织按照其主要活动分为3类、15项:①教育:小学教育、中学教育、成人教育及其他。②健康与社会工作:医疗保健、兽医、社会工作。③其他社区与个人服务活动:环境卫生、商会与专业组织、公会、其他会员组织、娱乐机构、新闻机构、图书馆等。但该分类体系无法容纳所有第三方组织,适用范围较小。

(2)约翰霍普金斯大学NGO研究中心的分类体系:美国约翰霍普金斯大学提出的“非营利组织国际分类标准”,按照活动领域将第三方组织分为12大类,24个小类:①文化和娱乐;②教育和科学研究;③卫生保健;④社会服务;⑤环境;⑥发展和住宅;⑦法律,倡导和政治;⑧慈善中介和志愿促进;⑨国际性活动和组织;⑩宗教活动和组织;⑪商业和职业协会、工会;⑫其他。该分类体系涵盖内容较广、涉及领域广泛,是应用较为广泛的分类体系。

(3)国内第三方组织的分类:国内研究者主要从不同的需要对第三方组织进行了分类,如按照规模、地域、行业或活动范围等。

二、卫生第三方组织

我国卫生组织体系中,在卫生行政组织和卫生服务组织之外存在卫生第三方组织,即由各种非政府部门以及广大群众自发组建的,不以营利为目的、开展公益性社会活动的独立的卫生组织。卫生第三方组织可分为三类:①卫生行业学会、协会:如中华医学会、美国医学会、中国妇幼保健协会、中国医师学会等。②国际性卫生组织:如世界卫生组织、国际红十字会与红新月会联合会、国际康复组织等。③医疗卫生基金会:如红十字会、中国癌症基金会、中国健康促进基金会、中国医学基金会等。

(一)学会、协会

1. 学会　学会是由科技工作者自愿组成的科技学术性团体,是科技发展的必然产物。其根本任务是进行科研和学术交流活动,促进学科发展,发现、培养推荐人才,促进科技成果的转化等。我国与卫生相关的学会主要有中华医学会、中华中医药学会、中华预防医学会、中华护理学会、中国药学会等。

(1)中华医学会:中华医学会(Chinese Medical Association,CMA)是中国医学科学技术工作者自愿组成并依法登记成立的学术性、公益性、非营利性法人社团,是党和国家联系医学科技工作者的桥梁和纽带,是发展中国医学科学技术事业的重要社会力量。中华医学会成立于1915年。现有83个专科分会,50万名会员,下设部门16个,法人实体机构3个,另与解放军军事医学科学院合办医学图书馆1个。

中华医学会以团结、组织广大医学科学技术工作者,遵守国家宪法、法律和法规,贯彻国家科学技术工作和卫生工作方针为宗旨。崇尚医学道德,弘扬社会正气。坚持民主办会原则,充分发扬学术民主,提高医学科技工作者专业技术水平,促进医学科学技术的繁荣和发展,促进医学科技的普及与推广,促进医学科学技术队伍的成长,促进医学科技与经济建设相结合,为会员和医学科技工作者服务,为人民健康服务,为社会主义现代化建设服务。

其主要业务包括:开展医学学术交流;编辑出版123种医学、科普等各类期刊及100余种音像出版物;开展继续医学教育;开展国际间学术交流;开展医学科技项目的评价、评审和医学科学技术决策论证;评选和奖励优秀医学科技成果(包括学术论文和科普作品等);开展专科医师的培训和考核;发现、推荐和培养优秀医学科技人才;宣传、奖励医德高尚、业务精良的医务人员;承担政府委托职能及承办委托任务;设立临床研究专项资金,提高临床科研水平;组织医疗事故技术鉴定和预防接种异常反应技术鉴定工作;推动医学科研成果的转化和应用;向党和政府反映医学科技工作者的意见和要求。

(2)中华中医药学会:中华中医药学会(China Association for Traditional Chinese Medicine,CACM)是全国中医药科学技术工作者和管理工作者及中医药医疗、教育、科研、预防、康复、保健、生产、经营等单位自愿结成并依法登记成立的全国性、学术性、非营利性法人社会团体，是党和政府联系中医药科学技术工作者的纽带，是中国科学技术协会的组成部分，是发展我国中医药科技事业的重要社会力量。

中华中医药学会是中国成立最早、规模最大的中医药学术团体。中华中医药学会接受业务主管部门中国科学技术协会和登记管理机关民政部的业务指导与监督管理。学会办事机构是国家中医药管理局直属事业单位。

(3)中华预防医学会：中华预防医学会(Chinese Prevention Medical Association, CPMA)是全国公共卫生预防医学领域的科技工作者自愿组成并依法在民政部登记注册的非营利性、公益性、学术性法人社团，是全国性学术团体，是发展我国预防医学科学技术和预防医学事业的重要社会力量。学会受中华人民共和国卫计委直接领导，是中国科学技术协会的组成部分。中华预防医学会 1996 年加入世界公共卫生协会联盟(“联盟”)，是“联盟”执委会执委(2000—2009)、提名委员会和奖励委员会的成员(2006 至今)。

中华预防医学会的宗旨是团结和组织全国广大预防医学工作者，促进公共卫生和预防医学科学、技术的繁荣、发展、普及和提高，促进预防医学科技人才的成长，为提高中华民族的健康水平作出贡献。中国政府始终重视贯彻“预防为主”方针，将搞好卫生防病工作和提高全民族健康作为各级政府的职责。自 1949 年以来，我国预防保健队伍不断发展壮大，现已形成了包括预防、保健、教育、科研的预防医学体系。预防医学工作人员达到 80 余万人。目前，中华预防医学会集聚了预防医学领域 10 万余名科技工作者。其中，有许多国内外著名的预防保健专家。

中华预防医学会的任务主要包括组织开展各种形式的预防医学领域学术交流，以促进各学科发展；编辑出版预防医学领域各种专业学术期刊和普及型报刊；组织预防医学领域的技术人员的在职培训和继续医学教育；开展医学科学技术普及宣传，提高全民族自我保健意识和卫生知识水平；组织国际学术交流和科技合作；促进预防医学领域科技成果开发和推广；协助卫生行政部门做好预防保健领域的调查、研究和咨询工作，完成各种项目和任务；作为政府联系预防医学科技人员的纽带，维护预防医学工作者的权益等。

目前，中国各省(自治区、直辖市)、市、县均成立了预防医学会，预防医学会的网络体系已遍布全国。中华预防医学会机关设在北京，办事机构设有综合协调部、学会学术部、报刊管理部、对外联络部、项目管理办公室、继续教育部、科技服务部、信息服务部、规划财务部和期刊编辑部等。中华预防医学会目前下设 44 个专业分会，涵盖了预防医学和保健领域的各专业。

2. 协会　协会是由卫生工作者自愿组成的产业性经济团体。其根本任务是统计行业信息、运行情况，代表职业群体与政府沟通，反映群体要求，维护群体权益。我国比较有影响的协会有中国医院协会、中国医师协会、中国医疗卫生监督管理协会、中国农村卫生协会等。

(1)中国医院协会：中国医院协会(Chinese Hospital Association, CHA)是由依法获得医疗机构执业许可的各级各类医疗机构(不含农村卫生院、卫生所、医务室)自愿组成的全国性、行业性、非营利性的群众性团体，是依法成立的社团法人。

中国医院协会的业务主管单位是中华人民共和国卫计委，依法接受其业务指导。本会的登记机关是中华人民共和国民政部，接受其监督管理。中国医院协会是由中华医院管理学会更名成立的。中国医院协会现有 2200 余个单位会员，8300 余名个人会员，协会设有 33

个分支机构,协会的组织建设在不断完善之中。

中国医院协会的宗旨是:遵守我国法律、法规,执行国家卫生工作方针和政策;依法加强医疗行业管理;维护医院及有关医疗机构合法权益;发挥行业指导、自律、协调、监督作用,提高医疗机构的管理水平,推动医疗机构改革和建设的健康快速发展,为保护人民健康和社会主义现代化建设服务。

(2)中国医师协会:中国医师协会(Chinese Medical Doctor Association,CMDA)于2002年1月在北京正式成立,是由执业医师、执业助理医师及单位会员自愿组成的全国性、行业性、非营利性群众团体,是国家一级协会,是独立的法人社团。

中国医师协会的宗旨是发挥行业服务、协调、自律、维权、监督、管理作用,团结和组织全国医师遵守国家宪法、法律、法规和政策,弘扬以德为本、救死扶伤的人道主义职业道德,努力提高医疗水平和服务质量,维护医师的合法权益,为我国人民的健康和社会主义建设服务。

(二)国际性卫生组织

21世纪,公共卫生是一项全球共同的责任,涉及公平获得基本保健和集体防范人类共同疾病、抵抗疾病跨越国界的威胁等问题,这些问题单靠某个国家的单个力量是不能解决的,需要国际性、世界性的卫生组织来共同管理和提供服务。

1. 世界卫生组织 世界卫生组织(World Health Organization,WHO)是联合国下属的一个专门机构,是国际上最大的政府间卫生组织,现有194个会员国,总部设于瑞士日内瓦。其前身可以追溯到1907年成立于巴黎的国际公共卫生局和1920年成立于日内瓦的国际联盟卫生组织。1946年7月在纽约举行的一次国际卫生会议上签署通过了《世界卫生组织组织法》。1948年4月7日,该法得到26个联合国会员国批准后生效,世界卫生组织宣告成立。

WHO是联合国系统内卫生问题的指导和协调机构,负责对全球卫生事务提供领导,拟订卫生研究议程,制定规范和标准,阐明以证据为基础的政策方案,向各国提供技术支持,以及监测和评估卫生趋势。其宗旨是使全世界人民获得尽可能高水平的健康。

2. 国际红十字会与红新月会国际联合会 国际红十字会与红新月会国际联合会(International Federation of Red Cross and Red Crescent Societies,IFRCRCS)是一个国际人道主义组织,是独立的非政府的人道主义团体,成立于1919年,总部设在瑞士日内瓦,其成员为各国红十字会或红新月会。其目的为推动“国际红十字与红新月运动”,是全世界组织最庞大,也是最具影响力的类似组织。除了许多国家立法保障其特殊地位外,战争时红十字也常与政府、军队紧密合作。在国际层面上,该联合会与国家协会密切合作,领导和组织大规模紧急救援,开展遍布全球的志愿救援运动。其使命是“通过动员人道力量改善弱势群体的生活”。

3. 国际康复组织 国际康复(Rehabilitation International,RI)是从事残疾人康复工作的非政府国际组织,创立于1922年,属非营利、非政府性质的全球性残疾人组织,前身为“国际跛足儿童协会”,1972年更名为“康复国际”,秘书处设在纽约,分设6个地区委员会。康复国际目前拥有86个正式会员,27个准会员,分属于77个国家和地区,尚有9个国际会员组成。下设阿拉伯、亚太、非洲、北美、拉美、欧洲等地区委员会及教育、技术、休闲娱乐与体育、医学、组织与行政、社会、职业等各专业委员会。康复国际与联合国经社理事会、教科文组织、世界卫生组织、国际劳工组织、联合国儿童基金会以及几个区域性组织有正式关系，在这些组织中具有咨询地位。其宗旨为通过自身工作改善残疾人生活质量。中国残疾人联合会1988年参加该组织，现为国家级会员。

（三）基金会

基金会是按照国务院颁发的《基金会管理条例》的有关规定，经民政部核准成立的具有独立法人地位的非营利性的社会公益团体。我国比较有影响的基金会有中国初级卫生保健基金会、中国医学基金会、中国红十字基金会等。

1. 中国初级卫生保健基金会　中国初级卫生保健基金会（China Primary Health Care Foundation，CPHCF）于1996年12月30日批准成立，是中国农工民主党和中华人民共和国原卫生部共同发起创办，以资助和发展中国贫困地区初级卫生保健事业为宗旨，具有独立法人资格的非营利性社会团体，是由中国农工民主党中央主办，国家卫计委业务主管的4A级公募基金会，并接受中国人民银行和民政部的管理和监督。

该基金会的主要任务是呼吁社会各方面共同关心中国农村，特别是贫困地区的医疗卫生保健事业；广泛联络海内外友好团体和个人，为中国农村和城市贫困社区实现"人人享有卫生保健"目标及逐步解决因病致贫、因病返贫，争取道义、资金和物质支持；消除疾病困扰，提高人民的健康水平，促进生产力的发展，推动经济发展和社会进步。"中国健康扶贫工程"为中国初级卫生保健基金会的重要公益项目。

2. 中国医学基金会　中国医学基金会（China Medical Foundation，CMF）成立于1987年，是在国家民政部登记，由国家卫计委业务主管的全国性公募基金会。中国医学基金会实行理事会领导下的理事长负责制。

中国医学基金会自成立起，始终坚持以"弘扬公益精神，致力于我国人民健康水平的提高，促进我国医药卫生事业的发展"为宗旨，积极开展医药卫生领域内的多项公益活动，包括疾病防治和健康促进的宣传、医学科研与教育的资助、优秀医务工作者的奖励、贫困患者的救助、中外医学交流的推动、扶贫义诊的组织和基层卫生机构的扶持等，取得了良好的社会效果。

该基金会设办公室、财务部和项目部等工作机构，制定了严格的基金管理制度和规范的项目运作流程，确保所有公益基金在尊重捐赠人意愿的基础上公开透明使用。中国医学基金会欢迎国内外企事业单位、社会团体和个人的公益捐赠，按国家相关规定，享受相应的免税待遇；并可根据捐赠者的意愿设立专项基金和冠名基金，共同为发展医药卫生公益事业，提高人民健康生活水平，构建和谐社会作出贡献。

3. 中国医药卫生事业发展基金会　中国医药卫生事业发展基金会（China Health & Medical Development Foundation，CHMDF）是经国务院批准成立的一个全国性的社会公益组织。基金会主管单位是国家卫计委，注册机关是国家民政部，其工作上得到国家食品药品监督管理总局和国家中医药管理局的指导和支持。

中国医药卫生事业发展基金会的宗旨是"以人为本、扶贫济困，为人民的身心健康服务"。基金会以人民利益为出发点和落脚点，以热情为人民身心健康服务为己任，以"团结、创新、依法、为民"为指导思想和行为准则。在"健康是生产力"的科学理念指导下，基金会发起并积极推进"健康中国工程"，形成了具有自身特色的三个品牌项目：健康中国流动医院项目、基层医务人员培训项目、健康城市及全民健康行动项目，积极探索具有中国特色的健康之路。

4. 中国红十字会基金会　中国红十字基金会(Chinese Cross Foundation,CDF)是中国红十字总会发起并主管、经民政部登记注册的具有独立法人地位的全国性公募基金会,其宗旨是弘扬人道、博爱、奉献的红十字精神,致力于改善人的生存与发展境况,保护人的生命与健康,促进世界和平与社会进步。2008 年,中国红十字基金会被民政部授予“5A 级基金会”。2013 年,再次以优异成绩获评“5A 级基金会”。

为践行宗旨和使命,中国红十字基金会实施两大系列的公益项目:一是助医领域的“红十字天使计划”,一是助学系列的“博爱助学计划”。

“红十字天使计划”是中国红十字基金会推动的重点公益项目。自 2005 年 8 月启动以来,项目内容不断完善和丰富,已经成为中国最著名的公益品牌之一。该计划的宗旨是关注农民和农民工的生命与健康,广泛动员国际国内的社会资源,建立我国第一个“红十字天使基金”,以所募基金和医疗物资,对患有重大疾病(包括传染病、地方病、职业病)的农村贫困农民和进城务工农民实施医疗救助,协助政府改善农村贫困地区的医疗卫生条件,捐建“红十字天使医院”,培训农村医务人员,提高农村医务人员的医疗救护水平,促进我国农村医疗卫生事业的健康发展。目前,已经初步形成包括援建乡村博爱卫生院(站)、培训乡村医生、开展贫困农民和儿童大病救助三个方面内容,直接捐资和通过向定点医院资助设备由其提供免费治疗的两种救助模式,大病救助种类包括白血病、再生障碍性贫血、先天性心脏病、唇腭裂、聋哑症、目盲、个别种类癌症等多个病种。

“博爱助学计划”主要目标是帮助贫困地区农村改善教学条件,资助贫困家庭孩子上大学,主要包括四个方面的内容,分别为:援建博爱小学;捐赠博爱电脑教室;捐赠“红十字书库”;设立博爱助学金,资助贫困家庭孩子上大学等。

三、卫生信息第三方组织

卫生信息第三方组织是指从事卫生信息科学与技术研究的专业性、非营利性的社会组织,是由从事卫生信息工作和与其相关工作的单位和个人自愿结成的学术团体。我国比较有影响的卫生信息第三方组织有中国卫生信息学会、中华医学会医学信息学分会、中国医药信息学会等。

1. 中国卫生信息学会　中国卫生信息学会(Chinese Health Information Association,CHIA)是中华人民共和国原卫生部主管的国家一级学会,学会前身是中国卫生统计学会。1984 年 9 月,中国卫生统计学会在广西壮族自治区南宁市正式成立。2004 年 6 月,经民政部批准,中国卫生统计学会正式更名为中国卫生信息学会。

学会现有 16 个专业委员会,分别是卫生信息标准专业委员会、公共卫生信息专业委员会、妇幼保健信息专业委员会、医院统计专业委员会、卫生管理统计专业委员会、健康统计专业委员会、统计理论与方法专业委员会、健康档案与区域卫生信息化专业委员会、电子病历与医院信息化专业委员会、健康卡应用与管理专业委员会、卫生信息安全与新技术应用专业委员会、中医药信息化专业委员会、卫生统计学教育专业委员会、卫生信息学教育专业委员会、军队卫生信息专业委员会。

学会的宗旨是以中国特色社会主义理论体系为指导,遵守宪法、法律、法规和国家政策,遵守社会道德风尚,联合全体会员,进行卫生信息理论与应用技术的学术研究,开展卫生信息科技宣传与普及工作，作为联系政府、卫生机构和信息技术厂商的桥梁，为促进卫生信息化发展、提高国民健康水平和国家卫生事业现代化管理服务。

业务范围主要包括：组织、筹办国内与国际卫生信息学术交流活动；组织、协调卫生统计与信息学术课题研究工作，推广卫生信息科技研究成果和先进经验；为政府、卫生机构和社会提供卫生信息技术咨询，开展有关标准研制、认证以及评估等服务；培训卫生信息技术人员，配合有关部门评定卫生信息业务人员的技术能力水平；开展卫生信息技术继续教育工作；组织开展卫生信息国际交流与合作；组织撰写专业书刊，编辑出版专业杂志等。

2. 中华医学会医学信息学分会　中华医学会医学信息学分会（Chinese Society of Medical Information，CSMI）于 1993 年 6 月在江苏南京成立并召开了第一次全国医学信息学术会议，是中华医学会 83 个专科分会之一。该分会主要涉及医学情报、医学图书馆和医院信息化等相关专业领域。目前，下设四个专业学组，分别为医学信息教育学组、医学科技查新学组、医学情报学学组和医院信息化学组。分会于 2007 年 9 月 17 日在陕西西安成立了中华医学会医学信息学分会中青年委员会。

中华医学会医学信息学分会在中华医学会的统一组织领导下，遵循中华医学会学会章程，坚持办会宗旨和正确的办会方向，自成立以来每年均召开一次本学科的全国性学术年会，已经召开了十五次全国性学术会议。在此期间，分会还多次举办本学科国家级继续医学教育项目及培训班。

3. 中国医药信息学会　中国医药信息学会（China Medical Informatics Association，CMIA）成立于 1980 年 8 月 18 日，是从事研究信息科学和信息技术在医药卫生领域中应用的专家学者、技术人员和管理人员组成的学术团体，是国际医药信息学会（International Medical Informatics Association，IMIA）的国家成员，是中国在该国际组织中的唯一代表，也是 IMIA 的中国学会。目前，中国医药信息学会与中国电子学会医药信息学分会属于两个机构一套班子，有会员 5800 多人，理事 85 名，专业委员会和专业学会 31 个，地方学会 23 个。

中国医药信息学会，聚集了国内一大批从事医药信息学术研究和医药信息技术应用的著名专家学者及高层次管理人员，与国内著名医院、大学、科研机构和企业厂商有着广泛的联系，与国际上的有关学术机构也有着长期密切的合作关系，在中国医药信息学术和医药信息技术的研究应用方面起着主导作用。

思考题

1. 简述卫生组织体系的构成。
2. 我国卫生行政组织的职责主要有哪些？其组织改革主要采取哪些方法？
3. 简述我国卫生服务组织体系结构。
4. 医药企业有哪些类型？其组织结构主要有哪些形式？
5. 什么是卫生第三方组织？我国的卫生第三方组织主要有哪些？
6. 什么是卫生信息第三方组织？我国比较有影响的卫生信息第三方组织有哪些？

第四章

卫生组织信息管理环境

卫生组织信息管理活动的顺利进行依赖于一定的信息环境,并受信息环境的约束,卫生信息环境是卫生组织信息管理活动开展的特定环境。本章在明确了卫生信息环境基本概念和构成要素的基础上,首先简单介绍卫生信息环境研究的新发展,即卫生信息生态。接着,从卫生信息化的角度,阐述卫生组织信息管理的技术环境;从卫生信息资源环境开发、配置与共享的角度,讨论了卫生组织信息管理的资源环境;从卫生信息政策法规与伦理建设角度,分析了卫生组织信息管理的人文环境;从卫生信息人员的素质构成角度,探讨了卫生组织信息管理的人员环境。

第一节　卫生信息环境概述

一、卫生信息环境

(一)卫生信息环境的含义

卫生信息环境(health information environment)是社会环境的局部环境,是信息环境(information environment)的重要组成部分,而信息环境是从环境衍生而来的一个新概念。环境是相对于主体而言的,主体不同,环境的大小、内容也不相同。一般而言,环境是指围绕着某一事物并对该事物会产生某些影响的所有外界事物的总和。信息环境作为人类社会信息活动生存发展的基本条件,是指与人类信息活动有关的各种要素总和。在此,我们所强调的信息环境的要素主要是指与人类信息活动有关的人的要素、信息的要素、技术的要素、政策法规与伦理要素等诸要素。与此相对应,卫生信息环境指与卫生信息活动有关的各要素的总和,是卫生信息活动与卫生事业发展相互依赖、相互影响的结果。

(二)构成要素

卫生信息环境由多种复杂因素共同组成,其中卫生信息人、卫生信息资源、信息技术、卫生信息政策法规与伦理是构成卫生信息环境的四个基本要素,它们相互影响、相互作用构成了一个统一体,推动着卫生事业的信息化进程。

1. 卫生信息人　卫生信息人是指一切需要卫生信息并参与卫生信息活动的单个人或由多个人组成的社会组织。任何环境都是以人为中心构筑起来的,人是卫生信息环境的主体，在卫生信息环境中起着积极的、能动的作用，人与卫生信息环境整体及其他要素的关系是卫生信息环境系统中的主导性关系，人对卫生信息环境的发展具有重要的控制作用。所以，人的数量、信息素养、知识结构等将直接影响信息环境质量的优劣。可以说，对卫生信息环境的协调与管理从本质上就是对卫生信息环境中人的管理，就是要通过对卫生信息环境系统诸要素及其相互关系进行计划、组织、控制和协调，以影响人的卫生信息行为，从而达到改善卫生信息环境质量、保护卫生信息环境健康发展的目的。

2. 卫生信息资源　卫生信息资源是卫生信息环境的核心，对一个国家卫生事业的发展具有全局性、战略性的意义，是卫生信息环境系统中的关键因素。卫生信息环境的优劣在很大程度上取决于卫生信息资源的建设程度，即人们可以获得的卫生信息资源。随着人们生活水平的提高及卫生信息化建设的深入，卫生信息资源在人们生活中以及卫生医疗事业中起着越来越重要的作用。卫生信息资源作为卫生信息环境的要素之一，在人与卫生信息环境之间起着重要的桥梁与纽带作用，在人类健康生活中起着不可替代的重要作用。

3. 信息技术　信息技术被广泛应用于医药卫生领域，极大地改变了人类原有的卫生信息环境，提高了人类卫生信息活动的效率。从某种意义上，可以说信息技术是卫生信息环境的“硬件”，是卫生信息环境的发动机，是卫生信息环境系统的手段性要素。但信息技术在提高人类开发利用卫生信息资源能力的同时，也给卫生信息环境系统带来了一些新的问题：虚假医药信息、侵犯个人隐私、医药知识产权等问题。

4. 卫生信息政策法规与伦理　卫生信息政策法规是国家相关部门结合卫生信息领域工作的需求和特点制定和执行的一类政策法规；卫生信息伦理则是依靠人们的内心信念和特殊的社会手段来调整卫生信息活动中人与人、人与社会之间关系的道德准则和规范，两者相结合共同构成了卫生信息活动的规范体系。卫生信息政策法规与伦理是卫生信息环境的重要组成部分，可以决定卫生信息环境的发展方向，保证卫生事业信息化建设的实施；卫生信息政策法规与伦理可以疏通卫生信息传播交流渠道，协调卫生信息活动中遇到的各种问题；卫生信息政策法规与伦理可以规范卫生信息市场，创造一个平等的竞争环境；卫生信息政策法规与伦理可以指导和规范社会卫生信息活动，改善卫生信息环境。同时，卫生信息环境的发展变化也给卫生信息政策法规与伦理提出了新的问题，不断促进新的卫生信息政策法规与伦理的产生，促进卫生信息活动规范体系的完善。

二、卫生信息生态

（一）卫生信息生态的含义

卫生信息生态（health information ecology）是用生态学的理论与方法来研究人类一个特定领域的信息环境，即卫生领域信息环境的科学，是生态学在卫生信息管理领域的应用。卫生信息生态是随着信息生态的提出而形成的一个新概念，是信息生态的分支之一。对卫生信息生态的含义可以从三个方面来理解：第一，卫生信息生态是关于人、卫生信息和卫生信息环境之间相互关系的总和。卫生信息生态从人、卫生信息、卫生信息环境三者之间的协调发展的理念出发，研究三者之间的相互作用与联系。第二，卫生信息生态的研究对象是卫生信息生态系统。信息生态是把人、信息及信息环境作为一个整体来看待，以其共同形成的、相互作用的整体——信息生态系统作为研究对象。卫生信息生态作为信息生态的一个子系统，同样也应该以人、卫生信息和卫生信息环境组成的卫生信息生态系统为研究对象。第三，卫生信息生态是目的与手段的统一。卫生信息生态研究的目的是要实现卫生信息生态系统的平衡，促进卫生领域中人、卫生信息、卫生信息环境的协调、可持续、健康发展。卫生信息生态同时也是一种具有前瞻性的研究与设计方法。卫生信息生态更注重从系统整体出发，从促进与维护卫生信息生态系统平衡的角度，对人、卫生信息及卫生信息环境之间的关系进行宏观的考察与分析，对卫生信息生态系统进行合理的规划、布局和调控，实现卫生信息生态的稳定、有序。从这个意义上讲，卫生信息生态是目的与手段的统一。

（二）卫生信息生态系统

1. 卫生信息生态系统的含义　信息生态系统是指人与人或人与信息生态环境之间不断进行信息交流与信息循环，相互联系、相互作用的有机整体。与此类似，卫生信息生态系统（health information ecosystem）是指在一定的时空中，卫生信息人之间以及卫生信息人与卫生信息环境之间不断进行卫生信息交流和卫生信息循环而形成的统一整体。卫生信息生态系统是由卫生信息人、卫生信息资源、卫生信息环境三个基本要素构成的人工系统。

2. 卫生信息生态系统的特点　卫生信息生态系统是信息生态系统的子系统，同样也是建立在生态论和系统论基础之上的，兼具信息、生态与系统等方面的特点。

（1）人工性：自然生态系统在未受到干扰时是平衡、稳定和有序的，即使受到干扰，只要在生态阈值允许的范围内，生态系统也可以通过其自我调节（即使没有人的参与）使生态系统回到干扰前的稳定、平衡状态。卫生信息生态系统则不同，卫生信息生态系统的主体是有着卫生信息需求的社会人，卫生信息主要是社会人在长期发展过程中创立、积累起来的，与卫生信息系统相对应的卫生信息环境也主要是社会人所为。由此，卫生信息生态系统的建立、发展、稳定、有序乃至破坏、失衡都与人有着密不可分的关系。它由人建立，并由人推动其发展从而达到稳定、均衡的状态，其破坏与失调也必然是由人造成的。与自然生态系统不同，卫生信息生态系统的自我调节能力很弱，在没有人的参与下很难达到新的稳定、平衡状态。因此，卫生信息生态系统具有很强的人工性。

（2）多样性与复杂性：卫生信息生态系统的各组成要素具有明显的多样性与复杂性。首先，作为卫生信息系统的主体——卫生信息人，从分散的、但基数巨大的个人，到聚合了几十人、几百人，甚至上万人但数量有限的医疗卫生组织，这些卫生信息主体不论是功能、性质还是数量、结构等都具有较大差异，造就了卫生信息人的多样性和复杂性；其次，卫生信息生态系统的客体——卫生信息，从来源、形式、数量、分布等方面也存在巨大差异，体现出多样性和复杂性；最后，作为卫生信息系统的存在条件——卫生信息环境，主要由技术、政策法规、伦理、文化各种要素构成，其组成要素本身就具有多样性和复杂性。由此可见，由卫生信息人、卫生信息、卫生信息环境这些本身就有着明显多样性和复杂性的要素，通过信息交换，相互联系、相互作用而组成的卫生信息生态系统，也必然有着明显的多样性和高度的复杂性。

（3）系统性：作为一个系统，卫生信息生态系统具有系统的一般特征，即整体性、层次性、开放性、动态性。卫生信息生态系统由卫生信息人、卫生信息和卫生信息环境组成，它们之间存在着强大的相互联系和相互依赖性，并且其作为一个整体，体现了系统的核心思想，即整体大于部分之和；卫生信息生态系统还具有明显的层次性，大到整个国家或地区，小到家庭乃至个人，都可以看作具有不同层次结构的卫生信息生态系统，各层次之间相互依存、互相联系；卫生信息生态系统并不是一个孤立的系统，它与外界如信息生态系统的其他子系统以及自然生态系统之间关系密切，存在着物质、能量和信息的相互流动，具有开放性；开放性本身又体现着动态性,这种动态性不仅表现在卫生信息生态系统作为一个整体是动态的,同时其各组成部分、各个层次也是动态的。卫生信息生态系统只有在这种动态的运动中才能达到其稳定、有序与均衡状态。

(4)地域性:与自然生态系统类似,卫生信息生态系统也具有明显的地域性。不同类型与层次的卫生信息生态系统与不同的卫生信息环境相对应,而卫生信息环境作为社会环境的一个重要组成部分,必然受其所处的政治、经济、文化、技术等社会环境及所处的自然环境的影响和制约,从而体现着不同的地域性特征。

(三)卫生信息生态平衡

卫生信息生态平衡(health information ecology balance)是指卫生信息生态系统中卫生信息人的种类、数量等合理匹配,卫生信息生态环境因子相互协调,卫生信息人与卫生信息生态环境高度适应,整个系统处于卫生信息流转畅通高效的相对稳定状态。具体表现在以下三个方面。

1. 卫生信息生态构成要素结构合理 卫生信息生态平衡的表现之一是其结构合理,即组成卫生信息生态系统的各组成部分相互匹配、相互协调、相互适应、相互补充。具体包括:

(1)卫生信息人的合理匹配:卫生信息生态系统中有数量庞大的卫生信息人。在卫生信息生态平衡时,系统中的卫生信息人种类齐全,既有卫生信息生产者,也有卫生信息传递者,还有卫生信息消费者和卫生信息监管者;不同类型的卫生信息人数量比例适当、增减平衡,他们合理匹配,组成完备的卫生信息生态链,并形成庞大的卫生信息生态网。

(2)卫生信息生态环境因子的相互协调:卫生信息生态环境因子的相互协调既包括同类卫生信息生态环境因子的相互协调,也包括异类卫生信息生态环境因子的相互协调。同类卫生信息生态环境因子的相互协调是指卫生信息因子、信息技术因子、卫生信息政策法规与伦理因子各自的协调;异类卫生信息生态环境因子的相互协调是指卫生信息因子、信息技术因子、卫生信息政策法规与伦理因子之间的相互协调。

(3)卫生信息人与卫生信息环境的高度适应:卫生信息人与卫生信息环境的高度适应体现在三个方面,包括:卫生信息人与卫生信息资源相互适应,即卫生信息内容、数量、质量和形式与卫生信息人的需求相适应,卫生信息资源高度共享,没有信息超载、信息污染、信息不足等现象;卫生信息人与信息技术相互适应,即信息技术不落后,也不超出信息人利用信息技术的能力,信息人通过学习能掌握新兴的信息技术;卫生信息人与卫生信息政策、法律法规、伦理相互适应,即卫生信息人能充分理解和自觉执行卫生信息政策、法律法规、伦理,卫生信息政策、法律法规、伦理能规范卫生信息人的行为,调动卫生信息人的积极性,保障卫生信息人的合法权益。

2. 卫生信息生态系统功能良好 卫生信息生态系统的基本功能是卫生信息流转。卫生信息流转包括卫生信息生产、卫生信息筛选、卫生信息传递、卫生信息吸收、卫生信息内化、卫生信息流失等基本方式。在信息生态系统中,不同卫生信息人种组成若干条卫生信息生态链,这些生态链相互交织在一起,形成复杂的卫生信息生态网,卫生信息生态网通过这些基本方式实现信息交换。卫生信息生态系统功能良好的具体表现为:

(1)卫生信息渠道畅通:卫生信息渠道畅通是指卫生信息生态系统中的信息传递渠道无缺道、无堵塞、无断裂、无脱节现象。信道畅通是保证卫生信息生态系统中信息传递畅通高效的基础。

(2)卫生信息传递迅速:卫生信息传递迅速是指卫生信息生态系统中的信息传递快速及时。卫生信息具有很强的时效性,只有及时传递,才能实现其真正的价值。良好、稳定的卫生信息生态系统在信息摄入、受理、吸收、反应和反馈等方面都很迅速。

(3)卫生信息转化准确:卫生信息转化准确是指卫生信息在系统转化过程中不偏不倚,转化的结果准确无误。保证信息传递过程中所吸收、内化、产出、反馈、输出的信息的准确性、有用性。

(4)卫生信息输出输入相对平衡:卫生信息输出输入相对平衡是指信息生态系统的信息输入量与信息输出量大体相当,不存在入不敷出而造成的系统亏空,也没有入多出少而导致的系统超载和信息流失。无用、有害、冗余的卫生信息在流转过程中被系统内化,形成新的卫生信息。

3. 卫生信息生态系统相对稳定　卫生信息生态平衡是指卫生信息生态系统始终处于一种良好的稳定状态。在很长时间内,卫生信息生态系统内各组成要素结构合理,关系稳定,各要素之间以及系统内外环境之间的物质、能量及信息的流转均衡稳定。卫生信息生态系统是一个开放的系统,不仅系统内各要素之间会不断地进行物质、能量、信息的交换,而且与系统外部环境也会不断地进行物质、能量、信息的交换,使系统处于不断波动状态,但只要波动始终处于生态阈值允许的范围之内,就不会导致系统的失衡甚至崩溃,系统就会保持相对稳定的状态。

(四)卫生信息生态的失衡及调整措施

科技的进步与人类生活水平的提高,使人们对卫生信息的需求变得广泛而迫切。然而,当前卫生信息生态的整体状况不容乐观,信息技术在推动信息生态不断发展的同时,也给其带来了很多负面效应,这些负面效应已经开始严重妨碍系统中卫生信息流转的高效和畅通,甚至危害到人们的生命健康。因此我们应该深入剖析卫生信息生态的失衡问题,并借此寻求调整卫生信息生态平衡的措施。

1. 卫生信息生态失衡的表现

(1)卫生信息污染:卫生信息污染是指无用信息、劣质信息或有害信息渗透到卫生信息资源中,增加了卫生信息筛选、甄别的难度,对卫生信息资源的收集、开发造成干扰,阻碍了社会对有用卫生信息的吸收和利用,给人们的生命健康带来严重后果。表现为大量虚假信息、过时老化信息或冗余信息的存在。虚假信息如带有欺诈性的“名医”诊疗信息、言过其实的医药广告信息等;过时老化信息如大量超过半衰期的医学文献等;冗余信息如大量转抄并出版的各类医学教科书、东拼西凑的各种医药卫生类科技论文等。这些信息非但不能给社会增加益处,反而成了人类的精神垃圾。

(2)卫生信息超载:信息超载是指系统或个人所接受的信息超过其自身处理能力或信息未能有效应用的状况。在“信息爆炸”的今天,卫生信息量也在迅猛增长。据资料显示,从50年代开始,医学图书几乎每20年增长1倍,医学期刊和数据库的增长速度也非常可观。据统计,国外出版发行的生物医学期刊已达3万余种,国内出版的医学期刊也有1千多种;医学数据库的数量在90年代为100多种,近年来已高达数百种。卫生信息急剧增长的结果导致用户单位时间获取的核心信息量下降,在信息的海洋中迷航,形成了新的信息匮乏。

(3)卫生信息混乱:信息混乱主要是指同类信息未加规范或失去控制而造成的信息交流和利用的混乱。卫生事业领域药品名称的非规范化引起的药品名称使用混乱就是典型代表。主要表现有:①同药异名:如氟喹诺酮类药物,化学名为氟哌酸、氟啶酸、环丙氟哌酸、氟嗪酸,商品译名又被称作诺氟沙星、依诺沙星、环丙沙星、氧氟沙星;②异药同名:如同为抗炎灵之名,一种是中药穿心莲制剂,另一种则是非激素类消炎药氯芬那酸;③因为误写、误解、误用而致药名混乱。凡此种种,带来了药品临床使用中的很多问题,造成病人错误用药或重复用药,医疗差错和事故时有发生。

(4)卫生信息侵权:信息侵权是指作为智慧成果体现的信息产品被非法侵占和使用。在卫生信息领域中,主要表现为:窃取已获保护的医药产品专利;未经授权,擅自拷贝医院信息系统、医疗保障系统等软件;网上套录本身享有著作权的数据库;无视信息产权所有者的权利,不付报酬,未经许可复制享有版权保护的医学文献;套用别人的科研数据等。

2. 促进卫生信息生态平衡的主要措施　卫生信息生态环境的污染及系统的失衡已经严重影响到卫生事业的健康发展,加强控污、净化环境、使卫生信息生态达到平衡已迫在眉睫。

(1)完善卫生信息法制建设,严格监督执法:以法规手段来规范信息活动、控制信息污染是世界各国净化信息空间、保护信息环境的重要措施,很值得医药卫生行业借鉴。特别是在现代信息环境下,传统道德规范已不足以约束人们的行为时,就更加需要加强信息法制建设。在国家信息政策法规体系下,根据本领域信息产生和传播的特点,制定具体的、细化的政策法规,对卫生信息业的发展和应用加以引导和控制,以达到趋利避害的效果。

(2)加强卫生信息伦理道德建设:信息伦理道德是人们在信息活动中进行信息行为自律的依据,主要依靠人们内心信念和社会舆论来维系和实现,它是信息时代人类生存和发展的最终和最深层的支持和依托。因此,只有正确面对卫生信息消费过程中所出现的伦理问题,并根据该领域自身的特点,认真构建卫生信息伦理规范,才能营造出良好的卫生信息伦理生态环境,进而达到卫生信息生态系统的平衡。

(3)加强卫生信息资源的共建共享:为了促进卫生信息生态系统的平衡与稳定,推进卫生事业信息化建设的进程,应从全局高度对卫生信息资源建设进行整体规划、合理布局与有效配置。在宏观规划和协作协调的基础上,大力加强卫生信息资源的开发利用,统一设计、统一标准,实现卫生信息资源建设的分工合作与优势互补,解决区域发展不平衡、卫生信息资源分布不均、卫生信息资源贫富差距扩大等问题。

(4)提高卫生信息人的素质:人是一切问题的根源。卫生信息人作为卫生信息生态系统中信息活动的主体,其素质的高低直接影响整个系统生态环境的好坏。我国的国情决定了国民的信息素养普遍不高,鉴别卫生信息的能力较差。因此,只有提高卫生信息人,即社会成员的医药卫生信息素养,才能使其在卫生信息活动中发挥积极的能动作用,减少卫生信息污染,促进和维护卫生信息生态系统的健康发展,从而推动我国卫生事业信息化的进程。

第二节　卫生信息化

卫生信息化是卫生信息管理的大背景,属于卫生信息环境中的技术要素,是卫生系统中各类组织实现卫生信息管理的基本条件。加快卫生信息化建设不仅是深化卫生改革和促进卫生事业发展的迫切需要,也是优化卫生信息环境的有效途径。卫生信息化已经受到各国政府的高度重视。

一、卫生信息化的内涵

卫生信息化(health informatization)是卫生系统的各类组织,如卫生行政部门,医疗机构,疾病预防和控制机构,卫生监督执法机构,妇幼保健机构,城市和社区卫生服务机构,药品、卫生材料生产、供销及管理机构,医学科研及教育机构等,利用现代网络和计算机技术对卫生信息数据进行搜集、整理、存储、使用和提供服务,并对卫生领域信息活动的各要素进行合理组织与控制,以实现信息及相关资源的合理配置,从而满足卫生行业信息服务与管理的需求。

卫生信息化是社会信息化在卫生领域的推进和实现。卫生信息化建设包括卫生信息资源整合、各项业务系统的开发利用以及网络基础设施、可持续发展机制的建设等多方面内容。其中业务应用系统建设主要有公共卫生信息系统的建设、医院信息管理系统的建设、社区卫生服务信息管理系统的建设、新农合医疗信息管理系统的建设、医保信息管理系统的建设和卫生电子政务系统的建设。

二、国外卫生信息化建设概况

国外卫生信息化的建设起步于20世纪60年代初,经过50多年的发展,国外卫生信息化建设已经从医院信息系统的应用、居民电子健康档案的建立到现在区域卫生信息化的大力发展。它们在卫生信息化的规划和实施过程中积累了大量宝贵的经验和教训,对我国开展卫生信息化建设具有重要的借鉴意义。

(一)美国

美国是世界卫生信息化建设领跑者。早在20世纪60年代初,美国便开始了HIS的研究,率先将电子计算机技术应用于医院信息管理。20世纪70至80年代,美国的HIS产业已形成相当的规模。20世纪90年代,克林顿总统上任后,美国展开了一系列的立法,要求医疗机构尽快进入数字时代。2004年,布什总统在众议院的年度国情咨文中专门强调医院信息系统建设,要求在10年内为全体美国公民建立电子健康档案,并设立了一个新的、级别仅低于内阁部长的卫生信息技术协调官职位。2005年,美国国家卫生信息网为实施本计划选择了4家全球领先的信息技术厂商作为总集成商,在四大试点区域分别开发全国卫生信息网络架构原型,研究包括电子健康档案在内的多种医疗应用系统之间的互通协作能力和业务模型。美国现任总统奥巴马提出投资500亿美元发展电子医疗信息技术系统,以减少医疗差错,挽救生命,节省开支。与国家卫生信息网建设紧锣密鼓推进相呼应,各个地方区域卫生信息化项目也如火如荼地进行着。如果将2005年、2006年定义为美国区域卫生信息化的“新生儿期”,2007年开始将进入“青春期”和成熟期,区域卫生信息化组织(regional health information organization,RHIO)数量已经达到数百家。2009年奥巴马总统提出卫生信息化的主要内容是在5年内用操作方便的电子健康记录替代纸质的健康档案,为所有美国人建立电子健康档案。为此,联邦政府投资190亿美元激励医生和医院使用EHRs。目前,美国的医疗卫生行业已建成“健康网络”,医疗保险与健康咨询同时也渗透到社区和家庭,公共标准建设超前,显示出了一个发达国家的技术优势。

(二)日本

日本采取的是“国民兼保险”的社会医疗保障制度,所以与其他国家相比,日本更注重整个医疗系统的信息化建设。早在20世纪60年代,计算机技术就进入了日本医院的医事会计、医院管理、急救医疗等领域的信息管理工作。70年代末,一些大医院开始对医院信息系统进行研究与应用。80年代,日本大多数医院才开始HIS的建设。虽然起步较晚,但发展快、规模大,主要是以大型机为中心的医院计算机系统。80年代后期,日本卫生信息化建设以临床信息管理系统的研究与应用为重点,从基础信息建设出发,由小而大,从科室信息管理发展到整个医院信息共享的实现,从而走向社区和区域医疗。90年代,日本把电子病历的研究、推广与应用作为一项国策,组织了强大的管理团队,在经费上重点保证,在标准化、安全机制、保密制度、法规等方面做了大量工作,取得了显著的成效。目前,日本的医疗信息化建设基本实现了医疗过程的数字化、无纸化和无胶片化。特别是临床医生和护士工作站整合了各种临床信息系统和知识库,功能非常强大且操作方便。同时,采用笔记本电脑和平板电脑实现医生移动查房和护士床旁操作,实现无线网络化和移动化。

(三)韩国

韩国的卫生信息化建设起步较晚,但韩国的IT技术水平和产量均居世界前列。韩国有世界著名的IT厂商,如三星和LG等,这些厂商加入到卫生信息化进程中,促进了韩国卫生信息化的进程。韩国已经完成了第一个卫生信息系统10年计划(1991-2000年)和第二阶段计划(2001-2010年)。目前,韩国卫生信息化的重点是标准化和司法问题(如隐私、远程医疗等方面的立法)等信息化基础工作,以及公立医院与私立医院系统的整合。在政府强力的推动下,95%的医院和诊所通过网络连接到国家医疗保险部门,实现了医药费用报销的即时结算。韩国医院信息化建设中除了建立临床信息系统、医嘱系统、影像传输系统和远程医疗系统外,较之其他国家更胜一筹的是移动医疗的建设。自2003年起,韩国就已利用可移动的多功能电话机和公共网络,向医护人员和行政管理人员提供声讯通话服务和诊疗信息在内的相关信息服务,被称为"移动医院"。这一技术的应用为医护人员带来了极大的方便。

通过分析国外医疗卫生信息化建设的共性做法和个性特点,我们可以从中获得一些启示:第一,必须具有超前的发展理念和信息标准化意识。认识是行动的先导,有什么样的发展理念就有什么样的发展模式。美、日、韩三国的医疗信息化建设虽然不是在同一起跑线、同一水平线上,但都具有超前的发展理念和信息标准化意识,从而极大地促进了卫生信息化的发展。第二,必须注重卫生信息化学术研究,注重管理创新和技术创新,在管理领域和技术领域实施攻坚和突破。第三,必须有完善的法律法规支持。第四,必须注重基础建设,保证医疗卫生信息化有必须的、足够的资金投入。

三、我国卫生信息化建设概况

相较于国外卫生信息化的发展,我国卫生信息化建设起步较晚。从"九五"期间的"金卫工程"开始到现在区域医疗、电子病例等功能的逐渐完善,卫生信息化建设经历了从无到有、从局部到全局、从医院向其他各个业务领域不断渗透的过程,卫生信息化逐渐成为医疗卫生服务体系不可或缺的部分。

(一)我国卫生信息化建设进程

我国卫生信息化建设具有明显的阶段性,具体可将其分为三个阶段。

第一阶段:20世纪80年代初到2003年。这一阶段是我国卫生信息化建设的起步阶段,主要工作是基础医疗业务信息系统的建设，如医院财务管理、收费管理、药品管理等，将传统业务管理模式计算机化，实现计算机技术在医药卫生系统的广泛应用。

第二阶段：2003 年抗击非典后至医改前。2003 年严重急性呼吸综合征（SARS）的暴发流行犹如一记警钟，唤起了国家对卫生信息化的高度重视，推动了我国卫生信息化的加速发展。这一阶段国家加大了公共卫生方面的信息化建设投入，建立了传染病与突发公共卫生事件网络直报系统，逐步建立了卫生应急指挥、卫生统计、妇幼卫生保健、新农合管理等业务信息系统，对提高相关业务的管理水平发挥了积极作用。原卫生部在《2003-2010 年全国卫生信息化发展纲要》中提出，通过进一步加强公共卫生信息系统建设，加速推进信息技术在医疗服务、预防保健、卫生监督、科研教育等卫生领域的广泛应用，建立适应卫生改革和发展的要求，高效快捷，服务于政府、社会和居民的卫生信息化体系的建设目标。至此，我国公共卫生信息化进入了一个快速、有序的发展时期。

第三阶段：2009 年深化医改工作启动以来。2009 年 4 月，《中共中央国务院关于深化医药卫生体制改革的意见》（简称意见）正式发布，标志着我国的卫生信息化进入了以电子健康档案和电子病历为核心的区域医疗卫生信息平台建设和协同服务为主要内容的第三个发展阶段。这一时期，各地积极探索，建立区域医疗卫生信息平台，努力实现区域内医疗卫生机构互联互通、信息共享。卫生领域信息技术应用日益普及，信息化基础建设得到改善和加强，卫生信息化工作制度和法制建设开始起步，信息化人才队伍得到发展，信息化已成为卫生管理与服务工作的重要组成部分，在惠民利民方面的效果已经显现。

（二）我国卫生信息化建设成效

从 20 世纪 80 年代至今，经过三十多年的发展，我国卫生信息化建设已经初具规模。尤其是近年来随着医疗体制的改革和卫生信息化建设投入的加大，我国卫生信息化建设取得了显著的成效。

1. 医院管理信息系统成效明显　“十一五”期间，卫生信息化建设取得了较快发展。已经有 90% 以上的县及县以上医院建立了以挂号收费、药品器材、医疗管理等为主要内容的医院管理信息系统；30% 以上的大型医院建立了以病人为中心、以电子病历为基础的挂号、收费、处方、治疗一体化管理信息系统。以医院为单位的管理信息系统优化了医院内部就医流程和资源配置，提高了内部工作效率和管理水平，方便了患者就医，发挥了应有的积极作用。

2. 疾病预防控制体系信息化建设进展明显　2003 年以来，我国建立完善了以个案为基础的法定传染病疫情直报系统。以传染病疫情直报系统为平台，初步完成了结核病、艾滋病、鼠疫、流感与人禽流感、甲型 H1N1 流感等 10 多个疾病监测管理信息系统，以及以新生儿预防保健为主要内容的公共卫生信息系统建设。截至 2012 年 2 月，全国所有的疾病预防控制机构、98% 的县和县级以上医疗机构、87% 的乡镇卫生院实现了网络直报疫情，形成了传染病与突发公共卫生事件在线报告系统，报告质量、疫情监测敏感性、传染病报告质量逐年提升。各级疾控机构对危害人民健康的重大疾病的预防控制能力、监测能力和应对暴发疫情、中毒以及生物生化恐怖等突发公共事件的能力均不断提升。

3. 卫生应急指挥系统建设初见成效　原卫生部应急指挥系统在前期硬件集成与基建工程的基础上，完成了指挥系统应用软件的开发并投入使用，并已经在应对抗震救灾医疗救治、手足口病、甲型 H1N1 流感等突发公共卫生事件中发挥了重要支撑作用。同时，已经启动国家突发公共卫生事件医疗救治信息系统建设工作，正在建设卫计委、省级和地市级的紧急救援机构数据中心，努力形成覆盖全国的医疗救治信息网络。

4. 卫生统计信息系统正式运行　2007 年 11 月，国家卫生统计网络直报系统正式运行。现已实现卫生统计信息在线数据录入、审核、上报功能，约有 9 万个医疗卫生机构和县（区）卫生局作为直报用户登录省级平台实时上报统计数据。卫生统计分析已实现国家、省、地（市）、县（区）四级在线实时汇总。结合医改工作需求，原卫生部又陆续对统计直报系统进行了升级，为实时监管工作、科学决策奠定了基础。

5. 新型农村合作医疗信息化建设加快推进　2006 年以来，原卫生部研究制订了新型农村合作医疗信息系统建设指导意见，建设覆盖全国的新型农村合作医疗信息系统，在各级新型农村合作医疗管理部门、经办机构、定点医疗机构以及其他相关部门间实现数据资源共享，对各地新型农村合作医疗业务开展情况、基金筹集情况和使用情况、农民受益情况进行全面监管。目前，各省级平台以及县级新型农村合作医疗数据库建设基本完成。安徽省建立完善了省级新型农村合作医疗信息系统，实现联网管理、跨地域即时结报，江苏、贵州等部分省份已经实现联网结报，这些工作都对规范新型农村合作医疗资金监管、方便参合农民即时结报以及实现医疗费用的网上审核、网上报销、网上结算发挥了积极作用。

6. 卫生监督信息系统建设正式启动　2009 年 6 月，国家级卫生监督信息系统建设工作正式启动，包括国家级卫生监督信息网络平台建设、全国卫生监督信息报告系统、卫生行政许可审批系统、卫生监督检查与行政许可处罚业务应用系统以及食品安全综合协调信息发布平台等，正在抓紧建设并试运行。

7. 区域医疗卫生信息平台建设积累了一些成功经验　近年来，原卫生部按照统筹规划、顶层设计、互联互通的理念，组织专家研究制订了居民电子健康档案、电子病历基本架构与数据集标准、区域卫生信息平台建设方案等多项标准与规范，并在上海、浙江、福建、广东等省（市）开展了区域卫生信息化试点工作，卫生信息化工作成效初步显现。

（三）我国卫生信息化建设存在的问题

虽然我国卫生信息化建设取得了一定的进展，积累了一些经验，但由于我国卫生信息化建设起步较晚，技术力量薄弱，资金投入有限，与其他行业和卫生事业的实际需求相比，存在相当差距，还处于初级阶段。目前我国卫生信息化建设还存在一些问题亟待解决，主要有：

1. 基层医疗卫生机构信息化发展不均衡　目前基层医疗卫生机构的医疗卫生信息化建设水平参差不齐，大多数的基层医疗卫生机构的信息化建设离国家 9 项基本公共卫生服务管理和基本医疗服务要求有很大的距离。

2. 信息烟囱与孤岛现象依然存在　公共卫生信息化建设的各个业务系统都按照条线进行建设和管理，各医疗卫生机构信息化建设采用各自为政的建设模式，形成了信息烟囱和孤岛现象，导致医疗资源缺乏整合及利用、信息难以共享和业务服务不能有效协同。

3. 信息化建设缺乏统一标准规范　就目前医疗卫生信息行业的现状而言，缺乏统一的标准仍然是行业面临的一大难题。由于各地都有自己的一套标准规范，结果造成各地的医疗卫生信息化建设不统一，系统之间难以互联互通、数据难以共享。对于医疗卫生信息化标准的建设迫在眉睫，解决好医疗卫生信息化的标准规范建设问题，将大大促进和加快医疗卫生信息化建设步伐。

4. 医疗卫生机构之间无信息共享与业务协同　由于现阶段国内医疗卫生信息化建设都是采用各自为政的模式进行，导致各医疗业务系统之间缺乏共享和协同，业务系统难以整合。

5. 卫生行政管理部门缺乏有效监管机制 医疗卫生行政管理部门缺乏对基层医疗卫生机构、基本药物、公共卫生、医疗保障和绩效考核等方面的有效监管，无法对机构、人员的各项数据进行有效的统计分析。

6. 卫生信息化人才缺乏 卫生信息人才的缺乏，严重制约了卫生信息化的发展。卫生信息化的发展需要大量既懂医学，又懂信息技术与信息管理的高级复合型专业人才。而目前医疗卫生信息部门中，硕士以上学位的工作人员比例严重偏低，特别是医学信息专业人员队伍中高学历、高素质人才更是严重匮乏，甚至有的单位计算机拥有上百台，却连计算机本科学历专业人员都没有。人才的缺乏是卫生系统信息化建设滞后于其他行业的重要原因之一，应当引起各级卫生行政部门的重视。

(四)“十二五”卫生信息化发展规划

为了贯彻落实《意见》，逐步建立统一高效、资源整合、互联互通、信息共享、透明公开、使用便捷、实时监管的卫生信息系统，2010 年，原卫生部提出了“十二五”卫生信息化建设指导意见并制订了发展规划。

1. “十二五”卫生信息化建设的总体框架 根据“十二五”卫生信息化建设工程规划，我国卫生信息化建设的总体框架确定为“35212”工程。即建设国家、省、区域(地市或县级)3 级卫生信息平台；建立公共卫生、医疗服务、医疗保障、药品供应保障和综合管理 5 大业务应用系统；建设居民电子健康档案、电子病历 2 个基础数据库，建立一个卫生专用网络；逐步建设信息安全体系和信息标准体系。到 2015 年，初步建立全国卫生信息化基本框架。

2. “十二五”卫生信息化建设的发展目标 按照中共中央、国务院深化医药卫生体制改革的要求，“十二五”期间我国卫生信息化建设的发展目标为：以健康档案、电子病历和远程医疗系统建设为切入点，统筹推进适应医改要求的公共卫生、医疗服务、新农合、基本药物制度和综合管理等信息系统建设。到 2015 年初步构建全国卫生信息系统基本框架，加强信息标准化和卫生信息平台建设，逐步实现统一高效、互联互通，逐步建立可共享的健康档案与电子病历基础数据资源库，为全国 30% 的人口办理健康卡和建立符合统一标准的居民电子健康档案。到 2015 年全国所有三级医院为每个就诊患者建立符合统一标准的全内容电子病历数据资源库；三分之一的二级医院建立符合统一标准的部分内容电子病历数据资源库。

3. “十二五”卫生信息化建设的重点任务

(1)加强三级平台建设：建立国家级(原卫生部)综合卫生管理信息平台，支持跨省医疗卫生信息共享和业务协同，实现国家级卫生行政部门对全国的综合卫生管理，提高突发公共卫生事件应急能力；建立省级综合卫生管理信息平台，支持跨地市(区域)医疗卫生业务协同，实现省级卫生行政部门对全省的综合卫生管理与卫生应急；建立地(市)区域卫生信息平台，形成以个人为单元的区域健康档案数据管理中心和以区域内居民电子健康档案、电子病历和综合卫生管理为主体的一体化业务信息平台，实现区域内不同医疗卫生机构以及社会相关部门的业务应用系统之间互联互通、数据共享和联动协同。在部分有需要的区县也可以建立县(区)域卫生信息平台。

(2)完善基于平台的重点业务信息系统建设：加强公共卫生信息系统建设；加强医疗服务与管理信息系统建设(包括远程医疗系统建设)；完善新农合信息系统建设；建立国家基本药物制度监管信息系统；建立和完善综合卫生管理信息系统(包括食品安全，医学教育、科研等)。

(3)推进电子健康档案和电子病历数据资源建设:依托区域卫生信息平台,建设居民电子健康档案数据库。加强以电子病历为核心的医院信息平台建设,建立标准化的电子病历数据库。

(4)建立国家卫生信息专网:国家卫生网络平台由三级网络构成,国家级主干网由国家统一组织建设,以高速宽带连接国家级卫生信息平台和各省级卫生信息平台,省级主干网以高速宽带连接各省级卫生信息平台和各省管辖的地级行政区域卫生信息平台,城域网连接区域卫生信息平台和所管辖的医疗卫生单位,由地市卫生行政部门负责建设。

(5)加强标准化建设:借鉴相关国际标准,制订符合我国卫生服务体系架构和业务活动实际的卫生信息参考模型、共享电子文档信息模型,完善卫生信息平台及相关业务应用系统术语规范。完善卫生信息数据集标准与共享电子文档规范。制定重点业务信息系统技术规范、信息安全与个人信息隐私保护规范。制订卫生信息标准测评指标体系及标准符合性测试规范,开展标准化测试和认证工作。

(6)加强安全体系建设:落实信息安全等级保护制度,制定信息等级保护工作技术和管理规范,建立电子认证与网络信任体系,完善信息安全监控体系,完善信息安全应急预案和安全通报制度。加强信息系统数据灾备体制建设,提高信息基础设施和重要信息系统的抗攻击能力和灾难恢复能力。

第三节 卫生信息资源

卫生信息资源是卫生信息环境的核心要素。卫生信息环境的优劣在很大程度上取决于卫生信息资源的开发、配置与共享程度。加大卫生信息资源的开发力度,优化卫生信息资源配置,实现社会卫生信息资源的高度共享是卫生信息生态健康发展的有效途径之一。

一、卫生信息资源概述

(一)卫生信息资源的定义

卫生信息资源(health information resources)是社会信息资源的重要组成部分。目前,人们对卫生信息资源概念的理解存在两种观点:一是狭义的理解,认为卫生信息资源是指人类在社会医疗卫生活动中所积累起来的大量与健康相关的信息的集合。二是广义的理解,认为卫生信息资源是指人类在社会医疗卫生活动中所积累起来的大量与健康相关的信息及卫生信息人员、卫生信息技术等卫生信息活动要素的集合。

狭义的理解突出了卫生信息资源的核心和实质——卫生信息。卫生信息资源之所以被人们重视,主要是因为其中蕴含着具有预防保健功能的卫生信息,而卫生信息人员及相关信息技术等卫生信息活动要素只不过是卫生信息这种资源开发利用的外在条件。而广义的理解则有助于全面、系统地把握卫生信息资源的内涵,因为卫生信息资源价值的实现离不开卫生信息人员、卫生信息技术等卫生信息活动要素的综合作用。在本教材中,我们持广义的理解。

(二)卫生信息资源的分类

对卫生信息资源的类型,我们从狭义的角度来讨论。依据不同的标准,卫生信息资源可以分为不同的类别。通常我们按照卫生信息资源的表现形式，将卫生信息资源分为记录型卫生信息资源、实物型卫生信息资源、智力型卫生信息资源和口语型卫生信息资源。

1. 记录型卫生信息资源 记录型卫生信息资源是卫生信息资源存在的基本形式，也是卫生信息资源的主体。它包括以传统介质和现代介质记录和存储的卫生信息知识，如医药卫生方面的图书、期刊、数据库等。这类卫生信息资源是我们当前开发、配置、共享与利用的重点。

2. 实物型卫生信息资源 实物型卫生信息资源是由实物本身存储和表现的卫生信息知识，如医药卫生领域中常用到的人体组织标本、细胞、血液样品等。

3. 智力型卫生信息资源 智力型卫生信息资源是指存储在人脑中未编码的卫生信息知识，包括人们掌握的诀窍、技能和经验。它又称为隐性卫生信息资源，具有个性化、非结构化、只可意会不可言传的特点。

4. 口语型卫生信息资源 口语型卫生信息资源是指以口头语言表述出来但未记录下来的卫生信息资源。如医患之间通过语言交流的诊疗信息、医药卫生课程的讲授信息等。

二、卫生信息资源开发

(一) 卫生信息资源开发的内涵

卫生信息资源开发是指人类为了使卫生信息资源增值或使之得到充分利用，而对其进行的搜集、宣传、报道、重组、转化、再加工、再生产、再创造等一系列活动和为了使这一系列活动得以有效进行而开展的卫生信息人员培养、卫生信息设备制造、卫生信息系统建设等活动。它不仅包括对卫生信息本体的开发活动，还包括对卫生信息人员的培养、对卫生信息技术的研究、对卫生信息系统的建设、对卫生信息设备的制造等一系列活动。

(二) 卫生信息资源开发的任务

卫生信息资源开发是一项复杂的社会活动，它强调卫生信息人员、卫生信息技术等多要素的综合作用。根据目前的认识，卫生信息资源开发的基本任务包括以下几个方面。

1. 建立卫生信息的基础设施 卫生信息基础设施是指根据卫生组织各部门当前业务和未来的发展对卫生信息的采集、处理、传输和利用的要求，构筑由信息设备、通信网络、数据库、支持软件、各种标准等组成的基础环境。各级各地的卫生组织部门应该在充分利用现有资源和公共资源的基础上，从自身经济实力与发展需要出发，经过科学规划和调研考察，分阶段建立起比较完善的卫生信息基础设施。

2. 创建卫生信息资源标准 建立卫生信息资源管理基础标准是开发卫生信息资源的一项基本工作。目前国际上已有多项卫生信息标准，如医药电子信息交换标准 HL7 等。我们应以国际卫生信息标准为基础，结合我国实际情况建立一套卫生信息标准，以实现我国卫生信息资源的有效开发。

3. 建立健全卫生信息资源法法制 随着人类卫生保健信息需求的不断增长以及计算机网络技术在卫生事业领域的广泛应用，卫生信息行为日渐频繁和重要，卫生信息安全、个人隐私等问题也层出不穷，迫切需要建立相应的卫生信息法律、法规，规范人们的卫生信息行为，调节相互间的卫生信息权益关系。

4. 培养卫生信息资源管理队伍 理想的卫生信息管理人才必须具有复合型知识结构，能承担起卫生信息资源管理的各项任务，他们不仅应该具有信息技术的知识，还必须具有卫生管理及一定的医学专业背景知识。因此，应加强这支队伍的建设，并通过他们组织搞好各种教育活动和培训工作，提高中高层管理干部和行政人员、医生、科研人员的信息化认识水平与信息化技能，组织全员参与卫生信息资源的管理、开发和利用。

（三）卫生信息资源开发模式

卫生信息资源开发要与卫生信息的需求特点相结合，同时也要与卫生信息本身的类型和特点相结合。进行卫生信息资源开发时，要综合考虑资源特点和需求方向，因而，卫生信息资源开发模式主要有两类：需求驱动型开发模式和价值驱动型开发模式。

1. 需求驱动型开发模式　需求驱动型开发模式也称面向卫生信息用户的开发，开发的核心是服务，主要是通过卫生信息资源拥有机构与需求机构和人员之间的交互性行为，提高信息资源拥有机构的服务水平。具体包括：

(1)信息搜集型开发：主要指服务机构为了开发更加细分的市场、更加有效的销售组合、更加合理的摆放设置、更加专业的推荐等而进行的卫生信息搜集工作。目的是为了发掘和搜集用户的原始数据，为更深层次的分析提供数据基础。

(2)宣传与教导型开发：主要指卫生信息资源的所有者通过各种形式和途径吸引用户，并向用户传递卫生信息资源的描述信息或指导用户如何利用卫生信息。

(3)代理服务型开发：主要指为了使用户更加方便地利用卫生信息资源，减少用户在利用卫生信息资源过程中的不确定性，而由更加专业的卫生信息服务人员进行的代理检索、搜集和分析等服务，以及用户交互界面设计或者卫生信息系统软件的开发等。

(4)共建共享型开发：主要指为方便用户集中地利用分散的卫生信息资源，实现多个卫生信息资源拥有者之间的资源共建共享和互联互通，打破部门、区域和行业的限制，实现卫生信息资源一处存贮，多处使用，降低卫生信息的冗余和孤岛，减少投入，增大效益，发挥卫生信息资源最大价值，而进行的开发工作。

2. 价值驱动型开发模式　价值驱动型开发模式也称面向信息资源本体的开发，是指以已经存在的卫生信息资源本体为开发对象，通过对卫生信息资源本体的分类、聚合、排序、变形、抽取、过滤、浓缩、提炼、检索、翻译、评价和总结等活动，实现卫生信息资源的价值升值。具体包括：

(1)翻译和转化型开发：是指根据用户的需要，将不同类型、不同载体、不同形式、不同文种的卫生信息资源进行形式转换，方便用户利用的开发活动。从多角度展现信息、表达信息，提供更加方便和低成本的服务。

(2)翻新和整理型开发：主要指将历史积累的或从前的卫生信息资源从一种新颖的角度，重新整理后发表出版，满足社会各界需求的开发活动。

(3)转移与移动型开发：主要指将卫生信息资源在不同的区域、组织、部门、科室间以不同的目的转移流动，为卫生信息资源开辟新的应用领域。

(4)主题集成型开发：指根据用户的特定需要，将已经存在和分散的卫生信息资源根据主题重新组合，形成特定的信息系统，生成新的卫生信息产品的开发活动。这种开发方式打破原有的卫生信息组织结构，将分散在各个地区、领域、期刊的同主题卫生信息根据一定的规则抽取出来，重新梳理、排序和分类等，形成新的卫生信息组织结构。

(5)研究评价型开发：主要指通过对某一时期某一学科或某一专题的现有卫生信息资源进行归纳整理、系统分析，做出综合叙述和评价建议，或根据其发展规律，预测未来一段时间内的发展动向和趋势的开发活动。

三、卫生信息资源配置

（一）卫生信息资源配置的概念

卫生信息资源配置是以人们的卫生信息需求为依据，以卫生信息资源配置效率和效果为指针，调整当前的卫生信息资源分布和分配预期的过程。卫生信息资源配置主要是对卫生信息本体、卫生信息人员、卫生信息设备和设施等进行合理分配和布局，通过设计、调整卫生信息资源的分布和流向，以尽可能小的配置成本，取得尽可能大的配置效率，达到卫生信息为人们高度共享的目的，促进卫生信息价值最大化，使人们的医药卫生信息需求得到有效的保障，最大限度地提高人类的健康水平。

（二）卫生信息资源配置模式

卫生信息资源在时间、空间矢量上品种类型、数量等方面的配置状况、特征和要求构成了卫生信息资源配置的模式。

1. 卫生信息资源的时间矢量配置　卫生信息资源的时间矢量配置是指卫生信息资源在时间坐标轴上的配置。这种配置从时态上有过去、现在和将来之分，从时间段上又有大小之分和连续与不连续之分。卫生信息资源在时间矢量上配置的经济意义和生命保健意义是卫生信息资源内容本身决定的，例如一条及时的医疗诊断信息可能无法用金钱来衡量，利用它可能挽救很多人的生命，而一条过时的医疗信息可能没有任何价值。换言之，卫生信息效用的实现程度与时间起始点和时间段大小的选择密切相关。

2. 卫生信息资源的空间矢量配置　卫生信息资源的空间矢量配置是指卫生信息资源在不同地区、不同部门、不同项目、不同人群之间的分布，实质上是在不同使用方向的分配。卫生信息资源的空间矢量配置存在的前提是资源内容本身的非同质性以及区域间经济活动水平的差异性，它们与千差万别的用户需求共同作用的结果引起了区域间卫生信息资源的流通，并进而导致了区域间卫生信息资源结构上的差异。按空间矢量配置卫生信息资源就是要运用一切市场的、非市场的手段调节和控制信息资源在不同国家之间以及同一国家内不同地区或行业部门之间的分配关系，目的是追求卫生信息资源在按空间矢量配置后能产生最大化的社会福利。

3. 卫生信息资源的品种配置　卫生信息资源在时间和空间矢量上的配置必然要涉及卫生信息资源的品种类型。卫生信息资源品种类型的多寡是用户卫生信息需求的满足程度的评判依据之一。当前，因特网是卫生信息资源存在的主要形式。由于因特网具备开放性，任何人都可以自由地在网上存放信息，必然导致大量冗余、甚至虚假卫生信息的存在，造成卫生信息资源品种类型十分丰富的假象，或在真正的有共享价值的卫生信息资源表面形成一层面纱，使人们难识其庐山真面目。由此可见，尽管当前卫生信息资源品种类型的丰富是空前的，但其配置仍有相当大的难度，顾此失彼的现象依然在所难免。卫生信息资源有效配置的目标仍然需要借助一定的市场或非市场手段经过艰苦的努力才能最终实现。

4. 卫生信息资源的数量配置　卫生信息资源的数量配置包括卫生信息的存量配置和增量配置。卫生信息资源的存量配置是指按一定的原则和模式，通过不同的方法和手段，将业已产生的各种卫生信息资源合理分布和存储在不同卫生信息机构的一种信息活动，它侧重于解决当前不合理的卫生信息资源分布状况的调整问题。卫生信息资源的增量配置是指新增卫生信息资源的配置问题，主要表现为配置经费的切分和调整，它意味着卫生信息资源的总体容量有所增加，核心在于如何在不同地区、组织间实现均衡配置。均衡配置是指在兼顾公平和效率的前提下，权衡国家、地区、部门、组织和个体的卫生信息需求，有先后、有缓急、有侧重、有倾斜、有计划地配置卫生信息资源。卫生信息资源增量配置的经济意义在于它在应对千变万化的用户卫生信息需要方面发挥了重要的作用。信息资源均衡配置的作用只有在存量配置和增量配置并举的前提下才能实现。

（三）卫生信息资源配置机制

信息资源的配置机制就是信息资源配置的手段。为了更好地使信息资源配置手段有效地作用于信息资源配置过程，促进信息资源的开发和利用，必须弄清楚各种配置手段的作用方式和特点，进而实现卫生信息资源的优化配置。

1. 卫生信息资源的市场配置　市场配置也称微观配置，是卫生信息资源配置的基础手段。它是指市场通过供需机制、价格机制、风险机制和竞争机制的共同作用来自动组织卫生信息的生产和消费，从而实现卫生信息资源的优化配置。运用风险机制将使卫生信息资源提供者更加慎重地考虑投资、营销等。运用价格机制引导卫生信息资源配置的方向。卫生信息资源在价格体系的作用下，被最能实现其价值的需求者所利用，进而实现效益的最大化，可以说，价格配置机制是市场经济条件下最有效的资源配置机制。运用竞争机制以实现卫生信息产业最适度的配置。总之，卫生信息资源的市场配置是通过市场机制对卫生信息生产的自组织过程实现的。

市场配置机制在卫生信息资源配置上存在着一些自身无法克服的缺陷，我们称之为“信息市场失灵”。具体表现为：①信息市场本身并不能保证构建一个最为有利于卫生信息生产的市场结构；②市场不能自动制定与卫生信息活动相关的政策和法律法规，创造良好的外部环境；③产权明晰（包括有形产权和无形产权）是卫生信息市场有效性的前提，但市场本身不能界定产权。

2. 卫生信息资源的政府配置　政府配置又称宏观配置，是指政府利用政策、法律、税收工具，或通过直接投资和财政补贴来调整卫生信息开发、利用等。由于市场机制在卫生信息资源配置上存在着明显的局限性，就要求必须有外部力量的介入——政府的参与作为市场机制的必要补充，但这并不意味着政府干预比市场更有效。恰恰相反，实践表明，单独依靠计划方式配置资源，不仅成本更高，而且经常会导致资源的无效配置，中国在这方面的教训是十分深刻的。因此，在卫生信息资源的配置上，政府干预只能作为一种辅助性手段，发挥有限的作用。

政府在卫生信息资源配置的作用应集中在5个方面：①卫生信息基础设施建设；②卫生保健及卫生公共信息服务；③相关教育；④科学研究；⑤制度建设。

3. 卫生信息资源的产权配置　产权配置机制是指通过调整和明晰产权，优化卫生信息资源配置。产权的资源配置功能主要表现在3个方面：①相对于无产权或产权不明晰的状况，设置产权就是对资源的一种配置。它能减少资源浪费，提高经济效益。但这效益提高不是因为优化产权结构而导致的，而是产权设置本身所引起的。②任何一种稳定的产权格局或结构，都会形成一种资源配置的客观状态。③产权的变动同时也改变资源配置格局，包括改变资源在不同主体间的配置、资源的流向和流量、资源的分布状况。

产权总是客观地具有配置资源的功能，这就使得通过调整产权优化配置功能成为可能。

人们可以在一定限度内调整产权，优化产权结构，从而优化其配置功能，提高资源配置效率。

四、卫生信息资源共享

信息共享是实现信息价值最大化的有效途径之一。在一定条件下，整合社会卫生信息资源，实现医疗卫生行业部门之间的信息共享与交换，有利于提高整个医疗卫生业务数据处理和信息利用的效率和质量。实现卫生资源共享是我国卫生事业发展的现实需要，也是卫生信息化发展的必然趋势。

（一）卫生信息资源共享的含义

卫生信息资源共享是指各级各类卫生组织机构在自愿、平等、互惠的基础上，通过建立不同卫生组织机构之间以及与其他相关组织机构之间的各种合作、协作、协调关系，利用各种技术、方法和途径，开展共同揭示、共同建设和共同利用卫生信息资源，以最大程度地满足人类卫生信息资源需求的全部活动。

（二）卫生信息资源共享的内容

卫生信息资源共享包括卫生信息本体、卫生信息技术、卫生信息设备、卫生信息人员等与卫生信息活动相关要素的共享。它包括不同层次、不同范围、不同组织、不同类型、不同形式等的卫生信息资源共享。从层次上来说，有宏观共享（或称整体共享）和微观共享（或称部分共享、局部共享）；从主体范围来说，有全球共享、区域共享、国家共享、组织机构共享和个人共享；从组织结构来说，有卫生行政组织共享、卫生服务组织共享、卫生第三方组织共享以及其他相关组织共享；从卫生信息资源类型来说，有公共卫生信息资源共享和非公共卫生信息资源共享；从形式来说，有无偿共享（或称免费共享）和有偿共享（或称有条件共享）。

目前卫生信息资源共享主要是从两个方面来实现：一是考虑卫生信息资源在地理区域上的合理布局和配置来实现最大限度的共享；二是通过卫生信息提供者之间的合作。

（三）卫生信息资源共享的模式

完全实现卫生信息资源共享，是一个庞大的系统工程，卫生信息资源共享模式也不能一概而论，有不同层次、不同类型、不同形式的卫生信息资源，其共享模式也不相同。目前卫生信息资源的共享模式主要是卫生信息传递模式、第三方代理模式和卫生信息平台模式。

1. 卫生信息传递模式　该模式是共享成员之间通过自身建立的信息系统，一方成员把从其他机构传递过来的信息存放在自己的数据库中。在这种模式中，信息直接从提供方传给需求方，不需要经由其他数据转换或储存中心，信息的提供和获取是在多个信息系统（或数据库）间进行两两传递，是一种分散的信息共享模式。卫生信息传递模式通过报文形式或其他数据传输方式传递信息，其不需要复杂的组织机构信息交互，是一种简单的信息共享模式。该模式要求成员建立各自的信息系统，但是这种模式成本高、共享信息量有限、信息实时性差。

2. 第三方代理模式　该模式是由共享成员以外的第三方代理收集信息、保存信息和加工信息，并为整个共享成员提供服务的模式。该模式是在特定时间段内按照特定的要求向使用者提供特定信息。第三方代理除了提供信息服务之外，还可以为传递过程提供服务。在第三方代理模式下，由第三方代理建立公共数据库，共享成员通过其共享信息，而共享成员不需要建立自己的数据库。

3. 卫生信息平台模式　该模式与第三方代理模式的区别是用信息共享平台取代了第

三方代理及其信息系统，共享成员各组织机构内部数据库和信息共享平台间的数据传输、处理由计算机自动完成。信息平台服务商只对平台运行进行开发维护，不提供具体的信息服务，共享信息的内容、要求等由共享成员商定。信息平台模式下，信息共享的处理是由计算机自动完成，所以对供应链成员的信息化要求很高，但具有高效率、高可靠性和安全性的优点。该模式下信息共享的内容和要求由共享成员来决定，具有较高的公平性，同时对共享组织机构成员之间的信任和合作要求较高。

第四节　卫生信息政策、法规与伦理

近年来，在医改的推进和驱动下，我国卫生信息化的建设取得了显著成效。这为人类进行卫生信息的生产、搜集、传递、利用等活动提供了极大的便利，与此同时，也使人们在卫生信息活动中发生的社会关系变得日益复杂，一些新的社会问题随之而来。诸如：电子病历的合法性问题，数字签名的有效性问题，患者隐私信息的保护问题等，这些都需要制定相应规范制度加以解决。因此，以信息政策法规与伦理为基础，加强卫生信息政策法规与伦理的研究，完善我国卫生信息管理规范制度，是我国卫生事业发展的重要任务之一。

一、卫生信息政策

（一）卫生信息政策的概念

卫生信息政策（health information policies）是信息政策的重要组成部分。信息政策是国家、政府或组织为调控社会信息活动而制定的有关信息事业发展与管理的方针、措施和准则。卫生信息政策作为信息政策的一个分支，是卫生行政管理部门在国家总的方针政策和信息政策的指引下，结合卫生信息工作领域的需求和工作特点而制定和执行的一类指导卫生信息工作的文件，其实质是相关政策在卫生信息领域的应用和扩展。卫生信息政策既涉及国家卫生信息化建设与整个卫生信息事业，也涉及卫生信息产品的生产、分配、交换和消费等各个环节，以及医疗卫生事业的发展规划、组织与管理等问题。总之，卫生信息政策是国家或组织为调整人们在卫生信息活动中产生的各种矛盾和社会关系而制定的一系列政策的总和。

（二）卫生信息政策的体系结构

到目前为止，关于信息政策的体系结构问题，学术界一直没有形成统一的认识。学者罗兰认为信息政策应该包括三个层次：①基础政策：适用于整个社会，对信息部门有直接或间接的影响，为信息部门活动创造社会、经济环境，如税法、劳动法、教育政策等。②水平信息政策：适用于所有信息机构并对这些部门产生直接或间接的影响，如数据保护政策、信息自由政策等。③垂直信息政策：适用于某一特定类型的信息部门或某一特定的信息活动领域，如地理信息政策。学者莫尔认为：信息政策体系结构由产业的、机构的、社会的三个层次组成，每个层次分别包括信息技术、信息市场、信息工程、人力资源和立法规章五个方面。而我国学者马费成则是按照政策五要素，即政策主体、政策目标、政策问题、政策内容和政策形式来构建国家信息政策体系。

随着卫生信息化工作的不断深入，卫生信息政策体系的研究已经受到各界学者的广泛关注。我国学者王伟参照莫尔的信息政策体系框架提出了卫生信息政策的体系结构，具体包括卫生信息技术政策(涉及计算机技术、通信技术、微电子技术、传感技术、信息系统技术、人工智能技术等)、卫生信息人员政策(涉及信息教育与人才培养、人才交流与引进、继续教育培训、人力资源配置、资格认定、人员使用等)、卫生信息管理政策(涉及卫生信息的获取、存储、交流,政府信息公开,信息资源共享,卫生信息标准,系统安全保障等)、卫生信息产业(涉及通信、软件、信息服务、广告、电子产品、出版发行等)和卫生信息法律法规(包括法律、法规、规章、规范性文件等)。关于卫生信息政策体系的研究还处于探讨阶段,需要广大学者的共同努力。

(三)我国的卫生信息政策

由于卫生信息活动和卫生信息管理的广泛性,卫生信息政策涉及医疗卫生服务的方方面面。目前国内关于卫生信息政策的研究还处于探索阶段,专门针对卫生领域制定的信息政策也从无到有,逐渐增多。我国卫生信息政策的制定是从1995年原卫生部提出“金卫”工程以来才开始的。1999年,原卫生部发布了《卫生部关于加强远程医疗会诊管理的通知》,阐明了远程医疗开展的程序和规范等,要求通过远程医疗发出的信息要真实、准确。2003年,原卫生部印发了《全国卫生信息化发展规划纲要(2003-2010年)》,指明了2003-2010年间我国卫生信息化建设的基本原则、发展目标及主要任务。2009年,《意见》中明确把卫生信息化建设作为深化医改的八大支撑之一,要求建立实用共享的医药卫生信息系统,大力推进医药卫生信息化建设,以推进公共卫生、医疗、医保、药品、财务监管信息化建设为着力点,整合资源,加强信息标准化和公共服务信息平台建设,逐步实现统一高效、互联互通。同年,我国还出台了《卫生综合管理信息平台建设指南(试行)》《基于电子病历的医院信息平台建设技术解决方案(1.0版)》《基于健康档案的区域卫生信息平台建设指南》等政策,明确了卫生信息的数据交换标准和传输安全标准。2010年,原卫生部制定了《卫生信息化发展规划(2011-2015)》,明确提出我国卫生信息化建设的总体框架,即“3521”工程。2012年,原卫生部、国家中医药管理局共同发布了《关于卫生信息化的指导意见》,对“十二五”期间卫生信息化建设提出了明确要求:“按照深化医药卫生体制改革的要求,以健康档案、电子病历和远程医疗系统建设为切入点,统筹推进适应医药要求的公共卫生、医疗服务、新农合、基本药物制度和综合管理等信息系统建设。”除上述政策以外,我国出台的卫生信息政策还有《卫生部关于规范城乡居民健康档案管理的指导意见》《城乡居民健康档案管理服务规范》《卫生行业信息安全等级保护工作的指导意见》等。这一系列卫生政策在卫生信息事业发展过程中发挥了重要的推动作用。

卫生信息政策作为国家管理卫生领域信息资源的一种重要手段,目前还存在诸多问题,如信息政策宏观调控能力较弱、没有充分运用市场机制实现资源优化配置、信息政策制定主体单一、缺乏完善的反馈渠道等。

二、卫生信息法规

(一)卫生信息法规的含义

卫生信息法规(health information regulations)是调整在医疗卫生及卫生信息管理实践中因信息的产生、获取、利用、处理、传播、存储等信息活动而产生的社会关系的法规规范的总称。卫生信息的调整对象包括两个方面:一是调整卫生信息技术和卫生信息产业发展过程中产生的一系列社会关系和社会问题,其目的在于发挥卫生信息法规的导向性功能,促进卫生信息技术和信息产业的发展:二是调整卫生信息在生产、传播、处理、存储、应用、交换等环节中所产生的各种社会关系,其目的在于规范主体资格和主体行为,确立卫生信息活动中不同的信息主体之间所形成的各种权利义务关系。

(二)卫生信息法规的内容体系

目前,随着我国医疗卫生信息化建设的快速推进,卫生信息法律法规的建设已提上议程,但仍处于调研、酝酿阶段,卫生信息法规体系的研究也刚刚起步,还没有成熟的观点。我国学者王伟综合了国内学者关于信息法规体系的基本框架和观点,提出了卫生信息法规的体系结构,具体包括:①医药卫生信息(知识)产权法律法规:主要包括商标权、专利权、著作权、反不正当竞争(商业秘密权、商品标记权)、科技成果权等;②信息技术法律法规:主要包括信息技术发展、信息技术评估、电子技术、计算机技术、信息技术标准化、进出口管理、无线电频谱管理等;③信息产业法律法规:主要包括信息机构组织、信息机构管理、信息资源管理、信息人员管理、信息产业投资管理、信息产业评估等;④信息服务法律法规:主要包括公共信息服务、卫生信息服务、信息公开、信息传播、信息流通、信息商品市场、国际信息合作与交流等;⑤信息安全法律法规:主要包括商业秘密、电子信息出版、电子信息犯罪、科学技术保密、信息系统安全、网络安全等。由上述内容可以看出,卫生信息法规的体系结构还很不成熟,还没有很好地体现出卫生信息事业的行业特点,有待进一步的改进与完善。

(三)我国的卫生信息法规

近年来,在深化医药改革和卫生信息化的推动下,我国政府非常重视卫生信息法制建设,相继颁布了一些与卫生信息事业密切相关的法律法规,开始初步构筑起我国关于卫生信息活动的法律法规体系。

1. 卫生信息保密工作有了具体规定　在卫生信息管理实践过程中,有些信息是不能随意公开的,需要对其进行一定程度的保密。2000 年 12 月 28 日,原卫生部颁布了《卫生部保守国家秘密的规定》,明确规定:“卫生部设置保密委员会。卫生工作中所产生的国家秘密事项,应当依照卫生部和国家保密局《关于印发〈卫生工作中国家秘密及其密级具体范围的规定〉的通知》及时确定密级和保密期限,并在秘密载体上标明。”除此之外,《卫生部保守国家秘密的规定》在二十五条中对卫生科研和交流工作中的信息保密也做了相应的规定,明确了保密的义务和职责。另外,国家在卫生信息系统的建设过程中也非常重视数据的安全保密。如:原卫生部 1997 年发布的《医院信息系统基本功能规范》第五条对医院信息系统保密安全防范措施提出了明确要求:①系统必须有严格的权限设置功能。②系统应具备保证数据安全的功能。③重要数据资料要遵守国家有关保密制度的规定。④重要保密数据,要对数据进行加密处理后再存入机内,对存储磁性介质或其他介质的文件和数据,系统必须提供相关的保护措施。

2. 突发性公共卫生事件应急信息处理有法可依　应急信息的处理属于信息流通的范畴,在这方面,除了有宏观层面的《邮政法》《广告法》《新闻法》和《技术合同法》的法规之外,还具体针对卫生领域的信息特点制定了具体规定。如 2003 年 5 月 9 日,原国务院总理温家宝签发的《突发公共卫生应急条例》,旨在建立统一、高效、有权威的突发公共卫生事件应急处理机制。其中第三章对突发公共卫生事件报告与信息发布制度做了明确的规定:“国家建立突发事件的应急报告制度。国务院卫生行政主管部门制定突发事件应急报告规范,建立重大、紧急疫情信息报告系统。”“国家建立突发事件举报制度,公布统一的突发事件报告、举报电话。”“国家建立突发事件的信息发布制度。国务院卫生行政主管部门负责向社会发布突发事件的信息。必要时，可以授权省、自治区、直辖市人民政府卫生行政主管部门向社会发布本行政区域内突发事件的信息。信息发布应当及时、准确、全面。”同时明确了法规责任。2007 年 8 月 30 日，国务院又颁布了由原国家主席胡锦涛签发的《中华人民共和国突发事件应对法》，对包括公共卫生事件在内的突发事件的预防与应急准备、检测与预警、应急处置与救援、事后恢复与重建等应对活动做了明确规定。《突发公共卫生应急条例》和《中华人民共和国突发事件应对法》对建立统一、高效、权威的突发公共卫生事件应急处理机制起到了积极的作用，从一定程度上保障了卫生信息的顺利流通。

3. 信息公开制度进一步完善 2010 年 6 月 3 日，根据《中华人民共和国政府信息公开条例》和国家有关卫生信息法律法规，原卫生部颁发了《医疗卫生服务单位信息公开管理办法(试行)》。其中，第二章中明确了卫生服务单位信息公开的范围和内容：“医疗卫生服务单位对符合下列基本要求之一的信息，应当主动向社会公开：①需要社会公众广泛知晓或者参与的信息；②反映医疗卫生服务单位设置、职能、工作规则、办事程序等情况的信息；③其他依照法律、法规和国家有关规定应当主动公开的信息。”此外，在其他卫生法律法规中也建立有相应的信息公开法规条款或相关规定。如《医疗事故处理条例》中第十条明确规定：“患者有权复印或者复制其门诊病历、住院志、体温单、医嘱单、化验单(检验报告)、医学影像检查资料、特殊检查同意书、手术同意书、手术及麻醉记录单、病理资料、护理记录以及国务院卫生行政部门规定的其他病历资料。”第十一条规定：“在医疗活动中，医疗机构及其医务人员应当将患者的病情、医疗措施、医疗风险等如实告知患者，及时解答其咨询。”

4. 明确互联网卫生信息服务规范 为了规范互联网医疗卫生信息服务活动，促进互联网医疗卫生信息服务健康有序发展，2001 年 1 月 8 日，原卫生部颁布实施了《互联网医疗卫生信息服务管理办法》，明确规定：“未经卫生部批准，任何医疗卫生网站，均不得冠以“中国”、“中华”、“全国”等名称。”“医疗卫生网站或登载医疗卫生信息的网站所提供的医疗卫生信息必须科学、准确，注明信息来源。”2004 年 7 月 8 日，原国家食品监督管理局颁布了《互联网药品信息服务管理办法》，其中第九条规定：“提供互联网药品信息服务网站所登载的药品信息必须科学、准确，必须符合国家的法律、法规和国家有关药品、医疗器械管理的相关规定。提供互联网药品信息服务的网站不得发布麻醉药品、精神药品、医疗用毒性药品、放射性药品、戒毒药品和医疗机构制剂的产品信息。”2009 年 6 月 23 日，原卫生部颁布了《互联网医疗保健信息服务管理办法》，其中规定：“互联网医疗保健信息服务内容必须科学、准确，必须符合国家有关法律、法规和医疗保健信息管理的相关规定。提供互联网医疗保健信息服务的网站应当对发布的全部信息包括所链接的信息负全部责任。不得发布含有封建迷信、淫秽内容的信息；不得发布虚假信息；不得发布未经审批的医疗广告；不得从事网上诊断和治疗活动。非医疗机构不得在互联网上储存和处理电子病历和健康档案信息。”

5. 关注计算机和网络信息安全 计算机和网络信息安全已经成为网络环境下卫生信息管理的一项重要任务，包括物理安全、系统安全、数据安全和应用安全。《医院信息系统基本功能规范》指出：医院信息系统运行中，操作系统、数据库、网络系统的选择要求安全、稳定、可靠；系统须保证“7 天 24 小时”安全运行，并有冗余备份。《基于健康档案的区域卫生信息平台建设指南(试行)》(原卫生部信息化工作领导小组办公室，2009 年 5 月)指出：“基于健康档案的区域卫生信息平台的可靠安全的运行不仅关系到数据中心本身的运行，还关系其他业务部门相关系统的运行，因此它的网络、主机、存储备份设备、系统软件，应用软件等部分应该具有极高的可靠性；同时为保守企业和用户秘密，维护企业和用户的合法权益，数据中心应具备良好的安全策略、安全手段、安全环境及安全管理措施。”

三、卫生知识产权法

卫生知识产权是指一切与医药卫生行业有关的发明创造和智力劳动成果的专有权。它属于一种无形资产，是由智力劳动者对其成果依法享有的一种权利。卫生知识产权包括五大类：①专利与技术秘密；②商标和商业秘密；③涉及医药卫生领域的计算机软件、数据库、网络系统等；④著作权；⑤涉及研究开发、市场营销、技术转让投资等与经营管理有关的需要保密的技术、产品信息和药品说明书等。

改革开放以来，为了加强卫生知识产权保护与管理，维护国家、企事业单位、科技人员等产权所有或持有者的合法权益，鼓励发明创造，我国先后出台了许多与卫生知识产权保护相关的法律法规，一定程度上推动了我国卫生科技的发展与进步。目前，我国卫生知识产权保护的方式主要有：

（一）医药卫生专利保护

专利权（patent property）是指国家专利主管机关依法授予专利申请人及其继承人在一定期间内独占实施其发明创造的权利。根据《中华人民共和国专利法》（以下简称《专利法》）第一章第二条规定：“本法所称的发明创造是指发明、实用新型和外观设计。发明，是指对产品、方法或者其改进所提出的新的技术方案。实用新型，是指对产品的形状、构造或者其结合所提出的适于实用的新的技术方案。外观设计，是指对产品的形状、图案或者其结合以及色彩与形状、图案的结合所作出的富有美感并适于工业应用的新设计。”其中，授予发明和实用新型专利必须具有新颖性、实用性和创造性，授予外观设计专利则应具有新颖性。

专利权是医药卫生知识产权保护的主要形式之一。目前，医药卫生领域专利保护的具体范围包括：①医药器械，包括诊断、治疗等方面的器械；②检测试剂和检测工具；③卫生材料，如绷带、纱布、牙科材料、一次性卫生用品等；④药品和化学方法获得的物质；⑤食品、饮料、调味品等（主要利用微生物技术制成）；⑥药物的配制工艺和方法，包括西药的溶液剂、散剂、针、片、膏剂的生产方法和检测方法，以及中药的线、条、丸、茶剂、冲剂等的生产方法；⑦生物制品药物的生产方法，包括疫苗、菌苗、类霉菌、免疫球蛋白、转移因子、单克隆抗体等的生产方法；⑧新的微生物、新的微生物学方法及其产品、微生物利用中具有特征的方法；⑨对环境、器具和食物进行消毒的物质与方法；⑩含有药物的或药用的日用品和化妆品及其生产方法；⑪医疗卫生器械、药品等医药产品的造型设计及其外包装设计。其中，①～⑤项主要为产品发明专利和实用新型专利，⑥～⑦项主要为方法发明专利，⑧～⑩项既涉及产品发明专利，又涉及方法发明专利，第⑪项列举的是医药卫生领域的外观设计专利。

我国法规对不受专利保护的项目也作了明确的规定。《专利法》第二章第二十五条：“对下列各项，不授予专利权：①科学发现；②智力活动的规则和方法；③疾病的诊断和治疗方法；④动物和植物品种；⑤用原子核变换方法获得的物质；⑥对平面印刷品的图案、色彩或者二者的结合做出的主要起标识作用的设计。对前款第④项所列产品的生产方法，可以依照本法规定授予专利权。”从上述条款来看，疾病诊断和治疗方法、生物技术领域中的动植物品种不受专利保护。

除专利法中的规定之外，我国还在《专利审查指南》中具体列举了不能授予专利权的疾病的诊断和治疗方法：①人类或动物的受孕以及胚胎移植的方法；②各种疾病的预防方法；③各种体外循环、透析处理、麻醉深度监控等方法；④对有生命的人体或者动物的外科手术方法。同时，还列举了可以授予专利的不属于疾病诊断和治疗方法的项目：①为疾病的诊断和治疗而使用的物质、材料、仪器、设备和器具等；②对脱离了有生命的人体或动物的组织、流体进行处理或检测的方法，例如血液、排泄物、精液的保藏或者化验方法以及利用人体血清制取抗体的方法等；③对已经死亡的人体或动物测试、保存或者处理的方法，例如冷冻、焚化、解剖、制作标本以及动物的屠宰方法等。

（二）医药卫生商标保护

商标（trademark）是指生产经营者在其生产、制造、加工、拣选或者经销的商品或者服务上采用的，用来区别商品或服务来源的，由文字、图形或者组合构成的，具有显著特征的标志。商标权（trademark rights）是指商标主管机关依法授予商标所有人对其注册商标受国家法规保护的专有权，包括商标注册人对其注册商标的排他使用权、收益权、处分权、续展权和禁止他人侵害的权利。

在医药卫生领域，涉及的医药卫生产品主要包括药品、卫生用品和医疗器械等。由于这类产品的真假、质量的优劣等直接关系到人民的身体健康和生命安全，因此必须进行严格的管理。我国法规对药品商标的文字及图形、商标申请、注册、使用、保护等方面均有明确规定。例如《药品管理法》第五十条对药品商标名称的规定："列入国家药品标准的药品名称为药品通用名称。已经作为药品通用名称的，该名称不得作为商标使用。"我国对于药品实行的是商标强制注册管理制度，这与一般商品实行的商标资源注册制度有所不同。根据我国《商标法》《商标法实施细则》以及《药品管理法》的有关规定，我国药品必须申请商标注册，未经核准注册的，不得在市场销售。

在传统医药领域，一些"老字号"的医药企业经过几十年，甚至上百年的发展，以其高质量的药品和优良的服务享誉海内外。因此，通过注册驰名商标，不仅会增强对自身的保护，而且还可以推动企业走向世界，提高经济和社会效益。

（三）医药卫生著作权保护

著作权（copyright）又称版权，是指法规赋予公民、法人和非法人单位因创作文学、艺术和科学作品而在一定时期内所享有的权利。《中华人民共和国著作权法》（以下简称《著作权法》）是著作权保护的法规依据，于1991年6月实施又先后于1997年和2010年进行了两次修改。

《著作权法》第三条规定："本法所称的作品，包括以下列形式创作的文学、艺术和自然科学、社会科学、工程技术等作品：①文字作品；②口述作品；③音乐、戏剧、曲艺、舞蹈、杂技作品；④美术、建筑作品；⑤摄影作品；⑥电影作品和以类似摄制电影的方法创作的作品；⑦工程设计图、产品设计图、地图、示意图等图形作品和模型作品；⑧计算机软件；⑨法律、行政法规规定的其他作品。"另外，《著作权法》对不受保护的作品也作了相应的规定：一类是依法禁止出版传播的作品，如一些宣扬淫秽、暴力的作品；另一类是不适于著作权法保护的对象，包括：①法规、法规，国家机关的决议、决定、命令和其他具有立法、行政、司法性质的文件及其官方正式译文；②时事新闻；③历法、数表、通用表格和公式。

在医药卫生领域，受到著作权法保护的主要内容包括医疗卫生领域的文字作品、声像作品、计算机软件和数据库等。尤其要加强中药领域著作权的保护。中药领域著作权保护的范围主要包括:中药资源分布、蕴藏的调研;中药培育技术的作品;中药产品广告;中药的药理作用机制研究;中药信息及其分析成果;给药方案与治疗方案;科研申报书、科技成果鉴定证书、可行性论证报告等作品。

(四)医药卫生商业秘密和技术秘密保护

技术秘密(technological secret)是指不为公众所知悉的技术,即专利技术以外的技术,包括未申请专利的技术、未授予专利的技术以及不受专利法保护的技术。技术秘密与专利同属于知识产权的范畴,但技术秘密不同于专利,具有保密性,不具有排他性,无法定期限,但却具有实际应用价值。商业秘密(business secret)是指不为公众所知悉、能为权利人带来经济利益、具有实用性并经权利人采取保护措施的技术信息和经营信息。商业秘密包括两部分:非专利技术和经营信息。如管理方法、产销策略、客户名单、货源情报等经营信息,生产配方、工艺流程、技术诀窍、设计图纸等技术信息。

在医药企业的生产经营活动中存在大量的商业秘密和技术秘密,主要包括药品的配方、实验数据、生产工艺性方法等技术研究内容及有关医药生产管理和市场调研、市场规划、拓展、销售渠道和客户名单等。这些秘密是企业重要的无形资产,能为企业带来巨大的经济利益。因此,企业在利用专利等知识产权法保护权益的同时,还要注意建立相应的规章制度完善企业内部的保护体系和提高保密意识。

(五)其他医药卫生知识产权保护

除上述专利权、商标权、著作权、商业秘密和技术秘密外,根据《卫生知识产权保护管理规定》,我国医药卫生知识产权保护的范围还包括单位的名号及各种服务标志以及国家颁布的法规、法规所保护的其他智力成果和活动。对此,我国的《民法通则》《产品质量法》《反不正当竞争法》《科学技术进步法》《公司名称登记管理规定》《中国互联网域名注册管理办法》等都有相应条款予以规定并进行保护。

四、卫生信息伦理

(一)信息伦理与卫生信息伦理

具有现代意义的信息伦理(information ethics)研究始于20世纪70年代美国兴起的计算机伦理研究。经过四十多年的发展,信息伦理研究已经形成一定的规模,并取得了丰硕的成果。综合国内外专家对信息伦理概念的表述,我们认为:信息伦理是指以善恶为标准,调整信息生产、传播、利用和管理活动中人与人之间、人与社会之间关系的原则规范、心理意识和行为活动的总和。

卫生信息伦理(health information ethics)是信息伦理的一个分支,是信息伦理准则在卫生信息活动领域的应用和扩展。卫生信息伦理是指以善恶为标准,以非强制力为手段,调整卫生信息生产、传播、利用和管理等活动中人与人之间、人与社会之间关系的规范和准则。

(二)卫生信息伦理失范行为

随着信息技术在卫生领域的广泛应用,卫生信息交流活动变得更加方便快捷和频繁。与此同时,各种伦理问题也随之而来,出现一些卫生伦理失范行为。主要表现为以下四个方面:

1. 学术不端行为　医疗卫生领域的学术不端行为(academic misconduct)主要是指在医

疗卫生领域的科研活动中捏造、篡改、剽窃、伪造等不良行为。通过这些不良行为形成的科研成果，不但没有利用价值，反而还会带来信息污染，影响有用信息的管理和利用。近年来，随着计算机网络技术的广泛应用，科学活动中的信息伦理问题屡屡被媒体曝光，引发人们对学术不端行为的深层思考。例如2005年韩国克隆之父黄禹锡的科研造假风波，2009年浙江大学副教授何海波论文造假事件等。据美国一家名为健康合作者研究基金会的机构报告，他们对享受美国国家卫生学会基金资助的美国科学家们进行了问卷调查，结果在回收到的3247份调查问卷中，有将近2%的科学家承认自己曾对研究数据进行过造假，曾经剽窃过他人的研究成果，或者故意忽略过临床实验中的重要规则；有将近13%的科学家承认自己滥用过别人的错误研究数据；有近16%的科学家表示自己曾更改过实验计划、实验方法甚至研究结果。这就意味着在美国从事生物、医药、化学、数学、物理学、工程学及社会科学研究的科学家中，至少有30%以上涉嫌学术造假。而国内类似情况也不少见。为此，我国科协、教育部等部门相继出台了相应文件，旨在规范科研活动中的学术不端行为，遏制学术领域的不正之风。

2. 发布虚假信息行为　虚假医药信息是指背离了医疗活动或医药事物的本质、不具备真实性的医疗和药物信息。虚假的医药信息主要包括：一是完全虚假的信息，如类似张悟本之类的“名医”诊疗信息，为推销药物而刊登的虚假病例，甚至有些雇用医托，欺骗患者的信息；二是不完全信息，如一些药品广告信息，只广泛宣传其疗效，但有关副作用和禁忌只字不提；三是含糊信息，这类信息多数情况是劣质信息，信息涉及的内容是不确定和不连贯的；四是不精确信息，比如网络上有些医学治疗方法的咨询信息，内容不完整，同时方法也是普通的大众化方法。

3. 侵犯患者隐私行为　在医药卫生领域强调隐私的保护，目的在于发展和培养患者的自主性和自我选择能力。卫生信息的隐私涉及个人的健康信息、医疗、疾病及健康状况。在医药卫生信息应用实践过程中，常有患者隐私被泄露的事例。例如，某产妇刚从产房回到家里，就接到大量推销奶粉、保健带的电话和邮件；或某人刚从医院回来，同事、邻居就知道他患有性病或者有精神、心理方面的障碍等。据了解，之所以出现上述情况皆因医院或医生将患者的个人信息提供给推销员，将就医者患病的情况告知他人。这种现象的出现，给患者造成了极大的精神损害和物质损害。同时，医学科研数据也涉及了很多以人类为对象的实验数据，包含了大量的个人隐私、科研机密及其潜在用途。这些数据的共享可能将个人隐私、团体研究成果或与国家安全有关的数据暴露，使原来认为无害的数据变得越来越敏感。另外，电子病历作为一种新的信息工具，虽然非常方便病人自己查阅，但同时也很容易被不法之徒盗用。

4. 不完全履行有关知情同意的行为　在医学领域，知情同意权的主体主要包括两类，一类是患者。在临床诊疗工作中，知情同意也称为知情许诺或承诺。简单来说就是患者有权知晓自己的病情，并对医务人员采取的防治措施有决定取舍的自主权。医务人员有如实向病人或其家属告知医疗情况的义务。但在临床实践中，没有切实履行告知义务的情况也时有发生。如一位女演员的右侧乳房被确诊为乳腺癌，医务人员在为其实施右侧乳房切除手术过程中，对左侧乳房切片检查，判定为“乳腺瘤性肿瘤，伴有腺体增生”，所以医生在右侧乳房切除后，又做了左乳房切除手术，最终导致医疗纠纷。另一类知情同意的主体是受试者，受试者是医学科学研究的试验对象。受试者的知情同意是指向受试者告知实验的各种情况，受试者自愿确认其参加该项临床试验的过程，以签名和注明日期的知情同意书作为证明文件。在实际操作过程中，受试者的知情同意权被忽略的情况屡见不鲜，如辉瑞公司在尼日利亚儿童身上进行有潜在危险的抗生素特罗凡的试验，事先既未得到他们的知情同意，也未向这些儿童的父母说明所建议的治疗是试验性的，严重侵犯了这些受试者的知情同意权。

（三）卫生信息伦理体系的构建

1. 提高公民的卫生信息伦理意识　卫生信息伦理是依靠个体的内心信念来进行制约的。为此，我们首先应从提高公民的伦理意识入手，来树立正确的卫生信息伦理观。具体可以从三方面入手：一是通过各类媒体的宣传，加强普通公民对卫生信息伦理观念的认识和引导；二是重点培养医药卫生人员和卫生信息从业人员的信息伦理价值观，因为这类人员是卫生信息生产、传播、加工和处理的主体，为此，我们可以将卫生信息伦理教育纳入医学卫生类学生的德育课程中；三是通过各种方式普及普通公民的医药卫生健康知识，增强他们对卫生信息的判断和分辨能力，识别和拒绝一些不道德的卫生信息行为，从而最大限度地降低卫生信息犯罪行为。

2. 超前预示各类信息伦理问题　卫生信息伦理是随着卫生信息化建设而出现的新型的伦理问题，而且随着卫生信息化工作的进一步深入，各种各样新的卫生信息伦理失范问题将会层出不穷。对此，我们不能"头痛医头，脚痛医脚"，而应该以一种现实的态度和超前的意识来重视卫生信息伦理建设，对新的卫生信息伦理问题进行广泛的讨论与深入研究，以防患于未然，将一切损失降低到最小程度。本来卫生信息伦理是个体在卫生领域进行相关信息活动过程中，对信息价值的认同与同化过程而形成的，但若能成立专门的机构对卫生信息伦理进行深入研究，超前预示某些可能出现的卫生信息伦理难题，变被动为主动，可有效地防范部分卫生信息安全问题。

3. 制定清晰的卫生信息伦理准则　虽然卫生信息伦理主要依靠个体的自律，但自律是在他律的指导下逐渐形成的，如果缺乏清晰的伦理准则，那么大多数个体在面对各种行为选择时会茫然不知所措，只有提供了相应的伦理准则，个体才能比较容易地作出是非评判。由于卫生信息伦理是信息伦理和医学伦理交叉的范畴，和人类的生命健康紧密联系，长期以来一直受到各界人士的广泛关注。目前已经出现了一些卫生信息伦理规范的论述，如加拿大学者 E. W. Kluge 针对从事电子病案管理的卫生信息从业人员，阐述了卫生信息人员从业的伦理原则以及卫生信息从业人员、卫生机构、社会等的伦理责任。还有国际职业卫生委员会发布的《职业卫生从业人员伦理学国际规范》，其中包含了卫生信息的伦理原则，如"职业卫生从业人员以客观和易接受的形式告知劳动者他们可能会暴露于哪些职业危害中，不得隐瞒任何事实，重点突出预防措施"。明晰的伦理准则将使个体有法可依，个体对其进行反复践履，就会逐步将这种外在的准则化为自己内在的道德意识。因此，我国应该结合卫生信息的特点，尽早制定出涉及卫生信息领域各方面的伦理准则。

4. 完善卫生信息法律法规　卫生信息伦理只是一种软性的社会调控手段，不具有强制力，它的实施依赖于人们的自主性和自觉性。因此，在针对各类性质严重的卫生信息失范行为时，卫生信息伦理规范将显得软弱无力。只有将那些成熟的、共性的伦理规范实时地转化为法律法规，才能为卫生信息的安全构筑第一道防线，因为卫生信息立法才是一种硬性的法规手段，它借助国家强制力的威慑，不仅可以有效打击那些在卫生信息领域内造成严重恶果的人,而且也能为卫生信息伦理的实施创造一个较好的外部环境。当然,由于卫生信息立法的滞后性,以及法规打击的仅为造成严重恶果的行为,大量轻微的失范行为则会游离于法规的边缘或法规之外。因此,卫生信息法规也需要卫生信息伦理的补充。只有二者互相配合,互相补充,形成良性互动,才能让卫生信息事业在有序中发展。

第五节 卫生信息人

卫生信息人作为卫生信息环境的基本构成要素之一,是卫生信息环境中最积极、最活跃的因素。卫生信息人在卫生信息环境系统的运行中起着主导作用,是影响卫生信息环境质量的关键因素。可以说,在卫生信息环境中,卫生信息人是诸要素中与最优状态差距最大的要素。因此,加强卫生信息人的研究,对卫生信息环境的优化具有重要的现实意义。

一、卫生信息人概述

(一) 卫生信息人概念

卫生信息人是信息人的具体化。对于信息人的概念,国内外均有描述,美国情报学家F. W. 兰开斯特认为,在信息社会中起主导作用的是具有一定文化知识水平的人——信息人。国内也有学者提出信息人这一概念,卢泰宏教授认为,所谓信息人,是指在信息时代和信息文化的生态环境下,人逐渐形成了某些具有共同性的信息行为和信息心理,它们构成了现代人的一种后天性的特质,当我们撇开人的其他方面而专门谈这种特质时,我们把人看成或抽象为信息人。也有学者认为,在信息社会这个大环境中,一个智力和体力正常的自然人就必然要受到信息环境的熏陶和影响,他们对信息和信息活动重要性的认识会比以前的社会形态要强烈得多,从而形成某些共同行为和共同心理的特点,从而成为信息人。由此可见,信息人这个概念并不特指某一职业或某一领域的人,而是强调现代信息环境中人的信息特征的共性。综合国内外学者对信息人概念的认识,我们认为信息人是指一切需要信息并参与信息活动的单个人或由多个人组成的社会组织。

卫生信息人是信息人在卫生信息生态系统中的具体化。与信息人相对应,卫生信息人是指一切需要卫生信息并参与卫生信息活动的单个人或由多个人组成的社会组织。

(二) 卫生信息人分类

由于卫生信息是和人类生命健康息息相关的一类信息,所以可以认为每个人都有卫生信息需要并会参与相应的卫生信息活动,由此可见卫生信息人是一个庞大而又复杂的研究对象。为了更好地了解和深入研究卫生信息人,使每个人都尽快成为一个合格的卫生信息人,促进卫生信息环境的优化,我们有必要对卫生信息人进行简单的分类。根据不同的分类标准,卫生信息人可以划分为不同的类型。一般情况下,根据卫生信息人在卫生信息生态链的功能作用,我们把卫生信息人分为卫生信息生产者、卫生信息管理者(亦或服务者)、卫生信息消费者。卫生信息生产者是指创造和生产新的卫生信息的个人或组织,如医药卫生科研机构和科研人员、医疗技术开发机构和相应的技术人员,制定卫生信息政策、法律法规的机构或人员等;卫生信息管理者是指管理并传递卫生信息的个人或组织,包括卫生领域的信息咨询机构、医学图书情报单位等;卫生信息消费者是指具有一定的卫生信息需求并通过卫生信息交流活动汲取卫生信息的个人或团体,其涉及范围广泛。

二、卫生信息人的基本构成要素

卫生信息人作为卫生信息生态系统的主体，在卫生信息生态系统的建设发展过程中起着重要的主导作用。因此，卫生信息人的信息行为及信息心理等将直接影响整个系统功能的发挥，进而影响卫生信息生态系统的平衡。因此，作为一个合格的卫生信息人应该具备相应的信息素养，即医药卫生方面的信息素养。而针对医药卫生领域的信息素养研究始于20世纪80年代中期，早期研究主要关注医学生、医务工作者等的信息素养教育问题。后来，随着研究的深入，有学者认识到，卫生与健康相关的信息素养教育对象不应仅仅局限于医学生、卫生保健提供者以及卫生管理决策者，而应普及到全体民众。基于此，健康信息素养这一术语也随之而出，它是卫生信息人的基本构成要素。

健康信息素养（health information literacy，HIL）是信息素养在卫生领域的衍生。2003年美国医学图书馆学会（Medical Library Association，MLA）首次将信息素养与健康素养两个概念融合在一起，提出了健康信息素养的概念，它是指意识到健康信息需求，熟悉可能的信息源并应用它们来检索相关信息，评价信息质量及信息在特定情况下的适用性，分析、理解并利用信息作出正确健康决策的一系列能力。综合国内外对信息素养、健康素养以及健康信息素养的研究，我们认为健康信息素养的内涵是随着社会和时代的发展而不断充实和扩展的，现阶段健康信息素养内涵应考虑切合普通社会公众对有关健康知识的需求、认知、理解和接受能力，即紧密结合公共卫生服务的内容。而健康信息素养的标准可以有层次之分，对于不同的群体，其所具备的健康信息素养水平也有所不同。

综上所述，健康信息素养内容可以依据个体对健康信息的不同需求，从健康信息意识、健康信息获取能力、健康信息评价、健康信息利用、健康信息道德五个方面来描述。

1. 健康信息意识 健康信息意识是指能够认识到信息对健康的影响，知晓自身的健康状况，确认自己对某一方面或几方面健康信息的需求，明确所需健康信息的范畴。它们是构成卫生信息人健康信息素养的基础。基于科恩（Kochen）的信息需求层次理论，健康信息需求意识包括客观状态、认识状态和表达状态3个层次。客观状态表现为个体对健康信息的客观需求；认识状态表现为个体对健康信息的主观认识和意识；表达状态表现为个体认识到需要健康信息并能够准确、完整地表达出对健康信息的需求意愿。这是一个合格的卫生信息人应具备的健康信息意识。对于卫生保健提供者、卫生信息决策者等人员而言，除了上述要求，还应该对健康信息具有敏锐的感受力、持久的注意力以及对健康信息价值的判断力，只有具备了高于普通公民的强烈的卫生健康信息意识，才能更多更好地开发和利用卫生健康信息资源，为大众的健康作出正确的指导。

2. 健康信息获取能力 健康信息获取能力是指从各种卫生信息源收集与所需内容有关的健康信息的能力。首先表现为根据了解和掌握的卫生信息源，确定健康信息的获取来源，从一定程度上保证获取信息的全面性，即能够正确分析自己的健康信息需求并选择适当的信息获取源；其次，熟悉并掌握了一些健康信息获取技巧和方法，能够制订有效获取健康信息的策略，以保证信息获取的准确性。要应用健康信息，首先必须能够找到需要的健康信息，因此健康信息获取能力应该成为健康信息素养的核心能力。传统的健康信息获取途径包括报纸、电视、广播和医院专家问询等。随着社会信息化的发展，各类新兴媒体正成为年轻一代公民获取健康信息的新途径，包括互联网、移动终端等。健康信息获取途径的变化呈现出点对点传播、双向互动和即时性等特点，为用户提供了便捷的健康信息获取途径。对于医药卫生信息及相关从业人员，需要具备较强的健康信息获取能力，掌握健康信息获取的专业知识，熟悉国内外各种卫生信息源的检索技巧和方法，能够快速地检索到全面而准确的健康信息。

3. 健康信息评价能力　健康信息评价能力是指能从众多卫生信息中筛选出对自己有用的健康信息。具体包含“理解”和“评价”两个层面，即个体能够正确地理解健康信息的内容、评价健康信息来源及健康信息质量。理解是评价的基础，只有对健康信息的正确理解，才谈得上“评价信息”。评价能力是利用健康信息为自己服务的重要一环，只有能够辨别健康信息的真伪、质量和价值，才能遴选出最符合自身需要的健康信息。可以通过了解和学习医药卫生知识，增强对健康信息的理解和评价能力。对于医药卫生信息及相关从业人员，需要具备丰富的医药卫生知识，不仅能够理解和评价健康信息，还应在此基础上透过错综复杂的表面现象，挖掘出信息内容的实质，获取对某一疾病发生、发展、恶化等规律的认识。

4. 健康信息利用能力　健康信息利用能力是指能够有效组织和应用健康信息，并有选择地将健康信息融入自身知识体系，满足卫生保健需求。健康信息利用能力在健康信息获取和健康信息评价能力基础之上，是卫生信息人健康信息素养水平的最终表现。具有良好健康信息素养的人能够充分利用有价值的健康信息，综合已有的经验和知识改善自身健康状况。健康信息利用能力受性格、文化水平、社交能力、经济基础等个人因素的影响，在评估健康信息利用能力时应综合考虑这些因素对个体健康信息利用能力的作用。对于医药卫生信息及相关从业人员，不仅能够利用现有的健康信息满足自身的卫生保健需要和工作需要，还应能够根据分析后的信息引申出新的概念，创造出新的方法，提炼出新的思想，把现有的卫生健康信息创造性地运用于实践。

5. 健康信息伦理道德　健康信息伦理道德是指了解与健康信息相关的文化、道德、经济、法规和社会问题，并能合理合法地获取、利用和发布健康信息。健康信息伦理道德是引导健康信息活动有序发展，进而指导人们做出正确健康决策的有力保证。完整意义的卫生信息人是在具备相应的信息意识、各种信息能力的同时，还应具备高尚的信息伦理道德。在通过健康信息能力使健康信息意识转变为现实的过程中，健康信息伦理道德起到了重要的规范和指导作用。随着环境恶化和人口老龄化问题的出现，人们对健康信息的需求将快速增长，而且计算机网络技术的广泛应用也使信息发布更加自由，通过什么样的手段获取和发布健康信息、获取和发布什么样的健康信息等，都涉及健康信息伦理道德的问题。而至今，我国尚未建立完善的卫生信息法律法规体系，这就需要我们每个卫生信息人在卫生信息活动中，自觉抵制卫生健康信息污染，尊重知识产权和他人健康隐私，保护自己的健康隐私，维护有关健康信息的准确性，进而优化卫生信息环境。

健康信息素养作为卫生信息人的基本构成要素，是人们参与民主社会、维护和增进健康的必要因素。健康信息素养的缺失与否将直接影响人们的卫生信息行为，进而影响整个卫生信息环境的质量。因此，进行健康信息素养教育是优化卫生信息环境的有效途径之一。健康信息素养教育应针对不同的对象提供不同的教育内容，对于普通的公众用户，可以提供查找资源的服务或建设用户学习平台，为其制订一系列公共卫生教育课程，从学前教育开始贯穿整个学校教育。同时要特别关注到老人、弱势群体等有特殊需要的人。而对于医务人员及卫生信息从业人员，还要加强医药知识、信息知识、信息检索、计算机网络技术等方面的专业培训。

三、卫生信息人才——卫生组织信息主管

信息主管(chief information officer,CIO),又称为首席信息官、信息总监,出现在20世纪70年代末80年代初。CIO的出现是随着社会信息化的进程而产生的,是社会信息化的必然结果。随着卫生信息化的全面建设和深入发展,卫生组织CIO也逐渐进入人们的视线,引起了各界人士的广泛关注。

(一)卫生组织CIO的地位和职责

1. 卫生组织CIO的地位　CIO在卫生组织中的地位是和信息资源的战略地位紧密联系在一起的,也可以说CIO是为卫生组织长远的发展而设立的职位。信息时代CIO是确保卫生组织正常运转的基本要素,它在卫生组织中应处于战略决策层,参与卫生组织的战略制定、日常决策。具体来说:第一,卫生组织CIO是其CEO的主要助手,是卫生组织信息化建设的领军人物。第二,卫生组织CIO是其决策层的信息来源。现代组织的决策能力取决于对信息的掌握能力。CIO应了解卫生组织决策需要哪些方面的信息,并从运作机制上保证卫生组织决策者能够及时地获取这些信息。第三,CIO是医疗卫生组织应用现代管理思想的保障。第四,CIO是医疗卫生组织运作的精神中枢。如把医疗卫生组织的信息系统比作其管理的神经系统,CIO就是神经系统的总控单元,就是大脑中控制神经传输机制的部分。只有它的存在才可以有效协调各部门信息的共享。第五,CIO是医疗卫生组织创新机制的重要组成部分。现代医疗卫生组织的技术创新都离不开信息技术。CIO必须参加到医疗卫生组织技术创新过程,为其创新提供信息上的保证。

2. 卫生组织CIO的职责

(1)负责卫生组织信息化规划设计:CIO首先要担负起组织信息化规划设计重任。随着信息技术在医疗卫生领域的深入应用,信息化管理已经深入到组织的核心业务和办公流程之中,CIO必须熟悉组织的各种业务和办公流程,制订出正确的、符合所在组织实际需要的信息化发展规划,规划的设计要具有前瞻性、扩展性。同时,也要制定与信息化建设相关的制度、标准规范、程序和方法;制订信息化发展的基础设施建设策略;制订相应的年度工作计划,并带领信息部门和相关部门实施信息化建设。

(2)负责卫生组织信息化建设的实施和监理:目前,卫生组织信息化建设所需的信息系统一般采用外包的模式,CIO要科学组织信息化工程的实施,加强与企业的交流沟通,不断发现系统存在的问题,通过不断的反馈来更新完善信息系统的功能,尤其要把好质量关。卫生组织应成立以CIO为首的监理小组,对工程的实施进行全面监理,以确保组织的信息化建设真正符合组织的实际业务需求。

(3)负责卫生组织信息资源的开发和管理:信息资源开发和管理是CIO的基本职能。具体内容包括:全面开发和利用卫生组织的数字化信息资源,规划和管理卫生组织数字化信息资源建设;掌握卫生组织业务流程,保证信息畅通;组织和贯彻国家及卫生行业信息标准,负责规范、编制、维护和管理组织业务信息代码;还应从卫生组织的发展战略和全局出发,对原来孤立、分散的信息部门进行优化组合,把卫生组织中所有的信息功能整合在一起,实现卫生信息资源的全面开发及统一管理和利用,并对组织决策层提供必要的信息支持。

(4)负责相关的宣传、咨询与培训工作:CIO作为卫生组织信息部门及信息服务的最高负责人,在行政管理层次上,要宣传信息部门及人员的重要作用,让组织的高层领导充分认

识到信息化建设和信息资源对组织未来发展的重要性，同时应指导高层管理人员更有效地利用卫生组织内外部的信息资源，为他们提供信息和信息技术咨询服务；在动作层次上，CIO要帮助卫生信息人员以及组织各部门的业务人员和用户转变观念和认识，并对他们的意见、咨询和求助给予很好的反馈。同时，CIO还要组织全体人员的信息化业务应用培训和卫生信息资源的开发利用培训。

(5)负责卫生组织信息化建设过程中的内外沟通与协调：卫生组织的信息化工作是一项复杂的系统工程，既涉及与组织外部企业及相关部门的协调，也涉及与组织内部高层管理者和各部门业务人员的沟通。因此，CIO一方面是组织高层管理决策者与信息部门的联系人，他负责把行政管理的策略、意图和实施方案等传递给信息部门，同时又把信息部门的成果、生产能力和发展方向报告行政管理班子；另一方面，CIO还要承担整个组织各部门、各环节之间以及内外环境的信息沟通与协调工作，实现组织的协同作业和信息资源共享。

（二）卫生组织CIO的素质要求

卫生组织信息部门的建设水平在一定程度上决定了其信息化建设的水平，而作为信息部门的带头人，CIO这一角色的扮演者直接影响着信息部门的发展，这就引起了人们对卫生组织CIO素质问题的思考。下面我们将从五个方面论述卫生组织CIO的素质要求。

1. 信息技术知识　信息技术（information technology，简称IT）知识是CIO的安身立命之本。CIO必须具有信息技术知识的底蕴，了解和把握卫生信息技术（health information technology，简称HIT）知识，选择当前最适合组织业务需求的信息技术，使之符合HIT发展的趋势。

2. 医药卫生业务知识　卫生组织的信息化重点就是实现业务部门的信息化管理。因此，CIO作为信息化建设的最高管理者，必须具备丰富的业务知识，熟悉各部门的业务流程，这样才能有效地利用信息技术实现业务流程的重组，将业务流转化为数据流或信息流，实现组织业务的高效管理。

3. 管理能力　CIO作为组织的高层管理者，必须对卫生行业的发展背景和前景有全面的了解，对组织的管理目标有明确的认识，并能提升到战略高度，对决策和竞争环境的基本情况有充分的掌握，具有丰富的管理实践经验。

4. 信息素养　CIO应具有强烈的信息意识和较高的信息分析能力，能够为组织高层的战略决策发挥信息支持作用。特别是对来自外界环境的大量模糊、零碎而杂乱的信息，应有高度的判别能力和挖掘信息价值的艺术，能使自己的决策能力达到战略决策的水平。

5. 沟通协调能力　CIO必须具备良好的表达能力，能够把复杂的技术问题用简单语言向高层管理者和基层业务人员解释清楚，消除组织中的“技术恐惧症”。同时，CIO还应善于协调内部各种利益关系以及与合作伙伴的关系，要有良好的人际关系和广泛的亲和能力，善于对话和沟通，能够适应组织的文化和传统，使信息技术与管理体制相得益彰。

（三）卫生组织CIO的培养

卫生组织CIO的人才需求和其素质要求，对卫生行业CIO的教育培养提出了迫切的要求。卫生行业CIO的培养主要有以下两种培养方式。

1. 高校培养　培养卫生行业CIO的最主要、最基本的方式应是专业教育。目前，我国已经有30多所医学院校设立了医学信息管理专业，其主干课程主要包括医学、信息科学、管理学和计算机科学。通过这四大模块课程的教育，培养的人才基本具备了卫生行业CIO素质所要求的理论基础和一定的应用能力。当然仅靠短短的几年大学学习是很难培养出我们所需要的 CIO，真正的 CIO 是在大学专业教育的基础上，通过卫生信息管理实践工作逐渐成长起来的。

2. 在职培训　目前，卫生组织的信息部门领导多是信息技术人员出身，要把其培养成组织的 CIO，可以采取多种培训形式，如短期培训（2013 年起北大开设的医疗卫生 CIO 培训班）、在职申请硕士或博士学位、短期进修等方式，对其开展有关医学、信息科学、管理学等方面的教育，从而解决目前医疗卫生组织 CIO 紧缺的问题。

思　考　题

1. 什么是卫生信息环境？卫生信息环境的构成要素包括哪些？
2. 简述卫生信息生态存在的问题及对应措施。
3. 简述我国卫生信息化存在的问题。
4. 什么是卫生信息资源？卫生信息资源的开发模式有哪些？
5. 试述卫生信息资源的配置机制。
6. 当前卫生信息资源共享模式有哪些？
7. 简述卫生知识产权包括哪些内容。
8. 试论卫生信息伦理体系的构建。
9. 分析卫生信息机构 CIO 的地位和职责。
10. 作为卫生信息机构一名合格的 CIO，应具备哪些素质？

第五章

卫生组织通用业务模块信息管理

随着计算机技术、通讯技术及网络技术的发展,以及卫生组织业务精细化及功能拓展的要求,信息的有效管理日益成为卫生组织发展的关键,甚至关系到卫生组织的生死存亡。信息管理的本质是人的管理思想的具体体现,来源于实践,服务于管理,通过信息系统实现精细化管理,提高管理效率,实现管理的科学性及前瞻性。一般地,在管理信息化的趋势下,卫生组织越来越多地采用通用业务模块实现日常业务管理。本章通过介绍通用业务模块的信息管理,揭示卫生组织在今后信息化进程中已经或可能开展信息管理的业务,并借此为卫生组织通用业务信息管理的选择提供相应的技术指导。根据卫生组织的业务内容及管理要素类型,本章主要介绍以下通用业务模块的信息管理:行政事务信息管理、人力资源信息管理、财务信息管理、物资设备信息管理、后勤保卫信息管理及科研信息管理等。

第一节　行政事务信息管理

一、行政事务信息管理概述

(一)行政事务管理

行政事务指组织内部的日常管理事务与各项服务,如收发文档、办文办会、接待来宾、收支买办、福利发放等方方面面的日常工作。随着现代通信技术、办公自动化设备和计算机系统及相应软件的快速发展,行政事务管理逐渐实现了信息化。

行政事务信息管理主要是利用计算机通过相应的软件实现的,是现代通信技术、办公自动化设备和计算机系统及相应软件在行政事务中的具体运用。

(二)卫生组织行政事务信息管理的作用

卫生组织行政事务信息管理可以帮助卫生组织实现增强员工协同工作的能力;强化领导的监控管理;实现公文流转、审核、签批等行政事务的自动处理,整合组织内部的信息流,促进管理电子化、规范化;节省卫生组织的办公费用支出。

(三)卫生组织行政事务信息管理的发展趋势

随着信息时代的到来,各卫生组织必须通过信息网络技术,加快行政事务信息化,提高信息管理水平,以适应组织未来发展的需要。目前在欠发达地区和综合实力较弱的地区,其卫生组织,如一、二级医院,行政事务信息化普及程度依然有限。但是,在新医改政策和卫生组织提升自身服务能力需求的共同推动下,必将掀起新一轮的信息化建设高潮。

未来,行政事务信息管理系统将向集成化、智能化、多媒体化和移动化的方向发展。集成化是指软件和硬件之间的集成、系统和网络之间的集成、人与系统的集成、办公系统同其他信息系统的集成。通过集成,信息管理各要素联系将更加紧密,逐步组成一个“无缝集成”的开放式系统。智能化是指行政事务信息管理系统将在更高层次辅助人们完成智能性劳动,如:文本手写汉字的自动识别,对公文内容的机器理解和深层处理,辅助决策及意外情况自动处理等。多媒体化指未来的行政事务信息管理系统将更加突出包括对文字、表格、图像、声音和动画的综合处理和展示,更加形象、直观地展示各类信息,方便用户操作,提高人机交互的效率。移动化指随着智能手机、平板电脑等智能移动终端的普及和移动互联网的广泛接入,通过智能移动终端,行政事务管理人员可以随时随地远程接入卫生组织的办公自动化系统,实现异地办公、移动办公。移动化必将成为未来卫生组织办公自动化系统发展的趋势。

二、行政事务管理的核心业务

行政事务管理的核心业务主要有:公文管理、个人信息服务、会议管理、公共信息管理、教学科研管理、门户网站管理等。

(一) 公文管理

公文管理是行政事务管理的重要业务。公文管理就是对公文的创制、处置和管理,即在公文从形成、运转、办理、传递、存贮到转换为档案或销毁的一个完整周期中,以特定的方法和原则对公文进行创制加工、保管料理,使其完善并获得功效的行为或过程。公文管理工作的基本要求是准确、及时、安全,主要包括收发文管理和文书档案管理。

(二) 个人信息服务

行政事务信息管理的一个重要功能是根据卫生组织系统内用户身份,为其提供个性化的信息服务,主要包括待办事宜、电子邮件、日程安排、通讯录管理及常用信息查询。

(三) 会议管理

会议管理是为了保证会议的正常进行并提高会议的效率,对会议的筹备、组织、保障等工作进行的一种有效的协调,具体包括会议议题设定、会议日程安排、会议纪要管理和会议室管理。

(四) 公共信息管理

公共信息管理指卫生组织为了给系统内用户提供公共服务,而针对卫生组织内外部的公共信息进行管理。具体包括信息发布许可、规章制度查阅以及公告牌、学习园地、内部论坛的管理。

(五) 教学科研管理

教学科研是卫生组织业务的重要组成部分,包括科研管理、教学管理及相关的资料室信息资源管理。其中科研管理包括科研项目管理、科研经费管理、科研成果管理、科研奖励管理、科研成果信息交流管理和科研人才管理等。教学管理通常包括学生管理、授课教师管理、教学计划管理、教学目标管理、教学过程管理、教学质量管理、教学档案管理等。教学科研管理对于科学评估教学科研能力和教学科研成果,统计、评价成果效益,提高教学科研水平等具有重要意义。

（六）门户网站管理

卫生组织网站是大众了解卫生组织的重要途径，对提升卫生组织形象、扩大卫生组织影响起到积极的作用。随着信息化建设的深入和 Web 技术的发展，卫生组织网站已经不仅仅是卫生组织对外宣传的窗口，往往还承担着大量的业务应用，提供面向患者及社会大众的各种服务，具体包括卫生组织新闻与公告发布管理、在线预约挂号、检查结果查询、药品价格与医疗费用等在线查询、在线投诉与举报、在线手机短信发送服务、在线问卷调查、专家博客及在线问答等。

三、行政事务信息管理

行政事务的信息管理实质上是围绕行政事务管理的核心业务，运用计算机技术、通讯技术、网络技术等手段，对核心业务中的各类信息进行录入、添加、查询、修改、删除以及必要的信息统计等操作，实现信息的有效利用的过程。行政事务信息管理以办公自动化（office automation，OA）为实现手段。

办公自动化是一门综合性技术，它能使人们的部分办公业务活动物化于人以外的各种设备，并由这些设备与办公人员构成服务于某种目标的人机信息系统。办公自动化系统是指利用现代通信技术、办公自动化设备和计算机系统及相应的软件来实现办公日常事务处理的自动化信息管理系统。办公自动化系统包括信息采集、信息加工、信息传输和信息存取等四个基本环节。

按照应用水平的进阶，办公自动化系统大致可以分为如下三类：①事务型办公系统，是由计算机软、硬件设备，基本办公设备、简单通信设备和处理事务的数据库组成。主要处理日常办公事务，如：文字处理、个人日程管理、行文管理、邮件处理、资源管理，以及其他有关行政事务处理等等。②管理型办公系统，是把事务型办公系统和综合信息（数据库）紧密结合的一种一体化的办公信息处理系统。综合数据库存放日常工作所必需的信息，供本单位的各个部门共享，以优化日常的工作，提高办公效率和质量。③决策型办公系统，是在事务处理系统和信息管理系统的基础上增加了决策或辅助决策功能的办公自动化系统。它不仅有数据库的支持，还具有模型库和方法库，模型库是决策支持系统的核心，其作用是提供各种模型供决策者使用，以寻求最佳方案，对决策者提供支持。

办公自动化系统的架构发展经历了三个阶段：第一阶段的办公自动化系统兴起于 20 世纪 70 年代，主要功能在于实现了个体工作的自动化，是以数据为处理中心的传统信息系统，仅限于企业内部的信息管理。第二阶段的办公自动化系统是以工作流为中心的办公自动化系统，兴起于 20 世纪 90 年代，借助于网络技术的发展，以内部局域网 Intranet 为中心，以非结构化数据的工作流为主要存储和处理对象，实现了单位内部工作流程的自动化和系统内部的工作协同。第三阶段的办公自动化系统是面向 Internet 的办公信息管理解决方案，构建了以浏览器为客户端的系统架构。当前，办公自动化系统流行的系统架构一般是基于微软公司的 NET 平台和以 Java 为基础的 J2EE 平台。

卫生组织行政事务信息管理和其核心业务相对应，包括公文信息管理、个人信息服务、会议信息管理、公共信息管理、教学科研信息管理及门户网站信息管理。

（一）公文信息管理

1. 收、发文信息管理　收、发文信息管理主要是指对包括指导意见、管理办法、征求意见函、会议通知等各类正式文件的登记、流转、审签、分发、归档等。办公自动化系统支持卫生组织根据具体情况的不同来定义公文管理的流程，实现全部过程的自定义。而且，流程中的每一步骤也可以由用户自定义处理规则，用户可以按需要插入、追加、编辑、删除等。在公文流转过程中，办公自动化系统可以实现完整的流程跟踪，从登记一直到最后归档，详细记录公文的当前状态、审核过程和领导审签、签发意见；并给出当前的人员与要进行的步骤，使流转过程更加直观，使流程处理更方便。办公自动化系统还可以实现多方面的智能提示，从而减少重复劳动，提高办公效率。例如，自动完成添加公文收发日期、文件号和引入公文文头等，自动进行意见汇总，自动进行数据录入的完整性检查，进行逻辑上的错误判断等，力求键入的信息一次完成，避免出错。

2. 文书档案信息管理　文书档案信息管理是对在办公过程中产生的各类文件、重要活动记录和规章制度文档进行归档管理。各部门的文件资料归档后，相应的文件资料将自动保存在档案库中，并按管理员建立的分类方法进行归类管理，完成分类、组卷、封卷、拆卷、检索、借阅、销毁等工作。

文书档案管理模块根据系统用户角色的不同自动配置不同操作菜单，主要实现三个功能：档案管理、档案检索和档案借阅。档案管理具有高度的保密性，根据文档的重要程度分为不同的密级，不同级别的用户可以查询、借阅的文档不同，管理员可以设置不同用户的密级权限；档案管理员对重要文件以及处理完毕的收发文进行整理和正式归档。一般用户可填写借阅单向档案室申请借阅，档案管理员有权同意或拒绝借阅。

（二）个人信息服务

1. 待办事宜　待办事宜模块可以收到每一项工作流程中发送给用户的申请或批示，按照“信息找人”的原则推动工作的顺利完成。用户在登录系统后马上就可以看到需要办理的各项业务，不必到每个模块去查找需要自己办理的工作，并可以办理各种申请和批示。同时，它还保存了用户办理过的各项业务，以备后续查找和参考。

2. 电子邮件　采用与电子邮箱一样的邮件收发、处理机制，使用户可以和系统中其他用户（包括使用其他电子邮件的用户）进行通信。同时，提供邮件地址信息的辅助管理，帮助用户管理邮件信息。

3. 日程安排　用户随时能够安排自己的活动，活动安排会自动记录在数据库中，在日历上会显示活动的概要，及时提醒用户。另外，还支持日历有选择地对外开放，方便系统中的其他用户安排相关的活动，避免时间上的冲突。

4. 通讯录管理　本模块能够保存、管理用户日常通讯常用的个人、单位信息，并提供方便、强大的查询功能，为用户个人的信息管理提供了极大的方便。

5. 常用信息查询　常用信息查询中可以记录、保存大量日常工作中经常会使用到的信息，包括列车时刻表、航班时刻表、长途区号、邮政编码等信息服务，方便日常工作。

（三）会议信息管理

1. 会议议题设定　主要的功能是会议议题的起草、审批和归档。

2. 会议日程安排　主要是针对一些日常会议或已经审批过的会议议题的具体安排，主要功能有会议室的查找、预定，向与会人员发送会议通知等，并且能实时跟踪人员是否按时出席的状况。

3. 会议纪要管理　主要有会议信息、决议的记录，会议记录的批阅，会议记录的归档等功能。

4. 会议室管理　会议室管理主要是通过相应的模块或系统对会议室使用情况信息进行管理，从而合理分配和利用会议室资源，以大大降低人工管理会议室的烦琐程度，实现会议室管理的自动化。目前，部分卫生组织（如大医院）的会议管理系统还包含了电子会议系统或远程会议系统，可以实现借助于信息技术实现远程的视频会议，减少了出差环节，节约了时间和成本，提高了效率。

（四）公共信息管理

1. 信息发布许可　支持系统管理员指定各科室、各部门的内容管理人员，支持各科室、各部门内容管理人员提出发布公共信息的申请，系统管理员做出审批决定。

2. 规章制度查阅　规章制度泛指用来管理各级主管部门及卫生组织的有关法律、规章及制度。信息内容由系统管理员录入，供所有人员查询，支持字符、图片等各种格式。

3. 公告牌　公告牌用于在卫生组织内部发布各种通知、通告、批评、表扬等共享信息。系统对公告牌的整个生命流程进行跟踪，详细记录公告的当前状态、公告牌审核的过程和领导审签、签发意见。

4. 学习园地　学习园地系统用来管理与本部门有关的各种培训资料，信息内容由专人录入，供所有人员查询，支持字符、图片、音频、视频等各种格式。

5. 内部论坛　内部论坛可以为卫生组织内部的用户提供感兴趣话题的讨论空间。所有系统用户都可以在此就话题发表看法和建议，使内部论坛成为开展广泛、深入讨论的园地。

（五）教学科研信息管理

1. 科研信息管理　包括对各类科研基金的申请管理、对于卫生组织设立课题的评审、各类已下达课题的跟踪管理、经费管理、对已经完成课题的验收管理；各类科研成果的申报登记，各类科研奖励的申请管理，国际国内专利的申报、授权后管理，科研成果信息交流，科研人才管理等。还包括与科研相关的统计分析，包括各科室、各科研人员承接课题的数量和级别，已发表的各类论文的数量，期刊的影响因子，成果的数量和级别，从而对科研成果和科研能力进行绩效考评。鉴于卫生组织科研信息管理的特殊性，将在第六节中单独介绍。

2. 教学信息管理　教学信息管理负责对卫生组织承担的教学任务进行管理。教学信息管理通常包括学生信息管理、授课教师信息管理、课程信息管理、课程安排信息管理、授课地点安排信息管理、学生选课信息管理、学生对课程的反馈意见和对教学质量评估信息管理、考试题库信息管理、考试时间和地点的信息管理、学生考试成绩信息管理、教学档案信息管理及各类统计分析功能。

3. 资料室信息资源管理　资料室信息资源管理涉及各类科研图书、资料、学术期刊的管理以及信息检索。通常包括各类书籍、期刊、资料的订购、查询、借阅、归还等，各类馆藏图书、期刊、资料的库存管理及分析统计；提供各类学术期刊、学术会议论文、学位论文、专利文献、科研资料的搜集、加工、存储、检索服务，其信息的来源通常由专业的数据资源库提供。

（六）门户网站信息管理

1. 卫生组织新闻与公告发布管理　主要是通过相应的系统实现对卫生组织新闻和公

告的发布管理。包括:采编到审核的权限系统、word文档在线内容编辑系统、文件文头等样式的模板编辑系统、提供保存查询的信息归档系统、机密文件签收系统等,配合可制定发布流程的流程管理系统,可适应各种卫生组织新闻信息的发布需求。

2. 在线预约挂号　在线预约挂号是医疗服务卫生组织特有的信息管理业务,提供面向大众的在线预约挂号的功能,以方便广大患者就诊。患者可通过输入个人真实信息、病例卡号等信息对某个专家门诊进行网上预约挂号,并可通过在线支付平台对挂号费用进行预先支付,以实现成功预约挂号。此外,患者还可根据具体情况进行临时的预约取消。

3. 检查结果查询　为方便患者获取检查结果,门户网站通过建立检查结果数据库,可以将患者的各项检查结果及时输入到该数据库中。患者利用门户网站中的查询系统,输入病历号或姓名等信息,系统自动搜索到对应的检查化验结果并显示给患者。

4. 药品价格、医疗费用等在线查询　为提高卫生组织收费的透明度,方便服务对象(如患者)对卫生组织的收费标准、收费流程进行监督。各卫生组织的门户网站中通常设置了药品价格、医疗费用等在线查询功能,通过该功能可实现对卫生组织的各种药品价格、各项医疗服务项目费用、专家预约情况等的在线查询,进而了解掌握相关情况。

5. 在线投诉、举报　为了加强对医护人员的监督管理,提高工作质量,门户网站设置了在线投诉、举报功能。广大公众可以通过该功能实现对卫生组织服务的在线投诉或举报,并且可凭个人信息和相关编号查询个人投诉或举报的处理情况。

6. 在线手机短信发送　管理员可以通过手机短信发送平台向网站用户发送各种通知和公告。此外还可与在线预约挂号功能结合起来用于发布各种信息,如预约成功信息、挂号费用支付成功信息等。

7. 在线问卷调查　借助此功能可以完成各式各样的问卷调查,包括问卷的发布,调查结果的统计、分析等,以更好地获取各方面的意见,提升卫生组织网站的互动性能,改善卫生组织的工作。

8. 专家博客　利用该系统,门户网站可以帮助卫生组织各类专家或领导建立起自己的个人博客,以用于医疗学术的交流和个人观点的发表,同时为专家与患者之间的交流提供了更便捷的途径。

9. 在线问答　卫生组织门户网站可以建立医疗专业问答平台,可供医护人员和患者、患者和患者之间进行方便而自由的问答式交流。

第二节　人力资源信息管理

一、人力资源信息管理概述

(一)人力资源管理

人力资源管理(human resource management)是指企事业单位一系列人力资源政策以及相应的管理活动。这些活动主要包括人力资源战略的制订、组织架构的管理、员工的招募与选拔、培训与开发、绩效管理、薪酬管理、员工流动管理等。现代人力资源管理应具有以下五种基本功能。

1. 获取　根据组织发展目标确定所需员工的条件,通过规划、招聘、考试、测评、选拔,获取所需人员。

2. 整合　通过组织文化、个人愿景与组织发展目标等的有效整合，使组织内部的个体、员工群体的目标、行为、态度趋向组织的要求和理念，使之形成高度的合作与协调，发挥集体优势，提高组织的生产力和效益。

3. 保持　通过薪酬、考核、晋升等一系列管理活动，保持员工的积极性、主动性、创造性，维护劳动者的合法权益。另外也要保证员工拥有舒适的工作环境以及在工作场所的安全、健康，以增进员工满意度，使之安心满意地工作。

4. 评价　对员工工作成果、劳动态度、技能水平以及其他方面作出全面考核、鉴定和评价，为作出相应的奖惩、升降、去留等决策提供依据。

5. 发展　通过员工培训、职业规划与开发等，促进员工知识、技巧和其他方面素质提高，使其劳动能力得到增强和发挥，最大限度地实现其个人价值和对组织的贡献率，达到员工个人和组织共同发展的目的。

人力资源管理的各项活动之间不是彼此割裂、孤立存在的，而是相互联系、相互影响，共同形成了一个有机的系统，其关系如图 5-1 所示。

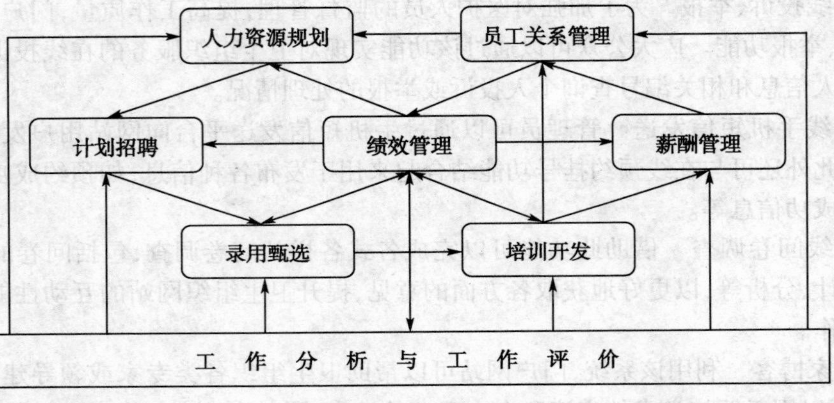

图 5-1　人力资源管理关系图

对于卫生组织而言，人力资源管理系统发挥的作用更为重要。因为卫生组织涉及人事管理的职能部门比较多，不仅包括人力资源部门，还包括医务处、护理部、科研处、教务处等相关部门。在传统的人力资源管理过程中，人员的信息往往不能及时更新、汇总，导致信息滞后或者信息不准确等问题，从而导致人力资源部门难以掌握准确、全面的人员信息，因此，也无法做出科学的人员管理决策。

通过卫生组织人力资源管理系统的建设，不仅能够解决上述存在的问题，还能提高人力资源的工作效率，规范人力资源管理的业务流程。另外，借助人力资源管理系统还能实现与其他业务系统的数据共享，实现人力与财务、教学、科研等部门的协同。

（二）卫生组织人力资源信息管理的作用

现代卫生组织人力资源管理与信息建设关系密切。根据卫生组织自身情况和特点，构建成熟、高效的卫生组织人力资源管理系统对于提高管理效率和管理质量具有十分重要的意义。通过卫生组织人力资源管理系统，可以清晰、准确、快捷地掌握卫生组织的人员情况、组织架构体系、薪酬福利成本、绩效考评情况等，还可以利用历史数据对未来发展趋势进行预测,从而为卫生组织未来的人力资源战略提供分析结果和决策依据。

（三）卫生组织人力资源信息管理的发展趋势

近年来,随着卫生组织对人力资源管理的日趋重视和信息化建设的不断推进,我国的卫生组织人力资源管理系统取得了长足进步。部分三甲医院建立了成熟、完备的人力资源管理系统,显著提高了人力资源管理的工作效率,推动了卫生事业人事制度改革,积累了比较丰富的经验。但是,总体来看,我国卫生组织人力资源管理系统还比较滞后。各卫生组织的人力资源管理系统还是仅仅支持人事档案信息管理、工资管理、考勤管理等。还有相当多的卫生组织特别是中小型卫生组织的人力资源管理仍然采用单机版的模式,导致工作效率低、数据准确率低、数据缺失比较严重。未来,随着各卫生组织对人力资源管理的日趋重视,越来越多的卫生组织正在逐步完善人力资源管理系统。但是,人力资源管理系统依然面临着如下的挑战。

1. 员工个性化发展的挑战　即员工日益多样化、差异化、个性化,要求人力资源管理必须提供个性化、定制式人力资源产品/服务和关系管理,在人力资源管理中如何较恰当地平衡组织与员工个人的利益。

2. 工作生活质量提高的挑战　即员工不再仅仅追求工资、福利的提高,还追求精神层面诸如个人自我价值的实现等方面的满足,人力资源管理必须提供更加全面周到的人力资源产品/服务。

3. 工作绩效评估的挑战　即员工考核与报酬日益强调以工作绩效考评为基础,并形成绩效、潜力、教导三结合的功能。

4. 人员素质的挑战　即对各类管理人员的素质要求日益提高,培训、教育、考核、选拔、任用越来越重要。

5. 职业生涯管理的挑战　主要是员工日益重视个人职业发展计划的实现,组织必须更加重视职业管理,为员工创造更多的成功机会和发展的途径,使其获得个人事业上的满足。包括较成熟的卫生组织的中上层职位在显示饱和的情况下,如何处理员工的晋升问题。

6. 人力资源要素发展变化的挑战　要求人力资源管理必须不断提高人力资源管理的预测性、战略规划与长远安排。

7. 部门定位的挑战　人力资源部门如何在众多的卫生组织职能部门中发挥其作用或显示其特别绩效,人力资源管理应担当哪些角色以保证人力资源的有效利用。

未来,随着人力资源管理的重要性日益突出,卫生组织对人力资源管理会不断提高重视程度,另外,卫生组织业务的日趋复杂和多样化也对人力资源管理提出了更高的要求。因此,建设并完善卫生组织人力资源管理系统,使人力资源管理走上规范化、合理化、高效化的道路,会成为绝大多数卫生组织的必然选择。现代化的人力资源管理系统也必将成为未来卫生组织人力资源管理适应环境变化的重要变革手段。

二、人力资源管理的核心业务

人力资源管理的核心业务主要有:人员管理、组织机构管理、薪酬福利管理、招聘管理、培训管理和绩效管理等。

（一）人员管理

人员管理是人力资源管理的基础。人员管理主要强调对卫生组织所有员工的信息进行规范管理，保证信息的准确性、完整性，还应该涵盖各种类型的人员变动，实现与其他业务流程的集成和衔接。由于卫生组织涉及的范围广、人员的构成成分复杂、具有一定的流动性（如实习医生等），因此人员信息的管理非常关键。

（二）组织机构管理

组织机构管理是人力资源管理的重要组成部分，包括对卫生组织的部门管理、岗位管理、编制管理等。

（三）薪酬福利管理

所谓薪酬福利管理，是指一个组织根据所有员工的工作情况来确定他们应当得到的报酬福利的总额、结构和形式的一个过程。一般要同时达到公平性、有效性和合法性三大目标。薪酬制度的建立通常包含职位分析、薪酬管理、薪酬定位、薪酬结构设计及薪酬体系的实施和修正等五个步骤。卫生组织应用薪酬福利管理能实现对各种不同类型薪酬制度的设计以及薪酬的计算、发放等。

（四）招聘管理

招聘管理的工作主要是为组织招聘到合适的人才，满足卫生组织长期稳定发展过程中对人才的需求。通常招聘工作分为岗位解析、制订方案、实施方案、结果验证及优化方案等五个步骤。招聘管理就是要为上述流程提供支持和自动化的帮助。

（五）培训管理

卫生组织属于知识密集型的组织，医学又是一门知识更新频率很快的学科。医学人才培养实践性强、周期性长的特点，使其对继续教育的依赖很大。传统的卫生组织培训管理，不仅缺乏统一的目标和清晰的架构，而且没有相应的技术手段来辅助构建一个规范、科学、动态、连续的统一管理平台。现代卫生组织的培训管理强调培训目标、培训内容及培训过程的统一管理，为各类培训对象提供适宜的培训方案。

（六）绩效管理

绩效管理是人力资源管理的重要组成部分。所谓绩效管理是指管理者与员工之间就目标与如何实现目标达成共识的基础上，通过激励帮助员工取得优异绩效，从而实现组织目标的管理方法。绩效管理可以分为以下几个阶段。

1. 计划　制订绩效目标计划及衡量标准。绩效目标分为两种：一是结果目标，其来源于公司的目标、部门的目标、市场需求目标以及员工个人目标等；二是行为目标，即实现结果目标的具体步骤。

2. 评价　在阶段性工作结束时，对阶段性业绩进行评价，包括对实际业绩与预期业绩的比较、管理者的反馈、支持与激励、业绩改进建议、本阶段总结、确定下阶段的计划等，以便能公正、客观地反映阶段性的工作业绩，进行业绩的评定，不断总结经验，促进下一阶段业绩的改进，总结业绩的发展趋势。

3. 以考核为基础的个人回报　目前是通过构建岗位绩效工资制度来实现。通过对员工职位关键业绩指标（key performance indicator，KPI）的设定，评定职位的输出业绩，并将其与报酬相结合。

绩效管理系统可以支持对不同层次、不同类别的人员进行绩效管理。

三、人力资源信息管理

人力资源信息管理实质上是围绕人力资源管理的核心业务，运用计算机技术、通信技术、网络技术等手段,对核心业务中的各类信息进行录入、添加、查询、修改、删除以及必要的信息统计等操作,实现信息的有效利用的过程。人力资源管理系统是人力资源信息管理的实现手段。

人力资源管理系统的发展经历了以下三个阶段:第一代人力资源管理系统出现于 20 世纪 60 年代末期,能自动计算人员薪酬,但不保留任何历史信息。第二代人力资源管理系统出现于 20 世纪 70 年代末,可以对人力资源信息和薪资的历史信息进行收集,也有初级报表生成和数据分析功能。第三代人力资源管理系统出现于 20 世纪 90 年代末,其数据库对几乎所有与人力资源相关的数据都进行了收集与管理,实现了各类报表生成工具、数据分析工具和信息共享功能。

目前人力资源信息管理系统常见的架构包括三种,分别是 C/S 架构、B/S 架构和混合架构。①C/S 架构:一种典型的两层架构,其全称是 Client/Server,即客户端/服务器端架构,其客户端包含一个或多个在用户的电脑上运行的程序,界面和操作丰富,安全性能容易保证,多层认证也不难,响应速度较快,但适用面窄,不适合面向一些不可知的用户,维护成本高。②B/S 架构:全称为 Browser/Server,即浏览器/服务器结构,主要事务逻辑在服务器端实现,仅极少数事务逻辑在前端实现,应用所谓的三层架构,无须特别安装,交互性较强,升级方便,但跨浏览器表现不足,在速度和安全性上需要花费巨大的设计成本,客户端服务器端交互的请求-响应模式不够方便。③混合架构:兼顾了 C/S 和 B/S 两者的优点,部门内部采用 C/S 架构,提高了人机交互界面的易用程度,客户端采用 B/S 架构,利于用户通过互联网远程登录。

对应于人力资源管理的核心业务,卫生组织人力资源信息管理包括人员信息管理、组织机构信息管理、薪酬福利信息管理、招聘信息管理、培训信息管理和绩效信息管理。

(一) 人员信息管理

通常,人员信息管理主要涉及对员工个人信息的管理。集中管理的信息包括个人的基本信息、职称、专业职务、教学科研经历、培训、绩效、考核、合同等方面的信息,完整记录员工从进入单位、发生变动到离职的全过程的历史信息,实现对所有员工的分类管理。还能够实现多种不同的查询、展示形式,提供不同类型、不同内容的分析报告,以及员工的入职、职务和职称的变动、工作部门的变动、离岗等各种情况,当员工的个人情况发生变化时,其他的信息应根据卫生组织制定的政策发生相应的变化。例如,当员工的职位或职称发生变动时,薪酬部分自动地进行调整。

(二) 组织机构信息管理

1. 部门信息管理　支持卫生组织内设部门的新增、修改、查询、删除、合并等操作,并能够清晰地展示卫生组织的组织架构及各部门的人员数、部门领导、办公场所、仪器设备等基本情况。同时,系统能够便捷地提供部门内所有的成员的情况,并能够查询、浏览到成员的个人信息。

2. 岗位信息管理　岗位是工作事务的集合。岗位信息管理是以组织中的岗位为对象,科学地进行岗位设置、岗位分析、岗位描述、岗位监控和岗位评估等一系列活动的管理过程。岗位管理不仅使员工明确工作职责,实现和卫生组织的同步成长,而且能够为绩效考评和薪酬管理方案的设计提供依据。通常情况下,岗位管理包括岗位设计、岗位分析和岗位评价三个环节的操作,涉及岗位的新增、修改、查询、删除,对岗位职能的评价和分析等。

3. 编制信息管理　编制是组织机构对人员数量的定额和职务的分配，是一个单位或部门对工作岗位和人数进行的规划和控制。人力资源管理中，需要根据科室设置的情况和各科室的工作任务情况，合理设置编制，有效使用人力资源，确保卫生组织人力资源战略的顺利实现。编制管理明确科室人员的超编或者缺编情况，可以为后续的招聘、人员调整和绩效考评提供依据。

（三）薪酬福利信息管理

系统支持设定不同岗位的薪酬额度，并能够设置各项薪酬项目的计算公式；系统还应能够支持与绩效考核模块相挂钩，能够及时根据绩效考核的结果来更新、计算员工的薪资；系统还应该能够与财务系统集成，即时在相应的财务系统中得到反映和发放；能够为员工提供多种形式的薪资查询，并能够生成各种不同形式的统计分析报表，为薪资制度的改进提供参考。

（四）招聘信息管理

支持各部门制订相应的人力需求计划，明确岗位需求、缺编人数、岗位任职资格要求等编制招聘计划，并通过相应的招聘渠道发布招聘信息；可以搜索、查阅应聘者的详细简历，匹配岗位和应聘者；根据定义的规则自动安排笔试、面试的时间、地点；笔试、面试的结果可以通过网络自助服务的方式自动化处理，相关人员的评价自动存储并汇总到人力资源部门；将录用的人员信息自动转入员工信息库，未被录用的人员转入后备人才库，供以后招聘使用，并可以将招聘后的员工表现与招聘过程进行分析，对招聘过程进行验证和优化。

（五）培训信息管理

培训信息管理主要是要确定在什么时间、在什么条件下、需要进行什么内容的培训，并且能够确定参加了某培训项目的人有哪些，参加培训的人取得了什么样的培训效果。培训管理系统能够支持培训需求的调查和分析，制订相应的培训计划，将各种类型的培训资源进行共享，对各类培训项目进行申请和审批，记录员工、部门参加培训的情况以及获得的成绩，并能够利用上述信息进行检索和统计分析。

（六）绩效信息管理

绩效信息管理系统可以支持设立不同类型的考核规则、评分规则，实现绩效计划的制订、浏览和审核。可以实现考核启动信息发布、绩效数据采集、考核评估打分、考核进展监控、考核结果生成等操作。可以支持考核的结果自动更新到员工的档案中，并应用于员工的薪酬、福利等模块的设置中，提供考核结果的自动分析和统计功能。

第三节　财务信息管理

一、财务信息管理概述

（一）财务管理

财务管理（financial management）是在一定的整体目标下，关于资产的购置（投资）、资本的融通（筹资）和经营中现金流量（营运资金）以及利润分配的管理。具体到卫生组织而言，财务管理是指通过决策、计划和控制等手段来组织卫生组织财务活动、处理卫生组织财务关系的一项经济管理工作。主要包括：科学合理编制预算，真实反映财务状况；依法组织收入，努力节约支出;健全财务管理制度,完善内部控制机制;加强经济管理,实行成本核算,强化成本控制,实施绩效考评,提高资金使用效益;加强资产管理,合理配置和有效利用资产;加强经济活动的财务控制和监督,防范财务风险。

在医疗卫生体制改革的今天,医疗市场竞争激烈,政府对卫生组织(如医院)的补贴和投入比例降低,"以药养医"的现状被打破,卫生组织经济增长由粗放式向集约化、社会化转变,卫生组织管理在重视社会效益同时,更关注自身的经济利益和运行效率。因此,卫生组织财务管理的目标包括实现结余最大化、卫生组织资产的保值增值及不断增加事业基金积累。

卫生组织财务管理通常会面临以下任务:

1. 会计管理和成本核算 卫生组织开展会计管理和成本核算是为了进行有效管理现金流、加强成本控制,其最终目的是要控制成本、节约开支、降低费用,从而增加结余,提高卫生组织的经营绩效,最终使卫生组织整体增收节支,提高经营绩效。

2. 项目投融资财务可行性分析 卫生组织项目投融资大小不等,但无论大小都要进行财务可行性分析,这样可以避免投融资的盲目性,降低风险,防止失败,减少损失。要保证分析评价的数据信息来源可靠、真实准确,这样才能保证分析评价的科学性、客观性,最后把分析评价的结果提交给卫生组织的决策者作为最后决策的依据。

3. 财务分析 财务部门要定期或不定期地根据有关数据资料和最新信息对收支情况进行分析预测,以便计划下一阶段的收支安排,尤其是弹性较大的开支,卫生组织虽然有完整的预算计划,但卫生组织预算通常是以年度为基础编制的,并且是在预算年度开始之前进行编制,离预算年度时间长,主观性较强,有一定的缺点。如果在执行预算的过程中和财务预测与计划相结合,并且根据最新数据资料与信息,估计可能的业务收支结余情况,对原先制订的预算计划进行修订,以便合理计划下一阶段将要发生的费用支出,控制不合理的开支范围,这样就可以预防收支严重不平衡,防止出现巨额亏损,从而提高卫生组织的经营绩效。

(二)卫生组织财务信息管理的作用

财务管理对卫生组织改进管理方式、提高经济效益具有十分重要的作用。一是可以使得收费流程更加严谨、规范、透明,使得收费项目和收费标准更加规范化,确保收入入账的及时准确,实现资金的实时准确结算,控制欠费,规范预收款工作。二是完成药品、器械以及各种物资材料的准确及时核算。三是可以为财务分析和投资提供有力的支持。四是提高财务人员的业务素质,完善财务管理制度,为卫生组织的预算编制、成本效益核算提供现代化的手段和技术支持。

(三)卫生组织财务信息管理的发展趋势

鉴于财务管理是卫生组织业务管理中的重要组成部分,卫生组织仍会将财务信息管理系统作为信息化建设的重点。未来,卫生组织财务信息管理系统将呈现出如下的发展趋势。

1. 由通用型向专业化发展 随着技术的发展和市场的细分,现有的财务信息管理系统会更加体现出面向卫生组织财务业务的特点,满足其对财务管理特定的需要,适应卫生组织财务制度。

2. 由财会核算型向财务业务一体化发展 目前大多数卫生组织的财务信息管理系统还仅是面向财务核算业务。随着信息化建设的不断深入,财务信息管理系统必将和卫生组织的其他业务系统进行集成,实现业务上的协同,形成财务业务一体化的趋势。

二、财务管理的核心业务

财务管理的核心业务主要有:会计账务管理、预算管理、财务分析、投资管理等。

(一) 会计账务管理

会计账务管理是财务管理的基础。会计账务管理是以货币为主要计量尺度,对卫生组织的资金运动进行的反映。它主要是指对卫生组织已经发生或已经完成的经济活动进行的事后核算,也就是会计工作中记账、算账、报账的总称。

(二) 预算管理

预算管理是卫生组织根据事业发展情况、年度计划和任务编制的年度财务收支计划,对计划年度内卫生组织财务收支规模、结构和资金渠道所作的预计,是计划年度内卫生组织各项事业发展计划和工作任务在财务收支上的具体反映,是卫生组织财务活动的基本依据。

预算按照不同的种类可以分为零基预算和增量预算两种,零基预算是对增量预算的改进。卫生组织预算的编制实行全员参与、上下结合、分别编制、分类汇总、综合平衡的方式,编制流程通常包括下达目标、编制上报、审查平衡、审议批准及下达执行等五个步骤。

预算管理以科室业务量和需求为基础,面向科室、卫生组织进行全面、科学、灵活的管理,提供预算编制、预算下达、预算调整、预算执行控制、预算执行、支出控制分析,帮助卫生组织实现事前规划、加强事中和事后控制,有利于管理者实现对预算各环节的全面控制。

(三) 财务分析

财务分析是以经营单位财务报告等会计资料为基础,采用一定的技术和方法,对经营单位的财务状况和经营成果进行评价和剖析的一项财务活动,以反映经营单位在运营过程中的利弊得失、财务状况和发展趋势。财务分析是评价财务状况、衡量经营业绩的重要依据,有利于加强和改善卫生组织管理流程,规范财务制度,提高资金使用效率。

财务分析主要包含偿债能力、营运能力、盈利能力、发展能力及医疗成本费用分析等五个方面的内容,具体涉及资产负债率、流动比率、速动比率、资金周转率、应收账款周转率、资产收益率、投资收益率、收支收益率、总资产增长率、资本积累率、业务收入增长率、人均门诊人次、人均住院床日、病床周转率、平均每门诊人均收费水平等指标。

财务分析需要调用大量的资料,大致包括两类,一类是衡量财务状况的基础资料,包括资产负债表、现金流量表、损益表等。另一类在基础材料之上的相关资料,包括内部报表、财会凭证等。财务分析的方法主要包括趋势分析法、比较分析法、比率分析法、因素分析法等。

(四) 投资管理

投资是指卫生组织在一定时期投入的资金,以期望未来获得更大收益的行为。卫生组织投资管理是实现财务管理目标的基本前提,是实现卫生组织持续发展的必要手段,是降低风险的重要方法。投资按照回收时间的长短可以分为短期投资和长期投资;按照投资的方向可以分为对内投资和对外投资;按照投资的方式可以分为直接投资和间接投资。通常卫生组织进行投资涉及的金额大,影响时间长,所以对投资往往需要经过严格的科学论证,在充分考虑货币时间价值的前提下,计算投资活动对卫生组织发展带来的影响,最终做出投资的决策。

一般而言,投资决策的程序通常包含以下步骤:第一,估算出投资方案预期的现金流量;第二,估计预期现金流量的风险;第三,确定资本成本的一般水平;第四,确定投资方案的收入现值与所需资本的比较,决定拒绝或确认投资方案。投资决策涉及的指标主要有投资回收期、收益率等。投资决策常见的评价方法有静态分析法、净现值法、现值指数法、内涵报酬率法等。

除了经济效益之外,投资还应该综合考虑卫生组织自身条件、卫生组织的外部环境、相应的法律法规以及投资所取得的社会效益等。另外,在投资评估过程中,还需要充分考虑和度量投资可能遇到的各种风险,包括项目参与方的信用风险、建设和开发风险、市场风险、金融风险、政治法规风险、环境风险等。

三、财务信息管理

财务信息管理实质上是围绕财务管理的核心业务,运用计算机技术、通讯技术、网络技术等手段,对核心业务中的各类信息进行录入、添加、查询、修改、删除以及必要的信息统计等操作,实现信息的有效利用的过程。财务信息管理以财务信息管理系统为实现手段。

财务信息管理系统通过对资金的筹集、运用、回收及分配来实现提高卫生组织的经济效益,推动卫生组织建设和发展的目的,它是组织卫生组织财务活动、处理卫生组织财务关系的管理系统。只有适应卫生组织的组织形式所决定的财务关系,财务信息管理系统才有利于服务卫生组织业务。

财务信息管理系统是卫生组织信息化建设应用较早的一个领域。财务信息管理系统伴随着信息技术的发展以及管理思想的创新而不断发展,当前利用计算机及网络加强与拓展传统财务信息系统的职能进入了一个加速发展阶段。从最初的 DOS 平台到 Windows、Unix 平台,数据库从 dBASE、FoxPro 再到 SQL Server、Sybase、Oracle 等大型数据库,系统结构也基本上建立在 C/S 甚至 B/S 结构上。借助于大型数据库系统的管理分析功能,财务信息管理系统在向更强的分析功能方向发展。

财务信息管理系统的发展经历了五个时期:①单项型财务信息管理系统,基本上是运行在 DOS 操作平台的单项型财务软件,在功能上仅仅是完成一个独立的财务处理工作。②基于 LAN(局域网)的核算型财务信息管理系统,基于 LAN 的核算型软件,应用范围从单机模式扩展到具有一定数据共享能力的小型局域网的应用,但仍然是局限于事后的核算,与卫生组织的管理脱钩现象较为严重。③管理型财务信息管理系统,采用 C/S(客户机/服务器)计算模式,开始涉及卫生组织的各项管理内容,如财务分析、财务预测、财务控制等。④第四代财务信息管理系统,基于 Internet 的 B/S(浏览器/服务器)计算模式,采用 Web 技术、多媒体技术和 Internet 的管理软件,符合卫生组织经营方式向多元化、区域化发展的战略,是国际财务管理软件技术发展的主流趋势。⑤智能分析型财务管理系统,也称第五代财务软件,在财务管理系统基础上,继续发展能够自动进行财务分析的管理系统,主要功能是支持数据库的应用,实现联机分析事务处理(online analytical processing,OLAP)智能数据挖掘分析,以及提供更细致的财务报表,支持进行财务状况、损益和现金流量的结构分析、比较分析和趋势分析等主要财务指标的分析功能。

卫生组织财务信息管理一般包括会计账务信息管理、预算信息管理、财务信息分析以及投资信息管理等内容。其中会计账务信息管理通过提供精确、及时的信息,提高财务工作效率和成功率;预算信息管理、财务信息分析和投资信息管理则从不同的角度、不同的层次解决财务管理中的计划、控制、决策等问题。

（一）会计账务信息管理

1. 账务处理　记录了一个独立核算的医疗单位发生的各种经济业务，包括从账务处理所需的初始信息构建，到凭证录入、审核、记账，以及各种辅助性信息的输入和输出。同时，系统支持单一条件或组合条件的凭单查询，以及对系统内的凭单按照日期、账户进行汇总。

2. 现金出纳　主要用于对出纳管理的支持，包括出纳管理的全部内容，流水登记、银行日记账、出纳对账、银行对账等日常工作。

3. 单位用款管理　系统支持各种单位用款的计划申请、审核以及报账的处理和查询等功能。

4. 自动结转功能　系统支持自动根据银行对账单与卫生组织账单进行核对。对账后能够生成余额调节表。月末处理完成该月的所有业务后，需要对凭单账务进行封账。一旦封账，将不能再输入或修改该月的凭单，不能再对该月进行结账。年底封账后能够将各科目的余额结转到下年。

5. 成本计算　成本计算是指在经营过程中，按照一定对象归集和分配发生的各种费用支出，以确定该对象的总成本和单位成本的一种专门方法。通过成本计算，可以确定材料、设备、药品的采购成本、人工成本、管理成本，可以反映和监督经营过程中发生的各项费用是否节约或超支，并据以确定卫生组织经营盈亏情况。

6. 与其他系统的整合　各类物资、设备、药品、材料出入库时，其相应的信息都应自动导入财会系统；薪酬工资的计算、发放等也可以自动导入财会系统；财会系统还可以与收费系统进行整合，掌握门诊结算数据、病人预交现金、住院病人应收款、出院病人结算款等。

（二）预算信息管理

1. 计划编制　主要指帮助卫生组织测算预期业务目标，如医院各科室的急诊人次、门诊人次、住院床日数等及相应的次均费用，设定人、财、物标准，估计人工费用、物资需求、管理费用，进而编制所需要的合同、立项审批报告等文档材料。支持对各种文档材料的检索、编辑、修改、审核、确认。

2. 预算审批　由负责预算审查的部门根据既定的方案，对预算编制的结果进行审核、调整并完成最终批复。

3. 预算调整　卫生组织预算在批复后的执行过程中，由于存在影响预算执行的各种变化和突发事件等因素，因此可以相应地进行多次调整。具体需要由执行部门提出调整申请，然后按照规定，由预算管理部门来进行审批。

4. 预算执行　各科室在日常业务中，应该严格按照预算的要求进行预算执行进度分析和反馈，及时对预算或者医疗业务进行调整。按照预算数据和执行数据进行进度分析和信息反馈，并根据需要进行分析和生成各种报表。

（三）财务信息分析

财务分析系统应该支持对各种常见财务指标的分析，并允许用户自定义财务指标。在此基础上，能够支持用户便捷地从各种财务数据中查找指定用于分析的财务数据。进一步支持各种常见的财务分析方法，并能够帮助用户设定分析中采用的各种参数，并允许用户定义财务分析的方法。最后能够将分析的结果通过图片、表格、动画等多种形式进行展现。能够将分析的结果进行存储、查询，为后续的操作提供支持。

（四）投资信息管理

投资管理系统能够帮助用户选择用于测算的数据来源，包括基本报表和各种辅助性报表。根据用户需要提取相关数据，并利用不同的方法对投资的结果进行计算分析，并将结果形象地展示给用户。

第四节　物资设备信息管理

一、物资设备信息管理概述

（一）物资设备管理

物资设备管理是卫生组织现代化管理的重要内容。卫生组织物资管理是卫生组织为完成医疗、教学、科研等工作，对所需各种物资进行计划、采购、保管、供应、维修等各项组织管理工作。卫生组织物资管理主要研究物资在卫生组织内的流转过程和科学管理，包括卫生组织物资分类，物资定额管理，物资供应计划编制，物资的采购运输，物资仓库的管理和组织领导等活动。

1. 物资设备分类　卫生组织物资设备涉及的种类繁多，通常根据物资的用途和价值分为六大类。

（1）固定资产：卫生组织通常把单价在500元以上的一般设备或单价在800元以上的专业设备，耐用时间一年以上的各类财产划归固定资产，对单价不足500元或800元，但耐用时间一年以上的大量同类财产，亦按固定资产管理。包括专业用设备如医疗仪器、医疗设备和制剂设备等；一般设备如办公业务设备、家具、交通运输工具、通讯设备、文体设备、被服装具、劳动用品、图书杂志等；大量同类财产如房屋、建筑附属设备、汽车、发电机、锅炉等。固定资产的特点是在业务活动中可较长期地发挥效能而不改变原有的物资形态。

（2）低值易耗品：低值易耗品又称为低值耗材。凡不同时具备固定资产两个条件的物资作为低值易耗品管理。低值易耗品包括：医疗用品，办公用品、卫生维修工具、棉布用品、炊事用品，其他如零星小型手术器械等。低值易耗品特点：价值较低，易于损耗，更换频繁，但有的在使用中需要经常维修，报废时有残值。

（3）高值耗材：与低值耗材相对应，如导管、支架、人工晶状体等，虽然其满足固定资产的两个条件，但鉴于其特殊用途，被单列为高值耗材，是固定资产的特例。

（4）药品：包括中药如饮片、丸、膏、丹、贵重药品等，西药如针剂、片剂、粉剂等。

（5）材料：医用卫生材料，包括医疗材料及化学材料等。

（6）燃料：燃料包括饮食用煤、汽油、煤油等。它从作用上讲是一种辅助燃料，在维持卫生组织正常经营中有着重要的作用。

2. 物资设备管理流程　物资设备管理通常按照以下流程来开展。

（1）采购管理：制订储备定额标准，采购人员需根据卫生组织的物资采购计划组织订货和采购，使库存物资的数量、质量、规格、型号、性能符合卫生组织业务活动的需要，防止积压和浪费。通过建立物资设备周期评估机制，对物资设备使用数据准确采集并通过用量（次）来及时反馈物资设备的状况，设置物资设备用量（次）预警，通过系统进行用量（次）平均，再逐步累积起来，从而使物资设备管理部门能提前1~2年介入物资设备购置或购置计划的制订,并通过分步实施加以完成。审批通过的物资设备采购申请经过信息补充后生成合同申请,经过 OA 的合同管理平台审批通过后生成采购单,传入 ERP;物资设备接收后创建物资设备卡片,甚至统一用条形码管理。物资设备采购申请、物资设备相关合同、物资设备采购单、物资设备卡片及之后的发票和付款紧密关联,全程可追溯。

(2)入库管理:物资入库前要检查货物在数量、品种、规格上是否与运单、发票及合同规定相符,认真过磅点数,同时在质量方面,仓库能检验的由仓库负责检验,凡需由技术部门协助检验的,应由技术部门负责检验。验收时如发现数量短缺、型号规格不符或有质量问题等,及时通知采购人员与供货单位联系,要求更换、补缺或退货。只有当单据、数量和质量验收无误后,物资管理部门才能入库、登账,并将入库通知单连同发票、运单等一起送交财务部门。

(3)出库管理:各科室领用物资必须填写“领用单”并由科室负责人审查和领取人签字,物资管理部门对未签字物资可拒发。物资管理部门不得擅自外借一切卫生组织物资。

(4)储存管理:物资设备在保管过程中,应按不同的规格、性能和形状实行科学合理的摆放,以便于发放和查验盘点。为了保证仓库安全和防止物资变质,要做好防火、防盗、防潮、防爆工作。在物资保管过程中,还需建立健全账卡档案,及时掌握和反馈需、供、耗、存等情况,发现物资接近储备时,及时通知采购人员组织进货。

(5)清查盘点:物资设备按月盘点,年终进行全面清查,检查物资设备账面数与实存数是否相符,检查各种物资设备有无超储积压、损坏、变质等情况。在清点工作中如发现盘盈、盘亏,应分析原因,分辨情况及时处理。

(6)维保管理:维保管理主要针对设备资产而言。通过主动维修、预测维修和预防维修三种维修策略相互配合,使设备资产获得“可靠性、安全性”,即配套建立设备资产寿命周期档案,进行设备巡视监测,制订实施维护维修计划。对设备资产维护保养建立计划—实施—记录的系列化管理流程,明确维保各阶段的工作,通过信息化系统加以落实,同时也能够杜绝“糊涂账”现象,避免给卫生组织造成不必要的损失。巡视保养也是设备资产维保的一种方式,即通过巡视医院手术室、门诊手术室、神经综合病房、神经内科、神经外科、SICU、ICU、胸外 ICU、呼吸内科监护、干部病房、移植 ICU 等重点科室,真正从决策层、业务运作层到业务支持层实现整体化信息管理。

鉴于卫生组织的特殊性,通常还存在大量的合作物资。为了增强物资设备管理的有序性,合作物资(如仪器设备、医用器材等)通常应单独建账,单独编码,记录检测、保养、维护、费用等具体情况,让管理者一目了然。

(二)卫生组织物资设备信息管理的作用

卫生组织物资设备的管理是卫生组织医疗活动的基础。以往,在引入物资设备管理系统之前,卫生组织在物资设备管理的过程中,常常会发生资产流失和浪费的情况,造成运营成本剧增,影响卫生组织的正常运转,甚至影响患者的生命安危,因此各卫生组织在进行信息化建设的过程中纷纷要引入物资设备管理系统。如何提高各类物资管理的科学性和合理性,减少浪费和库存占用,优化物资管理流程,加强物资的定额管理等,是卫生组织信息化管理的一个重要课题。近年来,各地卫生组织结合自身特点,大胆探索以信息化网络建设为平台,通过对全院实行各种物资的统一采购、统一供应、统一管理、统一核算等,使卫生组织经济效益明显提高,采购成本大幅度下降,收到良好的效果,其作用主要表现在:

1. 规范了财物流通秩序 借助于物资设备管理系统，从物资采购到物资流通的各个环节，都受到经济管理的制约，把经费与物资有机地结合起来，实行全方位监督，较好地发挥了有限经费的整体保障作用。从根本上改变传统物资管理的思维定势、管理模式和方法。物资设备管理系统的建设和应用纠正了采购、管理、供给、核算各环节的不可控性，从根源上消除了弄虚作假的隐患。使财物管理科学有序，提高了经济效益。加之，物资设备管理系统的全程跟踪和严格的审批、请领制度，都有助加强卫生组织整体上在财物行为方面的自我调控和约束。

2. 有效降低了物资消耗成本 材料费用的下降是降低卫生组织运营成本的关键环节。通过物资设备管理系统实现物资的统管统供，可以大大增加资金动用的灵活性。通过计划采购、定额供应，变成本事后控制为事前控制，以达到卫生组织总体成本的降低，实现管理出效益的最终目的。

3. 提高了物资管理效率，保障了科室核算实施 借助物资设备管理系统，物资的采购、入库和出库可以随时查询，并根据库存情况由计算机自动生成或人工编制进货单，既保证了临床一线的使用，又避免了库存积压和资金占用，从而提高了采购资金的循环利用率。

4. 有利于为管理者提供物资分析与解放管理人力 由于从物资的采购渠道到物资的供应全过程是基于网络环境的管理，物资系统可以进行各种物品消耗分析、采购分析以及打印各种月结账务报表，不但为管理者提供了科学有效的物资分析，也把会计、保管员从烦琐的账务处理中解放了出来。

5. 推动建立科室核算制度 各科室在物资部门领用的物品全部计入科室成本，由此提高各科室的积极性、杜绝物资浪费、增收节支。同时，网络可以随时查询科室领用物品数据，便于相互监督，从而极大地提高了各科室的成本意识、节约意识。

（三）卫生组织物资设备信息管理的发展趋势

未来，随着平板电脑、智能手机、射频识别（radio frequency identification，RFID）技术等信息技术的发展和深入应用，物资设备管理系统与卫生组织业务的结合将更加紧密，呈现出新的应用模式，为推动卫生组织效益的提升发挥更大的作用。

1. 与移动智能终端的结合 卫生组织物资数量大、品种多，对连续运转和可利用率的要求均比较高，增加了管理的难度。目前在资产管理过程中，工作人员要往返于现场和PC终端间进行数据的录入、查询和核对，消耗了大量人力、物力，在时效性、准确性上难以满足管理的需要。随着智能手机、平板电脑等移动智能终端的普及，工作人员可以借助移动智能终端与卫生组织内部的网络相连接，实现与物资设备管理系统和数据库的通信。工作人员利用智能移动终端可以实现信息的采集、发送和传输等，完成入库、出库、移库移位、库存盘点等实际仓储操作，并可以实现与物资设备管理系统的通信。移动智能终端的使用，可以显著提高物资管理效率。随着移动智能终端的普及和性能提高，支持移动智能终端的物资设备管理系统应用将更加普及。

2. 与RFID技术的结合 RFID是一种非接触式的自动识别技术，它通过射频信号自动识别目标对象并获取相关数据，识别工作无须人工干预。作为条形码的无线版本，RFID技术具有条形码所不具备的防水、防磁、耐高温、使用寿命长、读取距离大、标签上数据可以加密、存储数据容量更大、存储信息更改自如等优点。通过RFID技术，可以实现物资管理全过程的实时、自动监控。物资从进货、入库、出库到使用整个过程中，都可以通过电子标签进行实时的监控。利用电子标签可以迅速准确确定物资的位置，方便物资的查找和搬运，提高管理效率。同时，借助电子标签还可以实现实时的、精确的盘点，提高效率和准确性，使管理流程更加标准化、规范化。

3. 与传感器的结合　通过传感器，可以实时接收到设备运行的状态，并将数据传送给物资设备管理系统，进而通过这些数据进行存储、分析、处理。通过对设备的监测，可以掌握设备的运行情况，从而得到设备的状态，支持对设备运行成本和效益的评估和测算。

二、物资设备管理的核心业务

物资设备管理的核心业务主要有：固定资产管理、设备管理、低值易耗资产管理、高值耗材管理、药品管理等。从供应链管理的角度看，低值耗材管理、高值耗材管理、药品管理及体外诊断试剂管理都是物流管理的主要内容，均涉及入库、出库、库存统计以及作废领用的管理。

（一）固定资产管理

卫生组织固定资产实行统一领导、归口管理、分级负责的管理原则。鉴于目前卫生组织的现状，固定资产通常建立健全了相应的管理制度。

1. 固定资产购置、领用的管理　在充分考虑工作需要与实际可能的基础上，按批准的计划和预算办理。购置设备要按规定申报，大型仪器设备要进行可行性论证，详细说明仪器设备的价格、性能、适用范围，预测产生的社会效益和经济效益等，并通过组织专家咨询等方法，对安装条件、配装能力、资金来源、技术力量和利用率情况进行综合论证。及时办理财产建账、入库、分配等有关手续。对验收合格的固定资产，要按财产类别填写“验收入库单”，财务和财产管理部门根据发票（或调拨单）、入库验收单，登记固定资产总账、明细账和台账。

2. 固定资产处置的管理　对房屋建筑物、土地、车辆及单件（台）账面价值 800 元以上的仪器设备的处置，须提出书面申请，经主管部门审核同意后进行。

3. 固定资产的清查盘点　定期或不定期地对固定资产进行清查盘点，年度终了前进行一次全面清查盘点。清查工作对各科室逐一盘点核对，发现余缺及时记录，查明原因后按规定程序报批手续，待批准后调整记录信息。盘盈的固定资产，查明原因后，按重置完全价值入账，并及时调整记录信息。

4. 固定资产的折旧管理　固定资产折旧指一定时期内为弥补固定资产损耗，按照规定的固定资产折旧率提取的固定资产折旧，或按国民经济核算统一规定的折旧率虚拟计算的固定资产折旧。它反映了固定资产在当期生产中的转移价值。固定资产折旧的目的主要是为了将固定资产的价值在有限的使用期内以折旧的形式转化成货币资金，恰当地实现收入与费用的配比，如实地反映固定资产在使用过程中发生的价值损耗和期末固定资产净值，合理地确认卫生组织的经营成本及其损益。

固定资产折旧的方法有多种，基本上可以分为两类，即直线法（包括年限平均法和工作量法）和加速折旧法（包括年数总和法和双倍余额递减法），应当根据固定资产所含经济利益预期实现方式选择不同的方法。物资设备管理系统应该支持不同类别的折旧计算方法，并将折旧计算的结果反馈到财务管理部门，辅助财务管理部门准确计算卫生组织的资产负债情况和运营损益情况。

（二）设备管理

严格意义上讲，设备是固定资产的一种类型，但设备具有与其他固定资产不同的管理特点和要求，因此将其单列出来。设备管理主要是对卫生组织的各项设备的日常业务进行全面管理，除了基础的采购、入库、报废管理之外，还包括设备档案、维护规程、运行情况、点检、保养、维修、事故和改善的管理等，能够帮助卫生组织全面清晰地掌握各种设备的使用和维护状况。

（三）低值易耗资产管理

卫生组织里管理的物资种类繁多，为了进行安全规范的管理，必须按照物资特性进行科学的分类。为全部物资进行统一的编码是物资管理的基础，每一种物资都要有唯一的一个编码。低值易耗资产管理包含采购管理、入库管理、库存管理、出库管理与查询汇总。

（四）高值耗材管理

高值耗材的管理应实现规范、全面、全程可追溯。鉴于高值耗材的特殊性，借助医院资源规划（hospital resource planning，HRP）系统实现高值耗材寄售管理，包括建立寄售库，开展条码管理、资质管理，采取“零库存”管理模式。

（五）药品管理

药品管理是卫生组织业务管理的重点，除了包括药品的采购、供应、调剂、制剂等传统业务外，还涉及财务经济管理、用药计划管理、药品价格管理、药品效期管理、药品质量管理、合理用药管理、病人用药费用等多方面的工作。卫生组织药品的管理涉及药房和库房两个方面。药品平时储存在库房，由库房为卫生组织进药。卫生组织销售药品由药房管理，药房药品不足时可以向库房申请补足。

三、物资设备信息管理

物资设备信息管理实质上是围绕物资设备管理的核心业务，运用计算机技术、通讯技术、网络技术等手段，对核心业务中的各类信息进行录入、添加、查询、修改、删除以及必要的信息统计等操作，实现信息的有效利用过程。物资设备信息管理的实现手段是物资设备管理信息系统。

卫生组织物资设备管理信息系统不仅是对医疗设备、物资器械生命周期的管理和药品等医疗耗材进行管理，更是通过调整优化设备管理部门的工作流程，使其完全符合于卫生组织环境的整个工作流程，更好地为临床科室服务，让临床科室能及时准确地了解本科室的医疗设备和耗材的情况；并通过卫生组织其他各信息系统的集成与协同，将设备部门和临床科室产生的数据整合为有实际意义的数据流，由系统功能模块根据各种需求，以格式表单的形式提供各类分析报告，为领导分析、决策提供依据。

物资设备管理信息系统对于加强卫生组织管理，改善经济效益，具有十分重要的推进作用，主要表现为：①及时准确地反映了物资管理的信息，使单位各部门能够实时地查询相关的数据，实现了数据库的共享；②较准确地掌握物资的使用情况，减少了生产准备周期和库存量，降低了生产成本；③有效地反映了物资与资金占用情况，既保证了业务的需求，又减少了资金的占用和积压。

卫生组织物资设备信息管理一般包括固定资产信息管理、设备信息管理、低值易耗资产信息管理、高值耗材信息管理、药品信息管理等内容。

（一）固定资产信息管理

对于固定资产信息的管理，物资设备管理信息系统主要有资产管理、折旧计算、统计分析等功能。其中资产管理主要包括已有固定资产的管理、新增资产的管理、资产变动的管理等，并提供资产评估及计提固定资产减值，支持不同的折旧计算方法，可以按固定的时间周期自动计算折旧，并输入相应的报表和账簿。具体包括：

1. 新增资产管理　处理固定资产的增加业务。包括：新增固定资产、接受投资、接受捐赠、融资租入、在建工程转入或其他增加方式。

2. 变动资产管理　处理各种固定资产变动业务。包括：固定资产清理、资产评估、固定资产更新改造、固定资产其他变动等。

3. 计算折旧　可以按照用户设定的折旧方法和折旧基础数据自动完成折旧费用的计算过程，自动生成折旧费用的记账凭证。

4. 凭证管理　可选择按照不同的方式生成财务凭证，并可对凭证进行修改、审核、编辑等操作。

5. 报表输出　自动输出各种常见的固定资产管理报表，如固定资产清单，固定资产增减表，固定资产及累计折旧明细账，折旧费用分配表，固定资产折旧表，使用情况分析表等。

6. 期末对账管理　期末按照用户设定的规则和接口，自动与财务系统进行对账，辅助财务系统完成账务的计算，并根据对账结果提供操作建议。

此外，作为特殊的固定资产——房屋，其信息管理主要内容有：房屋基本信息登记和查询、房屋使用状态的统计和查询、房屋保养和维护的登记和查询。

（二）设备信息管理

1. 设备档案管理　提供设备档案的建立和维护功能，包括：设备的基础信息、附属设备、设备备件、文档管理、技术参数、变动情况等，以及设备资料表、设备数量结构役龄统计表等档案查询功能，帮助卫生组织查询设备的原值、折旧、净值等资产情况，了解设备使用年限的分布情况，有针对性地加强设备管理工作。

2. 设备规程管理　提供设备点检、保养、维修管理规程的建立和维护功能，帮助卫生组织建立规范化的设备管理制度。

3. 设备运行管理　系统提供统计设备在一段时间内的运行、机修、故障停机等情况的功能，帮助卫生组织分析设备的实际利用率。

4. 设备故障管理　系统提供设备故障登记、分析故障原因及改善措施，并跟踪后期改善措施的实行情况的功能，帮助卫生组织通过对设备事故的分析，改善管理，预防故障的再次发生。

5. 设备点检管理　系统提供制订和维护设备点检计划，确定点检项目，对于周期性的点检计划自动确定下次的点检日期，同时记录点检完成情况的功能，帮助卫生组织加强设备的点检管理。

6. 设备保养管理　系统提供制订和维护设备保养计划，确定保养项目和备件耗用情况，对于周期性的保养计划自动确定下次的保养日期，同时记录保养完成情况的功能，帮助卫生组织加强设备的保养管理。

7. 设备维修管理　系统提供完整的设备请修、维修计划、维修工单、维修记录、维修验收的设备维修管理流程，确定维修项目和备件耗用情况，对于周期性的维修计划自动确定下次的维修日期的功能,帮助卫生组织加强设备的维修管理。

(三)低值易耗资产信息管理

通常一般情况下,低值易耗资产信息管理包含以下五个部分。

1. 采购管理 根据实际需要和卫生组织财政预算控制制订采购计划,相应的科室通过系统发送申购计划单。结合现有的库存量生成采购计划单,从可选择的供应商中选择采购对象,生成采购计划审批单。采购计划审批单经领导审批后进行采购。

2. 入库管理 根据采购审批单和采购计划生成入库单。根据入库的情况进行复核,复核通过后,将物资的名称、品种、有效期、数量、价格、生产厂商等各类信息加入到数据库中。如果入库过程中出现了错误,则支持对入库数量进行修改,确保数据与实际数量的统一,并进行重新复核。

3. 库存管理 库存管理部分支持对物资的盘点,即根据需要可以实时对库房内存储的物资进行盘点,生成相应的表格,可以根据实际库房清点情况进行相应的调整和更正。物资设备管理系统可以支持对某一种物资或者某一批物资的使用、领取进行限制和控制。另外,当库存中的物资与库存要求的上下象限冲突时,物资设备管理信息系统应该能够发出报警。同时,物资设备管理信息系统可以对达到时效期限的物资提前预警,避免不必要的损失。

4. 出库管理 根据申请科室提交的申请单,自动生成物资出库单,并且不接受任何的修改和调整。物资领取科室或物资领取人在进行确认后物资才能够正常出库。同时,物资管理信息系统对物资库存情况进行更新。

5. 查询汇总 物资设备管理信息系统支持用户设定各种条件,进行灵活的查询,包括各品种的库存、使用、缺货等情况的查询。同时,系统支持汇总过去时间内各科室、各品种的使用情况,并能够进行存储、打印。

作为低值易耗资产之一的体外诊断试剂,鉴于其特殊性,其信息管理一般在 ERP 中设立体外诊断试剂科室库,还应符合“医学实验室质量和能力认可准则”(ISO-15189)中对实验室试剂管理的要求,加强专人验收环节、批次和有效期记录和管理、条码化管理。

(四)高值耗材信息管理

对于寄售类无菌高值耗材建立了手术室库、介入诊疗中心库等多个寄售库,高值耗材采购入库后生成唯一条码,并关联至患者收费记录上。骨科专购包采用一包一码方式,消毒供应中心生成包条码与包清单,手术室在系统中接收和录入实际使用数量并关联至患者收费记录上,使用完成后由消毒供应中心做退货确认。高值耗材在入寄售库时不会影响卫生组织的库存余额及应付数据,仅在患者使用后才触发生成卫生组织的采购订单。HRP 系统中可打印高值耗材结账单,反映品种规格、采购价、收费价、批次、有效期、供应商、使用患者姓名、使用科室等信息。此外,高值耗材的注册证、生产许可证、经营许可证等资质信息在 HRP 系统中维护,临近失效时有预警提示,失效时系统不允许采购。高值耗材的采购、入库、库存、出库及查询汇总与低值耗材类似,但也有差异。为了实现高值耗材的“零库存”管理模式,采取供货商粘贴条码—到指定地点登记—主管护士登记—主刀医生确认—病人结款—器材处核算—结供货商货款的管理模式。

(五)药品信息管理

1. 药品采购 包括药品订单的生成、采购、入库、登记等。掌握各类药品的库存数量、有效期、批号,做好库存量与采购量的控制,既能保证供应,又可以减少资金占用。

2. 药品的调制和发放　根据处方调制相应的药品，并及时发放给病人。

3. 药品字典的管理　药品字典是卫生组织所使用的所有药品品种的目录信息的总称，也是卫生组织所有有关药品信息的索引，是药品信息的入口。药品字典管理的任务主要是管理和维护药品的名称、别名、供货商、价格、编码等信息。

4. 用药分析　进行临床用药监督，对用药情况进行统计分析，特别是病种与科室相关分析。开展用药趋势分析和相关费用的分析工作。

5. 药品使用　通常包含库房和药房两个部分。

(1)库房部分包括：①药品入库。根据供货单输入入库药品属性及数量等，入库同时修改相应药品的库存数量，打印入库单。②药品出库。主要是往各药房发药，包括退还给药品供应商，同时打印药品出库单。③药品调价。调整药品的现行售价，包括批发价、零售价。药库进行价格调整后，各药房立即执行调整后的价格，同时打印调价单。④药品盘点。对库存药品进行盘点，打印盘点报表，盘点后打印盈亏单。⑤药品报损。对药品损失进行报损，记录报损原因，报损批准人，打印报损单。⑥药品调拨。库房间药品相互调拨。⑦与药品供应商结账。根据入库药品的入库价与数量同药品供应商进行结账。⑧统计查询。对现存药品、短缺、积压药品、药品出库情况等进行查询，打印查询结果；生成采购计划。⑨信息维护。药品特征维护、药房信息维护、供货单位维护、药品目录维护。

(2)药房部分包括：①药品需求申请。统计出低于限定库存数量的药品，发出需求药品申请，打印药品需求申请单。②医嘱处方发药。每天根据住院病房医生开的处方，打印发药单，进行发药，减少药房相应药品的库存数量。③其他情况发药。临时取药、急诊取药、打印发药单，进行发药，减少药房相应药品的库存数量。④药品盘存。对药房药品进行盘点，打印盘点报表，盘点后打印盈亏单。⑤药品报损。对药品损失进行报损，记录报损原因，报损批准人，打印报损单。⑥药品调拨。卫生组织各药房间药品的相互调拨。⑦门诊发药。输入病人就诊号或处方号可调出处方、打印处方。⑧统计查询。查询药品情况、短缺药品、医生用药情况，打印查询结果。

第五节　后勤保卫信息管理

一、后勤保卫信息管理概述

(一) 后勤保卫管理

后勤保卫部门是为卫生组织的职能活动提供物资、安全保障的机构，即运用各种管理手段，通过组织、指挥和协调后勤职工、安保人员，以便高效率、高质量地完成后勤、保卫工作任务，进而保证卫生组织职能工作的顺利开展的机构。这里的管理手段包括信息、通信、网络等技术手段。传统上，往往把后勤、保卫两部门放在“大后勤”的范畴中，涉及住宿、餐饮、浆洗、物流、设施设备器械维护保养、安全保卫和运输等一般性社会服务，所以一般把总务处(科)、设备处(科)、保卫处(科)、基建处(科)归属于后勤，这也是本教材把后勤与保卫信息管理放在一起讲述的原因。

随着管理意识和水平的不断提升，后勤、保卫工作呈现细化与综合两种趋势。从细化趋势看，后勤管理包括资产物资管理(固定资产管理，材料及高、低值耗材的管理等)、基本建设管理(计划管理、设计管理、施工前准备、施工组织管理、竣工验收与结算等)、房产管理及维修(房产产权与档案管理、房屋使用管理、职工住宅分配管理、电梯管理、宿舍管理、浴室管理、房屋及附属设备维修管理等)、水暖电气管理(供用电管理、给水与排水管理、供暖管理等)、伙食管理(食品质量管理、伙食成本管理、营养与卫生管理、伙食服务管理等)、汽车运输管理(车辆管理、服务管理、停车场信息管理、安全管理等)、通讯管理(电话手机管理、应急指挥保障等)、其他服务管理(接待服务管理、生活服务管理等)及后勤服务经营实体管理等。保卫管理包括户政管理、治安消防管理。从综合趋势看,后勤保卫管理逐渐综合为资产管理、物流管理、物业管理、安保管理,甚至统称为保障支持系统的管理。

当前的管理实践中,卫生组织的后勤保卫管理仍多以人工管理为主,局部开展了信息化管理,比如巡更管理等,但也有为数不多的卫生组织引进或开发了后勤保卫信息管理系统。信息化管理是现代后勤保卫管理的发展趋势和主要特点,是人防与技防的统一体。技防是人力防范手段与实体防范手段的功能延伸和加强,是对人力防范与实体防范在技术手段上的补充和加强。

(二)卫生组织后勤保卫信息管理的作用

卫生组织后勤保卫信息管理的主要作用是降低成本。后勤保障经过自动化、可视化、智能化的演变过程,直接结果是节能,降低服务成本。从水、光、电、声、气的合理节能及中央空调温度调节等方面,后勤保卫信息管理逐渐向智能楼宇转变,通过信息网络技术开展基础数据智能搜集、记录,制订具体的控制措施和配套的绩效考核体系,切实有效地降低后勤服务成本,实现增强竞争力的经营目的。

(三)卫生组织后勤保卫信息管理的发展趋势

随着物联网、虚拟化、云技术、智能化的发展,卫生组织的后勤保卫信息管理将呈现虚拟化、智能化,大大降低传统的投入成本,还能大大节省用电量、制冷量等等。射频识别(RFID)、二维条码和智能传感等技术的突破,形成"会思考"的后勤保卫系统,将"有意识"开展后勤保卫服务,实现"精确保障"。

注重成本管理也是后勤保卫信息管理的发展趋势。后勤"一站式"服务和保卫信息管理,以数据管理为基础,在淘汰"经验模式"到构建"规范模式"过程中,快速适应急速变革的时代要求,以建立良性、闭环式发展体系,实现高效率产出和低成本运行的目标。

二、后勤保卫管理的核心业务

后勤保卫管理的核心业务主要有:后勤管理(包括资产管理、物流管理和物业管理)与保卫管理。

(一)后勤管理

后勤管理的主要功能是管好、用好后勤部门的人力、物力和财力,以满足医教研、管理、工作人员等在衣食住行诸方面的需要,并提供优质服务。包括行政管理、财务管理、资产管理、物流管理和物业管理。其中行政管理、财务管理、资产管理和物流管理在之前相应章节中介绍,不再赘述。

虽然车辆管理是确保卫生组织正常办公的重要环节,包括车辆管理和车辆调度,加强对公务用车的管理,可以节约卫生组织公务用车费用开支,提高公务用车的效率,但是随着后勤保卫信息管理的发展,车辆管理逐渐被纳入到物业管理的范畴。因此,物业管理主要包括消防、车辆、停车场及膳食管理。另外，为防范突发应急事件，应加强备用能源应急保障[涉及水、电、气(汽)(氧气和蒸汽)、中央空调等]，并建立膳食应急保障、应急通讯及信息发布渠道，以及车辆调度系统。

随着自动化、智能技术的发展，物业管理将逐渐被智能楼宇(楼宇智控)取代，包括温控(与设备相连，控制空调设备工作)、光控(控制照明)、洗浴、热水、供暖、供气(汽)、红外、电梯安全(身份识别的智能电梯)、门禁系统。可以通过刷卡或指纹识别的方式，加强门禁安保管理，在卫生组织里，门禁系统还能够与探视系统结合，使探视系统成为门禁系统的延续。

(二)保卫管理

保卫管理在传统上被称为安保管理，又称安防管理，指涉及安全保卫或安全防范的事务管理，即通过合理配置组织内保卫系统的人、财、物等资源，妥善处理组织内外各种关系，达到维护组织的人员和财产安全、防范安全事故、维持组织的正常工作秩序、保障其有序运行的目的。保卫管理主要涉及保卫事务管理、保卫资源管理、保卫系统人员管理、治安案件管理、巡更管理、户政与外来人员管理等内容。

传统的安保管理是被动式、"亡羊补牢"式的管理。随着卫生组织内、外环境日益复杂多变，要求安保工作做到事前防范，考虑周到、全面，将"可控危险"和意外危险区分开来，结合走动式管理，变被动管理为主动管理，掌握安保管理的主动权。走动式管理最关键的要素是敏锐的观察力。在后勤安保推行走动式管理，所体现的是主动服务和保障正常运转的服务思想与理念。通过走动式管理，充分发挥保卫职能及安全保卫的作用。

三、后勤保卫信息管理

后勤保卫的信息管理实质上是围绕后勤保卫信息管理的核心业务，运用计算机技术、通讯技术、网络技术等手段，对核心业务中的各类信息进行录入、添加、查询、修改、删除以及必要的信息统计等操作，实现信息的有效利用的过程。后勤保卫信息管理主要是通过后勤保卫信息系统实现的。

后勤保卫信息管理经历的几个主要发展阶段：①人工、单任务管理阶段。从20世纪60、70年代开始到80年代末，后勤保卫管理主要是人工进行的，许多业务停留在纸质管理水平。虽然出现了信息管理雏形，但只是单任务管理，操作平台以DOS为主。由于发展水平参差不齐，目前部分卫生组织的后勤保卫信息管理仍处于DOS为主操作阶段，纸质与无纸办公并行。例如：北京医院物资管理系统经历了DOS版本到Windows版本的转变，其DOS版本从上世纪末开始一直用到2006年，虽然2011—2013年进行了改造，但目前DOS版仍在使用，主要用于数据复核。②部分职能信息化阶段。20世纪90年代初到上世纪末，操作平台以Windows为主。北京大学人民医院1995年开始第一个大型医院信息系统(hospital information system，HIS)的建设试点工作，是从FDDI网起步的，并选择了康柏服务器和Oracle数据库，实现了后勤保卫管理部分职能信息化，如虚拟多媒体教室和阅览室系统、视频会议系统和智能办公系统等。③以企业资源计划(enterprise resource planning，ERP)为代表的综合管理阶段。进入新世纪，随着ERP系统的引入，后勤保卫系统以综合管理为特点。ERP是对物流、资金流和信息流全面集成的系统，从医院的角度来讲就是"HRP"，即"医院资源规划"。通过整合，形成统一的业务流程配置以及业务与财务的无缝集成，实现卫生组织财务信息、物流信息、人员信息的统一管理。其中的资产管理、物流管理是后勤管理的重要内容。

把 HRP 并入 HIS,HIS 是前端,HRP 是后端及保障。医疗行业 HRP 典型案例有新加坡医疗保健服务集团选用 SAP、台北市立联合医院选用 Oracle EBS、江苏省人民医院选用 JDE、北京协和医院选用 SAP、北京大学人民医院选用 JDE(2012 年切换为 Oracle EBS)、解放军总医院选用 SAP。SAP、Oracle EBS、JDE 均为国外知名的 ERP 产品。④基于物联网的智能化管理阶段。随着物联网的建立,借助 RFID 标签,管理人员只需手持便携式读写器,就可以通过追踪系统,实时确定如工程进度,设备器械或卫生材料的供应来源、质量、数量和消耗情况等,从而更加注重节能与成本意识,促进管理精细化。运用各类先进现代通信技术、计算机及网络技术、传感器技术、IC 卡技术、射频识别技术等,实现卫生组织周界和设备设施监控的数字化、业务管理网络化,实现人员出/入管理和车辆派遣自动化、环境监测和周界、防卫监控网络化、物资入/出库和分发过程的电子化,达到卫生组织的智能化管理。

一般而言,智能卫生组织包含的后勤保卫系统主要由周界监控报警系统、绿化智能灌溉系统、办公场所门禁系统、闭路视频监控系统、程控电话交换机系统、车辆出/入和停车管理系统、外来人员出/入管理系统、办公楼宇自控系统、办公自动化系统等多个子系统组成,这些系统均可以通过一个基于 TCP/IP 协议综合性智能平台加以统一管理和控制。

后勤保卫信息管理以后勤保卫系统为实现手段。后勤保卫系统,采用基于 B/S 或 C/S 架构的三层服务:感知层(利用各种传感器、RFID、二维条码等随时随地获取感知对象的信息)、网络层(通过各种电信网络与互联网融合,将物体的信息实时准确地传递出去)、应用层(把感知层得到的信息进行处理,实现智能化识别、定位、跟踪、监控和管理等实际应用)。后勤保障信息平台建设的内容包括数据采集层、数据传输层、数据资源层、公共服务层、业务应用层 5 个层次,以及安全体系、管理体系 2 个平台体系。

目前后勤保卫信息管理主要依赖物联网技术和软件组件技术。①物联网技术,包括物品标志识别(条形码技术、MIFARE 智能卡技术、FRID 技术、物资编目技术)、物体跟踪与定位(全球定位系统(global position system,GPS)技术、地理信息系统(geographic information system,GIS))、信息传输技术(光纤传输技术、短波传输技术、微波通信技术)、组网技术(ZigBee 组网技术、Wi-Fi 组网技术、无线传感器组网技术、IPv6 技术)、其他相关技术(云计算技术、嵌入式技术)。②软件组件技术,典型的软件组件规范有:微软公司的以 COM/DCOM、MTS 为基础的 COM +、对象管理组织(object management group,OMG)提出的 CORBA 和 SUN 公司的 EJB。采用基于组件的方法,开发系统生命周期中的所有问题和阶段,包括需求分析、体系结构、设计、构建、测试、部署、支持技术基础设施和项目管理。

对应于卫生组织后勤保卫管理的核心业务,卫生组织后勤保卫信息管理一般包括物业信息管理、保卫信息管理等内容。

(一)物业信息管理

1. 消防信息管理　在建立视频监控系统、喷淋系统、烟感系统及各类消防设施条码系统、电子档案的基础上,明确相应设施的维保和操作情况,把电子档案同定期消防安全监督检查有机结合起来,每日检查视频监控系统、消防报警控制主机、消防联动控制系统、消防水泵、各大楼报警阀阀门、消防用水的高位水箱的水位和浮球阀等,每周检查自动喷淋系统的压力、阀门、增压装置及主干、支管网、消防设备机房及各种消防设备适用情况等,每月检查电器设备及电路状况、用气用火管理情况、消防通道状况、消防器材齐全、易燃易爆物品管理、库房管理情况。消防智能报警和灭火系统设施设备的专业技术检测,涉及烟感系统、火灾报警和灭火系统、火灾联动控制系统、消防广播通讯系统、防火分隔设施、疏散指示和应急照明等，一旦发现问题，直接扫码，调出档案，知晓安装及维修情况，防止管理的缺位和错位，降低成本，实现消防智能化。

2. 车辆信息管理　对卫生组织内部的车辆进行统一管理，包含车辆档案管理、费用信息管理、使用信息管理和保险信息管理四方面的工作。车辆档案管理是对卫生组织常驻车辆进行登记及其基本信息的统一管理，包括：车辆基本状况（包括型号、车牌号、产地、购车时间、车况、服务对象、司机等）、车辆大修记录、车辆违规处罚和事故处理情况等。费用信息管理则是对车辆产生费用进行记录，包括燃油费、过桥费、保险费、日常维修保养费等方面的费用，通常按月记录。使用信息管理则是对车辆日常使用情况进行记录，包括使用时间、使用人、何种用途、去向等方面，填写用车申请单到调度部门申请用车，根据实际派车情况实时更新车辆的当前使用情况及预定情况，使用车人在申请用车前了解目前可用的车辆信息，实现车辆调度的电子化和信息化。保险信息管理则是对车辆每年的参保情况进行记录，包括添加保险的时间、保险类型等方面。通过相应的车辆管理系统，对车辆的基本信息、使用信息、维修信息、年检信息等的综合管理，从而实现车辆的有效利用。由车辆调度部门对车辆基本信息进行维护。

3. 停车场信息管理　包括四个子模块，基础数据设置是对停车场一些数据类型进行预先设置。收费管理则是对在停车场进行停放的车辆进行的收费记录。包括临时停车收费、月停车收费和年停车收费等方面的情况。同时还要根据不同的车辆类型指定不同的收费标准。车位管理是指对不同车辆类型停放位置的管理。岗位日志则是对当时收费人员的收费情况、发生的紧急事情进行记录并进行跟踪和反馈。

4. 膳食信息管理　主要指餐饮质量考评。从库房管理、菜品制作、营养分析、财务报告等环节严格把关，通过专设的计算机控制中心，时刻监控、定期维护网络系统，确保系统的高效、安全、稳定。

（二）保卫信息管理

保卫信息管理包括保卫事务信息管理、保卫资源综合信息管理、保卫系统人员信息管理、治安案件信息管理、巡更信息管理、户政与外来人员信息管理。

1. 保卫事务信息管理　结合保卫事件处理的标准业务流程，集报警接收、编制方案、下达命令、现场处理于一体。将各环节紧密关联起来，使数据在地图中可视化、空间化，为应急出动提供基础。实现对各种各样安全事务的处理。包括事务预登记与责任人分配、事务处理记录和事务处理结果内部公告等。

2. 保卫资源综合信息管理　负责收集、整理、记录、更新系统所需的基础数据。主要包括：保卫车辆和人员数据，报警器、监控点等，监控、报警和消防器材与设备数据，安全重点部位及保卫预案，电话，历史案例，公安相关单位，接处警及救援信息汇总登记、快速查询、布局定位及系统维护等。

3. 保卫系统人员信息管理　通过管理系统，管理员可以及时掌握所需了解的保安人员的编号、户籍地址、身份证号码、到任时间、目前工作状况。进入保安人员管理页面后，可以浏览目标人员信息，包括该员当日事务安排，同时可以对人员信息进行编辑，包括人员基本信息登记与变更和保卫值班安排与记录。

4. 治安案件信息管理　主要功能包括案件受理登记、修改案件信息、查询案件信息、统计打印以及系统维护。

5. 巡更信息管理　巡更管理指对下班之后特别是夜间安全保卫工作的管理。目前，一般采取人工和电子相结合的巡更方式，巡更信息管理工作一般是通过巡更系统（guard tour system）实现的。“电子巡更”技术起源于美国，是一种对巡逻人员巡更工作进行科学化、规范化管理的全新技术，是治安管理中人防与技防的一种有效整合。分感应式、接触式、在线式三种。其工作流程是将巡更点安放在巡逻路线的关键点上，保安在巡逻的过程中用随身携带的巡更棒读取自己的人员点，然后按线路顺序读取巡更点，在读取巡更点的过程中，如发现突发事件可随时读取事件点，巡更棒将巡更点编号及读取时间保存为一条巡逻记录。定期用通讯座将巡更棒中的巡逻记录上传到计算机中。管理软件将事先设定的巡逻计划同实际的巡逻记录进行比较，就可得出巡逻漏检、误点等统计报表，通过这些报表可以真实地反映巡逻工作的实际完成情况。

6. 户政与外来人员信息管理

（1）户政信息管理：主要功能包括新职工信息的输入，减离人员包括调出、死亡等的信息处理，减离人员的查询，在职人员在组织内变动等方面信息的更新，人员信息的查询统计，包括学历结构、年龄结构的统计等。对于医学院校，还包括本专科生、研究生和留学生信息的录入、修改、毕业，在校生查询、离校学生查询、学生出国信息录入、博士后出国录入、修改、学生信息查询统计以及系统维护。

（2）外来人员信息管理：主要功能包括录入外来人员信息、数据修改，外来人员离开处理、外来人员查询统计及系统维护。

第六节　科研信息管理

虽然在行政事务信息管理中有教学科研管理，但鉴于科研信息管理的特殊性及科研管理作为卫生组织通用业务之一的地位和作用，把科研信息管理单列一节进行阐释。

一、科研信息管理概述

（一）科研管理

科研管理主要包括项目管理、成果管理、科研数据统计三部分，其中项目管理包括项目申报、立项、中检、鉴定与结题等，成果管理包括成果推广、评奖与奖励等，科研数据统计包括项目与经费统计、成果统计、研究机构考核、科研工作量统计等。

科研信息管理是从科研管理工作内涵及信息化需求的角度出发，从单位资源变化的规律入手，建立能够充分利用计算机网络化工具、合理组织和利用信息资源的管理模式。同时，建设与主管单位或其他相关单位信息系统相连的接口，避免出现“信息孤岛”。科研信息管理具有随时反映科研活动和科研管理动态信息等功能。有条件的情况下，还要对数据进行更深层次的挖掘，为管理者和研究人员提供更多、更为详尽、科学的数据资料，包括二次数据资料及系统中有价值的信息。

（二）卫生组织科研信息管理的作用

通过科研信息管理，实现对科研项目的计划、申报、执行与实施、结项、成果申报与管理、专著和论文管理、经费监督、学科建设与人才培养、科研奖励以及科技交流等科研管理环节信息数据的收集、分析，促进科研决策和科研管理的科学化，提高科研管理的效率。

（三）卫生组织科研信息管理的发展趋势

随着"云"兴起，WPF、WCF后台架构技术迅猛发展，B/S模式将提供更多更强功能，甚至是C/S模式下独有功能，科研信息管理将带来更好的用户体验与数据交互。科研管理的信息化、网络化、智能化已成必然趋势。同时科研信息管理将进一步向智能化发展，通过智能化及数据挖掘，提供给科研人员和管理者更多、更详尽的数据资料及系统中有价值的信息。

二、科研管理的核心业务

科研管理的核心业务主要有：科研项目管理、科研经费管理、科研成果管理、科研奖励管理、科研交流管理及科研人才管理等。

（一）科研项目管理

科研项目管理是对科研项目的全生命周期管理，是从项目申请、立项论证、组织实施、检查评估到验收鉴定、成果申报、科技推广、档案入卷等的全程管理。科研项目管理的目的是使科研项目实行制度化和科学化的管理，保证科研计划圆满完成，出成果、出人才、出效益，提高竞争力。其中项目申请、立项论证管理涉及项目申报与评审工作，又可统一为项目申报管理，包括发布申报信息、组织申报、申报材料审核、分配专家、组织专家评审、评审结果统计分析等流程。

（二）科研经费管理

科研经费泛指各种用于发展科学技术事业而支出的费用。科研经费通常由政府、企业、民间组织、基金会等通过委托方式或者对申请报告的筛选来分配，用于解决特定的科学和技术问题。纵向科研经费实行预算管理，横向科研经费实行合同管理。科研经费管理用于学科/项目负责人对经费的使用及科研管理部门对经费使用的监督。

（三）科研成果管理

科研成果指科研人员在其所从事的某一科学技术研究项目或课题研究范围内，通过实验观察、调查研究、综合分析等一系列脑力、体力劳动所取得的、并经过评审或鉴定，确认具有学术意义和实用价值的创造性结果。科研成果管理既包括对科研产出——专著、论文、专利等成果的登记和管理，还包括项目研发过程中专利申报、专有技术保护、技术资料保密及科技奖项申报等管理工作，甚至包括成果应用跟踪、成果查询。

（四）科研奖励管理

科研奖励分为科研项目奖励和科研成果奖励两类。前者针对获批科研项目的级别（国家级、省部级、地方级等）、类型（自然类和软科学类、横向和纵向等）给予奖励，后者针对科研成果的级别、类型（发明奖励、自然科学奖励和科技进步奖励）给予奖励。科研奖励管理指对科研所获的各级各类奖励进行登记与管理。

（五）科研交流管理

科技交流管理主要针对科技交流及学术报告等属地活动的管理，以提升科研学术交流的规范性、针对性和有效性。

（六）科研人才管理

科研人才主要包括科研课题负责人、课题骨干、重点学科负责人及重点人才等。科研人才管理主要指对上述人才的管理,实现合理使用科研人才的目的。

三、科研信息管理

科研信息管理实质上是围绕科研信息管理的核心业务,运用计算机技术、通讯技术、网络技术等手段,对核心业务中的各类信息进行录入、添加、查询、修改、删除以及必要的信息统计等操作,实现信息的有效利用的过程。科研信息管理的实现手段是科研信息管理系统。

科研信息管理系统通常包括三种建设模式:①自主开发:一些卫生组织根据自身科研管理工作的需求,对科研管理应用系统进行自主产权的技术开发。②联合开发:一些卫生组织与软件公司合作,设计科学的管理工作流程,利用软件公司的技术优势联合开发。③吸收引用:许多卫生组织在充分考察其他单位的科研管理系统的运行后,结合自身的需求,引入适合本单位管理工作的其他组织的成熟系统,采用引进与吸收相结合的模式,并进行必要的二次开发工作,以提高科研管理的信息化水平。

目前的科研管理信息系统架构是运用WEB技术,以网络资源为基础,以数据库为核心,通过C/S和B/S模式相结合的方式实现。前台以B/S方式实现:项目申报/管理模块、成果申报/管理模块、项目评审模块、经费管理模块、重点学科和人才申报管理模块。后台为C/S模式,科研管理部门负责对网上申报的科研项目和科研成果进行审核并转为正式数据,并实现数据维护、统计等功能。在开发技术上,除C/S(client/server)结构、B/S(browser/server)结构、NET开发模型外,还有AJAX、MVC技术。其中AJAX是许多技术组合而成,其中最主要的技术包括Java Script、XML Http Request对象、DOM以及XML技术。MVC(Model-View-Controller)模式即模型、视图、控制三层。通过MVC模式可以将应用系统的输入、处理和输出流程进行分离,所以使得系统层次分明,更加容易开发。

卫生组织科研信息管理一般包括科研项目信息管理、科研经费信息管理、科研成果信息管理、科研奖励信息管理、科研交流信息管理、科研人才信息管理等内容。

(一)科研项目信息管理

以流程涵盖科研项目的全生命周期管理,实现用数字化的信息和图示跟踪项目的全过程,并对项目资源合理分配,避免冲突,提高项目质量和效率,获取最大的效益。涉及开题、任务书、过程及验收管理。上述过程可配置相应的管理审批流程操作,并自动生成关联Word文档(如开题报告、任务书、验收报告等)。

1. 科研项目全生命周期信息管理

(1)开题管理:项目分项目、课题、专题三级启动。编写开题报告,并通过专家论证。

(2)任务书管理:按内容要求编写任务管理书并形成规范文档。

(3)过程管理:是项目实施阶段的完整记录,包含评估管理、阶段性检查管理。

(4)验收管理:包括验收管理基本内容、项目完成人员、评价人员、资产一览表、经费决算表、验收信息表等,以及验收相关文档的收集上载。

2. 科研项目申报与评审信息管理 科研项目信息管理以项目申报与评审为重点。

(1)项目申报与管理:课题申请人按照要求填写项目信息并上传课题申请书,申请人同时可以查看评审专家反馈意见;科研管理部门可以对所有申请项目进行查询、修改、删除、统计、汇总,同时可以组织专家对所有申请项目进行网上评审,并将专家评审意见反馈给项目申请人,对通过立项的课题给予批准立项。项目立项后,项目负责人在网上提交计划书/合同书，定期提交年度/中期进展报告，在项目完成时提交结题报告，并随时查看管理部门对项目进展情况的反馈意见和建议。科研管理部门通过查看项目负责人提交年度/中期进展报告，对所有立项项目的进展状况进行跟踪随访，及时掌握项目进行过程中所遇到的问题，并随时予以协调解决。目前，国家自然科学基金委、科技部和卫计委以及各级科委、卫生厅（局）、自然科学基金等，均已实现远程申报系统和电子报文（电子成交）系统，实现科研报题应用系统与信息化课题申报接轨，实现相对独立的科研远程申报系统。

（2）项目评审：借鉴国家自然科学基金委员会等部门项目评审操作流程和网上评审模式，结合所在省、市主管部门等渠道项目均限额申报的实际情况，依托卫生组织科研管理系统对首次申报的项目申请书邀请评审专家进行初评，被邀请的评审专家用初始的用户名和密码登录系统后，可以查询被评审的项目名称、申请书摘要、项目申请人信息等项目基本信息及项目申请书（PDF 格式），评审专家可以给出自己的评审结果和建议，科研管理部门根据各专家的评议结果进行排序，遴选出优秀的项目上报，从而保证较高的中标率。同时将专家的评议意见及时地反馈给申请人，申请人可在系统中和邮箱中查询评审专家反馈意见。

（二）科研经费信息管理

学科/项目负责人在线填写科研经费报销申请，履行正常报销手续后，随时可以查看科研经费使用情况和每笔支出科目情况；科研管理部门对每项科研经费报销申请进行审核，同时按照主管部门科研经费管理办法要求，可以对每个项目支出科目按照一定比例设限，科研经费超支时进行预警，并可随时查询每个学科/项目的经费使用情况，甚至可以实现系统与 HRP 系统自动对接，在保证双方系统都安全的前提下，利用专门的接口，在科技处与财务处两个部门之间进行详细信息交互，保证了系统的一致性，规范科研经费的使用范围，提高科研经费的使用效率和效益。

（三）科研成果信息管理

成果申请人完成成果登记后，按照要求填写科技奖项申报书信息并上传申报书，申请人同时可以查看评审专家反馈意见；科研管理部门可以对所有申请报奖进行查询、修改、删除、统计、汇总，同时可以组织专家对所有申请项目进行网上评议，并将专家评议修改意见反馈给项目申请人，对通过评审的项目予以确认，并负责成果相关信息的审核维护等。另外，按照级别和类型建立专业杂志文库，将发表的论文和专著等，按杂志类别和专业类别统一编码、统一格式进行登记、修改，实现查询、统计汇总、维护和业绩管理等，达到信息共享的目标，实现科研目标和业绩的信息和智能化管理。还可以对相关的刊物、学术会议、出版社进行登记和查询。

（四）科研奖励信息管理

科研奖励信息管理主要涉及科技奖励的登记、修改、删除、科技奖励的审核和科技奖励的查询功能。

（五）科研交流信息管理

按照学术活动的专业类型、级别和专业化原则，对学术报告、学术研讨会、科研论坛、科技讲座等学术活动进行统一管理，实现科技交流及学术报告的登记、修改、删除、科技交流及学术报告的审核和科技交流学术报告的查询五大功能，在提高工作效率、完善管理体系的同时，为学术进步提供可靠的决策依据和规范。

（六）科研人才信息管理

科研人才信息管理主要是对科研人才进行系统化管理，建构科研人才数据库，并对科研人才个人信息、相关项目进行过程管理，达到合理使用科研人才信息资源的目的。包括填写学科、个人信息并上传申请书，科研管理部门对所有申请项目进行查询、修改、删除、统计及汇总等，实现对学科和人才每年所获成果、项目、发表的论文等的统计汇总，为医疗、科研、教学和学术活动提供综合服务。

思　考　题

1. 卫生组织通用业务模块主要有哪些？
2. 办公自动化系统分为哪几类？
3. 行政事务信息管理一般具有哪些功能？
4. 人力资源管理系统的发展经历了哪几个阶段？
5. 人力资源信息管理一般具有哪些功能？
6. 财务信息管理系统发展经历了哪几个时期？
7. 财务信息管理一般具有哪些功能？
8. 物资设备管理的流程包括哪些内容？
9. 物资设备管理一般具有哪些功能？
10. 后勤保卫信息管理一般具有哪些功能？
11. 科研信息管理主要包括哪些内容？
12. 卫生组织通用业务模块信息管理的总体发展趋势是什么？

第六章

卫生行政组织的信息管理

卫生行政组织信息管理指卫生行政组织的信息保障、信息交流及信息管理等活动。卫生行政组织是对卫生事务实施管理的政府组织，通过制定和执行卫生政策、法规等引导和调控卫生事业的发展。卫生行政组织在对其他卫生组织开展计划、组织、领导和控制等管理职能过程中，产生了大量相关信息，多年的信息管理实践形成了特有的信息管理模式。本章主要介绍卫生行政组织业务工作中卫生应急、疾病控制、医政药政、食品安全、卫生监督等工作的信息管理，通过介绍这些工作环节中的信息收集、发布、管理、分析利用等过程及方式方法，并对部分卫生行政组织信息系统及信息平台进行介绍，以了解最新的卫生行政组织信息化成果。

第一节 卫生应急

一、概　　述

（一）卫生应急概念

卫生应急（health emergency）是指在突发公共卫生事件发生前或出现后，采取相应的监测、预测、预警、储备等应急准备，以及现场处置等措施，及时对产生突发公共卫生事件的可能因素进行预防和对已出现的突发公共卫生事件进行控制。同时，对其他突发公共事件实施紧急的医疗卫生救援，以减少其对社会政治、经济、人民群众生命安全的危害。

（二）突发公共卫生事件概念及分类

1. 概念　突发公共卫生事件（public health emergency）是指突然发生，造成或可能造成社会公众健康严重损害的重大传染病疫情、群体性不明原因疾病、重大食物和职业中毒以及其他严重影响公众健康的事件。根据突发公共卫生事件的性质、危害程度、涉及范围，划分为一般（Ⅳ级）、较大（Ⅲ级）、重大（Ⅱ级）和特别重大（Ⅰ级）四级。

2. 分类　突发公共卫生事件可分为多种类型。根据事件的表现形式可将突发公共卫生事件分为以下两类：①在一定时间、一定范围、一定人群中，当病例数累计达到规定预警值时所形成的事件。②在一定时间、一定范围，当环境危害因素达到规定预警值时形成的事件，病例为事后发生，也可能无病例。

根据事件的成因和性质，突发公共卫生事件可分为：重大传染病疫情，群体性不明原因疾病，重大食物中毒和职业中毒，新发传染性疾病，群体性预防接种反应和群体性药物反应，重大环境污染事故、核事故和放射事故，生物、化学、核辐射恐怖事件，自然灾害导致的人员伤亡和疾病流行，以及其他影响公众健康的事件。

二、卫生应急工作组织体系与职责

卫生应急工作组织体系主要包括突发公共卫生事件应急指挥机构、卫生应急日常管理机构、专家咨询委员会及应急处理专业技术机构。

（一）突发公共卫生事件应急指挥机构与职责

突发公共卫生事件应急指挥机构包括国务院设立的突发公共卫生事件应急处理指挥部、省级人民政府成立的地方突发事件应急处理指挥部以及县级以上地方人民政府卫生行政主管部门。

卫计委及地方各级人民政府卫生行政部门依照各自职责和《国家突发公共卫生事件应急预案》（以下简称《预案》）的规定，在国务院及各级人民政府的统一领导下，负责组织、协调全国及相应行政区域内的突发公共卫生事件应急处理工作，并根据突发公共卫生事件应急处理工作的实际需要，提出成立突发公共卫生事件应急指挥部的建议。

1. 全国突发公共卫生事件应急指挥部职责　负责对特别重大突发公共卫生事件的统一领导、统一指挥，做出处理突发公共卫生事件的重大决策。根据突发公共卫生事件的性质和应急处理的需要确定相应的成员单位。

2. 省级突发公共卫生事件应急指挥部职责　负责对本行政区域内突发公共卫生事件应急处理的协调和指挥，做出处理本行政区域内突发公共卫生事件的决策，决定要采取的措施。由省级人民政府有关部门组成，实行属地管理的原则。

（二）卫生应急日常管理机构与职责

1. 卫生应急日常管理机构　国务院卫生行政部门设立卫生应急办公室（突发公共卫生事件应急指挥中心），负责全国突发公共卫生事件应急处理的日常管理工作。

各省、自治区、直辖市人民政府卫生行政部门及军队、武警系统参照国务院卫生行政部门突发公共卫生事件日常管理机构的设置及职责，结合各自实际情况，指定突发公共卫生事件的日常管理机构，负责本行政区域或本系统内突发公共卫生事件应急的协调、管理工作。

各市（地）级、县级卫生行政部门指定相关机构负责本行政区域内突发公共卫生事件应急的日常管理工作。

2. 卫生应急日常管理机构主要职能　①依法组织、协调有关突发公共卫生事件应急处理工作；②负责突发公共卫生事件应急处理相关法律法规的起草、修订和实施工作；③按照同级政府的要求，组织拟订有关突发公共卫生事件应急处理的方针、政策和措施；④组织制/修订重大传染病疫情、群体性不明原因疾病、重大食物和职业中毒以及其他严重影响公众健康的突发公共卫生事件的应急预案，报同级政府批准，并按照规定向社会公布；⑤组织和指导突发公共卫生事件应急预案的培训和实施；⑥建立并完善突发公共卫生事件监测和预警系统，组织指导各级各类医疗卫生机构开展突发公共卫生事件的监测，并及时分析，做出预警；⑦组织公共卫生和医疗救助专业人员进行有关突发公共卫生事件应急知识和处理技术的培训，组织和指导医疗机构、疾病预防控制机构和卫生监督机构开展突发公共卫生事件应急演练;⑧提出卫生应急物资储备目录,与有关部门协调建立卫生应急物资储备的管理制度;⑨承办救灾、反恐、中毒、放射事故等重大安全事件中涉及公共卫生问题的组织协调工作,组织开展突发重大人员伤亡事件的紧急医疗救护工作。

不同层级的卫生应急日常管理机构,根据其承担的任务,卫生应急的职能有所不同。

(三)专家咨询委员会与职责

国务院卫生行政部门和省级卫生行政部门负责组建突发公共卫生事件专家咨询委员会。市(地)级和县级卫生行政部门可根据本行政区域内突发公共卫生事件应急工作需要,组建突发公共卫生事件应急处理专家咨询委员会。

专家咨询委员会由临床医学、预防医学、卫生管理、卫生经济、城市灾害管理、社会学、法学等相关领域的专家组成,其主要职责是:①对突发公共卫生事件应急准备提出咨询建议;②对突发公共卫生事件相应的级别以及采取的重要措施提出咨询建议;③对突发公共卫生事件及其趋势进行评估和预测;④对突发公共卫生事件应急反应的终止、后期评估提出咨询意见;⑤参与制/修订和评估突发公共卫生事件应急预案和技术方案;⑥参与突发公共卫生事件应急处理专业技术人员的技术指导和培训;⑦指导对社会公众开展突发公共卫生事件应急知识的教育和应急技能的培训;⑧承担突发公共卫生事件应急指挥机构和日常管理机构交办的其他工作。

(四)应急处理专业技术机构与职责

医疗机构、疾病预防控制机构、卫生监督机构、出入境检验检疫机构是突发公共卫生事件应急处理的专业技术机构。应急处理专业技术机构结合本单位职责开展专业技术人员处理突发公共卫生事件能力培训,提高快速应对能力和技术水平,在发生突发公共卫生事件时,服从卫生行政部门的统一指挥和安排,开展应急处理工作。

三、突发公共卫生事件应急工作环节

突发公共卫生事件应急工作主要包括应急准备、监测预警、应急处置和总结评估四个子环节,这四个子环节循环反复,以达到不断提升应急处理能力的目的。

(一)应急准备

应急准备是把将来可能发生的突发公共卫生事件所需要的各种资源进行收集和管理,包括相关信息、知识经验、应急预案的整理与准备、物资的准备、人员的准备以及医疗机构的准备等。

(二)监测预警

全面及时的监测和灵敏准确的预警是早期发现突发公共卫生事件并阻止其发展的重要基础,其工作主要包括监测信息采集与核实、信息分析与突发公共卫生事件预警。

(三)应急决策指挥

针对突发事件,快速启动应急响应,并根据预案迅速指挥与执行工作,有条不紊地组织人员与物资调度,开展应急的专业处理与相关配合工作。其工作主要包括应急值班、事件处置决策、应急指挥调度、响应级别调整等。

(四)响应终止与评估

当突发事件被控制后,地市级卫生行政部门根据预案或本级政府命令,响应终止,对该事件做出结案报告,并对突发事件的卫生应急处理情况和当地的卫生状况进行评估。

2003年，国务院颁布的《突发公共卫生事件应急条例》中指出突发公共事件应急工作，应当遵循预防为主、常备不懈的方针，贯彻统一领导、分级负责、反应及时、措施果断、依靠科学、加强合作的原则。

四、突发公共卫生事件应急信息处理

（一）报告范围与标准

突发公共卫生事件相关信息报告范围，包括可能构成或已发生的突发公共卫生事件相关信息。突发公共卫生事件的确认、分级由卫生行政部门组织实施。

（二）报告内容

信息报告主要内容包括：事件名称、事件类别、发生时间、地点、涉及的地域范围、人数、主要症状与体征、可能的原因、已经采取的措施、事件的发展趋势、下一步工作计划等。具体内容可参见《突发公共卫生事件相关信息报告卡》（附录1）。

（三）事件发生、发展、控制过程信息

事件发生、发展、控制过程信息分为初次报告、进程报告及结案报告。

1. 初次报告　报告内容包括事件名称、初步判定的事件类别和性质、发生地点、发生时间、发病人数、死亡人数、主要的临床症状、可能原因、已采取的措施、报告单位、报告人员及通讯方式等。

2. 进程报告　报告事件的发展与变化、处置进程、事件的诊断和原因或可能因素，势态评估、控制措施等内容。同时，对初次报告的《突发公共卫生事件相关信息报告卡》进行补充和修正。重大及特别重大突发公共卫生事件至少按日进行进程报告。

3. 结案报告　事件结束后，应进行结案信息报告。达到《预案》分级标准的突发公共卫生事件结束后，由相应级别卫生行政部门组织评估，在确认事件终止后2周内，对事件的发生和处理情况进行总结，分析其原因和影响因素，并提出今后对类似事件的防范和处置建议。

（四）报告方式、时限与程序

获得突发公共卫生事件相关信息的责任报告单位和责任报告人，应当在2小时内以电话或传真等方式向属地卫生行政部门指定的专业机构报告，具备网络直报条件的同时进行网络直报，直报的信息由指定的专业机构审核后进入国家数据库。不具备网络直报条件的责任报告单位和责任报告人，应采用最快的通讯方式将《突发公共卫生事件相关信息报告卡》报送属地卫生行政部门指定的专业机构，专业机构对信息进行审核，确定真实性，2小时内进行网络直报，同时以电话或传真等方式报告同级卫生行政部门。卫生行政部门尽快组织有关专家进行现场调查，如确认发生突发公共卫生事件，根据不同的级别，及时组织采取相应的措施，并在2小时内向本级人民政府报告，同时向上一级人民政府卫生行政部门报告。如尚未达到突发公共卫生事件标准，由专业防治机构密切跟踪事态发展，随时报告事态变化情况。

（五）信息监控、分析与反馈

各级卫生行政部门指定的专业机构，根据卫生行政部门要求，建立突发公共卫生事件分析制度，每日对网络报告的突发公共卫生事件进行动态监控，定期进行分析、汇总，并根据需要随时做出专题分析报告。

各级卫生行政部门指定的专业机构对突发公共卫生事件分析结果定期以简报或专题报告等形式，向上级卫生行政部门指定的专业机构和同级卫生行政部门报告，并及时向下一级卫生行政部门和相同业务的专业机构反馈。

五、突发公共卫生事件应急信息系统

（一）系统简介

自2004年起，为贯彻落实党中央和国务院关于加强突发公共卫生事件应急体系和能力建设的有关精神，我国开始建设以国家级应急指挥系统为中心，省级应急指挥系统为骨干，地市级应急指挥系统为节点的三级突发公共卫生事件应急指挥体系，拟在"十二五"期间将应急指挥系统节点拓展至县级卫生系统，同时建立必要的移动应急指挥平台，以实现对各级各类突发公共事件卫生应急管理的统一协调指挥，实现卫生应急数据及时准确、信息资源共享、指挥决策高效。

2006年，原卫生部公布的《预案》指出，突发公共卫生事件应急处置的技术保障是信息系统。突发公共卫生事件应急信息系统（public health emergency preparedness and response information system）是利用计算机技术，实现对"准备"和"应急"这两方面工作的支持。准备工作是利用计算机自动化技术，生成电子化的突发公共卫生预案，并对其进行维护，收集应急决策需要用到的相关信息，并进行及时更新，对应急工作需要用到的人员、物资、机构等资源信息进行实时更新；应急工作是要求利用计算机自动化技术能够及时调用这些预案和信息，并分析当前事情发展状况，提供辅助决策，实现实时通讯等。

（二）系统业务功能

突发公共卫生事件应急信息系统主要包括应急资源管理子系统、资料管理子系统、监测预警子系统、分析决策子系统、指挥调度子系统等五个功能模块。

1. 应急资源管理子系统　该子系统是对人员、物资、医疗机构等相关资源的管理。系统功能可分为三类。

（1）应急资源库的管理：对卫生应急指挥过程中所需要的各类应急资源进行管理。

（2）数据采集：当需要即时采集数据时，如采集实时的床位数据、血液数据等，用户可以通过表单定义工具制订一个报送逻辑界面，发布给相关单位，实现快速的信息采集。

（3）数据分析：对于各类卫生应急资源，以及即时信息采集的数据资源，系统提供多种分析模型定义功能，能够及时定义相应的统计报告、图表、GIS（geographical information system，地理信息系统）分析等，分析数据，获取综合性的信息。

2. 资料管理子系统　对有关的预案、方案、典型案例、历史事件、业务知识等资料进行维护、管理、服务。支持从上级卫生部门共享知识库获取数据。功能包括：

（1）资料分类维护：包括资料内容的录入、导入和更新，相关知识的上下文链接维护，知识附件的上传，知识权限控制等内容。

（2）知识度统计：统计各类知识的查询状况，如给出查询率最高的知识项。

（3）资料检索：提供关键词全文检索、逐级分类检索、就近相关检索等功能。

3. 监测预警子系统　监测预警子系统主要负责对突发公共卫生事件的监测并进行预警。其功能主要包括：信息监测、预警、报告和数据分析与展示功能。

（1）信息监测：功能主要包括，①信息收集功能：从卫生部门已有的监测系统通过数据接口(或交换)的方式,抽取相应的数据(或信息),或通过设置信息采集终端采集信息,并对信息进行分类管理。②值班信息登记功能:支持工作人员在日常工作或值班时对各种电话、传真等不同方式报告的与突发事件卫生应急工作相关的详细情况进行登记。③信息核实功能:支持工作人员对有关监测信息进行核实工作的相关情况和结果进行记录,并对原始数据与核实数据分别进行管理。

(2)预警:功能主要包括,①预警规则管理:传染病预警预报需要基于一定的预警规则(方案),预警规则管理是根据流行疾病的名称、波及范围、发病数量等,定义和确定预警指标,并可对生成的预警规则进行修改、删除,预警指标主要依据疾病控制相关业务规则,遵循《预案》中的事件分级规定进行设置。②数据分析与预警:对监测获取的数据,系统自动根据预警规则来扫描、判断这些数据,达到预警指标后就自动生成一条分级预警信息。

(3)信息报告:系统通过短信、邮件或滚动信息条方式,向指定用户进行事件通知、预警。

(4)数据分析与展示:对监测数据进行统计分析与展示,并可进行简单的空间分析。

4. 分析决策子系统　分析决策子系统的功能主要包括事件定性定级,应急决策支持,事件信息分析、展示,会商决策支持,处置方案管理。

(1)事件定性定级:是根据专家会商及有关技术单位的报告等对事件定性定级,登记事件、按照类型级别分类管理,并对有关的专家会商情况、技术单位分析报告等进行管理。

(2)应急决策支持包括:①应急预案调阅:根据事件的类型和分级级别,系统自动从应急预案库中搜索和调阅与此类事件处理相关的预案,供应急人员指挥调度时参考;②知识支持:基于知识经验资料库,提供事件相关的知识支持;③应急资源信息支持:基于应急资源管理子系统,提供应急资源有关数据信息的支持。

(3)事件信息分析、展示:是对事件有关的影响范围、涉及人数、资源情况、处置措施等数据提供统计分析、空间分析、可视化展示,对事件应急处置有关的各种信息进行集成显示、叠加显示等。

(4)会商决策支持:支持应急部门通过快捷、实用、有效的会商方式,包括与现场的视频会商(后期工程)进行卫生应急方案研讨、判定事件性质、拟订处理措施。记录会商的时间、地点、人员、主题、内容、结果等过程信息。会商信息管理展现疫情信息、事件信息、综合信息等各类会商信息,同时支持声音、文字、数字、图形、图像的显示,把指挥系统应急形势迅速展现到会商现场。

(5)处置方案管理:其功能是对领导决策、专家会商决定等产生的处置方案及决策的有关原始资料进行管理。根据处置方案,生成卫生应急事件处置流程单,以便指挥调度。

5. 指挥调度子系统

(1)处置措施流程单:根据处置方案,生成处置措施流程单,并对所有任务明确责任人、联系人、联系方式等,并对处置措施分类管理。

(2)隔离区划定与管理:根据事件级别不同,在事件发生地点周围划定不同范围的高危区、危险区和隔离区,在电子地图上可以直观显示划定的区域情况,分析和统计隔离区内的人口、资源等数据,并可以分析隔离区内疫情分布和发展趋势。

(3)应急资源调度:根据公共卫生事件的类型与分级级别,结合应急预案,分析突发事件应急处置所需要的卫生应急资源类型和数量、应急专家类型,完成突发公共卫生事件处置的应急资源配置,系统给出应急处置所需的医疗救治机构、急救设备、药剂、疫苗等各类应急资源类型、数量等报表。同时，对所需要的每一类应急资源，系统基于电子地图，利用 GIS 空间分析功能，以突发公共卫生事件的事发位置为中心，在电子地图上直观显示出应急资源在周边的分布。应急指挥调度人员可以查看任意指定范围内的各种资源的分布及相关详细资料，测量事件发生地与这些资源相距的距离，以便及时调集到指定地点。

（4）调度指令：根据应急方案部署及突发公共卫生事件当时的实际情况，应急指挥调度人员可通过系统实时收集和查看突发事件处置过程中的各种反馈信息，对各应急队伍进行决策指令、情况通报等的上传和下达。

第二节　疾病控制

一、概　述

疾病预防与控制是我国卫生工作的重要组成部分。1997 年 1 月 15 日，《中共中央国务院关于卫生改革与发展的决定》中明确指出："各级政府对公共卫生和预防保健工作要全面负责，加强预防保健机构的建设，给予必要的投入，对重大疾病的预防和控制工作要保证必需的资金。预防保健机构要做好社会群体的预防保健工作。医疗机构也要密切结合自身业务积极开展预防保健工作。要宣传动员群众，采取综合措施，集中力量消灭或控制一些严重威胁人民健康的传染病和地方病；加强对经血液途径传播的疾病的预防和控制；积极开展对心脑血管疾病、肿瘤等慢性非传染性疾病的防治工作。增强对突发性事件引发的伤病及疾病暴发流行的应急能力。重视对境内外传染病发生和传播动向的监测。"2000 年，为指导并推进全国卫生监督体制和疾病预防控制体制改革，原卫生部组织制定了《关于卫生监督体制改革实施的若干意见》和《关于疾病预防控制体制改革的指导意见》，把我国卫生防疫工作中关于疾病预防与控制的工作和卫生监督分开，揭示了我国进入 21 世纪之后疾病控制管理工作的新思路，表明疾病控制管理工作的重要性，为预防和控制疾病的发生与流行，保护公民的健康权益建立了新的保障体系。2005 年，原卫生部发布《关于疾病预防控制体系建设的若干规定》，为加强疾病预防控制体系建设、提高疾病预防控制和突发公共卫生事件应急处置能力、保障人民身体健康和生命安全、促进社会稳定与经济发展提供了政策保障。

二、疾病预防与控制的主要内容

疾病预防与控制工作主要包括传染病控制、慢性病控制、地方病控制、寄生虫病控制与职业病控制等。

（一）传染病控制

传染病（infectious disease）是指由各种致病性微生物或病原体引起的具有传染性的疾病，传染病的传播特性使其成为危害人民身体健康，威胁人民生命安全的重要疾病。尽管进入 21 世纪，医学模式发生了转变，卫生改革的任务也随着人民生活水平的提高和经济的发展而改变，但预防和控制传染病在未来很长时间内，仍将是我国疾病控制管理的主要任务。

传染病预防控制与管理是一项极其重要的工作，最终目标是保护每个公民的健康。我国政府十分重视传染病的管理工作，国务院于 1955 年就批准颁布了《传染病管理办法》，1978 年将该办法修订为《急性传染病管理条例》。在这两个法规实施的基础上，为了预防、控制和消除传染病的发生与流行,保障人体健康和公共卫生,于1989年2月21日经七届全国人大常委会第六次会议通过并正式公布了《中华人民共和国传染病防治法》,于1989年9月1日起实施,成为新中国成立以来第一部有关传染病管理的卫生法律,也标志着我国传染病管理走上了法制化管理的轨道,于2004年与2013年对《中华人民共和国传染病防治法》进行了两次修订。

《中华人民共和国传染病防治法》明确规定,传染病分为甲类、乙类和丙类,共39种。国家对传染病防治实行预防为主的方针,防治结合、分类管理(甲类实行强制管理、乙类实行严格管理、丙类实行监测管理)。国务院卫生行政部门根据传染病暴发、流行情况和危害程度,可以决定增加、减少或者调整乙类、丙类传染病病种并予以公布。省、自治区、直辖市人民政府对本行政区域内常见、多发的其他地方性传染病,可以根据情况决定按照乙类或者丙类传染病管理并予以公布,报国务院卫生行政部门备案。

各级人民政府领导传染病防治工作。国务院卫生行政部门主管全国传染病防治及其监督管理工作。县级以上人民政府制订本行政区域内传染病防治规划并组织实施,建立健全传染病防治的疾病预防控制、医疗救治和监督管理体系。县级以上地方人民政府卫生行政部门负责本行政区域内的传染病防治及其监督管理工作。县级以上人民政府其他部门在各自的职责范围内负责传染病防治工作。各级疾病预防控制机构承担传染病监测、预测、流行病学调查、疫情报告以及其他预防、控制工作。

医疗机构承担与医疗救治有关的传染病防治工作和责任区域内的传染病预防工作。城市社区和农村基层医疗机构在疾病预防控制机构的指导下,承担城市社区、农村基层相应的传染病防治工作。国家支持和鼓励单位和个人参与传染病防治工作。各级人民政府负责完善有关制度,方便单位和个人参与防治传染病的宣传教育、疫情报告、志愿服务和捐赠活动。居民委员会、村民委员会负责组织居民、村民参与社区、农村的传染病预防与控制活动。

(二)慢性病控制

广义的慢性病(chronic disease)指长期的、不能自愈和几乎不能完全治愈的疾病。既是一组发病率、致残率和死亡率高,严重耗费社会资源、危害劳动力人口健康的疾病,也是可预防、可控制的疾病。美国疾病预防与控制中心、国家慢性病预防与健康促进中心列入目标慢性病的是指符合广义慢性病概念、可预防且在死亡率、病死率和费用等负担均很重的那些疾病。主要包括恶性肿瘤、心脑血管病、高血压、糖尿病、精神病等一系列非传染性疾病。

随着我国工业化、城镇化和人口老龄化进程的加快,我国居民医疗卫生服务需要量明显增加,尤其是慢性疾病持续上升,疾病负担日益加重,慢性病的预防控制管理工作面临越来越大的挑战。

各级卫生行政部门、疾病预防控制机构、专病防治机构、基层医疗卫生机构和医院在预防与控制慢性病工作中均设立相应的机构,配备足够人员,积极履行慢性病防控工作职责。

各级卫生行政部门主要承担组织、监督、管理重大专项,组织推广成熟措施,组织督导、绩效考核、评价等职责,具体包括:制定政策、规划和工作计划并组织实施;建立完善工作联系机制,加强沟通与协助;建立防控网络,落实防控责任。疾病预防控制机构协助卫生行政部门制订并执行辖区慢性病预防控制规划和实施方案,开展与慢性病有关的监测、调查工作,实施以人群为基础的一级预防,协调基层医疗卫生机构开展二、三级预防,综合评估辖区内慢性病工作和效果,开展科学研究、技术培训和业务指导,促进政策出台及多部门合作。

专病防治机构针对专病开发和推广防控适宜技术，开展有关登记与调查工作，开展科学研究、专业指南制订、技术培训和业务指导。基层医疗卫生机构重点开展高危人群的早期发现和规范化管理以及常见慢性病患者的诊疗和随访管理，开展对一般人群的健康教育和知识宣传及对个体的健康咨询活动，建立居民健康档案，对慢性病信息进行登记报告，促进病人康复和提供转诊等服务。医院重点提供慢性病危重急症病人的诊疗和临床预防性服务，对慢性病信息进行登记报告，指导基层医疗卫生机构开展二、三级预防，开展慢性病预防控制的有关培训和指导及科学研究，提供转诊服务等。

慢性病的发生是各种危险因素长期积累的结果，与社会环境、经济、个体生活方式和生理心理因素以及医疗保健服务等关系密切，涉及生命周期的各个阶段，需要采取政策和技术相结合的综合措施，卫生部门与政府其他部门和非政府组织密切协作，共同采取行动，才能有效遏制慢性病快速增长的趋势。

（三）地方病控制

地方病（endemic disease）是指相对局限于某些特定地区、在特定的自然条件和社会因素作用下，因长期暴露于有致病因素的环境中而经常发生或造成地方性流行的疾病。从广义的概念看，具有地区性发病特点的疾病都属于地方病范畴；从狭义的概念出发，地方病是指发生与当地地球化学因素有密切关系的疾病。

地方病分类按病因可分为自然疫源性（生物源性）和化学元素性（地球化学性）两类。自然疫源性病由微生物和寄生虫引起，是一类传染性的地方病，包括鼠疫、乙型脑炎、流行性出血热、血吸虫病、疟疾等；化学元素性病是因为当地水或土壤中某种（些）元素或化合物过多、不足或比例失常，再通过食物和饮水作用于人体所产生的疾病。化学元素性地方病分为元素缺乏性、元素中毒性（过多性）两种。元素缺乏性如地方性甲状腺肿、地方性克汀病等，元素中毒性如地方性氟中毒、地方性砷中毒、地方性硒中毒等。

我国是地方病流行较为严重的国家，重病区多集中在偏远、贫困的农村。地方病的流行不仅危害病区广大群众的身体健康，而且严重制约病区经济发展和社会进步。

党中央、国务院历来重视地方病防治工作。《中共中央国务院关于深化医药卫生体制改革的意见》明确提出，要加强对严重威胁人民健康的地方病等疾病的监测与预防控制。多年来，特别在“十一五”时期，各地区、各部门齐抓共管，社会广泛参与，加大综合防治力度，基本健全了地方病防治监测体系，地方病严重流行趋势总体得到控制，防治工作取得显著成效。但我国地方病防治工作距实现消除地方病危害目标仍有较大差距，部分地区地方病病情尚未完全控制。另外，地方病是生物地球化学因素或不利于健康的行为生活方式所致，即使在已落实综合防治措施的病区，若不建立长效防治机制，也不能持续巩固防治成果，病情仍会出现反弹。

地方病防治工作是在各级人民政府领导下，由各级卫生行政部门主管，发展改革、教育广电、科技、水利、农业、民政、财政、商务、林业、扶贫等有关部门密切配合共同完成的。“十二五”期间，我国地方病防治的总体目标是建立与我国经济社会发展相适应的地方病防治长效工作机制，全面落实防治措施，基本消除重点地方病危害。

（四）职业病控制

职业病（occupational disease）是指企业、事业单位和个体经济组织等用人单位的劳动者在职业活动中，因接触粉尘、放射性物质或其他有毒、有害因素而引起的疾病。职业病的分类和目录由国务院卫生行政部门会同国务院安全生产监督管理部门、劳动保障行政部门制订、调整并公布。

1. 前期预防 用人单位依照法律、法规要求,严格遵守国家职业卫生标准,落实职业病预防措施,从源头上控制和消除职业病危害。产生职业病危害的用人单位的设立除应当符合法律、行政法规规定的设立条件外,其工作场所还应当符合职业卫生要求。国家建立职业病危害项目申报制度,用人单位工作场所存在职业病目录所列职业病的危害因素的,应当及时、如实向所在地安全生产监督管理部门申报危害项目,接受监督。新建、扩建、改建项目和技术改造、技术引进项目(以下统称建设项目)可能产生职业病危害的,建设单位在可行性论证阶段就要向安全生产监督管理部门提交职业病危害预评价报告。职业病危害预评价、职业病危害控制效果评价由依法设立的取得国务院安全生产监督管理部门或者设区的市级以上地方人民政府安全生产监督管理部门按照职责分工给予资质认可的职业卫生技术服务机构进行。国家对从事放射性、高毒、高危粉尘等作业实行特殊管理。

2. 劳动过程中的防护与管理 产生职业病危害的用人单位应做到以下几点:①采取职业病防治管理措施;②保障职业病防治所需的资金投入,不得挤占、挪用;③采用有效的职业病防护设施,并为劳动者提供个人使用的职业病防护用品;④优先采用有利于防治职业病和保护劳动者健康的新技术、新工艺、新设备、新材料,逐步替代职业病危害严重的技术、工艺、设备、材料;⑤在醒目位置设置公告栏,公布有关职业病防治的规章制度、操作规程、职业病危害事故应急救援措施和工作场所职业病危害因素检测结果;⑥对可能发生急性职业损伤的有毒、有害工作场所,用人单位应当设置报警装置,配置现场急救用品、冲洗设备、应急撤离通道和必要的泄险区;⑦实施由专人负责的职业病危害因素日常监测,并确保监测系统处于正常运行状态;⑧与劳动者订立劳动合同时,应当将工作过程中可能产生的职业病危害及其后果、职业病防护措施和待遇等如实告知劳动者,并在劳动合同中写明,不得隐瞒或者欺骗;⑨按照国务院安全生产监督管理部门、卫生行政部门的规定组织上岗前、在岗期间和离岗时的职业健康检查,并将检查结果书面告知劳动者;⑩为劳动者建立职业健康监护档案,并按照规定的期限妥善保存。

职业卫生技术服务机构依法从事职业病危害因素检测、评价工作,接受安全生产监督管理部门的监督检查。安全生产监督管理部门应当依法履行监督职责。用人单位的主要负责人和职业卫生管理人员应当接受职业卫生培训,遵守职业病防治法律、法规,依法组织本单位的职业病防治工作。

3. 监督管理 县级以上人民政府职业卫生监督管理部门依照职业病防治法律、法规、国家职业卫生标准和卫生要求,依据职责划分,对职业病防治工作进行监督检查。发生职业病危害事故或者有证据证明危害状态可能导致职业病危害事故发生时,安全生产监督管理部门可以采取责令暂停导致职业病危害事故的作业、封存造成职业病危害事故或者可能导致职业病危害事故发生的材料和设备、组织控制职业病危害事故现场等临时控制措施。在职业病危害事故或者危害状态得到有效控制后,及时解除控制措施。国务院安全生产监督管理部门、卫生行政部门、劳动保障行政部门依照《中华人民共和国职业病防治法》和国务院确定的职责,负责全国职业病防治的监督管理工作。国务院有关部门在各自的职责范围内负责职业病防治的有关监督管理工作。县级以上地方人民政府安全生产监督管理部门、卫生行政部门、劳动保障行政部门依据各自职责,负责本行政区域内职业病防治的监督管理工作。县级以上地方人民政府有关部门在各自的职责范围内负责职业病防治的有关监督管理工作。

三、传染病信息管理

（一）传染病信息报告

1. 组织机构职责　我国传染病信息报告管理遵循分级负责、属地管理的原则，卫生行政部门、疾病预防控制机构、医疗机构、采供血机构在传染病信息报告管理工作中履行各自职责。

卫生行政部门主要职责包括：①负责本辖区内传染病信息报告工作的管理，建设和完善本辖区内传染病信息网络报告系统，并为系统正常运行提供保障条件；②定期组织开展对各级医疗卫生机构传染病信息报告、管理等工作的监督检查；③依据相关法律法规规定，结合本辖区的具体情况，组织制订传染病信息报告工作实施方案，落实传染病信息报告工作；④卫计委及省级地方人民政府卫生行政部门根据全国或各省份疾病预防控制工作需要，可增加传染病监测报告病种和内容。

各级疾病预防控制机构协助卫生行政部门依法明确疫情报告的组织关系与职责，主要职责包括负责辖区的传染病信息报告业务管理、技术培训和指导工作，实施传染病信息报告管理规范和相关方案，建立健全传染病信息管理组织和制度；负责辖区的传染病信息的收集、分析、报告和反馈，预测传染病发生、流行趋势，开展传染病信息报告管理质量评价；负责辖区信息报告网络系统的维护，提供技术支持；动态监视辖区的传染病报告信息，对疫情变化态势进行分析，及时分析报告、调查核实异常情况或甲类及按甲类管理的传染病疫情等。

各医疗机构负责对本单位相关医务人员进行传染病信息报告培训，协助疾病预防控制机构开展对传染病疫情的调查。

采供血机构对献血员进行登记，发现 HIV 抗体检测两次初筛阳性结果的，应按传染病报告卡登记的内容，在报告时限内，向属地疾病预防控制机构报告。

2. 传染病信息报告

（1）传染病疫情信息报告工作流程：我国传染病疫情信息报告工作流程如图 6-1 所示。

各级各类医疗卫生机构均建有门诊日志和传染病登记簿，其内容有病名、患者姓名、性别、年龄、职业、居住地点、联系电话、发病时间、就诊时间、报告时间和就诊医师等。各级各类医疗卫生机构发现各类传染病时，应于规定时间内向当地县级疾病预防控制机构报告，并填写上报《传染病疫情报告卡》。县级疾病预防控制机构接到疫情报告时，应及时进行核实，开展调查处置，并在规定时限内逐级上报。

（2）责任报告单位及报告人：各级各类医疗机构、疾病预防控制机构、采供血机构均为责任报告单位；其执行职务的人员和乡村医生、个体开业医生均为责任疫情报告人。

（3）报告病种：包括甲类、乙类、丙类法定传染病；卫计委决定列入乙类、丙类传染病管理的其他传染病；省级人民政府决定按照乙类、丙类管理的其他地方性传染病和其他暴发、流行或原因不明的传染病；不明原因肺炎病例和不明原因死亡病例等重点监测疾病。传染病报告病例分为疑似病例、临床诊断病例、实验室确诊病例、病原携带者和阳性检测结果五类。对《传染病防治法》规定的甲类、乙类、丙类传染病实施全国性报告，对炭疽、病毒性肝炎、梅毒、疟疾、肺结核做分型报告。

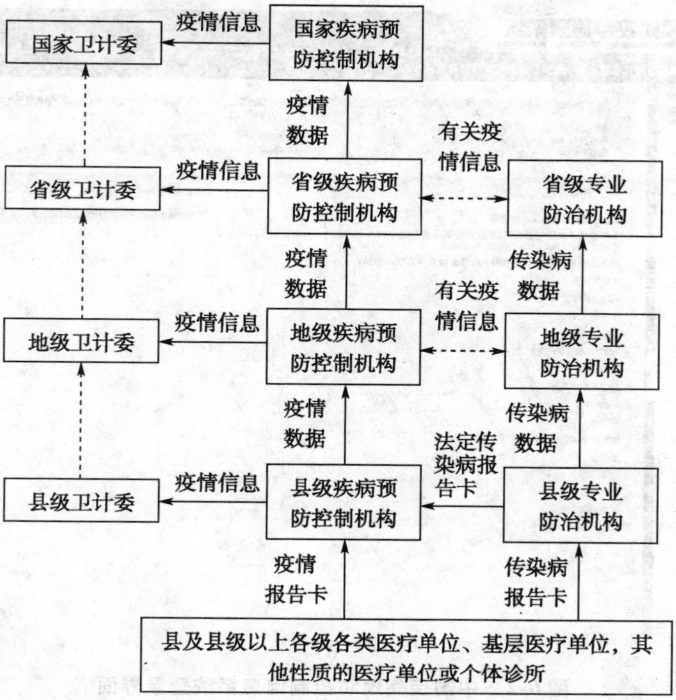

图 6-1　全国传染病疫情报告工作流程

(4)报告程序与方式:传染病报告实行属地化管理。传染病报告卡由首诊医生或其他执行职务的人员负责填写。现场调查时发现的传染病病例,由属地疾病预防控制机构的现场调查人员填写报告卡;采供血机构发现 HIV 两次初筛阳性检测结果也应填写报告卡。

1)传染病疫情信息通过中国疾病预防控制信息系统实行网络直报(如图 6-2、图 6-3),没有条件实行网络直报的医疗机构,在规定的时限内将传染病报告卡报告属地县级疾病预防控制机构。

2)乡镇卫生院、城市社区卫生服务中心负责收集和报告责任范围内的传染病信息。

3)军队医疗卫生机构向社会公众提供医疗服务时,发现传染病疫情,应当按照《传染病信息报告管理规范》规定向属地的县级疾病预防控制机构报告。

4)新疆生产建设兵团传染病疫情报告工作管理按原卫生部有关规定执行。

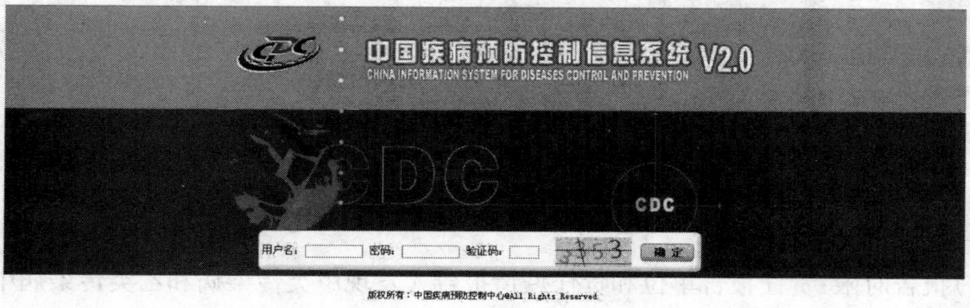

A

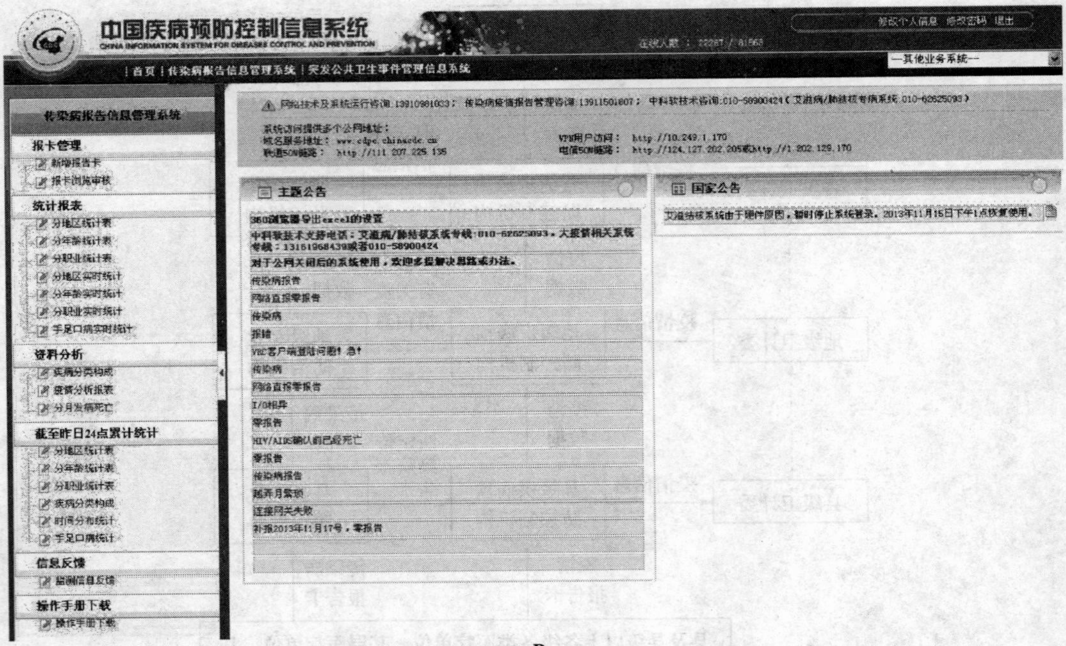

B

图 6-2　中国疾病预防控制信息系统登录界面

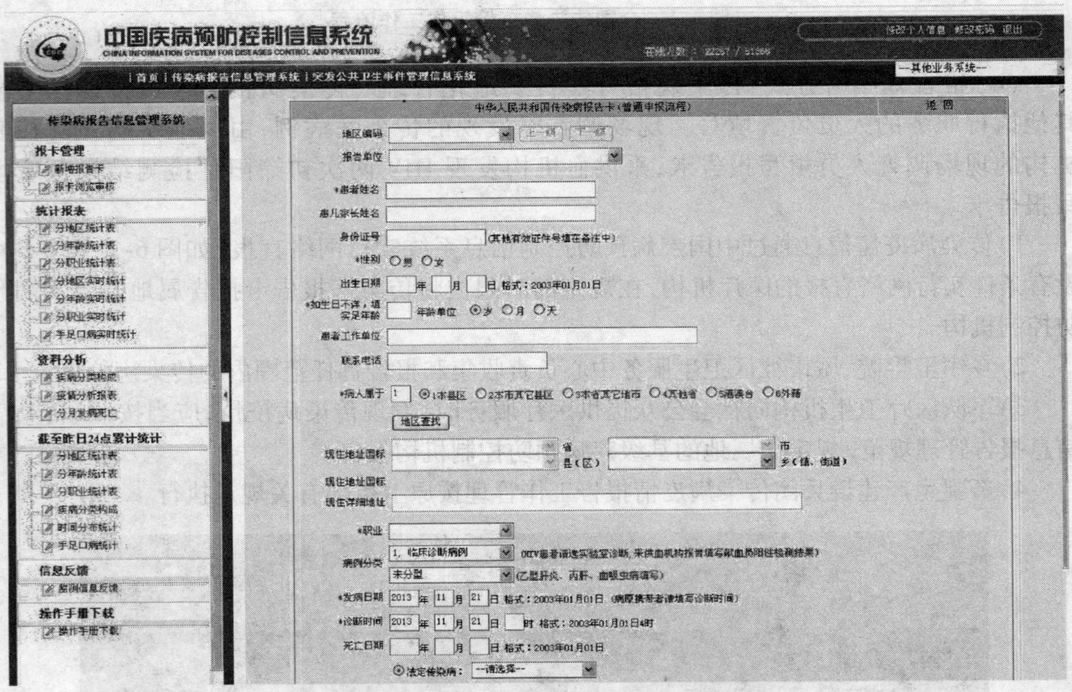

图 6-3　中华人民共和国传染病报告卡填报界面

(5)报告时限：责任报告单位和责任疫情报告人发现甲类传染病和乙类传染病中的肺炭疽、传染性非典型肺炎、脊髓灰质炎的病人或疑似病人时，或发现其他传染病和不明原因疾病暴发时，应于2小时内将传染病报告卡通过网络报告；未实行网络直报的责任报告单位应于2小时内以最快的通讯方式（电话、传真）向当地县级疾病预防控制机构报告，并于2小时内寄送出传染病报告卡。

对其他乙、丙类传染病病人、疑似病人和规定报告的传染病病原携带者在诊断后，实行网络直报的责任报告单位应于24小时内进行网络报告；未实行网络直报的责任报告单位应于24小时内寄送出传染病报告卡。

县级疾病预防控制机构收到无网络直报条件责任报告单位报送的传染病报告卡后，应于2小时内通过网络直报。

其他符合突发公共卫生事件报告标准的传染病暴发疫情，按《突发公共卫生事件相关信息报告管理规范》要求报告。

（二）传染病疫情信息分析与利用

传染病疫情分析所需的人口资料使用中国疾病预防控制信息系统的数据（以当地统计部门数据为准）。各级疾病预防控制机构每日对通过网络报告的传染病疫情进行动态监控，省级以上疾病预防控制机构按周、月、年进行动态分析报告。当有甲类或按甲类管理及其他重大传染病疫情报告时，随时做出专题分析和报告。市（地）和县（区）级疾病预防控制机构根据当地卫生行政部门的工作需要，建立地方疫情分析制度。

用于对外公布的法定报告，传染病发病、死亡数按审核日期和现住址统计（如图6-4）。各级疾病预防控制机构要及时将疫情分析结果向上级疾病预防控制机构和同级卫生行政部门报告，并反馈到下一级疾病预防控制机构。上级疾病预防控制机构每年向下一级疾病预防控制机构反馈上年报告的个案数据。县级疾病预防控制机构定期将辖区内疫情分析结果反馈到辖区内的医疗机构。

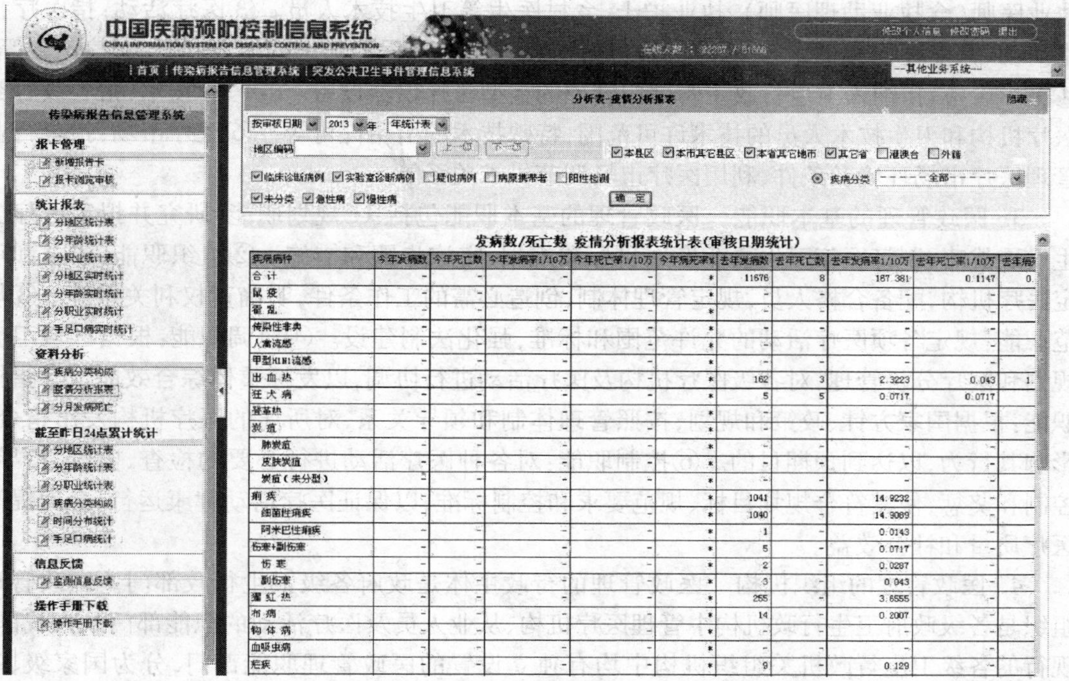

图6-4　传染病报告信息系统疫情分析报表

疾病预防控制机构发现甲类传染病和乙类传染病中的肺炭疽、传染性非典型肺炎、脊髓灰质炎、人感染高致病性禽流感以及其他传染病和不明原因疾病暴发等未治愈的传染病病人或疑似病人离开报告所在地时，应立即报告当地卫生行政部门，同时报告上级疾病预防控制机构，接到报告的卫生行政部门应当以最快的通讯方式向其到达地的卫生行政部门通报疫情。

（三）传染病信息资料保存

各级各类医疗卫生机构的《传染病报告卡》及传染病报告记录保存3年。不具备网络直报条件的医疗机构，其传染病报告卡由收卡单位保存，原报告单位必须进行登记备案。各级疾病预防控制机构应将传染病信息资料按照国家有关规定纳入档案管理。

第三节　医政药政管理

一、概　　述

（一）医政管理

1. 医政管理概念　医政管理（medical administration management）指政府卫生行政部门依照法律法规及有关规定对医疗机构、医疗卫生技术人员、医疗服务及其相关领域实施规划、协调、审查和监督等行政管理活动的过程。

2. 医政管理的对象　医政管理的对象包括：①医疗机构：指从事疾病诊断和治疗活动的所有各级各类医疗及其相关机构，包括政府和非政府、民营、私营、中外合资合作医疗机构以及急救、康复、疗养、采供血、体检等机构，包括营利性和非营利性医疗机构。②从业人员：执业医师（含执业助理医师）、执业护士、乡村医生等卫生技术人员。③医疗活动：指医疗技术活动、医疗环境秩序、相关医疗标准（诊疗规范、操作规程等）、医疗规章制度、医疗广告等。④医疗设备：指纳入卫生行政主管部门管理的大型医疗仪器设备。⑤医疗技术：指各级各类医疗机构和卫生技术人员的技术许可范围，特殊技术的引用许可等。⑥医疗市场：指全行业管理医疗市场环境及条件，利用医疗市场调节供求关系等。

3. 医政管理的基本职能　医政管理的基本职能包括：①规划职能：研究并拟定医疗卫生发展战略，制订医疗卫生事业发展目标和规划、实施步骤和措施。②组织职能：建立和审定医疗机构，配备合格人员，规定管理体制，创造必需的工作条件，明确责权利关系等。③规范职能：规定各项医疗活动的允许范围和标准，强化法制建设。④协调职能：根据区域卫生规划和医疗分析管理，对各级医疗机构及医疗活动进行协调，以发挥整体综合效能。⑤指挥职能：根据国家方针、政策和规划，按照管理体制和领导关系，对所属的医疗机构发出指令，影响其行为，以达到预期目的。⑥控制职能：对各种医疗活动进行必要的检查、监督、指导、控制和奖惩，使其符合规划目标、规范要求和控制标准，以保证医疗活动健康运行，全面提高医疗质量和社会效益。

4. 医政管理的组织机构　医政管理的行政主体是政府各级卫生行政部门。医政管理组织是各级政府卫生行政机构中管理医疗机构、从业人员及医疗活动的职能部门。在我国，现行的各级卫生行政机关组织机构中均有独立设置的医政管理职能部门，分为国家级、省级、地市级、县级四个层次。卫计委设医政医管局，省级、地市级、县级卫计委分别设医政医管处、医政医管科、医政医管股，各乡（镇）政府设专人（卫生助理或文卫助理）负责医政工作。

5. 医政管理主要内容

（1）医疗机构管理：为了加强对医疗机构的管理，促进医疗卫生事业的发展，保障人民健康，1994 年国务院发布了《医疗机构管理条例》，此后陆续出台了《医疗机构管理条例实施细则》等配套法规和文件，使政府对医疗机构的管理纳入了依法行政的轨道。医疗机构管理主要涉及医疗机构的准入管理、医疗机构的执业管理、医疗机构的分级管理、医疗机构的分类管理、公立医院改革试点等内容。

单位或个人设置医疗机构，必须经县级以上地方人民政府卫生行政部门审查批准，并取得设置医疗机构批准书。医疗机构执业必须进行登记，领取《医疗机构执业许可证》，遵守有关法律、法规和医疗技术规范。

为了改善与加强医疗卫生工作的宏观管理，调整与健全三级医疗预防体系，充分合理地利用卫生资源，提高医院科学管理水平和医疗卫生服务质量，更好地为保障人民健康服务，原卫生部在 1989 年发布了《医院分级管理办法（试行草案）》，对医院实行分级管理。医院按照功能任务不同，划分为一、二、三级。各级医院按照《医院分级管理标准》确定为甲、乙、丙三等，三级医院增设特等。2000 年国务院办公厅转发八部委《关于城镇医药卫生体制改革的指导意见》，提出建立新的医疗机构分类管理制度，将医疗机构分为非营利性和营利性两类。

（2）从业人员管理：医疗卫生技术人员是指受过高等或中等医药卫生教育或培训，经卫生行政部门审查合格，从事医疗、预防、药剂、护理、医技、卫生技术管理等专业的专业卫生技术人员。国家卫生行政部门对每一种卫生技术从业人员都从执业准入角度做了相关规定。执业医师、执业护士在执业活动中必须遵守相应的行为规范，并享有相应的权力，履行相应的义务。

（3）医疗技术临床应用管理：医疗技术是指医疗机构及其医务人员以诊断和治疗疾病为目的，对疾病做出判断和消除疾病、缓解病情、减轻痛苦、改善功能、延长生命、帮助患者恢复健康而采取的诊断、治疗措施。医疗技术的临床应用在诊疗疾病和促进健康方面发挥了重要作用，但在安全性、规范性、伦理问题、市场化等方面也带来了负面影响和不良后果。

为加强医疗技术临床应用管理，建立医疗技术准入和管理制度，促进医学科学发展和医疗技术进步，提高医疗质量，保障医疗安全，2009 年原卫生部制定并实施了《医疗技术临床应用管理办法》，建立医疗技术临床应用准入和管理制度，对医疗技术实行分类分级管理。第一类医疗技术是指安全性、有效性确切，医疗机构通过常规管理在临床应用中能确保其安全性、有效性的技术，它的临床应用由医疗机构根据功能、任务、技术能力实施严格管理。第二类医疗技术是指安全性、有效性确切，涉及一定伦理问题或者风险较高，卫生行政部门应加以控制管理的医疗技术，对它的临床应用管理工作由省级卫生行政部门负责。第三类医疗技术是指具有涉及重大伦理问题、高风险、安全性有效性尚需经规范的临床实验研究进一步验证、需要使用稀缺资源、卫计委规定的其他需要特殊管理等情形之一的，需要卫生行政部门加以严格控制管理的医疗技术，对它的临床应用管理工作由卫计委负责。第三类医疗技术首次应用于临床前，必须经过卫计委组织的安全性、有效性临床试验研究、论证及伦理审查。第二类医疗技术和第三类医疗技术临床应用前实行第三方技术审查制度。

(4)大型医用设备配置准入管理:大型医用设备一般是指在医疗卫生服务中所应用的具有高科技水平、大型、精密、贵重的仪器设备。为合理配置和有效使用大型医用设备,控制卫生费用过快增长,维护患者权益,促进卫生事业的健康发展,2004年原卫生部、国家发展和改革委员会和财政部联合颁布《大型医用设备配置与使用管理办法》。其中对大型医用设备界定为列入国务院卫生行政部门管理品目的医用设备,以及尚未列入管理品目、省级区域内首次配置的整套单价在500万元人民币以上的医用设备。大型医用设备管理品目由国务院卫生行政部门及有关部门确定、调整和公布。

大型医用设备管理品目分为甲、乙两类。资金投入量大、运行成本高、使用技术复杂、对卫生费用增长影响大的为甲类大型医用设备,由国务院卫生行政部门管理。管理品目中的其他大型医用设备为乙类大型医用设备,由省级卫生行政部门管理。大型医用设备的管理实行配置规划和配置证制度。甲类大型医用设备的配置许可证由国务院卫生行政部门颁发,乙类大型医用设备的配置许可证由省级卫生行政部门颁发。甲、乙类大型医用设备检查治疗收费项目,由国务院价格主管部门会同卫生行政部门制定,并列入《全国医疗服务价格项目规范》。按照分级管理的原则,甲类大型医用设备配置和使用由国务院卫生行政部门及同级相关部门监管;乙类大型医用设备由省级卫生行政部门及同级相关部门监管。

(5)血液管理:血液是指用于临床的全血、成分血。安全的血液是指不含有任何病毒、寄生虫、药物、酒精、化学物质或其他能给受血者带来损害、危险或疾病的外来物质。我国采供血机构实行准入管理,具体分为血站和单采血浆站。血站是采集、提供临床用血的机构,是不以营利为目的的公益性组织。设立血站向公民采集血液,必须经国务院卫生行政部门或者省、自治区、直辖市人民政府卫生行政部门批准。单采血浆站是指根据地区血源资源,按照有关标准和要求并经严格审批设立,采集供应血液制品生产用原料血浆的单位。单采血浆站由血液制品生产单位设置,具有独立的法人资格。其他任何单位和个人不得从事单采血浆活动。血液制品生产单位设置单采血浆站应当符合当地单采血浆站设置规划,并经省、自治区、直辖市人民政府卫生行政部门批准。《单采血浆许可证》有效期为2年。单采血浆站必须使用单采血浆机械采集血浆,严禁手工采集血浆。单采血浆站所采集的每袋血浆必须留存血浆标本,保存期应不少于血液制品生产投料后2年。单采血浆站必须使用计算机系统管理供血浆者信息、采供血浆和相关工作过程。建立血浆标识的管理程序,确保所有血浆可以追溯到相应的供血浆者和供血浆过程,确保所使用的物料批号以及所有制备、检验、运输记录完整。血浆标识应当采用条形码技术,同一血浆条形码至少50年不重复。

(6)医疗质量评价管理:由于医疗质量直接关系到患者的健康与生命,是医疗机构生存与发展的基本点和生命线,是医院管理水平的主要标志和工作效果的最终体现。

为加强医疗质量管理,不断提高医疗质量和医疗服务水平,建立和完善适合我国国情的医疗质量管理与控制体制和体系,指导各级卫生行政部门加强对医疗质量控制中心的建设和管理,更好地保障医疗质量和医疗安全,2009年原卫生部组织制定了《医疗质量控制中心管理办法(试行)》,规定成立国家医疗质量管理与控制中心,根据需要,指定区域医疗质量控制中心。省级卫生行政部门根据实际情况制订本行政区域质控中心设置规划,逐步建立质控网络。省级卫生行政部门可以根据医疗机构不同专业医疗质量管理与控制需要设立不同专业的省级质控中心,原则上同一专业只设定一个省级质控中心。质控中心定期对医疗机构进行专业质量考核,科学、客观、公正地出具质控报告并对报告负责。质控报告应以书面形式告知医疗机构,同时抄报省级卫生行政部门。省级卫生行政部门应于每年年初将上一年度本行政区域内质控中心设置和质控工作开展情况报国家医疗质量管理与控制中心。

（二）药政管理

1. 基本概念

(1)药政管理:药政是指以药事活动为调整对象,涉及药品监督管理的所有法律、法规、规章和其他规范性文件的总称。药政管理(pharmacy administration management)是国家行政机关采用行政手段,对药品及相关单位进行的监督管理。也就是按照党和国家的政策和法规,对药品的生产、经营、使用、管理等部门依法实施监督。这既是药政管理的性质,又是药政管理应遵循的工作方针。所以,药政管理机构是对药品生产、经营、使用负有监督和执法职能的政府行政权力机关。

(2)药品监督管理:药品监督管理是国家药品监督管理部门为保证药品质量、保障人体用药安全有效、维护人民身体健康,根据国家的法律、法规、政策,对药品的研发、生产、销售、使用、价格、广告等各个环节的全过程的监督管理。它的实质是药品质量的监督管理。

2. 药政管理的范围和对象　药政管理范围主要包括药品管理及其产、供、销单位管理。药品按其审批类别包括:①“准字号”药品,即所有用于防治疾病的药品;②“健字号”药品,即具有辅助治疗作用的保健滋补营养药品;③“类药品”,包括加药食品、加药化妆品以及加药的卫生用品。药品产、供、销单位包括:①药品生产单位,包括制药厂、制药车间和医院制剂室;②药品经营单位,包括药品批发企业和药品零售企业;③药品使用单位,包括各级各类医疗机构和单位;④药品广告经营单位,包括印制、刊登、播放、设置、张贴、散发药品宣传广告的单位和个人。

3. 药政管理的主要内容　国家对药品的监督管理包括制定一系列管理规范,对药品生产、经营、使用单位进行准入控制,在药品上市前后和上市后对药品进行系统的质量监控。依据《中华人民共和国药品管理法(修订)》,加强药品管理,制定和执行国家药品标准,审批新药,监督药品质量,管理麻醉药品、精神药品、毒性药品和放射性药品,建立国家基本药物制度。

4. 药政管理组织机构　我国药品监督管理机构的核心和框架,就是在国务院的领导下,国家食品药品监督管理总局主管全国药品监督管理工作,国务院有关部门如农业部、卫计委、国家质量监督检验检疫总局等在各自职责范围内,负责与药品有关的监督管理工作。

食品药品监督管理总局是中华人民共和国国务院直属机构。为加强食品药品监督管理,提高食品药品安全质量水平,2013 年 3 月,根据国务院机构改革和职能转变方案规定,将国务院食品安全委员会办公室的职责、国家食品药品监督管理局的职责、国家质量监督检验检疫总局的生产环节食品安全监督管理职责及国家工商行政管理总局的流通环节食品安全监督管理职责整合,组建国家食品药品监督管理总局,取代了原国家食品药品监督管理局和国务院食品安全委员会办公室。保留国务院食品安全委员会,具体工作由食品药品监管总局承担。食品药品监管总局加挂国务院食品安全委员会办公室牌子。同时,不再保留食品药品监管局和单设的食品安全办。

食品药品监督管理总局对药品监督管理的主要职责有:负责起草药品(含中药、民族药)监督管理的法律法规草案,拟订政策规划并组织实施和监督检查,着力防范区域性、系统性药品安全风险;负责组织制定、公布国家药典等药品标准、分类管理制度并监督实施;负责制定药品研制、生产、经营、使用质量管理规范并监督实施；负责药品注册并监督检查；建立药品不良反应事件监测体系，并开展监测和处置工作；拟订并完善执业药师资格准入制度，指导监督执业药师注册工作；参与制定国家基本药物目录，配合实施国家基本药物制度；负责制定药品监督管理的稽查制度并组织实施，组织查处重大违法行为，建立问题产品召回和处置制度并监督实施；负责制定药品安全科技发展规划并组织实施，推动药品检验检测体系、电子监管追溯体系和信息化建设；负责开展药品安全宣传、教育培训、国际交流与合作，推进诚信体系建设；指导地方药品监督管理工作，规范行政执法行为，完善行政执法与刑事司法衔接机制。

二、医政信息管理

(一) 医政信息管理概述

医政信息管理(medical administration information management)即指卫生行政部门对其在进行医政管理过程中产生、收集、整理、存储、统计、分析和发布的各类信息的管理。医政管理涉及医疗机构、从业人员、医疗设备、医疗技术等多方面内容管理，因其范围广泛，而又性质相近，因此我们以医疗机构信息管理为例介绍医政信息管理的内容。

(二) 医疗机构设置审批信息管理

1. 医疗机构设置审批工作流程　地方各级人民政府设置医疗机构，由政府指定或者任命的拟设医疗机构的筹建负责人申请；法人或者其他组织设置医疗机构，由其代表人申请；个人设置医疗机构，由设置人申请；两人以上合伙设置医疗机构，由合伙人共同申请。设置审批流程为：①申请人根据申请的医疗机构类型向对应的卫生行政组织医政管理部门提交医疗机构设置申请；②医政管理部门受理，审核基本材料是否齐全，对设置人的资格、技术，组织实地查看设置地点是否符合医疗机构设置规划，提出审核意见，批准设置，不符合条件的做出不批准的答复；③批准设置的发放《设置医疗机构批准书》。《设置医疗机构批准书》的有效期，由省、自治区、直辖市卫生行政部门规定。

2. 医疗机构设置审批工作中的信息管理

(1)医疗机构设置审批工作中的信息内容：①设置申请书。②设置可行性研究报告，包括以下内容：申请单位名称、基本情况以及申请人姓名、年龄、专业履历、身份证号码；所在地区的人口、经济和社会发展等概况；所在地区人群健康状况和疾病流行以及有关疾病患病率；所在地区医疗资源分布情况以及医疗服务需求分析；拟设医疗机构的名称、选址、功能、任务、服务半径；拟设医疗机构的服务方式、时间、诊疗科目和床位编制；拟设医疗机构的组织结构、人员配备；拟设医疗机构的仪器、设备配备；拟设医疗机构与服务半径区域内其他医疗机构的关系和影响；拟设医疗机构的污水、污物、粪便处理方案；拟设医疗机构的通讯、供电、上下水道、消防设施情况；资金来源、投资方式、投资总额、注册资金(资本)；拟设医疗机构的投资预算；拟设医疗机构五年内的成本效益预测分析。并附申请设计单位或者设置人的资信证明。③选址报告，包括以下内容：选址的依据；选址所在地区的环境和公用设施情况；选址与周围托幼机构、中小学校、食品生产经营单位布局的关系；占地和建筑面积。④申请设置单位或者设置人的资信证明，能承担医疗风险的相关证明。⑤共同、合伙申请设置医疗机构的，提交由各方共同签署的协议书。⑥建筑设计平面图。⑦法人或者其他组织申请设置医疗机构的，须提交营业执照、组织机构代码证、法人代码证书复印件(须原件交验或须加盖公章)、法定代表人和主要负责人身份证复印件(须原件交验或加盖公章)。⑧个人在城镇申请设置医疗机构的,须提交本市、县(市)行政区域内常住户籍证明、居民身份证复印件(提交原件审核,附签名字样)、《医师资格证书》及其复印件、医师职称证明、由曾经任职的医疗机构出具的取得《医师执业证书》或者医师职称后从事5年以上同一专业临床工作的《任职履历证明》和经市个体医生开业考试取得的合格证书。个人在乡镇和村设置诊所的,须提交《执业医师资格证书》、由曾经任职的医疗机构出具的取得《医师执业证书》或者医师职称后从事3年以上同一专业临床工作的《任职履历证明》、本县(市)行政区域内常住户籍证明、居民身份证复印件(提交原件审核,附签名字样)和经市个体医生开业考试取得的合格证书。⑨离退休人员(70岁以内)申请设置医疗机构的须提交原单位同意证明。⑩法人和其他组织设置的为内部职工服务的医疗机构(室、所)提交下列材料:单位或者其主管部门设置医疗机构的决定;《设置医疗机构备案书》。

(2)医疗机构设置审批工作中的信息受理人和相关责任:受理责任人为卫生行政部门医政管理相关人员,主要责任为熟悉并能解释相关法规政策内容,认真审核材料是否真实、正确和遗漏,是否符合区域卫生规划,坚持原则,秉公办事,严格把关,不徇私舞弊。

(3)医疗机构设置审批工作中的信息受理时间:自受理设置申请之日起30日内。受理时间自申请人提供规定的全部材料之日算起。卫生行政部门应当在核发《设置医疗机构批准书》的同时,向上一级卫生行政部门备案。上级卫生行政部门有权在接到备案报告之日起三十日内纠正或者撤销下级卫生行政部门做出的不符合当地《医疗机构设置规划》的设置审批。

(三)医疗机构登记注册信息管理

1. 医疗机构登记注册工作流程:因分立或者合并而保留的医疗机构应当申请变更登记;因分立或者合并而新设置的医疗机构应当申请设置许可证和执业登记;因合并而终止的医疗机构应当申请注销登记。医疗机构执业登记注册的工作流程为:①提交《医疗机构申请执业登记注册书》。②卫生行政组织医政管理部门审查和实地考察、核实,并对有关执业人员进行消毒、隔离和无菌操作等基本知识和技能考核。③审核合格的,由医政管理部门予以登记,附登记审核意见,并发给《医疗机构执业许可证》;审核不合格的,将审核结果和不予批准的理由以书面形式通知申请人。

2. 医疗机构登记注册工作中的信息管理

(1)医疗机构登记注册工作中的信息管理内容:①《医疗机构申请执业登记注册书》,包括类别、名称、地址、法定代表人或者主要负责人,所有制形式,注册资金(资本),服务方式,诊疗科目,房屋建筑面积,床位(牙椅),服务对象,职工人数,执业许可证登记号(医疗机构代码),省、自治区、直辖市卫生行政部门规定的其他登记事项;《设置医疗机构批准书》或者《设置医疗机构备案回执》。②医疗机构用房产权证明或者使用证明。③医疗机构建筑设计平面图。④验资证明、资产评估报告。⑤医疗机构规章制度。⑥医疗机构法定代表人或者主要负责人以及各科室负责人名录和有关资格证书、执业证书复印件。医疗机构法人(负责人)签字表。⑦省、自治区、直辖市卫生行政部门规定提供的其他材料。申请门诊部、诊所、卫生所、医务室、卫生保健所和卫生站登记的,还应当提交附设药房(柜)的药品种类清单、卫生技术人员名录及其有关资格证书、执业证书复印件以及省、自治区、直辖市卫生行政部门规定提交的其他材料。

(2)医疗机构登记注册工作中的信息受理人和相关责任:受理责任人为医政管理部门相关人员,主要责任为熟悉并能解释相关法规政策内容,认真审核材料是否真实、正确和遗漏。责任人负责审核登记如下事项:①类别、名称、地址、法定代表人或者主要负责人;②所有制形式;③注册资金(资本);④服务方式;⑤诊疗科目;⑥房屋建筑面积、床位(牙椅);⑦服务对象;⑧职工人数;⑨执业许可证登记号(医疗机构代码);⑩机构性质(营利或者非营利性)。

(3)医疗机构登记注册工作中的信息受理时间:应当自受理设置申请之日起45日内。受理时间自申请人提供规定的全部材料之日算起。

(四)医疗机构校验信息管理

1. 医疗机构校验工作流程　医疗机构在校验期满前3个月向卫生行政组织医政管理部门提交校验申请。工作流程为:①医政管理部门受理并审核校验申请材料;②申请单位缴纳校验费;③医政管理部门根据需要安排相关人员至申请单位评审医疗机构运行情况;④根据评审情况办理校验手续。医疗机构办理校验手续,有下列情形之一的,登记机关可以给予1~6个月的暂缓校验期:不符合《医疗机构基本标准》;限期改正期间;发生二级以上医疗事故,或者其他重大意外事故,尚未妥善处理的;经登记机关调查医德医风综合评价不合格的;管理混乱,有章不循,存在事故隐患未得到改进的;停业整顿期限未满的。不设床位的医疗机构在暂缓校验期间不得执业。暂缓校验期满仍未通过校验的,由登记机关注销其《医疗机构执业许可证》。

2. 医疗机构校验工作中的信息管理内容

(1)医疗机构校验工作中的信息内容:①《医疗机构校验申请书》;②《医疗机构执业许可证》及副本;③医疗机构审核或者评审合格证书;④上一年医疗服务工作数量、质量、效率和医疗安全等各项统计信息资料。

(2)医疗机构登记注册工作中的信息受理人和相关责任:受理责任人为医政管理部门相关人员,主要责任为认真审核材料是否真实、正确和遗漏,评审医疗机构运行情况,坚持原则,严格校验。

(3)医疗机构校验工作中的信息受理时间:应当在受理校验申请后的30日内完成校验。

(五)医疗机构注册联网管理系统

为贯彻执行《医疗机构管理条例》及其实施细则,及时、准确掌握医疗机构相关信息,推动医疗服务信息公示,加强医疗服务市场监管,规范医疗机构管理,提高医疗机构设置审批、执业登记、校验、变更工作的时效性、便捷性和准确性,2010年10月,原卫生部办公厅、国家中医药管理局办公室联合下发了《关于统一使用医疗机构注册联网管理系统的通知》(卫办医政发[2010]166号),决定在全国统一使用"医疗机构注册联网管理系统"。

1. 医疗机构注册联网管理系统概述　医疗机构注册联网管理系统是原卫生部医政司委托医疗电子技术研究所开发的,利用现代化信息技术实现医疗机构的管理,系统不仅具有医疗机构执业注册、变更、校验、注销、执照打印、数据上报等功能,同时提供丰富的查询、统计功能,为各级卫生行政部门执法监督和日常管理工作提供准确的基础数据。系统能以最快的速度、最简单的方法获取最有用的机构信息,大大提高工作质量和工作效率,减轻工作负担,为医疗机构管理工作提供强有力的支持。

2. 医疗机构注册联网管理系统主要功能　包括:①数据补录:补录医疗机构的当前信

息;使用本网络版系统之前已经注册的医疗机构,本系统中还没有其电子数据时,可以进行补录。②机构设置:根据《医疗机构管理条例实施细则》规定,在设置医疗机构前需要进行相应的设置或备案。③机构注册:完成医疗机构注册信息的登记录入工作,录入确认后的信息将作为医疗机构的原始注册信息永久保存。④机构变更:完成机构的变更登记工作,并将医疗机构的历次变更信息保存,供今后查阅。⑤机构校验:完成机构的校验登记工作,并将医疗机构的历次校验信息保存,供今后查阅。⑥机构停业:由于医疗机构迁址、装修或被处罚等原因而暂停营业的,需要到卫生行政部门做机构停业操作。⑦解除停业:已停业的医疗机构在符合重新开业的条件时,需要由卫生行政部门对其解除停业。⑧机构注销:完成机构的注销工作,登记注销理由,并将注销后机构的所有信息保存,供今后查阅。⑨注销诊疗科目:由于医疗机构受处罚或其他原因,可以通过此功能对医疗机构的诊疗科目进行部分注销。⑩更换许可证:当医疗机构执业许可证上的有效期到期时,可以利用此功能为医疗机构进行换证,其他信息保持不变。⑪机构移交:当医疗机构的发证机关发生改变时,可以由原来的发证机关做机构移交操作,操作完成后,在新的发证机关系统中可以查询到该机构的信息,而原发证机关的系统中将无法实现该机构信息的查询。⑫综合查询:系统提供多种查询功能,用户可以根据机构名称、登记号、法人、地址、床位数、诊疗科目等多项信息,进行组合查询。⑬信封打印:将查询出来的医疗机构通讯地址统一打印到白纸上,然后裁剪并粘贴到相应的信封上。⑭统计分析:快速准确地获得目前医疗机构的经营性质、级别、隶属关系等多项重要的统计指标,并以表格的形式显示出来。⑮制证打印:系统设计了《医疗机构执业许可证》正副本的打印功能,保证了证书质量,提高了工作效率,便于今后的执法监督。

3. 医疗机构注册联网管理系统版本 “医疗机构注册联网管理系统”包括“管理版”和“机构版”。“管理版”供卫生行政部门和中医药管理部门使用,主要用于对医疗机构设置审批、执业登记、校验和变更等工作情况的网上登记,以及建立本地区医疗机构数据库。“机构版”供医疗机构申请办理执业登记、校验、变更等业务时选择使用。

各级卫生行政部门和中医药管理部门统一使用“医疗机构注册联网管理系统(管理版)”,地方各级卫生行政部门和中医药管理部门按照“医疗机构注册联网管理系统(管理版)”中的信息录入要求整理本辖区内医疗机构的信息,完成医疗机构数据库的建立工作,保证数据完整、准确,并逐步实现医疗机构行政管理业务的网上办理。卫计委医政医管局负责汇总各地数据库,建立全国医疗机构数据库,并适时开通全国医疗机构执业注册信息查询服务,同时逐步整合医疗机构、医师和护士管理信息系统。

随着卫生信息技术的普及与发展,医政信息管理逐渐采用现代化手段,各级卫生行政部门围绕医政管理信息化展开了探索实践,目前部分省市已经建立了医政信息管理平台或医政信息管理系统,借由信息化项目建设,推进医政信息管理的现代化与自动化。

三、药政信息管理

(一)药政信息管理概述

1. 药政信息管理内容 药政信息管理(pharmacy administration information management)简单来说即指对在药政管理过程中产生、收集、整理、存储、统计、分析和发布的各类信息的管理。涉及的信息内容主要集中在以下部分:①开展药政管理工作所依据的法律、法规、规章等法规性文件；②开展药政管理工作所依据的标准、技术规范等技术性规则；③医药企业生产经营许可条件、许可程序、许可时限、许可生产经营范围、许可决定等；④药品注册受理、检查、检验、审评、审批的进度和结论等信息；⑤药品生产经营实施办法、实施步骤，药品生产质量规范等；⑥药品监督管理部门对医药企业及药品检查的程序、方式方法、检验检测结果、反馈意见等；⑦药品质量、药品广告抽查检验结果，对认证合格的医药企业进行认证后跟踪检查的结果等；⑧对各项检查不合格者进行处罚的事实、理由、程序、决定等；⑨药政管理工作程序、规则、制度；⑩药政管理机构设置及职能、人员配备等。

2. 药政信息管理方式　主要通过传统纸质载体管理、现代信息管理系统和网络平台管理等三种方式对药政信息进行有效控制管理。随着卫生信息技术的进步及我国医药卫生体制改革的不断深入，我国的药政管理信息化建设得以快速发展，国家启动食品药品监督管理系统、药品电子监管平台等项目建设，在药政管理现代化方面取得了重大进展。

我国卫生信息化发展规划（2011—2015 年）中明确要建立国家基本药物制度监管信息系统。支撑和落实国家基本药物制度，加强基本药物的使用监管，动态掌握各地基本药物的采购、价格、结算、使用、报销等方面情况，与各地药品集中招标采购平台对接，实现基本药物从“出厂”到“使用”的全程动态监管。加强对基本药物制度实施情况的监测和绩效评估，促进基本药物制度不断完善。完善基本药物供应保障体系，实现医疗卫生机构基本药物采购、配送、结算、使用情况和报销的信息化服务。

（二）药品管理信息系统

经过近年来的试点和建设，国家食品药品监督管理信息化建设已经取得初步进展。各地内外网络环境、独立的政府门户网站已经建成；特殊药品监控系统实现了相关部门信息共享，多数药品完成电子监管；搭建了 OA 系统、行政审批系统、稽查办案系统、药品流通监控系统等，相关硬件设备逐步到位；信息化建设试点工作稳步推进。药品管理信息系统主要包括一个数据中心、一个综合办公平台及 OA 系统、行政审批系统、药品流通监控系统等 9 个应用系统。

1. 药品监管数据中心　药品监管数据中心为各应用系统的开发和应用奠定了基础。数据中心具有先进的数据交换平台，连接到各个部门、单位，实现跨部门、跨区域信息传递和交换，形成保存、更新、分发、存证、容灾、备份等全局性政务信息服务的基础环境。将所有监管医药企业的信息分门别类、按统一规范录入数据库，实现互联互通、信息共享。

2. 综合办公平台　该平台是应用系统的基础和集成框架，实现各应用系统之间数据的共享和综合利用。

3. OA 系统　实现文电、信息、督查、会务等主要办公业务流程的电子化、网络化与无纸化。

4. 行政审批系统　实现医药企业通过政府公众网站办理业务申请、查询审批进度、进行业务答疑的“一站式”服务平台。通过行政许可电子监察，健全内外监督制约机制。系统应用初期实行电子、纸质双轨制运行，逐步实现全部行政许可事项的网上受理、审批。通过行政审批后相关信息可以自动更新到数据中心，并为稽查办案系统、企业诚信管理系统提供数据支撑。

5. 药品流通监控系统 实现对药品医疗器械流通环节进货、销售、库存数量及流向等的电子监控,为药品医疗器械的打假、追溯、召回和应急处置提供有力的技术支撑。

6. 稽查办案系统 实现药品稽查办案流程网络化、案卷制作电子化、执法监督全程透明化、数据统计分析、突发事件应急处理指挥与协调等监管业务的信息化。

7. 药品生产质量实时监控系统 监督医药企业严格按照药品生产质量管理规范(good manufacture practice,GMP)要求组织生产,重点对人员、原辅料、处方、工艺、检验、生产环境等要素实施全程网络管理,关键环节配备视频监控,确保药品生产质量安全。该系统同时为各级食品药品监督管理部门提供药品生产环节监管数据。

8. 企业诚信管理系统 根据《药品安全信用分类管理规定》,从基本信息、行为记录、信用评价等方面对各类医药企业进行信用等级评定,建立企业信用档案,按信用等级实行分类管理,推动行业诚信体系建设。

9. 药品监督抽验管理系统 实现从药品抽验计划发布,到实施抽样、确认后寄送药检所、药检所收样并检验等环节的信息化管理。

10. 广告查询系统 是药品、医疗器械、保健食品合法广告的查询平台和违法广告的曝光平台,旨在营建一个诚信的广告发布环境,探索和建立互动的广告监督机制。其长期目标是建立广告查询资料库,并实现与广告审批系统相挂接。

11. GMP/GSP 认证管理系统 实现对医药企业 GMP/GSP(药品经营质量管理规范,good supply practice)认证申请资料的网上审查、审批。系统可自动生成现场检查安排表,并按照操作规程随机抽取 GMP/GSP 认证检查员。医药企业可通过系统即时查询审批进程,通过认证审批后相关信息可以自动更新到数据库。

(三)药品电子监管平台

为贯彻落实国务院深化医药卫生体制改革的具体要求,实践科学发展观,践行科学监管理念,保障人民群众用药安全,国务院办公厅《关于印发医药卫生体制五项重点改革 2010 年度主要工作安排的通知》(国办函〔2010〕67 号)明确要求对基本药物进行全品种电子监管。我国药品电子监管网(简称电子监管网,http://www1.drugadmin.com/)作为药品电子监管的工作平台,对药品流通各环节信息进行现代化监管。

国家食品药品监督管理总局(以下简称国家局)负责电子监管网药品品种信息的维护与更新,检查督促省级药品监督管理部门(以下简称省局)对辖区内电子监管网的日常监督管理和预警信息处理工作,并对重大预警事件提出处理指导意见。省局负责辖区内药品生产、经营企业基础信息的维护与更新,检查督促下级药品监督管理部门对辖区内预警信息的处理,发生重大预警事件时书面报告国家局。对药品生产、经营企业未按照相关规范和流程使用电子监管网报送相关信息,造成相关业务数据异常的,省局应责令企业整改,必要时进行现场检查,督促整改。

1. 药品电子监管网功能模块 电子监管网(监管部门)的功能包括:入网管理、药品信息管理、药品流向与追溯、药品召回、统计报表、库存报表、预警管理、账户管理,页面展现如图 6-5 所示。

其中药品信息管理包括药品字典和生产企业药品目录模块,如图 6-6 所示。

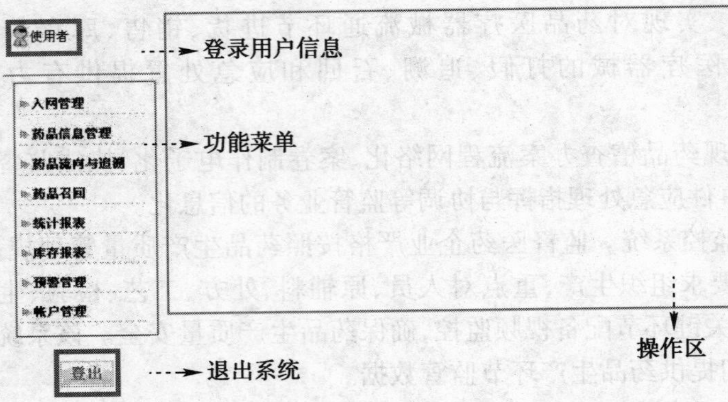

图 6-5　药品电子监管网功能图

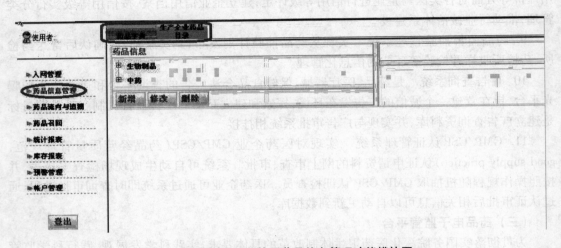

图 6-6　药品电子监管网药品信息管理功能模块图

通过药品字典选项卡，可进行药品分类管理（新增、修改、删除）和药品（新增、修改、删除）操作。“生产企业药品目录”中的药品和各企业经营药品，都应在药品字典范围内。

生产企业药品目录选项卡中可通过填写查询条件进行生产企业查询，查询后可获得企业基本信息和生产企业药品目录信息，并在相应信息选项卡上进行信息修改，如新增药品（为“生产企业药品目录”添加品种）、填写信息（补充生产企业独有的药品信息）等，如图 6-7、图 6-8 所示。

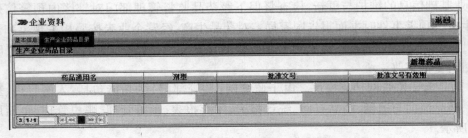

图 6-7　生产企业药品目录选项卡界面

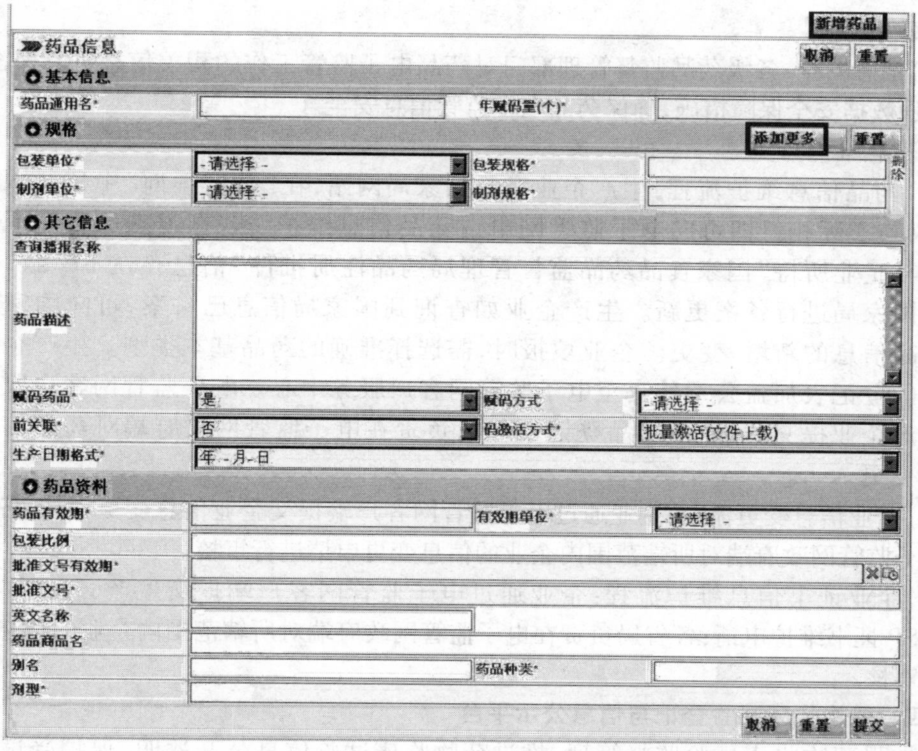

图6-8 生产企业药品目录补充药品信息界面

2. 日常信息管理

(1)基础信息维护:①药品信息维护:国家局负责电子监管网的药品注册信息和进口药品代理机构备案信息维护。②企业入网审核:省局负责审核辖区内入网企业的合法性和信息准确性。③企业变更名称审核:省局负责审核辖区内入网企业变更名称的合法性。④企业证书信息维护:省局负责及时在电子监管网维护辖区内企业的药品生产许可证、药品经营许可证以及《药品生产质量管理规范》(GMP)和《药品经营质量管理规范》(GSP)认证信息。⑤特殊包装赋码审批:对于药品最小包装体积过于狭小或属于异型瓶等特殊情况,无法在药品最小包装上加印(贴)统一标识药品电子监管码的品种,可在最小包装的上一级包装上加印(贴)统一标识的药品电子监管码。具体品种由药品生产企业向企业所在地的省局提出申请,由省局负责严格审查,有效杜绝有条件在最小包装赋码但申请中包装或大包装作为最小包装进行赋码的情况出现。

(2)预警信息管理:各级药品监督管理部门应当及时处理电子监管网产生的预警信息,高风险预警(药品已过有效期、批准文号已过有效期、企业证书已过有效期、特药相关预警)必须在一个工作日内完成信息处理工作。

(3)信息共享与应用:为方便国家局和各省局日常药品监管工作的开展,电子监管网与各省级药品监管系统进行数据共享,逐步实现国家药品电子监管系统与有关部门以及医药企业信息化系统对接。各局结合本地信息化建设工作,加强药品电子监管与日常监管的融合,积极提出数据共享、资源利用、业务深化等功能需求,提高日常监管信息应用效能。

(4)信息安全:各级药品监督管理部门对药品电子监管工作的相关信息负有保密责任,通过加强数据安全保障措施,确保药品电子监管信息安全。

3. 信息维护与变更

(1)药品信息维护流程:生产企业登录国家局网站,在"数据查询"中核对本企业药品信息,与实际相符即可向电子监管网申请药品信息维护。若在国家局查询不到相关信息或与企业所持"国家食品药品监督管理局药品注册批件"信息存在不一致,需要企业先向国家局进行备案更新。生产企业如查询到国家局信息已备案,可向国家局申请进行药品信息的新增、变更。企业填报时,需选择准确的药品基本类型。生产企业将填写完备的登记表加盖公章传真至电子监管网客户服务中心。电子监管网客户服务中心收到生产企业提交的《企业产品登记表》后,负责在电子监管网政府端对药品信息进行新增或变更。

(2)企业信息变更流程:企业通过电子监管网客户端提交企业信息变更申请;各省局负责在电子监管网政府端对所辖范围内企业的信息变更申请进行审核。

(3)企业证书信息维护流程:企业通过电子监管网客户端提交生产、经营许可证或GMP、GSP证书维护申请;各省局负责在电子监管网政府端对所辖范围内企业的信息维护申请进行审核。

(四)药物临床试验登记与信息公示平台

为加强药物临床试验监督管理,推进药物临床试验信息公开透明,保护受试者权益与安全,国家食品药品监督管理总局于2013年9月6日发布了第28号公告,要求开展药物临床试验信息的登记与公示工作。国家食品药品监督管理总局参照世界卫生组织要求和国际惯例建立了"药物临床试验登记与信息公示平台",凡获国家食品药品监督管理总局临床试验批件并在我国进行临床试验(含生物等效性试验、药物代谢动力学试验,Ⅰ、Ⅱ、Ⅲ、Ⅳ期试验等)的,均应登录信息平台(http://www.cde.org.cn),按要求进行临床试验登记与信息公示。登记内容包括《药品注册管理办法》所要求的药物临床试验实施前备案资料以及其他用于社会公示与监督管理的信息,分为对社会公示和仅用于监督管理而不予公示两种性质。一个临床试验对应一个临床试验方案编号,进行相应试验信息登记。药物临床试验登记与信息公示记录将与药品技术审评和监督检查工作关联。公众可以通过信息平台查询在我国开展的药物临床试验公示信息,了解并促进药物临床试验规范化,发挥社会监督作用。

平台由"临床试验信息公示""已批准临床技术管理信息"和"临床试验登记"三部分组成。"临床试验信息公示"是将申请人登记的临床试验信息予以公开(如图6-9);"已批准临床技术管理信息"是将药审中心批准的临床试验信息予以公示(如图6-10),输入检索条件即可查询到符合条件的技术管理信息;"临床试验登记"是申请人依据获批的临床试验批件,按要求填写临床试验信息,直至最终完成临床试验,提交中心备案(如图6-11)。

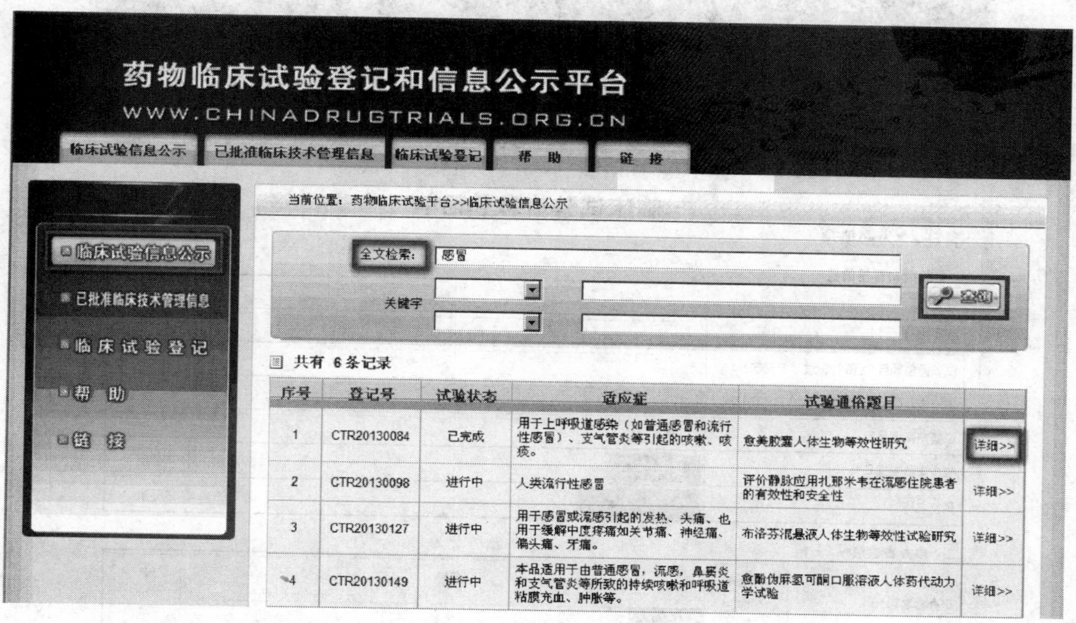

图 6-9 临床试验信息公示查询界面

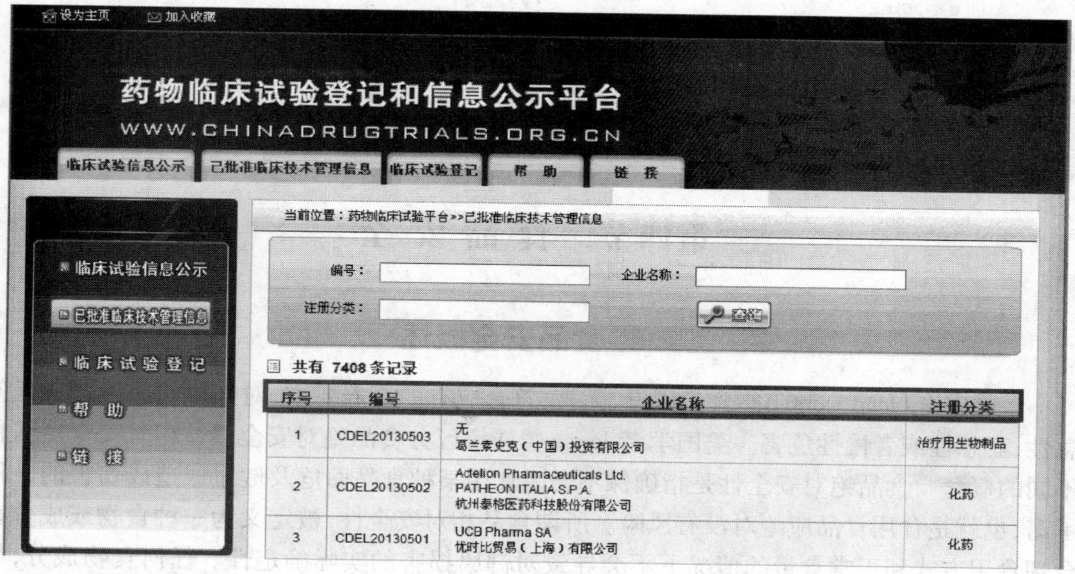

图 6-10 已批准临床试验技术管理信息查询界面

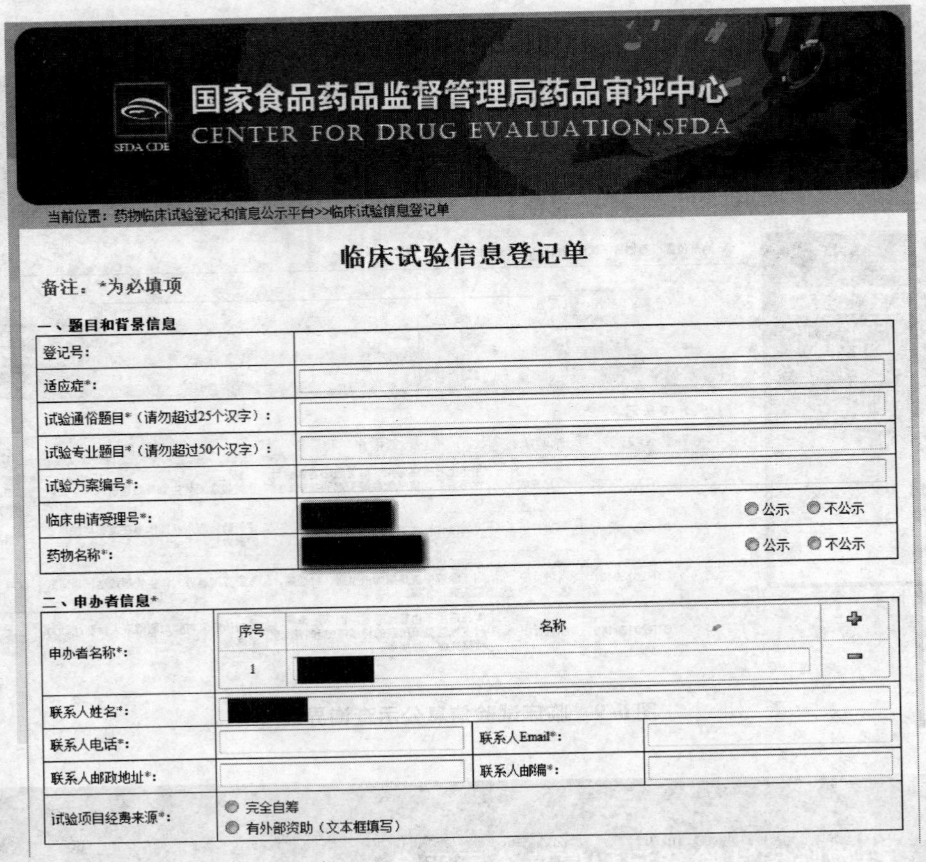
国家食品药品监督管理局药品审评中心
CENTER FOR DRUG EVALUATION,SFDA
SFDA CDE

当前位置：药物临床试验登记和信息公示平台>>临床试验信息登记单

临床试验信息登记单

备注：*为必填项

一、题目和背景信息

登记号:	
适应症*:	
试验通俗题目*（请勿超过25个汉字）:	
试验专业题目*（请勿超过50个汉字）:	
试验方案编号*:	
临床申请受理号*:	[redacted] ◎公示 ◎不公示
药物名称*:	[redacted] ◎公示 ◎不公示

二、申办者信息*

申办者名称*:	序号	名称	+
	1	[redacted]	−
联系人姓名*:	[redacted]		
联系人电话*:		联系人Email*:	
联系人邮政地址*:		联系人邮编*:	
试验项目经费来源*:	◎ 完全自筹 ◎ 有外部资助（文本框填写）		

图 6-11　临床试验登记界面

第四节　食 品 安 全

一、食品安全概述

食品安全(food safety)指食品无毒、无害,符合应有的营养要求,对人体健康不造成任何急性、亚急性或者慢性危害。美国学者 Jones 曾建议区分食品绝对安全性与相对安全性两种不同的概念。食品绝对安全性是指确保不会因食用某种食品而危及健康或造成伤害的一种承诺,也就是食用食品应绝对没有风险。所谓食品相对安全性,被定义为一种食物或成分在合理食用方式和正常食量的情况下不会导致对健康损害的实际确定性。任何食物成分,尽管是对人体有益的成分或其毒性极低,若食用数量过多或食用条件不当,都可能引起毒害或损害健康。

食品安全的含义有三个层次:第一层,食品数量安全,即一个国家或地区能够生产民族基本生存所需的膳食需要。要求人们既能买得到又能买得起生存生活所需要的基本食品。第二层,食品质量安全,指提供的食品在营养、卫生方面满足和保障人群的健康需要,食品质量安全涉及食物的污染、是否有毒,添加剂是否违规超标,标签是否规范等问题,需要在食品受到污染界限之前采取措施,预防食品的污染和遭遇主要危害因素侵袭。第三层,食品可持续安全,这是从发展角度要求食品的获取需要注重生态环境的良好保护和资源利用的可持续。

二、食品安全标准

食品安全国家标准是食品安全法律体系中所特有的,作为判断食品、食品相关产品、食品生产经营过程等是否符合食品安全要求,按照规定程序制定并颁布的一系列技术规范的总称。食品安全标准是强制执行的标准,由国务院卫生行政部门负责制定、公布。我国所制定的食品安全标准主要包括下列内容:①食品、食品相关产品中的致病性微生物、农药残留、兽药残留、重金属、污染物质以及其他危害人体健康物质的限量规定;②食品添加剂的品种、使用范围、用量;③专供婴幼儿和其他特定人群的主辅食品的营养成分要求;④对与食品安全、营养有关的标签、标识、说明书的要求;⑤食品生产经营过程的卫生要求;⑥与食品安全有关的质量要求;⑦食品检验方法与规程;⑧其他需要制定为食品安全标准的内容。

按照食品安全标准适用范围对上述内容进行分类,可分为产品标准、基础标准、生产企业规范及检验方法标准等。①产品标准:《食品安全法》覆盖了从农田到餐桌的全过程管理。供食用的源于农业的初级产品的质量安全管理,应当遵守《中华人民共和国农产品质量安全法》的规定。但是,规定有关食用农产品的质量安全标准应当遵守《食品安全法》的有关规定。根据产品特性、生产工艺以及风险评估结果,产品标准一般要控制生物性、化学性和物理性的危害。可以说,食品及其产品的标准涵盖了食品安全标准的8个方面。②基础标准:基础标准是对各类食品及食品相关产品中影响人体健康的致病性微生物、农药残留、兽药残留、重金属、污染物质以及其他危害人体健康物质的限量规定。食品添加剂的品种、使用范围、用量以及与食品安全、营养有关的标签、标识、说明书也属于基础标准范畴。③生产企业规范:生产企业规范是对食品生产企业生产加工过程和与加工有关的环境、场所、设施、布局、人员等进行规定的技术标准。食品生产经营应该符合食品生产经营过程的卫生要求。④检验方法标准:食品检验方法与规程作为基础标准、产品标准等的配套和补充,规定了微生物、农药残留、兽药残留、重金属、污染物质的检测方法、毒理学检验方法和食源性疾病判定标准等,食品企业及食品检测机构检测食品时必须执行。⑤其他需要制定为食品安全标准的内容。

随着科学技术水平和人们对食品认识的提高,今后将不断出现新的需要制定为食品安全标准的内容。如对食源性疾病、食品污染以及食品中的有害因素进行实时监测,当发现新的有害因素时,就要及时进行风险评估,及时组织制定或者修订相应的标准。

三、食品安全信息管理

食品安全信息(food safety information)是指县级以上食品安全综合协调部门、监管部门及其他政府相关部门在履行职责过程中制作或获知的,以一定形式记录、保存的食品生产、流通、餐饮消费以及进出口等环节的有关信息。食品安全信息分为卫生行政部门统一公布的食品安全信息和各有关监督管理部门依据各自职责公布的食品安全日常监督管理的信息。

（一）食品安全信息管理工作组织机构及职责

国务院、省、市、县设立食品安全委员会，其工作职责由国务院及各级人民政府规定。食品安全信息管理工作在各级食品安全委员会统一指导下，由各级食品安全委员会办公室具体组织实施。

县级以上人民政府承担食品安全监督协调职责的机构负责规范、指导食品安全信息管理工作，汇总、分析、报送和公布本行政区域内的食品安全综合信息，积极推动建立统一的食品安全信息管理平台，并对各有关监管部门食品安全信息管理工作进行考核评价。

各有关食品安全监管部门负责各自职责范围内相关食品安全信息的收集、分析、报送、通报和日常监督管理信息的公布等工作。

县级以上人民政府承担食品安全监督协调职责的机构和有关食品安全监管部门应当建立食品安全信息管理制度，明确食品安全信息管理工作的分管领导，指定专人负责本辖区、本部门食品安全信息管理工作，保障和促进食品安全信息化建设，逐步实现食品安全信息共享。

（二）食品安全信息收集与报送

1. 食品安全信息收集的内容　①本辖区、本部门监管职责范围内食品安全总体情况信息；②监管对象基本情况和变化情况信息；③食品安全行政许可信息；④食品安全监督管理工作制度、日常监管工作部署和监督检查结果等信息；⑤食品安全监督检验检测计划和检验检测结果信息；⑥食品安全风险监测与风险警示信息；⑦专项食品安全检查整治工作情况；⑧食品安全地方性法规、规章、规范性文件信息；⑨消费者和食品生产经营者反馈的信息；⑩医疗机构日常发现的食源性疾病信息；⑪食品安全地方标准制定、修订情况和企业标准备案情况信息；⑫区域内首次出现的、已有食品安全风险评估结果的食品安全风险因素信息；⑬区域内食品安全事故及其处理信息；⑭其他应当收集和报送的食品安全信息。

2. 建立食品安全信息报送机制　①县级人民政府承担食品安全监督协调职责的机构负责汇总本辖区上月食品安全重点信息，上报市（地）人民政府承担食品安全监督协调职责的机构。②省食品安全委员会各成员单位负责将本单位食品安全信息、各市（地）人民政府承担食品安全监督协调职责的机构负责汇总本级和所辖县（市、区）上月食品安全重点信息，上报省政府食品安全监督协调办公室。③市（地）人民政府承担食品安全监督协调职责的机构和省食品安全委员会各成员单位负责汇总全年食品安全信息，并上报省食品安全委员会办公室。④上述单位除按要求定期报送食品安全信息外，还可根据工作需要随时将重要信息报送有关部门。⑤省食品安全委员会办公室负责汇总省食品安全委员会各成员单位和各市（地）人民政府承担食品安全监督协调职责的机构上报的信息，上报省政府和国务院食品安全委员会办公室，并视情况通报省直有关部门或市（地）、县（市、区）人民政府。

此外，要加强舆情监测和媒体信息的收集、分析与报送工作。县级以上人民政府承担食品安全监督协调职责的机构和有关食品安全监管部门应当根据工作需要，收集国内外学术刊物、文献资料、报刊、广播、电视、互联网等披露的与食品安全有关的技术、管理、新闻事件等信息，及时进行汇总，分析可能对本地或本省食品安全工作产生重大影响的信息，并及时上报同级人民政府及上级主管部门。

（三）食品安全信息分析与通报

1. 食品安全信息分析和评估　县级以上人民政府承担食品安全监督协调职责的机构负责本辖区食品安全信息的综合分析和评估，组织开展重大食品安全问题的调查研究，并提出应对和处置等建议。对真实性、科学性难以确定的重要信息以及复杂、矛盾信息的分析和评估，组织相关专家进行论证和评估。

2. 食品安全信息通报　我国各有关食品安全监管部门建有信息通报工作机制，对信息通报的形式、通报渠道和责任部门进行具体规定。各食品安全监管部门相互通报获知的食品安全信息。负有食品安全信息报送、通报、会商职责的有关部门及时报送、通报和会商食品安全信息，接到信息通报的部门及时对食品安全信息依据职责分工进行处理，对食品安全事故等紧急信息按照有关规定立即进行处理。对于重大食品安全事故应急处置信息和重大食品安全投诉案件信息应及时通报。食品安全委员会其他成员单位根据食品安全监管实际工作需要向相关部门通报食品安全信息。对涉及其他部门的食品安全信息，各食品安全监管部门应及时以书面形式通报相关部门。接到通报的部门应依据职责分工进行处理，出现监管空白和职责划分不清的，应及时报告本级人民政府确定监管责任。

（四）食品安全信息发布

根据《食品安全信息公布管理办法》规定，食品安全信息公布应当准确、及时、客观，维护消费者和食品生产经营者的合法权益。

我国食品安全信息公布分为卫生行政部门统一公布的食品安全信息和各有关监督管理部门依据各自职责公布的食品安全日常监督管理的信息。

食品安全信息公布方式多样，可以通过政府网站、政府公报、新闻发布会以及报刊、广播、电视等便于公众知晓的方式向社会公布食品安全信息。各地正逐步建立统一的食品安全信息公布平台，实现信息共享。

1. 国务院卫生行政部门负责统一公布的食品安全信息　主要包括：①国家食品安全总体情况：包括国家年度食品安全总体状况、国家食品安全风险监测计划实施情况、食品安全国家标准的制订和修订工作情况等；②食品安全风险评估信息；③食品安全风险警示信息：包括对食品存在或潜在的有毒有害因素进行预警的信息，具有较高程度食品安全风险食品的风险警示信息；④重大食品安全事故及其处理信息：包括重大食品安全事故的发生地和责任单位基本情况、伤亡人员数量及救治情况、事故原因、事故责任调查情况、应急处置措施等；⑤其他重要的食品安全信息和国务院确定的需要统一公布的信息。

各相关部门应当向国务院卫生行政部门及时提供获知的涉及上述食品安全信息的相关信息。

2. 省级卫生行政部门负责公布的食品安全信息　省级卫生行政部门负责公布的食品安全信息影响仅限于本辖区的以下食品安全信息：①食品安全风险监测方案实施情况，食品安全地方标准制订、修订情况和企业标准备案情况等。②本地区首次出现的，已有食品安全风险评估结果的食品安全风险因素。③影响仅限于本辖区全部或者部分的食品安全风险警示信息，包括对食品存在或潜在的有毒有害因素进行预警的信息；具有较高程度食品安全风险食品的风险警示信息及相应的监管措施和有关建议。④本地区重大食品安全事故及其处理信息。上述信息由省级卫生行政部门自行决定并公布。

3. 各有关监督管理部门负责公布的食品安全日常监督管理信息 各有关监督管理部门依据各自职责公布食品安全日常监督管理的信息，县级以上卫生行政、农业行政、质量监督、工商行政管理、食品药品监管、商务行政以及出入境检验检疫部门应当依法公布相关信息。日常食品安全监督管理信息涉及两个以上食品安全监督管理部门职责的，由相关部门联合公布。各有关部门应当向社会公布日常食品安全监督管理信息的咨询、查询方式，为公众查阅提供便利，不得收取任何费用。

县级以上食品安全各监督管理部门公布食品安全信息，应当及时通报各相关部门，必要时应当与相关部门进行会商，同时将会商情况报告当地政府。各食品安全监管部门对于获知涉及其监管职责，但无法判定是否属于应当统一公布的食品安全信息的，可以通报同级卫生行政部门，卫生行政部门认为不属于统一公布的食品安全信息的，应当书面反馈相关部门。

发生重大食品安全事故后，负责食品安全事故处置的省级卫生行政部门会同有关部门，在当地政府统一领导下，在事故发生后第一时间拟定信息发布方案，由卫生行政部门公布简要信息，随后公布初步核实情况、应对和处置措施等，并根据事态发展和处置情况滚动公布相关信息。对涉及事故的各种谣言、传言，应当迅速公开澄清事实，消除不良影响。

各相关部门在公布食品安全信息前，可以组织专家对信息内容进行研究和分析，提供科学意见和建议。在公布食品安全信息时，应当组织专家解释和澄清食品安全信息中的科学问题，加强食品安全知识的宣传、普及，倡导健康生活方式，增强消费者食品安全意识和自我保护能力。

公布的食品安全信息应当包括来源、分析评价依据、结论等基本内容。其中公布食品监督抽检信息还应包括产品名称、生产企业、产品批号以及存在食品安全问题的具体项目等内容，公布的检验检测结果必须是经法定检验检测机构得出的真实结论。

第五节 卫生监督

一、卫生监督概述

1. 卫生监督含义 卫生监督(health supervision)是政府卫生行政部门依据卫生法律、法规的授权，对公民、法人和其他组织贯彻执行卫生法律、法规的情况进行督促检查，对违反卫生法规、危害人体健康的行为追究法律责任的一种卫生行政执法行为。卫生监督的目的是行使国家公共卫生职能，实现国家对社会的卫生行政管理，保护人民的健康，维护国家卫生法制的统一和尊严。其性质属于国家监督，是国家行政监督的一部分，同时也是国家卫生行政管理的重要环节。

2. 卫生监督基本内容 具体的卫生监督内容包括：①医疗机构卫生监督：主要包括医疗机构执业监督、医疗执业人员监督、医疗专项技术服务临床应用的卫生监督、医疗废物卫生监督等内容。②医疗安全监督：主要包括医疗机构用药监督、医疗文书书写监督、临床用血监督、医疗器械器材使用监督等内容。③传染病防治监督：主要包括传染病预防与控制的卫生监督、传染病疫情报告的卫生监督、消毒隔离及实验室生物安全的卫生监督等内容。④国境卫生检疫监督：主要包括出入境检疫、国境口岸卫生监督、传染病监测等内容。⑤职业卫生监督：主要包括前期预防的职业卫生监督、劳动过程中的职业卫生监督、职业健康监护监督、职业病诊断与职业病病人保障监督、职业病危害事故监督等内容。⑥放射卫生监督：主要包括放射诊疗机构建设项目的预防性卫生监督、医疗机构放射诊疗许可、放射诊疗机构的经常性卫生监督、医疗机构放射工作人员职业健康监护监督、放射性同位素的卫生监督、放射装置的卫生监督、含有(伴生)放射性产品与防护器材的卫生监督、放射事故的卫生监督等内容。⑦学校与托幼机构卫生监督：主要包括学校预防性卫生监督、学校经常性卫生监督、托幼机构卫生监督等内容。⑧公共场所卫生监督：主要包括公共场所卫生监督、特定场所卫生监督。⑨食品安全监督：主要包括食品生产经营的监督、餐饮业的食品安全监督、特殊食品的监督、食品安全风险监测与评估等内容。⑩药事管理监督：主要包括药品生产监督、药品经营监督、药品流通监督、药品进出口监督、特殊药品监督、医疗机构药品监督等内容。⑪化妆品卫生监督：主要包括化妆品生产企业卫生监督、化妆品经营的卫生监督、特殊用途化妆品及进口化妆品的卫生监督等内容。⑫健康相关产品卫生监督：主要包括生活饮用水卫生监督、涉及饮用水卫生安全产品卫生监督、血液及血液制品卫生监督、消毒产品及消毒的卫生监督等内容。

3. 卫生监督分类　卫生监督可以按照不同标准进行分类。

(1)按卫生监督的过程分类：分为预防性卫生监督和经常性卫生监督。预防性卫生监督是指卫生监督机构依据卫生法律、法规对新建、改建、扩建的建设项目所开展的卫生审查和竣工验收。经常性卫生监督是指卫生监督机构定期或不定期地对管辖范围内的企事业单位、个人或有关社会组织遵守公共卫生法规的情况进行的日常性监督活动。

(2)按卫生监督的行为方式分类

1)依据受卫生法律、法规和规章拘束的程度分类：分为羁束行为和自由裁量行为。羁束卫生监督行为指凡是卫生法律、法规和规章对行为的内容、形式、程序、范围、手段等作了较为详细、具体和明确规定，卫生监督机关严格依法实施的卫生监督行为。自由裁量卫生监督行为是指卫生监督机关有一定自由度的卫生监督行为。

2)依据卫生监督行为的主动性分类：分为依职权卫生监督行为和依申请卫生监督行为。依职权卫生监督行为是指卫生监督机关依据公共卫生法律、法规赋予的职权，无需相对人申请而由卫生监督机关主动做出的行为。因其是不待请求而主动为之的行为，也称为主动监督行为。依申请卫生监督行为是指卫生监督机关被动情况下做出的行为，只有在相对人申请的条件下，才能依法采取的卫生监督行为，也称为被动监督。

3)依据卫生监督是否必须具有一定的法定形式分类：分为要式卫生监督和非要式卫生监督。要式卫生监督行为是指卫生监督机关必须依据法定方式实施，同时必须具备一定的法定形式才能产生法律效力和后果的卫生监督行为。非要式卫生监督行为是指卫生监督机关行使职权时，卫生法律、法规未规定具体方式或形式，允许卫生监督机关依据情况自行选择适当方式或形式进行的卫生监督行为。

二、卫生监督信息管理

(一)卫生监督信息概述

原卫生部《关于卫生监督体系建设的若干规定》中指出卫生监督的主要职责是依法监督管理食品、化妆品、消毒产品、生活饮用水及涉及饮用水卫生安全产品；依法监督管理公共场所、职业、放射、学校卫生等工作；依法监督传染病防治工作；依法监督医疗机构和采供血机构及其执业人员的执业活动，整顿和规范医疗服务市场，打击非法行医和非法采供血行为；承担法律、法规规定的其他职责。在按照法律、法规的规定履行上述卫生监督职责过程中，产生、收集、整理、储存、统计、分析和发布的全部卫生监督相关信息的总和，就组成了卫生监督信息。

具体来讲，主要信息内容集中在以下部分：①卫生监督所依据的卫生法律、法规、规章等法规性文件；②卫生监督所依据的卫生标准、卫生技术规范等技术性规则；③卫生行政许可事项、许可条件、许可程序、许可时限、许可决定；④卫生监督检查程序、方式方法、检验检测结果、监督意见；⑤卫生行政强制措施采取方式、种类、程序、适用对象和范围；⑥卫生行政处罚事实、处罚理由、处罚程序、处罚决定；⑦卫生监督工作程序、工作规则、工作制度；⑧卫生监督机构设置及职能、人员配备；⑨卫生监督部门的责任追究制度。

（二）卫生监督信息的采集与报告

早期，卫生监督信息的报告传输使用报表邮寄、电话报告、磁盘传递、电子邮件传送等方式，采用手工报表、单机文件操作、微机数据库管理等处理手段，并在常规报告、简单检索、论文、出版物等多方面予以应用。随着卫生监督体制改革的深入，原有的卫生监督信息报告无论报告内容、报告方式都已逐渐不能适应改革的深化，不能适应卫生监督信息的快速发展，更不能够适应当前卫生监督工作的需要。为了适应这一系列的变化，国家应用互联网技术组建卫生监督信息统计报告工作网络系统，科学地实现了卫生监督统计报告网上直报，减少了中间环节，提高了统计数据质量。

卫生监督信息的采集有手工填报、应用系统采集和系统导入三种方法。随着卫生监督信息化建设的发展，后两种报告方法将逐步替代手工填报的方法。卫生监督员在日常的卫生监督执法等业务工作过程中，采集相关的卫生监督信息，必要时填写相应的卫生监督信息卡，然后通过国家卫生监督信息报告系统进行信息的录入、审核、报告，并通过系统对数据的自动化处理形成相应的产出表，还可对系统内的信息进行查询和利用。录入信息一般有两种情形，一种情形是通过卫生监督信息报告系统采集信息，由报告人将手工采集的信息录入卫生监督信息报告系统，或直接通过卫生监督信息报告系统直接填报录入；另一种情形是针对业务应用系统采集到的信息，由业务系统自动生成报告数据并传输至卫生监督信息报告系统的数据库。一次不能采集到全部信息时，应及时录入先采集到的信息，待采集全信息后再补充录入。对已存在的历史数据，应核实新情况进行补充录入或修正录入。

1. 卫生监督信息卡　卫生监督信息卡是卫生监督实现网络化的重要基础和前提，着力于收集、汇总卫生监督工作的真实信息，使各级领导掌握卫生监督工作情况，正确评估卫生监督工作现状，同时为领导决策提供依据。

（1）卫生监督信息卡的作用：推行卫生监督信息卡的作用共有 5 个方面，主要体现在：①有利于各级卫生监督机构建立完善统一系统平台、统一信息标准、统一数据结构、统一业务流程的卫生监督信息数据库，实现卫生监督信息数据的科学利用和智能化、网络化动态管理；②有利于及时、全面地掌握本地区在建项目卫生审查、卫生行政许可及管理相对人信息、经常性卫生监督和监测、案件查处等卫生监督主要业务领域的实施和进展情况；③有利于通过卫生监督案件查处信息卡所反映的信息，掌握相关生产经营单位的诚信档案和不良记录，建立违反卫生法律法规的生产经营单位“黑名单”，为在今后的卫生监督管理过程中合理分配监督资源和审查严重违法单位的准入资格提供信息支持;④有利于促进各级卫生行政部门和卫生监督机构进一步规范卫生监督业务工作,强化机构内部的卫生监督业务管理,提高卫生监督信息报告的工作质量和效率;⑤有利于深化卫生监督稽查和考评工作。

(2)卫生监督信息卡的分类和组成

1)专业分类:经国家统计局批准使用的19张卫生监督信息卡(附录2),涵盖了目前卫生监督机构职责范围内的8个专业,包括公共场所卫生、生活饮用水卫生、消毒产品和传染病防治、学校卫生、职业卫生、放射卫生、医疗卫生、采供血卫生等。

2)环节分类:19张信息卡共分5大类,其中:①涉及建设项目信息的1张,即卫统6表,用于收集各个专业预防性卫生监督的相关信息;②涉及经常性卫生监督信息的1张,即卫统7表,用于收集各个专业经常性卫生监督的基本信息,便于统计"监督户次"和"监督频次"等工作量;③涉及卫生监督监测信息的1张,即卫统8表,用于收集各个专业卫生监督监测(不包括国家专项整治和专项抽检)的相关信息;④涉及被监督单位信息的7张,即卫统9表、卫统11表、卫统13表、卫统14表、卫统16表、卫统17表、卫统19表,用于收集被监督单位基本信息和卫生监督管理相关信息;⑤涉及案件查处信息的9张,即卫统10表、卫统12表、卫统15表、卫统18表、卫统20表、卫统21表、卫统22表、卫统23表、卫统24表,用于收集卫生监督查处案件中对违法行为做出的责令整改、取缔、查封场所、限期整顿、罚款等相应处理措施的信息(包括立案后不作行政处罚和仅实施行政强制及其他措施的案件信息)。

医疗卫生、采供血卫生等被监督单位的信息,由各级卫生行政部门通过相应的信息系统收集,故在卫生监督信息卡中未纳入。但在卫生监督信息报告系统启用后,要将辖区内涉及这两个专业的被监督单位基本信息全部录入(即仅包括卡的首部、尾部和正文中的基本情况和单位类别),然后再实施经常性卫生监督、监测和必要的案件查处。

2. 卫生监督信息报告系统 上述各类卫生监督信息报告卡和登记表,具有良好的可操作性,报告卡中所列的各项目指标满足了国家卫计委宏观指导和调控卫生监督工作的需要,在此基础上卫计委研制完成了卫生监督信息报告系统。卫生监督信息报告系统是建立国家与各级卫生监督机构之间的信息传递渠道,形成全国的卫生监督信息报告网络,实现卫生监督信息报告方式的信息化管理,建立全国的卫生监督信息数据库。其基本功能有:①系统管理功能;②卫生监督数据直报、反馈等传输功能;③卫生监督个案数据库管理功能;④卫生监督信息检索功能;⑤统计分析和报表生成功能;⑥重大公共卫生事件监督的直报、逐级审核和预警功能。

3. 卫生监督日常业务系统自动报告 通过使用原卫生部组织开发的全国普遍通用的卫生监督日常业务应用系统,或者使用各地自建的业务应用系统,自动生成卫生监督信息报告所需要的数据。各地自建的业务应用系统应符合国家卫生监督信息标准规范,覆盖卫生监督信息卡相关信息,能够与卫生监督信息报告系统实现信息交换功能。使用符合国家卫生监督信息相关标准的卫生监督日常业务系统,信息报告数据内容由业务应用系统自动生成、自动上报。此方法不必填写纸质的卫生监督信息卡,也不必使用国家卫生监督信息报告系统逐项录入,在提高信息化发展水平的同时可大幅度提高工作效率,减少重复工作。

随着卫生监督信息化建设的发展,特别是当各地的卫生监督管理相对人信息系统、卫生监督现场检查与行政处罚系统等业务应用系统开发的不断推进,使用卫生监督业务应用系统自动报告的方法将逐步替代登录卫生监督信息报告系统逐项填报的方法。

（三）卫生监督信息的应用

收集、报告、存储卫生监督信息的根本目的在于应用。2001 年以来，全国在卫生监督信息的应用方面取得了一些重要成绩，初步实现了国家卫生监督信息管理系统的开发和应用，全国各地有不少卫生监督部门还根据工作的需要，自行组织研制开发了不同类型、不同用途的卫生监督应用管理软件，并在不同的范围内付诸使用。

1. 卫生监督信息的常规应用　主要包括：①收集卫计委、卫生监督中心、省级卫生行政部门网站和各省市卫生监督信息网以及有关报纸中有用的信息，编印“卫生监督信息简报”，发往上级领导机关、各级卫生行政部门和卫生监督机构，供领导和同行参阅；②编辑信息专报，定期向上级领导部门报告有特色的或专题性的工作；③建设卫生监督信息门户网站，使其成为卫生行政部门发布卫生监督新闻动态，与国际国内和社会各界联系的桥梁，成为宣传卫生监督政策法规、业务工作及其相关知识的阵地；④省市之间和省内市、县级卫生行政部门建立互查协查联动机制，从全国众多的“卫生监督信息简报”、有关信息专报、门户网站的“热点新闻”中，联合分析卫生监督工作中存在的问题和差距，及时采用有利于引导或启发解决问题的信息，使信息的开发利用发挥对工作的导向作用；⑤组织专家和卫生监督人员积极撰写各类卫生监督信息稿件，向电视、广播、报刊、杂志投寄，充分发挥媒体的健康宣传教育作用，扩大卫生监督的影响；⑥实时掌握全部卫生监督有关数据，实现对某一卫生监督问题随时进行统计和分析；⑦为政府、卫生行政部门和卫生监督机构进行卫生监督管理制订政策、做好规划、进行决策提供依据。

2. 卫生监督信息数据库的应用　全国各级卫生监督机构通过卫生监督信息网络，运行卫生监督信息报告软件系统，将卫生监督的各类数据，以个案方式网上直报到省，自动生成各类相应的个案数据库。

卫生监督信息数据库主要包括：①被监督单位基本情况数据库：包括被监督单位代码和单位所在地的行政区划代码、被监督单位基本情况、执业许可情况、执业人员组成情况、卫生许可情况等内容，用于记录和掌握全部被监督单位基本情况。②卫生监督处罚个案信息数据库：包括被处罚单位代码、单位所在地的行政区划代码、单位基本情况，以及按食品卫生、公共场所、化妆品、生活饮用水、职业卫生、放射卫生、学校卫生、传染病防治、妇幼保健、采供血、医政执法不同分类的卫生行政处罚情况。其中，处罚情况又具体包括案件来源、违法事实、处罚程序、处罚日期、处罚决定、行政复议、行政诉讼、结案情况等。这是用于记录和掌握全部卫生监督处罚情况最为重要的个案信息数据库。③卫生监督机构基本建设数据库：分门别类地制定卫生监督信息化建设的相关标准和代码规范，规范卫生监督信息系统和共享信息平台的建设，从而为卫生监督信息的应用奠定坚实基础。

（四）卫生监督信息的发布

卫生监督信息发布是指卫生行政部门根据法律规定，除涉及国家机密、个人隐私和商业秘密外，将涉及管理相对人权利、义务的卫生监督信息资料依法向社会或个人公布，任何公民或组织均可依法进行查阅或复制。卫生监督信息发布是卫生行政公开原则的重要体现和保障，是卫生监督信息实际应用的又一重要形式。

1. 卫生监督信息发布的内容　卫生监督信息的发布坚持公开、透明、及时、准确、全面的原则。按照卫生监督程序要求，卫生监督信息发布的内容分为三类：①卫生监督依据的发布：发布卫生监督依据是指卫生行政部门将作为行使卫生监督权的依据，在实施卫生监督行为或者做出最终监督执法决定之前,向社会或管理相对人进行发布。②卫生监督决定过程的发布:发布卫生监督决定过程是指卫生监督部门将卫生监督决定形成过程的有关事项向管理相对人和社会发布。③卫生监督结果的发布:发布卫生监督决定结果是指卫生监督部门做出影响管理相对人合法权益的卫生监督决定之后,及时将卫生监督决定的内容以法定形式向管理相对人发布告知。

按发布对象,分为面向社会公众外部用户和面向卫生行政部门、各级卫生监督部门等内部用户两类:①面向社会公众发布的内容是经授权批准,关系人民群众健康的公共卫生监督和重大公共卫生事件的相关信息。②面向卫生行政部门、各级卫生监督部门等内部用户信息发布的内容,包括公共卫生监督动态通报、重大公共卫生事件监督预警信息、重大公共卫生事件监督执法的指挥调度、国内外公共卫生监督情报交流信息,公共卫生监督法规、标准、条例,公共卫生监督培训学习信息、公共卫生监督专家数据库信息等。

2. 卫生监督信息发布的方式　指将卫生监督信息对外进行发布所采取的方法和形式,可分为依据职权发布和依据申请发布两种。

(1)依据职权公开发布:依据职权发布是主动发布,是指卫生监督部门不需经过任何人的请求,依据职权主动将卫生监督信息根据法定的程序向社会进行发布的行为。依据职权发布的卫生监督信息多数是应该让社会公众广泛知晓的信息,或者是对社会公众权利和义务有直接影响的信息如卫生法律、法规、规章等卫生监督依据,卫生行政许可事项、依据、条件、程序、期限、数量等,通常采用社会公众易于知晓的形式,如通过报刊、电视、网络等大众传媒进行发布。

(2)依据申请发布:依据申请发布是指卫生监督部门根据管理相对人的申请,对其指定的卫生监督信息进行发布。申请则是公开发布的前提,这里的发布行为属被动进行。依据申请公布的卫生监督信息一般只涉及部分人的权利和义务,不需要社会公众广泛知晓。

3. 卫生监督信息的发布过程　指将卫生监督信息对外发布所包括的时间、顺序、方法、步骤等过程。卫生监督信息发布的过程包括三个环节。

(1)卫生监督信息的收集和整理:收集和整理卫生监督信息是进行发布的前提和基础。由于卫生监督信息种类较多、内容丰富,只有及时收集和整理,才能使发布达到严格依法、全面真实、及时便民的要求。如卫生监督依据就是卫生监督部门应当公开的重要信息资料。此外,卫生监督部门在卫生监督过程中,还会收集、获得、制作大量需要向管理相对人发布的信息资料,因此收集和整理好这些相关信息资料,是卫生监督部门的基本职责和常规工作。

(2)卫生监督信息的审核:卫生监督信息的审核是对掌握的卫生监督信息在发布前再次审查把关。要严格依法、全面真实和方便快捷地发布卫生监督信息,必须对收集和整理的卫生监督信息严格从是否全面、是否真实和是否符合卫生法律、法规规定三个层面进行审核。在卫生监督信息的审核过程中,还必须处理好信息发布和保密两者之间的关系。在大力加强保密法纪教育,提高卫生监督人员保密观念,增强保密纪律自觉性的同时,还要积极落实卫生监督信息发布的措施,不断创新信息发布的形式和方法,不断增强群众参与卫生监督过程的积极性。

(3)卫生监督信息的发布:卫生监督信息的发布是发布过程的最终环节和结果展现,它是检验社会公众对卫生监督信息知晓度和发布效果的直接证明。卫生监督部门将卫生监督信息向社会公众发布时,要及时准确、机动灵活、多种多样地采用群众生活工作中接触多、易理解、最便捷的形式进行。卫生监督信息发布的主要形式有：通过政务公报、政务公开栏，组织召开新闻发布会，利用报刊、广播、电视等媒体，通过卫生网站，通过印制宣传资料，通过卫生政务服务中心公开办事指南，通过向社会公示、组织听证和专家咨询、论证，以及邀请人民群众旁听有关会议等发布卫生监督信息。

（五）卫生监督信息的保存

各类涉及卫生监督信息报告的原始资料，应当按国家有关规定纳入档案管理，定期、完整地进行收集、整理、归档，保存期限为3年（依据《卫生监督信息报告管理规定》和档案管理的有关规定）。有条件的机构还需对档案进行异地备份保存。需保存的资料包括：①手工填写纸质卫生监督信息卡的，其卫生监督信息卡及相关的原始资料应当保存；②卫生监督信息来自相关业务文书的，所使用到的相关业务文书资料应当保存；③卫生监督信息由业务应用系统自动报送至信息报告系统的，录入业务应用系统的原始资料应当保存；④自动报送和录入报告系统的电子数据信息应当备份保存。

三、卫生监督信息系统

卫生监督信息系统（health supervision information system）是指利用计算机技术和网络通讯技术，对在履行卫生监督职责各阶段中产生的数据进行采集、存储、处理、提取、传输、汇总、加工生成各种信息，从而为卫生监督管理的整体运行提供全面的、信息化的、规范化管理的信息系统。建设卫生监督信息系统是各地卫生监督信息化建设最为重要的内容之一，它将按属地范围的应用要求，实现本地的卫生监督行政和业务管理工作的全部自动化处理，由许多个应用软件系统组成，是多个本地信息软件系统功能的集成。通过卫生监督管理信息系统使各地区、各单位之间形成规范、完善的信息数据的采集、交换、发布分散，卫生执法监督相关信息实现整合、交换和共享，充分利用各单位网络硬、软件系统建设资金和信息资源，还使卫生执法监督相关人员和社会公众更加方便、快捷地获取及时、全面、可靠的信息数据，有效提高卫生执法监督工作效率和监管力度。

卫生监督信息系统的系统架构主要包括五方面的内容，分别是卫生监督数据信息交换平台、卫生监督业务应用系统、卫生监督信息、卫生监督信息标准体系和卫生监督信息网络平台。其中卫生监督业务应用系统主要包括：①卫生行政许可审批信息系统：采集、处理卫生行政许可、审查和备案等管理相对人基本信息，进行动态管理，规范卫生行政许可、审查和备案工作程序，并实现与卫生监督信息报告系统的衔接。信息的采集可以通过日常行政许可工作来完成，为"卫生监督信息报告系统"和"卫生监督检查和行政处罚系统"提供建设项目审查和被监督单位的基本信息。②日常卫生监督检查和行政处罚信息系统：采集、处理各类日常卫生监督检查、监测以及行政处罚和行政控制措施信息，出具现场执法文书，对日常卫生监督工作进行动态管理，规范日常卫生监督工作，并实现与卫生行政许可审批系统、卫生监督员系统和卫生监督信息报告系统的衔接。③卫生监测与评价信息系统：采集、处理各类卫生抽检和卫生评价信息，规范卫生抽检和卫生评价工作，并实现与其他相关业务应用软件的衔接。④突发公共卫生事件和重大活动信息系统：收集、处理各类突发公共卫生事件相关信息，实现对突发公共卫生事件的应急指挥和辅助决策，对调查处理过程进行跟踪管理。对各类重大活动卫生保障过程进行数字化管理。⑤投诉举报信息系统：对各类投诉举报的基本信息及处理过程进行动态管理。⑥卫生监督员信息系统：收集、处理、查询、发布卫生监督员教育培训、考试发证、执法稽查等相关信息，完成对卫生监督员的绩效评估考核管理，建立卫生监督员基本信息电子档案，并实现与其他相关业务应用软件的衔接。⑦卫生监督数据信息综合管理系统：对卫生监督数据信息进行综合处理、统计分析，辅助行政决策，提供公众服务。⑧卫生监督信息报告系统：卫生监督信息报告系统是提高卫生监督信息报告的质量与效率，实现全国卫生监督信息资源共享的重要保障。信息的采集可以通过手工录入和由“卫生行政许可审批系统”“卫生监督检查和行政处罚系统”自动导入两种方式获取。卫生监督信息报告系统是核心和主干，是全国卫生监督信息报告、数据库建设和数据共享的关键，是全面掌握卫生监督信息资源的重要手段。⑨食品安全综合协调信息系统：主要是建立部门间信息沟通平台和统一发布平台，收集、整合、分析分散在相关部门的食品安全信息，并及时、准确、统一对外公布，具体内容是建设“国家食品安全网站”。以卫计委网站为基础，同时整合食品药品监督管理总局管理的国家食品安全网（www. cfs. gov. cn），可以发布最新的食品安全相关信息。公众可以登录网站，访问最新的食品安全相关信息。借助食品安全信息发布平台，应该可以查阅与食品相关的各个机构的职能、政策法规、要闻播报、规划计划、行政许可、卫生标准、卫生统计、通告公告、工作动态、食品安全知识、综合监督（食品放心工程、食品安全专项整治、食品安全应急管理、食品安全综合评价、食品安全信息监测、食品安全新闻发布、食品安全风险预警、食品安全信用体系、食品安全宣传教育、食品安全监察工作）、重大食品安全事故等综合信息。

卫生监督信息系统建设是一个庞大的系统工程，随着社会的发展和改革的深入，它的内容和目标还将与时俱进，不断地扩充和更新。

随着科学技术、社会经济的发展和卫生监督改革的不断深入，卫生监督信息管理将对健全法制建设、构建和谐社会不断作出新的贡献。

思　考　题

1. 简述卫生应急工作组织体系。
2. 突发公共卫生实践信息报告范围及内容是什么？
3. 突发公共卫生事件应急信息系统包括哪些功能模块？
4. 疾病预防与控制的主要内容包括什么？
5. 卫生行政部门在传染病信息报告中承担什么职责？
6. 医政管理包括哪些内容？药政管理包括哪些内容？
7. 医疗机构注册联网管理系统主要有哪些功能？
8. 药政信息管理涉及的信息内容有哪些？
9. 简述药品管理信息系统的组成。
10. 开展食品安全信息管理工作需要收集哪些信息？
11. 我国食品安全信息公布分为哪些类型？各包含哪些信息？
12. 卫生监督的主要内容有哪些？
13. 卫生监督信息报告系统的基本功能有哪些？
14. 卫生监督信息发布的主要形式有哪些？

第七章

医院信息管理

本章从医院的组织形态、功能、分类出发，介绍了医院核心业务中与临床、物资、管理相关的活动及伴随这些业务产生的各种信息，重点阐述了临床诊疗、设备物资与药品、辅助检查、医院经营管理以及卫生信息网络直报中的信息管理。

第一节　医院概述

本节从医院的概念、组织结构出发，对任务和人员角色作用进行了描述，并就与信息管理直接相关的数字化医院的软硬件环境和相关应用进行了阐述，最后对医院信息的类型进行了归纳。

一、医院的概念

（一）医院的定义

医院（hospital）是社会服务系统中的一个有机组成部分，是对个体或社会特定人群进行防病、治病的场所，备有一定数量的病床设施、相应的医务人员和必要的设备，通过依法获得执业资格的医务人员的集体协作，以对住院或门诊患者实施科学的和正确的诊疗、护理为目的的机构。

医院的工作对象主要是病人。医院对病人的生命和健康负有重大责任，构成一所医院必须具备一定的基本条件：①医院以实施住院诊疗为主，并设有相应的门诊部。②有正式病房和一定数量的病床设施，具备基本的医疗、休养环境及卫生学管理设施。③对住院病人提供合格的护理和基本生活服务，如营养饮食服务等。④有基本医疗设备，至少应设有药剂、检验、放射及手术、消毒供应等医技诊疗部门。⑤有相应的、系统的人员编配：包括医务人员和行政、后勤人员。⑥有基本的工作制度：如查房、病历书写、医嘱、消毒隔离等医疗护理制度，保证医疗质量和患者安全。

（二）医院的类型

医院有多种类型。大致可分为综合医院和专科医院两类。

1. 综合医院　是各类型医院的主体，占医院的多数。我国综合医院按行政区划分为省、市、地（州）、县（区）医院，上下级医院之间有业务指导关系。综合性医院是对所有疾病都进行诊疗的医疗机构,着重解决患者的危、重、急、难等健康问题。

2. 专科医院 是随着医学科学的专业化及医疗工作的专科分工发展而逐步发展起来的,是为诊治专科疾病及提供医疗保健服务的医院。如传染病院、职业病防治院、口腔医院、肿瘤医院、儿童医院等。

此外,医院的分类还有按特定任务区分的企业医院、军队医院、教学医院;按区域划分的城市医院、农村医院;按所有制性质划分的全民所有制医院、集体所有制医院、中外合资医院、外资独资医院、个体所有制医院等。

(三) 医院分级

根据卫计委(原卫生部)1989 年颁布的《医院分级管理办法》,医院按其功能、任务、设施条件、技术建设、医疗服务质量和科学管理的综合水平可分为一级、二级、三级,每级再分甲、乙、丙三等,其中三级医院增设特等,因此医院共分三级十等。

1. 一级医院 直接向一定人口的社区提供预防、医疗、保健、康复服务的基层医院、卫生院。住院床位总数 20 ~ 99 张。

2. 二级医院 向多个社区提供综合医疗卫生服务和承担一定教学、科研任务的地区性医院。住院床位总数 100 ~ 499 张。

3. 三级医院 向几个地区提供高水平专科性医疗卫生服务和执行高等教学、科研任务的区域性以上的医院。住院床位总数 500 张以上。

(四) 医院的任务

医院的任务是以医疗为中心,在不断提高医疗质量的基础上保证教学以及科研任务的完成,并不断提高水平。开展健康教育,协助基层做好防病、治病工作,并进行技术指导。医院具体任务有:

1. 医疗 是医院的主要任务,包括疾病诊治和护理两大业务主体。医疗工作一般分为门诊医疗、住院医疗。门诊医疗是第一线,住院医疗是中心。

2. 教学和培训 医院是进行医学临床教育的重要场所,承担高、中等医学院校学生临床教学和实习,以及在职医务人员的进修培养任务。不同医院的教学任务比重不同,医学院校附属医院的教学任务相对较重。

3. 科学研究 医院是开展医学科学研究的重要阵地。通过科学研究可揭示医学科学的未解之谜,解决医疗中难点、疑点,推动医学教学的发展,提高医疗质量,提升医务人员素养。

4. 预防和社区卫生服务 各级医院都有预防、保健和社区卫生服务的任务。如开展社区医疗和家庭服务,进行健康教育和普及卫生知识,开展健康咨询和疾病普查工作等。

以上四项任务不是孤立的,而是互相联系、相辅相成的。医院应以医疗为中心,医疗与其他三项任务相结合,围绕医疗工作统筹安排,全面完成各项任务。

二、医院的组织结构

按照工作性质和任务来划分,医院的基本组织架构可以分为临床诊疗部门、医疗辅助部门和行政后勤管理部门三类。

(一) 临床诊疗部门

1. 门急诊部 是向患者提供诊疗的重要场所,负责病人的门诊工作,并将病情不适于在门诊处置的病人，收入院或转院治疗。包括对危、急、重病人的抢救。

2. 住院部　是医院的业务主体部门，负责对门诊无法处理的患者的诊疗，通常会按疾病或系统分为不同的科室和病区。如内科、外科；肝病科、心血管科、呼吸科等。

3. 医技部门　协助临床提供诊疗依据，包括放射、检验、病理、理疗、超声、心脑电图、放射性核素扫描、内镜、中心实验室等各医技科室。

4. 护理部　包括门诊、病房、医技等部门的所有护理单元。

（二）医疗辅助部门

1. 病案统计　主要任务是负责医院的病案管理，包括收集、整理、查阅、归纳、保存，各种数据报表的整理、归纳、统计、分析以及按规定定期向卫生主管部门上报各种统计报表。

2. 图书馆（室）　为临床、教学、科研和管理提供文献保障和图书期刊阅览、文献数据库检索服务。

3. 网络中心或信息中心　保证医院信息系统、智能管理系统的正常运营，负责硬软件维护、医院信息系统的使用培训、医院信息的综合利用与开发等。

4. 药房　保障临床药品的供给、库房管理、用药分析与监控等。

（三）行政后勤管理部门

包括院办、党办、医务、科教、设备、财务、食堂、水电等部门。

三、医院的人员

（一）医生

对患者做出诊断和治疗计划，给出书面医嘱。分临床医生、医技医生、体检医生、麻醉师等。

（二）护士

执行医生医嘱，采取护理措施完成治疗计划，提供判断病情发展与治疗效果的临床依据。

（三）技术辅助人员

具有一定技术技能的管理人员，包括病案统计、信息管理（图书资料）、工程技术等。这类人员的角色作用常归入行政管理人员。

（四）行政管理人员

服务于临床，保证医院的正常运行，为医院的发展提供决策和保障。分为决策者、管理者、业务主管、科员等角色。

（五）患者

是医院服务的对象，接受医院员工的服务。

四、数字化医院

（一）数字化医院的定义

数字化医院（digital hospital）是以基于计算机技术与网络技术的医院信息化建设为基础，通过对信息系统软硬件、医疗设备、医疗管理制度及各种其他医疗资源的数字化整合，建立以患者为中心的服务，遵循医疗数据信息的一系列国际标准与规范的现代化医院管理与运行新模式。

（二）数字化医院的物理基础

构建数字化医院，建筑智能化系统（building automation system，BAS）和医院信息系统（HIS）两大系统是必备的，每个系统包含若干个子系统（图 7-1）。

1. 建筑智能化系统　包括基础型系统、基础应用型系统、业务应用型系统及集成应用型系统四大系统。

（1）基础型系统：包括综合布线系统，楼宇自控系统，综合管网系统，机房工程系统，无线覆盖系统。

（2）基础应用型系统：包括安全防范系统（公共区域视频监控、防盗报警、巡更、伤残厕所求助系统），门禁系统，卫星及有线电视系统，背景音乐、应急广播系统，LED 信息发布系统，停车场管理系统。

（3）业务应用型系统：包括排队叫号显示系统，临床呼叫系统，手术示教系统，远程会诊系统，婴儿防盗系统，ICU 病房探视系统。

（4）集成应用型系统：包括建筑智能化管理系统。

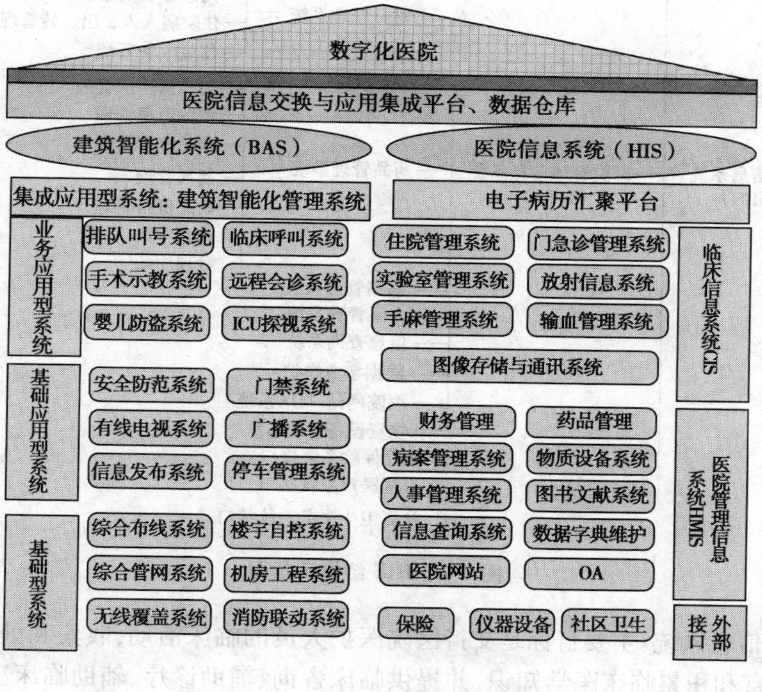

图 7-1　数字化医院系统构成示意图

2. 医院信息系统　医院信息系统（hospital information system，HIS）是指利用计算机软硬件技术、网络通信技术等现代化手段，对医院及其所属各部门的人流、物流、财流进行综合管理，对在医疗活动各阶段产生的数据进行采集、储存、处理、提取、传输、汇总、加工生成各种信息，从而为医院的整体运行提供全面的、自动化的管理及各种服务的信息系统，是现代化医院建设中不可缺少的基础设施与支撑环境。

狭义的医院信息系统通常指的是医院内部使用的信息系统，例如：门急诊管理系统、住院管理系统、实验室管理系统、行政管理或后勤支持信息系统等，凡是与医疗护理相关的信息系统，都可称之为医院信息系统。广义的医院信息系统除支持医院本身的活动之外，亦已拓展至与医院相关之其他机构（如政府部门、保险、供应、合作医疗机构等），但在功能上，主要仍是支持与医疗护理相关的行为。

从系统应用的角度可以将医院信息系统分为三大部分，即临床信息系统（clinical information system，CIS）、医院管理信息系统（hospital management information system，HMIS）和外部接口。如图 7-2 所示。

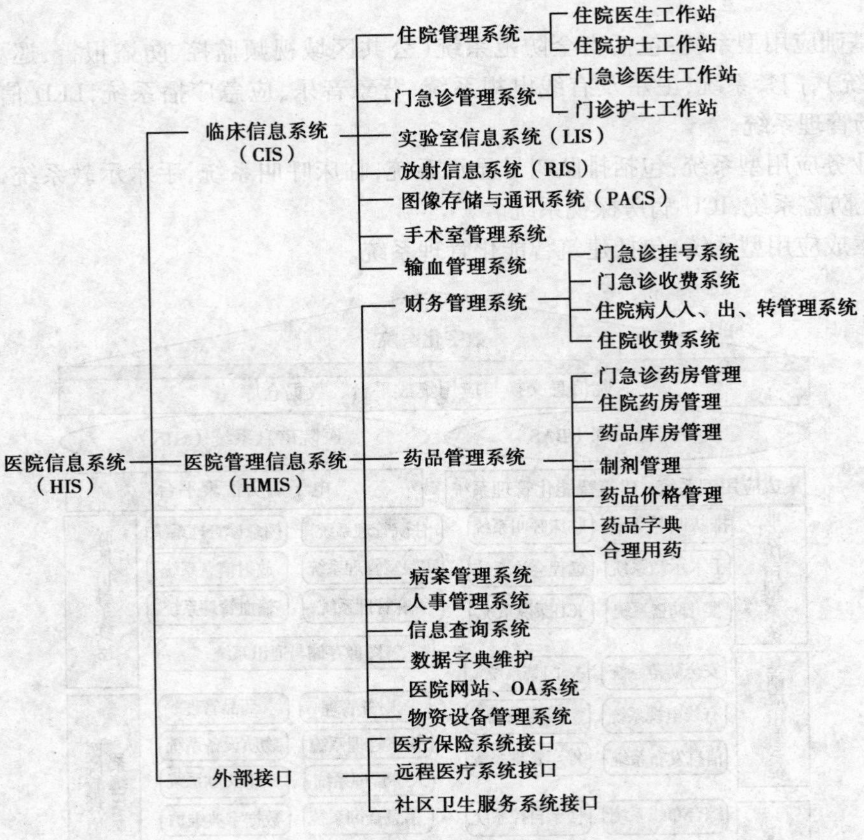

图 7-2　HIS 结构示意图

(1)临床信息系统：主要目标是支持医院医护人员的临床活动，收集和处理病人的临床医疗信息，丰富和积累临床医学知识，并提供临床咨询、辅助诊疗、辅助临床决策，提高医护人员的工作效率，为病人提供更多、更快、更好的服务。如医嘱处理系统、病人床边系统、医生工作站系统、实验室系统、药物咨询系统等就属于 CIS 范围。临床信息系统的核心是电子病历。

(2)医院管理信息系统：主要目标是支持医院的行政管理与事务处理业务，减轻事务处理人员的劳动强度，辅助医院管理，辅助高层领导决策，提高医院的工作效率，从而使医院能够以少的投入获得更好的社会效益与经济效益。如财务系统、人事系统、药品库存管理系统等属于 HMIS 的范围。

(3)外部接口：主要目标是实现与其他医疗信息系统的集成，从外部获取或提供相关信息至对应医疗信息系统。如医疗保险接口、远程医疗接口、社区医疗接口等就属于外部接口范围。

(三)数字医学与数字化医疗设备

1. 数字医学 数字医学(digital medicine)是指以医院和病人为研究对象的数字化医学科学体系。以医院为对象的研究主要解决在数字化条件下,医院如何解决自身管理和为病员服务,强化服务的效果和效率,并能实现资源共享、远程会诊等新增服务。最具有代表性的就是医院信息系统(HIS)。以人为对象的研究主要利用已成熟的计算机技术、网络技术和其他科技手段,建立可视、可触摸、可感受的虚拟人体体系,供从事医学事业的人们研究人类自身,培训教育医学人才,并在术前为患者设计治疗方案,在术中进行导航,也为研制新型医药和设备提供研究对象,以及为从航天航空到皮鞋、运动鞋等涉及人体的各个应用领域服务。

2. 数字化医疗设备 数字化医疗设备(digital medical equipment)是将传统医疗器械技术和电子信息与生物工程、精密制造等技术有机结合形成的医疗设备,涉及影像设备、检验设备和监护仪器等。如心电(ECG)、脑电(EEG)、CT、MRI、彩超、数字X线机(DR)等医学信息数字化输出,融入HIS系统,实现数字信息的存贮、调用,通过软件处理实现数字信息重现,如CT图像三维可视化,心脏活动的实时动态显示等。这些信息极大地丰富了医生的诊断资料,提升了医疗诊治技术平台。

(四)电子健康与电子健康记录

1. 电子健康 电子健康(e-health)是抽象出来的一种健康理念,它以因特网为核心科技手段,通过网络普及实现医疗服务领域的通讯化革新,通过提高卫生体系的效率来减少卫生支出,通过提供更好的信息做出健康方案和进行自我护理,通过促进卫生专业实践和交流加强临床护理和卫生服务,通过应用新措施改善服务不到位人群的卫生质量。从根本上改变传统的医疗服务方式,减少卫生服务的不均衡分配,提高服务效率和质量。电子健康可从根本上改变传统的医疗服务以医生为主的个人服务模式,形成包括医护人员和IT技术人员组成的医疗团队服务模式。

电子健康体系覆盖诊疗设备数字化、病历记录电子化、医院管理信息化、医疗服务网络化、医学模式现代化、健康决策科学化等等,融合了与手机、PDA、地理定位系统(GPS)、卫星电视、远程医疗服务、携带式和穿戴式生理参数实时监测系统等。通过标准化软件、制度等,构建全国健康服务和管理机构间跨地域、跨部门、跨所有制的电子信息共享网络,实现远程医疗、远程教学等,使各级各类医疗保健、疾病预防、计划生育服务、医学科研、健康咨询和药品、医疗器械生产供应销售以及社会保障、保险等形成一体化医疗转诊和健康服务体系,实现最大限度的信息互通和资源共享。

2. 电子健康记录 电子健康记录(electronic health record,EHR)是电子健康的核心,它覆盖个人从一出生就开始的体检结果、计划免疫记录、既往病史、各种检查和治疗记录、药物过敏史等等。通过与电子病历有效连接并融入到数字医疗系统,可使医学信息得到最佳利用和共享,实现以人为本的全程、优质、个性化的持续服务。

(五)远程医疗与远程卫生

1. 远程医疗 远程医疗(telemedicine)起源于60年代末,美国的Kenneth Bird博士与Fitzpatrick等人用微波视频将波士顿Logan国际机场的一个诊所与麻省总医院相连,为机场的工作人员及乘客提供医疗服务，并首先使用 telemedicine 一词。国内大多将其译为“远程医疗”，也有将之译成“远程医学”。顾名思义，它是一种远距离的医疗活动，是相对于传统的医疗活动而言的。传统医疗活动医生和患者之间的交流是直接的，不需要借助其他介质，强调的是面对面。而远程医疗有别于传统的医疗活动，其关键在于远程（distance），需要借助通讯网络，因此英文名称叫 Telemedicine。

一般认为，狭义的远程医学主要指远程医疗。远程医疗是综合应用信息技术在异地之间进行临床医学实践信息传输和处理的医疗活动，诸如咨询、远程会诊、远程检查、远程手术等。

2. 远程卫生　远程卫生（telehealth）是指利用各种远程通讯技术提供卫生相关服务和信息，是远程医疗概念的延伸或扩展。它不同于远程医疗偏重于临床诊疗活动，远程卫生范围更广泛，包括管理、教育、研究、预防、健康促进和临床诊疗等多方面，更强调技术问题的解决。如，医生采用电子邮件的方式与病人取得联系、开处方或者提供其他方式的服务。

五、医院信息

根据现实生活中医院的工作流程和业务需求，通常将医院信息分为三类：病人信息、费用信息和管理信息。病人信息和费用信息是医院的基本信息，是病人在医院的就诊活动中所产生的信息。

病人信息一般是以诊疗为核心，通常包括病人的人口学信息、病历、手术记录、诊断书、处方等。

费用信息一般是以价表为核心，包括病人在就诊的各个环节所需支付的诊断费、处置费、手术费、药费等各类费用以及医疗服务、医院各类消耗的成本费用信息。

管理信息是以医院决策系统为核心，由病人信息和费用信息加工得到，是由病人信息和费用信息派生而来的。例如医院日平均就诊人数、医院日平均费用、效益分析等。

除以上三类主要信息之外，医院信息系统与医疗保险系统、社区医疗系统、远程医疗咨询系统等外部接口产生的信息也非常重要。

第二节　医院的核心业务

任何信息的产生都来源于活动，医院也不例外，其信息均来自医院的诊疗和管理，因此熟悉医院的各种业务活动是掌握医院信息的基础。本节从临床、物资供给、经营管理三个层面介绍医院的核心业务及业务流程，以及各业务活动产生的信息资源。

一、临床相关活动

临床诊疗活动的完成依赖于医生、护士和患者的协同配合。

医生通过与患者的交流采集病史，获取疾病的症状信息，通过体格检查获得疾病的体征信息，通过医嘱下达必需的辅助检查申请、治疗方案等；护士依据医生开具的医嘱具体执行，并填写护理医嘱；患者配合医生、护士完成各项辅助检查和治疗。

（一）疾病诊断

与疾病诊断（diagnosis）相关的活动包括病史的采集、物理检查、辅助检查等一系列医疗活动。疾病诊断分为临床诊断(clinical diagnosis)和病理学诊断,临床诊断最为复杂和重要。

1. 临床诊断 是指临床医生根据病史、症状和体征及相关辅助检查结果,考虑或确定患者某一器官、脏器或某一系统所患某种或数种疾病的具体名称(亦包括某些特定的综合征)。临床诊断活动中,除了病史采集、体格检查外,通过辅助检查(auxiliary examination)获取一些疾病的诊断信息也是必不可少的。

2. 辅助诊断检查 是辅助临床做出诊断的各项检查,包括实验室检查、病理组织学检查、X线检查、心电图检查、超声检查、放射性核素检查、心电图检查、脑电图检查、纤维内镜检查、CT、MRI检查等。

(二) 疾病治疗

治疗(treatment)是指为解除病痛所进行的活动。药物治疗与手术治疗是疾病治疗的两个主要手段,内科疾病以药品治疗为主,外科疾病以手术治疗为主。

1. 药物治疗 通过给予化学药物、天然药物或生物制剂改善机体疾病状态或预防疾病发生,维持健康,是治疗疾病最主要的手段。

2. 手术治疗 为了探知病灶、治疗已知病变或减少后续高风险的疾病预先切除某个器官或组织,使用器械,经外科医师或其他专业人员的操作,进入人体或其他生物组织,以外力方式排除病变、改变构造或植入外来物的处理过程。

3. 其他治疗 包括推拿按摩、针灸、电疗、心理治疗、体育治疗、生物反馈等非侵入性物理治疗,放射治疗、核医学和介入治疗等。

(三) 患者护理

护理(nursing)是指帮助病人或健康人保持、恢复、增进健康的医疗技术服务,是医疗卫生工作不可缺少的部分。临床护理是狭义上的护理,指由护士担任的医疗技术工作。

(四) 远程医疗

远程医疗是综合应用信息技术在异地不同医院之间进行临床医学实践信息传输和处理的医疗活动,诸如咨询、远程会诊、远程检查、远程手术等。

二、物资供给活动

包括药品、设备、耗材以及后勤物资的申请、计划、入库、出库、退库、盘点、调拨、调价、合同管理等。

(一) 药品供给

药品和其他物资的管理一样,除具有库存管理的共性外,还有摆药、发药、配液等管理。

(二) 医用设备、器械、耗材供给

设备、器械、耗材管理是医院维持正常运营的重要部分。

设备一般是大型的医院固定资产(如心电图机、B超机、心电监护仪、CT机、MRI机等),器械属于易损耗的资产(如手术器械、换药碗等),耗材属于低值易耗品或一次性用品(如棉签、纱布、绷带等,还有一次性注射器、输液器等)。

从收费角度看,设备、器械,不允许向病人收取费用,但存在折旧管理。耗材和药品一样,在物价允许范围内可以收费,其管理与药品相似。

(三) 其他物资

包括运行物资(含水、电、天然气、气态氧或液氧、负压吸引、压缩空气、二氧化碳、一氧化

二氮等)、后勤支持物资(食堂、灯具、洁具、床上用品、消毒、水处理物资等)和办公设备及物资。

三、管理相关活动

医疗工作是一个涉及多个科室、多种技术的系统工程,需要严格的工作规章制度,需要人事、科教、党群等多个方面的管理。这些工作虽不直接涉及患者的疾病诊治,但却关系到医疗服务的质量和效率,关系到患者的生命健康。因此,医疗机构内的管理活动也是医疗活动的重要组成部分。

(一)与病人相关的管理活动

包括患者基本信息采集、病人费用结算、患者教育、病案管理等。

(二)与医务人员相关的管理活动

包括医疗质量管理、医疗安全、个人绩效管理、人事管理、科研管理等。

(三)与医院经营相关的管理活动

包括医院管理成本核算、客户关系管理、战略发展管理、院感管理、网络直报上报、医院管理系统平台管理等活动。

第三节　临床诊疗信息管理

诊疗信息是医疗活动中产生的原生态信息,诊疗信息的管理是医院信息管理核心,而诊疗信息最为集中的表现是病历。本节主要介绍病历的组成、各种诊疗记录的主要信息要素,最后介绍了完成病历管理的电子病历系统的基本功能。

临床诊疗信息管理主要以病人信息为核心,将整个病人诊疗过程作为主线,病人在医院中每一步诊疗活动均会产生与病人诊疗有关的各种诊疗数据与信息,医院中所有科室将沿此主线展开工作。整个诊疗活动的信息主要由各种与诊疗有关的工作产生,并通过信息管理工作将这部分临床信息进行整理、处理、汇总、统计、分析等。临床诊疗信息主要以电子病历的形式记录和保存。

一、电子病历

电子病历(electronic medical record,EMR)是医疗服务机构对门诊、住院患者(或保健对象)临床诊疗和指导干预的、数字化的医疗服务工作记录,是患者信息的集中体现,是医护人员对患者进行问诊、查体、检验、检查、诊断、治疗、护理等医疗过程中形成的信息总和。可以包含过去、现在或未来,生理与心理的病患状况记录。是由电子化方式采集、加工、存储、传输、服务的数字信息,其中既有结构化信息,也有非结构化的自由文本,还有图形图像信息。

电子病历的各种信息是在身份登记、门诊挂号预约、处方处置、门(急)诊病历书写、输液管理、检验检查、体检、住院医嘱、住院病历书写、重症监护、手术麻醉等各项医疗业务开展过程中形成的,并通过医院信息系统(HIS)记录和保存(图7-3),它是HIS的信息基础,同时又依附于HIS。

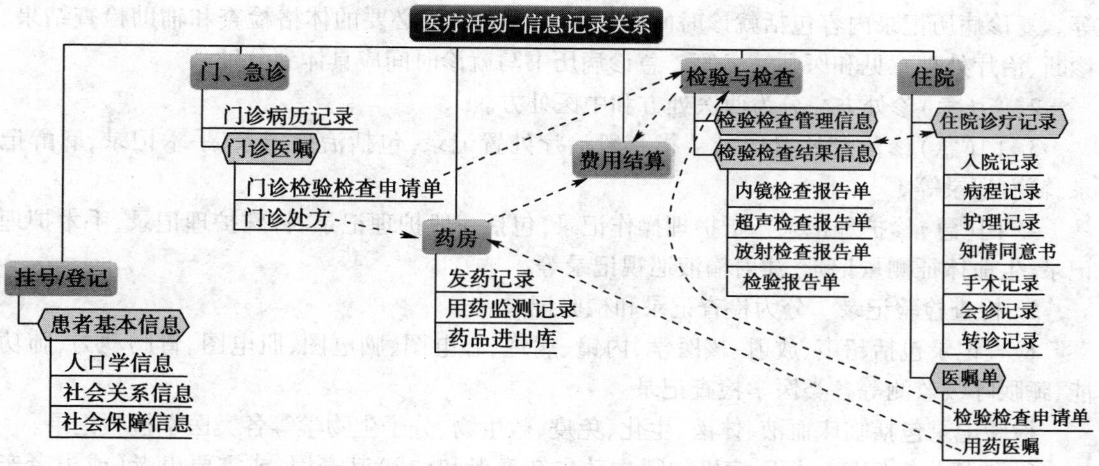

图 7-3 电子病历信息要素与各医疗业务的关系

电子病历是患者就诊过程的真实反映和具有法律效用的原始材料，是医疗机构临床、教学、科研的宝贵财富，同时也是进行医院业务综合评价，提高医院医疗质量、技术水平、管理水平的重要依据。

电子病历强调以患者为中心，注重病人信息的原始性和完整性。从电子病历的角度看，病人信息是完整的、集成的；而从传统的 HIS 的每个子系统来看，病人信息是局部的、离散的，相互之间信息有冗余、有遗漏，它们往往没有按照一个统一的原则进行设计和管理。

二、电子病历的信息要素

电子病历的基本要素由病历概要、门(急)诊诊疗记录、住院诊疗记录、健康体检记录、转诊(院)记录、法定医学证明及报告、医疗机构信息等七个业务域的临床信息记录构成。

(一) 病历概要

病历概要的主要记录内容包括：

1. 患者基本信息　包括人口学信息、社会经济学信息、亲属(联系人)信息、社会保障信息和个体生物学标识等。

2. 基本健康信息　包括现病史、既往病史(如疾病史、手术史、输血史、用药史)、免疫史、过敏史、月经史、生育史、家族史、职业病史、残疾情况等。

3. 卫生事件摘要　指患者在医疗机构历次就诊所接受的医疗服务活动(卫生事件)摘要信息，包括卫生事件名称、类别、时间、地点、结局等信息。

4. 医疗费用记录　指患者在医疗机构历次就诊所发生的医疗费用摘要信息。

(二) 门(急)诊诊疗记录

主要包括门(急)诊病历、门(急)诊处方、门(急)诊治疗处置记录、门(急)诊护理记录、检查检验记录、知情告知信息等六项基本内容。

1. 门(急)诊病历　分为门(急)诊病历、急诊留观病历。

门急诊病历分为初诊病历和复诊病历。初诊病历记录内容包括就诊时间、科别、主诉、现病史、既往史、阳性体征、必要的阴性体征和辅助助检查结果、诊断、治疗意见和医师签名等。复诊病历记录内容包括就诊时间、科别、主诉、病史、必要的体格检查和辅助检查结果、诊断、治疗处理意见和医师签名等。急诊病历书写就诊时间应具体到分钟。

2. 门(急)诊处方　分为西医处方和中医处方。

3. 门(急)诊治疗处置记录　指一般治疗处置记录,包括治疗记录、手术记录、麻醉记录、输血记录等。

4. 门(急)诊护理记录　指护理操作记录,包括一般护理记录、特殊护理记录、手术护理记录、生命体征测量记录、注射输液巡视记录等。

5. 检查检验记录　分为检查记录和检验记录。

检查记录包括超声、放射、核医学、内镜、病理、心电图、脑电图、肌电图、胃肠动力、肺功能、睡眠呼吸监测等各类医学检查记录。

检验记录包括临床血液、体液、生化、免疫、微生物、分子生物学等各类医学检验记录。

6. 知情告知信息　指医疗机构需主动告知患者和(或)其亲属,或需要患者(或患者亲属)签署的各种知情同意书,包括手术同意书、特殊检查及治疗同意书、特殊药品及材料使用同意书、输血同意书、病重(危)通知书、麻醉同意书等。

(三) 住院诊疗记录

主要包括住院病案首页、住院志、住院病程录、住院医嘱、住院治疗处置记录、住院护理记录、检验检查记录、出院录、转院录、知情告知信息等基本内容(图 7-4)。

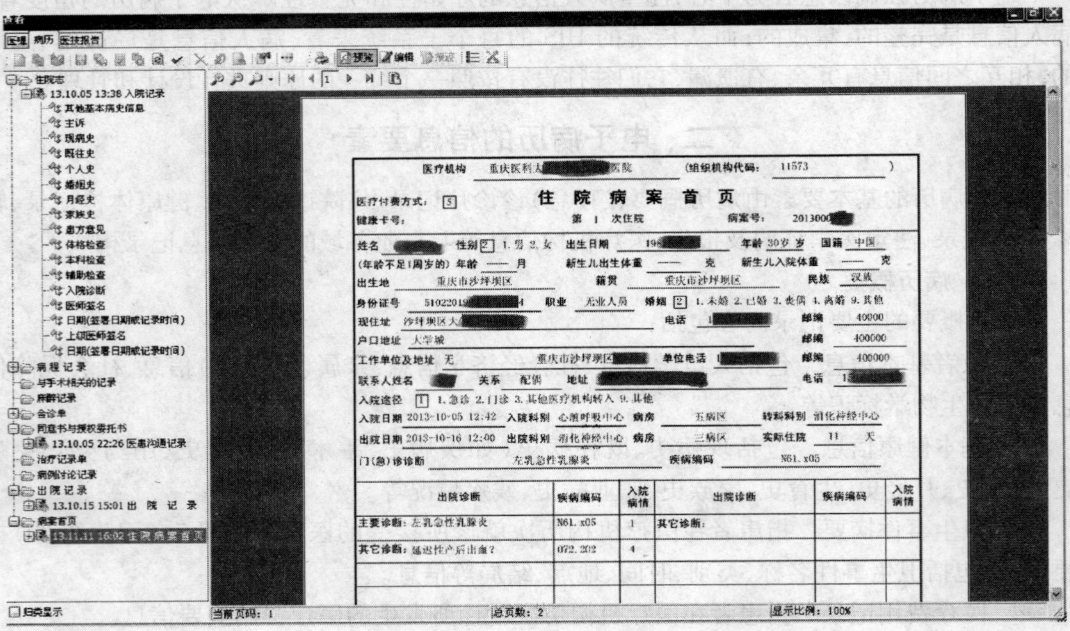

图 7-4　电子病历信息要素

1. 住院志　是指患者入院后,由经治医师通过问诊、查体、辅助检查获得有关资料,并对这些资料归纳分析书写而成的记录。住院志的书写形式分为入院记录,再次或多次入院记录,24 小时内入出院记录,24 小时内入院死亡记录。入院记录的主要信息要素如下。

(1) 患者一般情况:内容包括姓名、性别、年龄、民族、婚姻状况、出生地、职业、入院日期、记录日期、病史陈述者。一般通过 HIS 系统自动生成。

(2)主诉:是指促使患者就诊的主要症状或体征及持续时间。

(3)现病史:是指本次疾病的发生、演变、诊疗等方面的详细情况,按时间顺序书写。内容包括发病情况、主要症状特点及其发展变化情况、伴随症状、发病后诊疗经过及结果、睡眠、饮食等一般情况的变化,以及与鉴别诊断有关的阳性或阴性资料等。与本次疾病虽无紧密关系,但仍需治疗的其他疾病情况,可在现病史后另起一段予以记录。

(4)既往史:是指患者过去的健康和疾病情况。内容包括既往一般健康情况、疾病史、传染史、预防接种史、手术外伤史、输血史、药物过敏史等。

(5)个人史:婚姻史、女性患者的月经史、家族史。

(6)体格检查:按系统循序进行书写。内容包括体温、脉搏、呼吸、血压,一般情况,皮肤、黏膜,全身浅表淋巴结,头部及其器官、颈部、胸部(胸廓,肺部、心脏、血管)、腹部(干、皮等)、直肠、肛门、外生殖器、脊柱、四肢、神经系统等的物理检查结果。

(7)专科情况:应当根据专科需要记录专科特殊情况。

(8)辅助检查:指入院前所做的与本次疾病相关的主要检查及其结果。可通过 HIS 的 LIS、PACS 等业务系统获取。

(9)初步诊断:是指经医师根据患者入院时情况综合分析所作出的诊断。

2. 住院医嘱　是医生根据病情和治疗的需要对病人在饮食、用药、检验检查等方面下达的医学指令。医师在详细采集病史,认真进行体格检查和进行必要的辅助检查、实验室检查,及时进行首次病程记录及病历书写,作出初步诊断后下达住院医嘱,其内容包括护理常规、护理级别,饮食种类,体位,各种检查和治疗,药物名称、剂量和用法等项目。

医嘱分为长期医嘱和临时医嘱。每个医嘱的具体内容包括长期医嘱起始日期和时间、长期医嘱内容、停止日期和时间、临时医嘱时间、临时医嘱内容、医师签名、执行时间、执行护士签名等(图 7-5)。

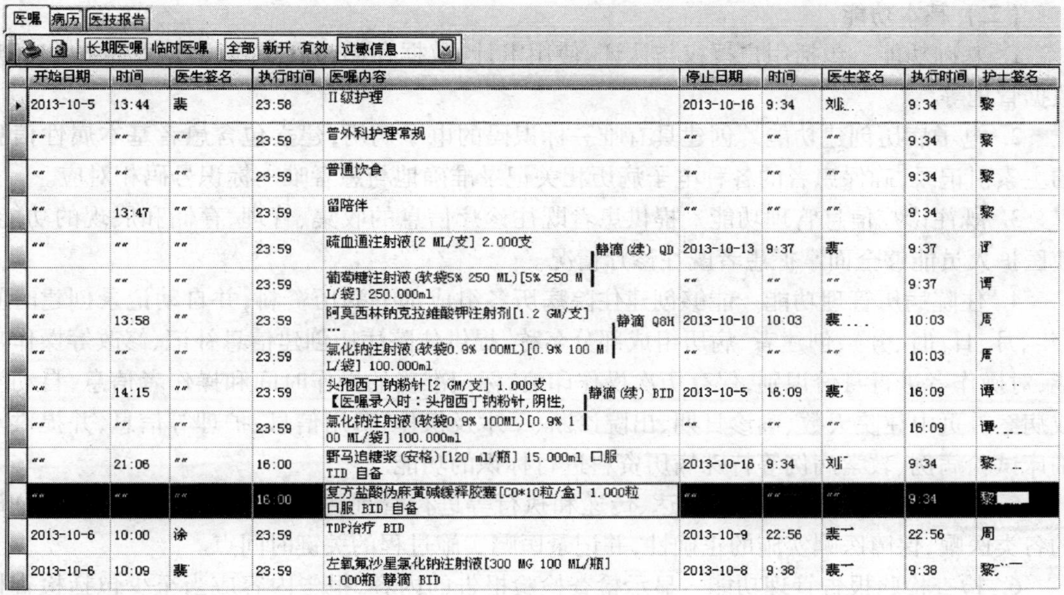

开始日期	时间	医生签名	执行时间	医嘱内容	停止日期	时间	医生签名	执行时间	护士签名
2013-10-5	13:44	裴	23:58	II级护理	2013-10-16	9:34	刘…	9:34	黎
""	""	""	23:59	普外科护理常规	""	""	""	9:34	黎
""	""	""	23:59	普通饮食	""	""	""	9:34	黎
""	13:47	""	23:59	留陪伴	""	""	""	9:34	黎
""	""	""	23:59	疏血通注射液[2 ML/支] 2.000支 静滴(续) QD	2013-10-13	9:37	裴	9:37	谭
""	""	""	23:59	葡萄糖注射液(软袋5% 250 ML)[5% 250 ML/袋] 250.000ml	""	""	""	9:37	谭
""	13:58	""	23:59	阿莫西林钠克拉维酸钾注射剂[1.2 GM/支]… 静滴 Q8H	2013-10-10	10:03	裴…	10:03	周
""	""	""	23:59	氯化钠注射液(软袋0.9% 100ML)[0.9% 100 ML/袋] 100.000ml	""	""	""	10:03	周
""	14:15	""	23:59	头孢西丁钠粉针[2 GM/支] 1.000支【医嘱录入时:头孢西丁钠粉针,阴性, 静滴(续) BID	2013-10-5	16:09	裴	16:09	谭…
""	""	""	23:59	氯化钠注射液(软袋0.9% 100ML)[0.9% 100 ML/袋] 100.000ml	""	""	""	16:09	谭…
""	21:06	""	16:00	野马追糖浆(安格)[120 ml/瓶] 15.000ml 口服 TID 自备	2013-10-16	9:34	刘	9:34	黎…
""	""	""	16:00	复方盐酸伪麻黄碱缓释胶囊[C0*10粒/盒] 1.000粒 口服 BID 自备	""	""	""	9:34	黎
2013-10-6	10:00	涂	23:59	TDP治疗 BID	2013-10-9	22:56	裴	22:56	周
2013-10-6	10:09	裴	23:59	左氧氟沙星氯化钠注射液[300 MG 100 ML/瓶] 1.000瓶 静滴 BID	2013-10-8	9:38	裴	9:38	黎

图 7-5　长期医嘱信息要素

3. 住院护理记录　护理记录包括护理诊断、护理计划、护理准备、护理实施、护理评估等记录。护理实施记录的内容包括病人自觉症状、情绪、心理、饮食、睡眠、大小便情况，病情变化、与护理有关的体征改变，护理操作过程，临时给药的药名、剂量，服药后反应，护士长查房记录等。

（四）健康体检记录

指医疗机构开展的，以健康监测、预防保健为主要目的（非因病就诊）的一般常规健康体检记录，包括一般常规健康体检记录和检验检查记录。

（五）转诊（院）记录

指医疗机构之间进行患者转诊（转入或转出）的主要工作记录。

（六）法定医学证明及报告

主要包括出生医学证明、死亡医学证明、传染病报告、出生缺陷儿登记等。

（七）医疗机构信息

主要指负责创建、使用和保存电子病历的医疗机构法人信息。各临床信息系统在生成电子病历数据时，需要标识该数据由哪个医疗机构产生，因此医疗机构的法人信息可以通过病案编目加入到电子病历中。

三、电子病历系统

（一）概念

电子病历系统是支持电子病历的一套软硬件系统，它能实现电子病历各项信息的采集、加工、存储、传输、服务，并围绕提高医疗质量、保障医疗安全、提高医疗效率而提供信息处理和智能化服务功能。

电子病历系统是 CIS 发展到高级阶段的结果，不是一个独立的系统或功能。既包括应用于门（急）诊、病房的临床信息系统，也包括检查检验、病理、影像、心电、超声等医技科室的信息系统。

（二）基本功能

1. 基础功能　包括用户授权与认证、使用审计、数据存储与管理、患者隐私保护和字典数据管理等。

2. 电子病历创建功能　创建具有唯一标识码的电子病历，建立包含患者基本属性信息的主索引记录，确保患者的各种电子病历相关记录准确地与患者唯一标识号码相对应。

3. 既往诊疗信息管理功能　提供患者既往诊疗信息的收集、管理、存储和展现的功能，使医护人员能够全面掌握患者既往诊疗情况。

4. 住院病历管理功能　能够创建住院病历各组成部分病历资料，并自动记录创建时间（年、月、日、时、分）、创建者、病历组成部分名称，提供住院病历创建信息补记、修改等操作功能，对操作者进行身份识别，保存历次操作印痕，标记准确的操作时间和操作者信息，自动生成病案首页中住院天数、确诊日期、出院诊断、手术及操作、费用信息、护理等信息，并提供对临床试验病例、教学病例等特殊病历资料进行标识的功能。

5. 医嘱管理功能　对医嘱下达、传递和执行等进行管理，重点是支持住院及门（急）诊的各类医嘱，保障医嘱实施的正确性，并记录医嘱实施过程的关键时间点。

6. 检查检验报告管理功能　显示检查检验报告的内容，报告内容应当至少包括检查检验项目名称、结果、标本采集时间、检验时间、操作者、报告审核者、审核时间等。

7. 电子病历展现功能　提供按照就诊时间顺序、病历资料类型分类整理患者的医疗记录。

8. 临床知识库功能　临床知识库功能为医师开具医嘱、诊疗方案选择等提供辅助支持。临床知识库应用的重点是辅助医师实施正确的诊疗措施，提供主动式提示与警告，规范诊疗行为。包括临床路径管理知识库、临床诊疗指南知识库、合理用药知识库、医疗保险政策知识库等。

9. 医疗质量管理与控制功能　电子病历系统通过对病历数据的汇总、统计与分析，在病历质量管理与控制、合理用药监管、医院感染监测、医疗费用监控和高值耗材监控等方面为医疗质量管理与控制提供信息支持。

10. 电子病历系统接口功能　支持临床科室与药事管理、检查检验、医疗设备管理、收费管理等部门之间建立数据接口，实现院内数据共享，优化工作流程，提高工作效率。

11. 其他系统对接功能　实现与区域医疗信息系统、居民电子健康档案信息系统和新农合信息系统等的对接。

第四节　设备物资与药品信息管理

医疗设备是医院正常运营必不可少的要素，也是医院除了建筑之外，价格最昂贵的固定资产。本节介绍医疗设备使用前期、使用期和使用后期的3个环节所涉及的管理信息要素，以及对作为医院特殊物资的药品及耗材的管理的相关信息要素进行了阐述。

医疗设备和物资的管理是医院管理重要的内容，医院的信息化离不开医疗物资、设备管理的信息化，其管理信息系统是医院信息系统的有机组成都分。包括设备管理和物资（药品、耗材等）管理。

一、医疗设备信息要素

医疗设备是医院进行正常医疗活动的重要物资条件。各级卫生行政管理部门对医疗设备都制定了完整的管理办法和管理制度，医疗设备管理部门则按照这些管理办法和制度对医疗设备进行管理。在医疗设备管理的全过程中就会接触和产生大量的信息，包括规划计划、选型论证、安装验收、使用保管、维修、计量、档案资料、统计报表、检查考核、事故处理、调剂报废及经费管理、效益评估等。这些信息都是医疗设备管理工作中需要进行决策时的重要依据，也是对医疗设备进行有效调控的基础数据。

医疗设备的全过程管理分为前期管理、使用期管理和后期管理三个阶段，每个阶段所包含的信息内容各有不同。

（一）前期管理信息

1. 计划信息　中长期规划、当前购置计划、财务预算计划、资金来源等。

2. 合同信息　合同号码、批准证号、装备名称、规格型号、生产厂家、数量、价格、技术指标、功能特点、配件种类、消耗材料、化学试剂、资料图纸、订货日期、到货日期、电话传真等。

3. 管理信息　审批程序、审批权限、固定资产管理手续、财务手续等。

4. 进口信息　外商名称、注册证号、代理授权证书、招标程序、专家论证、外贸合同、付款方式、运输方式、运费保险等。

5. 到货信息　报关免税、商检索赔、单据验收、安装调试等。

6. 档案资料信息　申购资料、订货卡片、合同发票、货单运单、进口批文、使用手册、维修手册等。

（二）使用期管理信息

1. 出入库信息　包括资产编号、分类号、设备名称、品牌、型号、数量、使用科室、入库出库时间及经手信息等（图 7-6）。

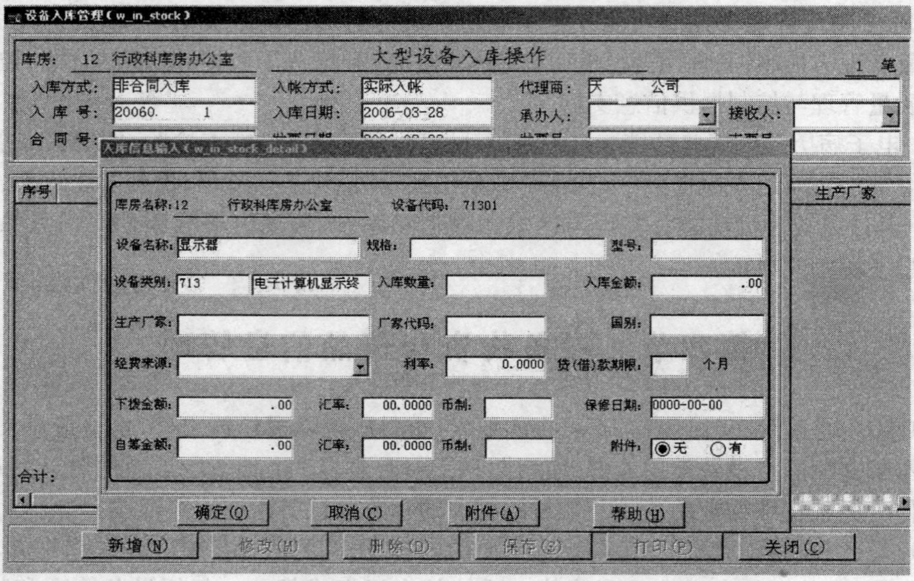

图 7-6　某设备管理系统设备入库操作界面

2. 使用信息　项目内容、使用制度、操作规程、使用部件、性能状态、开关时间、人次数量、标本数量等。

3. 质量信息　质量检测、巡检记录、日常维修报告、质量管理计划、设备维修状态、故障记录、维修记录、计量记录等。维修信息包括损坏部位、调换零件、费用等。

4. 考核信息　计划执行、库房管理、档案资料、效益评估、维护保养、使用维修、调剂报废等。

5. 效益信息　诊疗人次、科研成果、培养人才、课题数量、教学任务、收入支出、开发服务等。

6. 价值信息　资产的产权性质、折旧方法、月折旧额、预计折旧年限、累计已折旧额、剩余折旧年限、资产剩余价值等。

7. 关联企业信息　包括生产、销售、售后维护机构的信息。

（1）生产企业信息：包括生产企业名称、生产地址、生产日期、生产编号。

（2）销售企业信息：包括销售企业名称、联系方式、销售人员身份证号、销售资质证件等。

（3）售后维修企业信息：包括售后维修企业名称、联系地址、联系电话等。

（三）使用后期管理信息

指设备的调剂信息和报废信息。

二、医疗设备分类

医疗设备种类繁多，为便于分类管理，卫计委（原卫生部）于 1999 年颁布了《全国卫生行业医疗器械、仪器设备(商品、物资)分类与代码》(W5/T l18-1999)行业标准,将医疗设备分为23门类87个大类。该标准是《全国工农业产品(商品、物资)分类与代码》(GB 7635—87)的延伸和细化,重点对68类(医疗器械)、83类(仪器仪表)进行细化和补充。2007年和2013年进行了修订。

三、物资管理信息

相对于设备管理来说,医院物资的管理主要是医疗耗材和行政后勤易耗品的管理。和物资管理一样,主要包括申报、入库、出库、库存、统计查询等环节,各环节相应的信息与设备管理相似。

(一)医疗耗材的基本信息

包括编码、生产厂家、品名、单位、规格、型号、价格、外包装、供应商、使用流向等。

(二)耗材管理过程信息

包括:①申报管理:主要是对物资材料根据消耗使用情况,进行计划采购的管理。②入库管理:主要是对物资材料进行验收、入库,自动添加库存等。在入库管理中,系统提供入库情况查询统计和入库单的打印等功能。③出库管理:主要是对物资材料的科室领用、盘减、退货、调拨、报损等的管理。④库存管理:主要是对库存量的合理控制,物资有效使用期的设置和预警等。⑤统计和查询管理:主要是对各指标的查询统计,专项统计报表的生成和打印等(图7-7)。

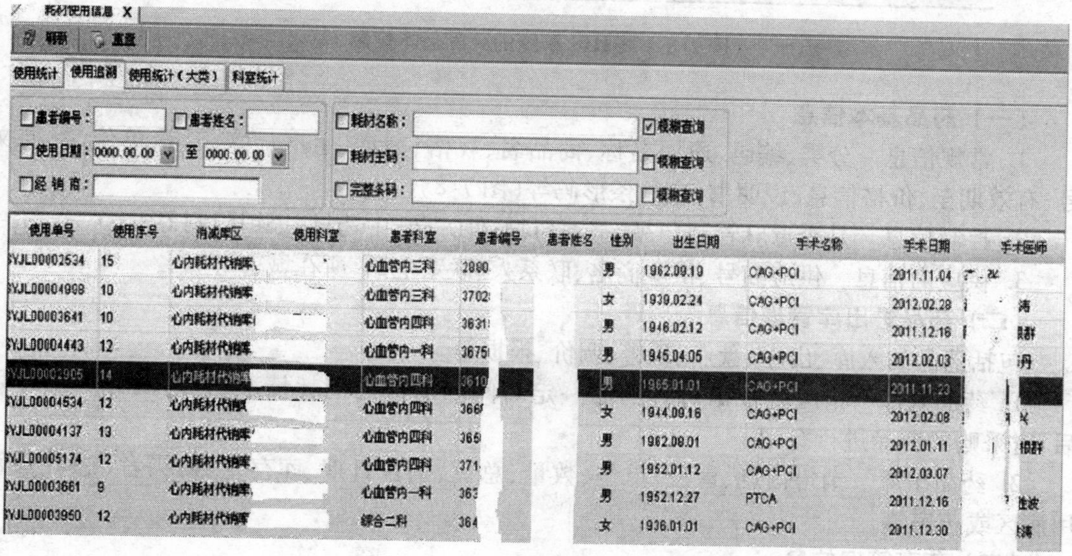

图7-7 某医疗设备耗材管理系统耗材使用追溯

四、药品管理信息

药品在医院的物资管理方面有其特殊性。在医院中,药品从入库到出库,直到病人的使用,是一个比较复杂的流程,它贯穿于病人的整个诊疗活动。药品管理分为两部分,一部分是基本部分,包括药库、药房及发药管理;另一部分是临床部分,包括合理用药的各种审核及用药咨询与服务。

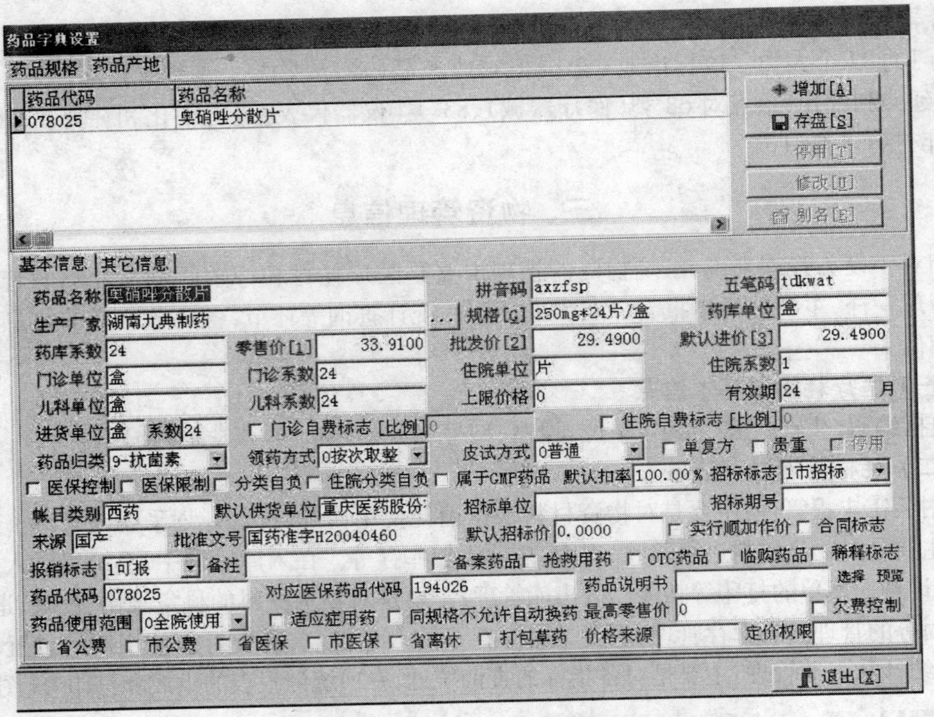

图 7-8 某 HIS 系统的药品基本信息

(一) 药品基本信息

1. 常规信息　分类、编码、通用名称、商品名、规格、剂型、生产厂家、计量单位、批准文号、有效期至、价格信息、说明书信息、条形码等(图 7-8)。

2. 控制信息　是否毒麻管制药品、基本药物、处方药、中药材、报销限制等。

3. 供应商信息　供应商号、供应商名、联系人、联系电话、所在城市等。

(二) 药品进出库管理信息

包括药品的入库、出库、盘点、预警、调价、报损等。

1. 药品入库　指医院根据每种药品一定时间内的使用消耗情况,合理制订采购计划后,对采购的药品进行登记。

2. 药品出库　销售信息、售价、单位、数量、总额、销售日期、库存量、购买者(患者)/领用病区或药房等。

(三) 药事管理信息

1. 药品盘点　对药库内的某一种药品或所有药品进行库存清点,以了解入库、出库和报损情况。

2. 药品预警　根据药品的有效期或最低库存量,设定预警周期,提示药房管理人员对药品进行报损或采购。

3. 药品调价　包括调价通知、执行时间、药品名称、规格等。

4. 药品报损　包括报损的药品名称、数量及原因、审核等。

(四) 合理用药监测信息

主要针对临床医生的处方进行审查和监测,已有成熟的合理用药监测系统用于临床。

1. 合理用药监测的主要信息　药物过敏史、药物相互作用、禁忌证、副作用、注射剂体外配伍等。

2. 监测的主要内容　通过对医嘱的自动审查,弥补人工审查因记忆不足和失误所导致的用药错误,具体内容包括:

(1)药物相互作用审查:是指两两药物联用可能产生的不良相互作用,互作用可能导致毒性增强、药效降低等变化。

(2)注射液体外配伍审查:理化相容或不相容。如颜色改变、沉淀、混沌、微粒增加、酸碱性变化等。

(3)剂量审查:最大、最小剂量(次剂量、日剂量)、极量(次极量、日极量)、用药频率、用药持续时间、终身累积量审查。

(4)药物过敏史审查:结合病人既往过敏原或过敏类信息的基础上,提示病人用药处方中是否存在与病人既往过敏物质相关的、可能导致类似过敏反应的药品。

(5)副作用、禁忌证审查:关联疾病与药物副作用、禁忌证,如果处方药物的副作用、禁忌证与患者疾病相关时,发出警告提醒。

(6)重复用药审查:指药物重复成分和重复治疗审查。重复成分指患者用药处方中的两个或多个药品是否存在相同的药物成分,可能导致重复用药问题;重复治疗审查提示处方中的两个或多个药品(包括给药途径)同属某个药物治疗分类(即具有同一种治疗目的),可能存在重复用药的问题。

(7)给药途径审查(剂型-给药途径、药品-给药途径审查):处方药品中可能存在的剂型与给药途径不匹配的问题,如片剂不可注射、滴眼液不可口服;某些药物不能用于某些给药途径的数据,如胰岛素注射液不能用于口服,氯化钾注射液不能静推等。

(8)年龄用药审查:有些药物对老年人或儿童用药有特殊性要求。

(9)妊娠期、哺乳期用药审查:妊娠期和哺乳期妇女用药时,药物除对母亲产生影响外,还会对胎(婴)儿也产生影响。

第五节　辅助检查类信息管理

包括与实验室检查相关信息、影像学检查类相关信息,内镜、病理检查类相关信息。除了患者的基本信息外,检验(查)项目基础数据、检验(查)申请和报告的信息要素如下。

一、检验(查)基础数据

包括项目编号、项目名称、标本类型、检查部位、取材部位、检测方法、参考值、临床意义、操作规程、检查准备、注意事项等。

二、检验(查)申请信息要素

包括患者基础信息、送检标本类型、检验目的、病情摘要、临床初步诊断、检查部位、特殊用药、申请部门、申请日期、申请医生等信息。各类申请单由医生在医生工作站完成,有些信息可以直接生成。

三、检验(查)报告信息要素

包括患者基础信息、送检标本类型、检查部位、结果描述、报告日期、使用设备信息、检验医生等信息(图 7-9)。内镜检查还包括活检部位、活检组织数量等。

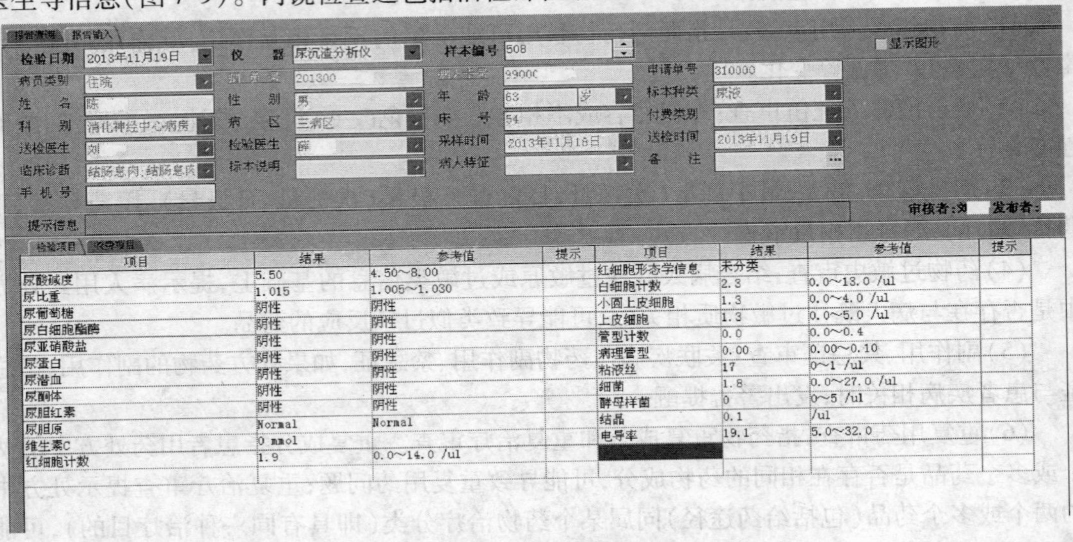

图 7-9 检验报告信息要素

四、检验(查)业务管理信息

主要包括标本条码信息、标本保存、标本处理、检测时间、操作者、检验科室、检测次数、检查方法、检查设备、收费信息、完成时间等,以及质控管理信息、耗材使用信息等。

第六节 医院经营信息管理

医院经营管理是从医院所具有的经济实体性的角度,将内部的经济管理与医疗服务管理和科技服务管理有机地结合,使社会效益与经济效果相统一的经济管理活动和过程。医院经营管理的内容主要是管人、管物、管财和管信息,对战略执行进行科学规划、财务成本进行有效管理、资产物资进行高效运营,从而提高资源利用效率,提升医院服务质量,利用信息来支撑决策,推动医院全面发展。本节主要介绍与医院经营管理相关的主要信息要素,详细指标请参见本章第七节 HQMS 指标内容。

一、与人的分析相关的信息要素

(一) 医院客户关系分析

医院是为人群提供医疗服务的专业机构,属于服务性组织,不仅客观存在医疗市场,也存在医疗竞争,医院客户关系管理(customer relationship management,CRM)的目的是通过管理医患双方的沟通交流,特别是通过跟踪医院提供医疗服务的质量,掌握医疗服务的运行渠道。根据所掌握的各种信息资料加以汇总分析,准确确定医疗服务的市场定位和服务模式,以提高医疗活动的效果,扩大医院的市场占有率。

医院的客户包括患者、患者亲朋好友、健康体检者、合作伙伴、院内职工等。医院客户关系分析的重点是患者分析，其相关要素包括：性别、年龄、职业、收入、住地、疫区、家族史、就诊次数、住院联络人等，通过对这些信息的分析，发现患者的地域分布、年龄分布、职业群体以及收入水平，为医院的市场拓展提供参考。

（二）疾病谱分析

疾病谱（spectrum of disease）是指将疾病按其患病率的高低而排列的顺序。疾病谱能反映某一特定时间、特定地区和人群各种疾病的发生频度、疾病的种类和疾病的变动情况。可以用来描述一个国家或特定地区和人群患病状况，分析疾病的流行特点和某些因素与疾病的关系，以获得居民的患病规律，为采取综合防病措施提供依据。

疾病谱分析涉及的信息要素包括疾病名称、时间、地区以及年龄、性别等人口学属性。

（三）人员结构分析

科学的人员比例和人员结构是保证工作效益和精干人员编制的重要条件，也是编制管理的重要内容。人员结构是各种不同类型人员的配合、组织形态。

人员结构分析的信息要素包括人员类型、各类人员比例、职务结构、业务结构、年龄结构、文化结构、工龄结构等。

（四）医疗工作质量分析

包括诊断质量、治疗质量、给病人增加痛苦和损害三方面的相关分析信息。

1. 服务满意率　服务满意率＝问卷满意数/定向发放问卷数
2. 危重病人抢救成功率　危重病人抢救成功率＝危重病人抢救成功次数/危重病人抢救总次数
3. 治愈率　治愈率＝治愈病人数/就诊人次数
4. 好转率　好转率＝好转病人数/就诊人次数
5. 死亡率　死亡率＝死亡病人数/就诊人次数
6. 诊断符合率　诊断符合率＝诊断符合数/（诊断符合数＋诊断不符合数）×100%
7. 医疗事故发生率　医疗事故发生率＝医疗事故数/住院病人总数×100%
8. 医疗差错发生率　医疗差错发生率＝医疗差错数/住院病人总数×100%

（五）医院工作效率分析

1. 人均门诊人次　人均门诊人次＝年门诊人次数/（员工人数＋临时工人数）
2. 人均住院床日　人均住院床日＝年实际占用床日数/（员工人数＋临时工人数）
3. 人均手术人次　人均手术人次＝年手术人次数/（员工人数＋临时工人数）
4. 出院病人平均住院日　出院病人平均住院日＝出院病人占用床日数/出院病人数
5. 病床使用率　病床使用率＝实际占用病床数/实际开放病床数

二、财务分析相关的信息要素

财务管理（financial management）属于医院信息系统中的最基本部分，它与医院中所有发生费用的部门有关，处理的是整个医院中各有关部门产生的费用数据，并将这些数据整理、汇总，传输到各自的相关部门，供各级部门分析、使用，并为医院的财务与经济收支情况服务，包括门急诊挂号，门急诊划价收费，住院病人入、出、转，住院收费、物资、设备，财务与经济核算等（图7-10）。

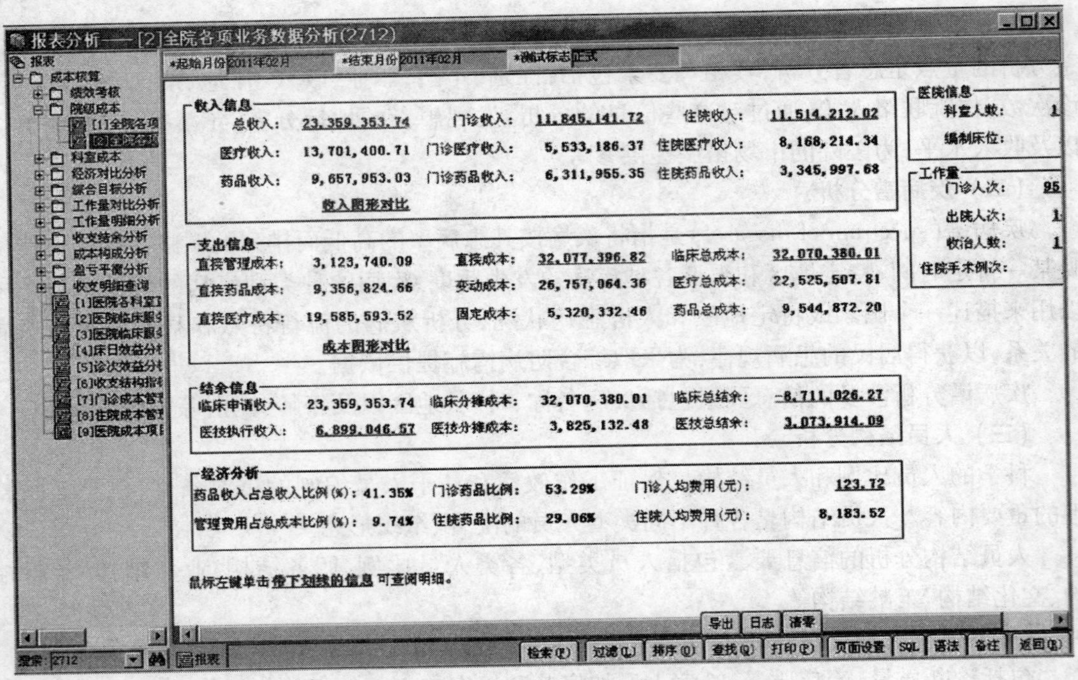

图 7-10　某医院成本核算总报表

(一) 病人费用分析要素

1. 每门诊人次平均收费水平　每门诊人次平均收费水平 = 门诊收入/门(急)诊人次。

2. 每住院床日平均收费水平　每住院床日平均收费水平 = 住院收入/实际占用床日。

3. 出院者平均每人费用　出院者平均每人费用 = 年内住院业务收入/年内出院人数。

4. 患者费用构成　药品、检查、化验、手术、放射、其他治疗等费用比例。

(二) 医院收入构成分析要素

医院的收入来源于财政拨款、医疗服务的收入、药品的加成收入和其他收入。

1. 财政拨款　包括经常性拨款和专项拨款。

2. 医疗服务收入　包括医疗收入、药品收入、制剂收入和其他收入。

(1)医疗收入:包括门诊收入、住院收入、业余医疗服务收入、其他医疗收入(包括家庭病床收入)。①门诊收入:包括挂号收入、检查收入、治疗收入、放射收入、手术收入、化验收入、输氧收入、输血收入、其他收入。②住院收入:包括床位收入、病房检查收入、治疗收入、放射收入、手术收入、化验收入、输氧收入、输血收入、接生收入、其他收入。③业余医疗服务收入:业余医疗服务收入是指由医院统一组织的,利用星期日或节假日开展医疗服务所创的收入。④其他医疗收入(包括家庭病床收入)。

(2)药品收入:包括门诊、住院药房的西药收入、中草药收入、中成药收入。

(3)制剂收入:包括中药制剂和西药制剂。

(4)其他收入:不在以上所列的其他收入,包括救护收入。

(三) 成本核算要素

医疗成本是医疗单位在医疗服务过程中所消耗的物资资料价值和必要劳动价值的货币表现。

1. 医疗成本构成　医疗成本核算的内容涉及医院服务的方方面面,从分析需要的指标要素来看可以分为以下6大类。

(1)劳务费:医院职工直接或间接为病人提供医疗服务所获取的报酬,包括职工的工资、补助工资、其他工资、职工福利费、社会福利费、奖金等。

(2)公务费:包括办公费、差旅费、邮电费、机动车船保养修理费、燃料费、保险费、养路费、会议费、场地车船租赁费、交通工具消耗费等。

(3)卫生业务费:维持医院正常业务开展所消耗的费用,包括医疗、药品、再加工材料、行政后勤部门为完成各自专业和业务的消耗性费用,如印刷费、科研费、动物饲养费、其他业务费等。

(4)卫生材料费:包括医疗、药品、再加工材料、业务科室及后勤行政部门在开展业务活动中领用的各项卫生材料的费用,如化学试剂、敷料、X射线材料、药品等。

(5)低值易耗品费:包括医疗、药品、再加工材料、业务科室及后勤行政部门在开展业务活动中领用的各项低值易耗品的费用,如注射器、输液器、玻片等。

(6)固定资产折旧及修购基金提成:包括房屋、设备、家具、被服等各种固定资产的损耗。

2. 成本管理指标　常用每门诊人次收入、每门诊人次支出及门诊收入成本率,每住院人次收入、每住院人次支出及住院收入成本率,百元收入药品、卫生材料消耗来表示。具体指标计算如下:

(1)每门诊人次收入=门诊收入/门诊人次

(2)每门诊人次支出=门诊支出/门诊人次

(3)门诊收入成本率=每门诊人次支出/每门诊人次收入×100%

(4)每住院人次收入=住院收入/出院人次

(5)每住院人次支出=住院支出/出院人次

(6)住院收入成本率=每住院人次支出/每住院人次收入×100%

(7)百元收入药品、卫生材料消耗=药品、卫生材料消耗/(医疗收入+其他收入)×100%

3. 收支结构指标　各种经费消费比率。

(1)人员经费支出比率:反映医院人员配备的合理性和薪酬水平高低。

人员经费支出比率=人员经费/(医疗支出+管理费用+其他支出)×100%。

(2)公用经费支出比率:反映医院对人员的商品和服务支出的投入情况。

公用经费支出比率=公用经费/(医疗支出+管理费用+其他支出)×100%。

(3)管理费用率:反映医院管理效率。

管理费用率=管理费用/(医疗支出+管理费用+其他支出)×100%。

(4)药品、卫生材料支出率:反映医院药品、卫生材料在医疗业务活动中的耗费。

药品、卫生材料支出率=(药品支出+卫生材料支出)/(医疗支出+管理费用+其他支出)×100%。

(5)药品收入占医疗收入比重:反映医院药品收入占医疗收入的比重。

药品收入占医疗收入比重=药品收入/医疗收入×100%。

(四)发展和风险管理信息要素

1. 业务收支结余率　业务收支结余率反映医院除来源于财政项目收支和科教项目收支之外的收支结余水平,能够体现医院财务状况、医院医疗支出的节约程度以及医院管理水平。

业务收支结余率=业务收支结余/(医疗收入+财政基本支出补助收入+其他收入)×100%

2. 资产负债率　资产负债率反映医院的资产中借债筹资的比重。

资产负债率＝负债总额/资产总额×100%

3. 流动比率　流动比率反映医院的短期偿债能力。

流动比率＝流动资产/流动负债×100%

4. 总资产增长率　总资产增长率从资产总量方面反映医院的发展能力。

总资产增长率＝(期末总资产－期初总资产)/期初总资产×100%

5. 净资产增长率　净资产增长率反映医院净资产的增值情况和发展潜力。

净资产增长率＝(期末净资产－期初净资产)/期初净资产×100%

6. 固定资产净值率　固定资产净值率反映医院固定资产的新旧程度。

固定资产净值率＝固定资产净值/固定资产原值×100%

三、设备物资使用分析的信息要素

(一)耗材使用分析

耗材是医院使用较多的物资,对各种类型的耗材库存、领用、资金占用等效率以及各科室的使用情况进行分析,有助于临床医疗工作的有序管理。

(二)仪器设备使用效益分析

医疗设备的效益分析在医疗设备全程管理中具有举足轻重的地位,它贯穿于医疗设备运行的整个过程。一方面,它分析评价在用医疗设备的工作状况,以便采取措施提高其使用率;另一方面,它指导医院的医疗设备规划和立项,将医院有限的资金用在最有效益的项目上。常用投资回收期和投资回收率两个指标来计算。

1. 投资回收期　是根据收回医疗设备投资成本所需要的时间来进行的经济效益分析方法。医疗设备年净收入是指该医疗设备全年业务收入扣除一切相关费用(主要为耗材费、维修费、人员费、水电费和折旧费等)后的净值。投资回收期越短的医疗设备,其经济效益越好。

投资回收期＝医疗设备投资总额/该医疗设备年净收入

2. 投资回收率　是指该医疗设备每年获得的净收入与投资总额的比率。投资收益率越高,其经济效益越好。

投资收益率＝医疗设备净收入/该医疗设备投资总额×100%

(三)药品应用分析

主要分析医疗机构的用药结构。用药结构受多种因素影响,用药结构的变化可以反映医院用药的习惯、趋势以及有关政策的效果,也可反映我国制药产业的发展。在分析医院用药结构时通常从以下几个要素提取数据。

1. 药物分类　在进行药物应用分析时,需要对药物的分类有所了解。药物常用的分类方法主要有以下几种。

(1)按药品来源分:①动物药:如牛磺酸、甲状腺素等;②植物药:如小檗碱、长春碱、颠茄等;③矿物药:如芒硝、硫黄、硼砂等;④生物药:如人胰岛素、辅酶A等;⑤合成药:如阿司匹林、苯海拉明等。

(2)按剂型分:①注射剂:包括粉针剂、大输液等;②口服制剂:有固体(如片剂、胶囊、颗粒剂、丸剂)和液体(如糖浆剂、乳剂、合剂)口服剂两种;③外用制剂:分为半固体制剂(如软膏剂、眼膏、栓剂)和液体制剂(如搽剂、酊剂、滴眼剂、滴耳剂、滴鼻剂)两种;④气雾剂:分外用喷雾剂和口腔喷雾剂等;⑤新剂型:如缓释、控释制剂,TTS、脂质体。

(3)按商业习惯分:①片剂:如单压片、多层片等;②针剂:注射剂、注射用粉针等;③水剂:如合剂、糖浆剂等;④粉剂:包括散剂、颗粒剂等。

(4)按药理用途作用分:药房药品的陈列常按此方法摆放。

可分为抗感染药物、抗肿瘤药物、麻醉药及其辅助用药、解热镇痛和抗痛风药、中枢神经系统药物、治疗精神障碍药物、自主神经系统药物、激素及影响内分泌的药物、免疫药物、维生素营养及矿物质药物、酶类及生物制品、临床科室用药(如心血管系统药物、呼吸系统药物、消化系统药物、泌尿系统药物、血液系统药物、妇产科和计划生育用药、眼科用药、皮肤科外用药、耳鼻咽喉科用药、口腔科用药等)。

(5)按管理要求分:分为非处方药(甲、乙类)、处方药,国家基本药品、基本医疗保险药品(甲、乙两类)。

2. 合理用药监测信息要素 根据"全国合理用药监测网"(http://www.cnrud.com/)的要求,合理用药监测包括4个方面:药物临床应用情况,用药相关医疗损害事件情况,处方、病案首页和医嘱,重点单病种药物治疗情况。

(1)药物临床应用情况:药品通用名、药品商品名、药品规格、包装数量、包装单位、药品剂型、给药途径、购进量、单价、购药总额、药品生产企业、药品批发企业、本月库存量。

(2)处方监测:主要为门、急诊处方,病案首页和医嘱,具体的信息项如表7-1至表7-3。

表7-1 处方监测信息项(门、急诊处方)

信息项		示例
患者信息	就诊卡号	D020255
	性别	男
	年龄	60
	医疗付款方式	公费医疗
科室信息	科室名称	心内科
	医师工号	SJ001
	医师职称	主任医师
诊断信息	门诊诊断编码1	C50.9
	门诊诊断名称1	乳腺癌
	门诊诊断编码2	I25.101
	门诊诊断名称2	冠状动脉粥样硬化性心脏病
	门诊诊断编码3	
	门诊诊断名称3	
	门诊诊断编码4	
	门诊诊断名称4	
	门诊诊断编码5	
	门诊诊断名称5	

续表

	信息项	示例
处方信息	处方编号	20091025
	处方日期	2009-2-26 13:30:00
	药品编码	N091001
	药品通用名	阿司匹林
	药品商品名	拜阿司匹林
	药品规格	100mg
	包装数量	30 片
	包装单位	盒
	药品剂型	片剂(肠溶)
	给药途径	口服
	药品生产企业	××医药保健有限公司
	剂量	100mg
	用法	一日 1 次
	数量	2
	单价	19.83 元
	药品金额	39.66 元
	审核药师工号	YS0002
	调剂药师工号	YS0003

表 7-2　处方监测信息项(病案首页)

	信息项	示例
患者信息	病案号	C025741
	性别	男
	年龄	60
	出生日期	1939-2-6
	婚姻状况	已婚
	职业	军人
	民族	汉
	住院次数	2
	医疗付款方式	公费医疗

续表

	信息项	示例
入院诊断	入院日期	2009-2-2
	入院科别	心内科
	入院时情况	急
	入院诊断编码	I25.101
	入院诊断名称	冠状动脉粥样硬化性心脏病
	入院后确诊日期	2009-2-2
出院诊断	出院日期	2009-3-2
	出院科别	心内科
	出院主要诊断编码	I25.101
	出院诊断名称	冠状动脉粥样硬化性心脏病
	治疗结果名称	好转
	出院其他诊断编码 1	I50.906
	出院诊断名称 1	心功能四级
	治疗结果名称 1	好转
	出院其他诊断编码 2	E11.901
	出院诊断名称 2	非胰岛素依赖型糖尿病
	治疗结果名称 2	好转
	出院其他诊断编码 3	
	出院诊断名称 3	
	治疗结果名称 3	
	出院其他诊断编码 4	
	出院诊断名称 4	
	治疗结果名称 4	
	出院其他诊断编码 5	
	出院诊断名称 5	
	治疗结果名称 5	
	出院其他诊断编码 6	
	出院诊断名称 6	
	治疗结果名称 6	
	出院其他诊断编码 7	
	出院诊断名称 7	
	治疗结果名称 7	

续表

	信息项	示例
其他信息	医院感染编码	
	医院感染名称	
	治疗结果	
	病理诊断	
	病理名称	
手术信息	手术编码 1	88. 5701
	手术日期	2009-2-11
	手术操作名称 1	冠状动脉造影
	切口愈合	I/甲
	手术编码 2	
	手术日期	
	手术操作名称 2	
	切口愈合	
	手术编码 3	
	手术日期	
	手术操作名称 3	
	切口愈合	
	手术编码 4	
	手术日期	
	手术操作名称 4	
	切口愈合	
	手术编码 5	
	手术日期	
	手术操作名称 5	
	切口愈合	
	抢救次数	1
	抢救成功次数	1
费用信息	住院费用总计	5000
	床位费	1000
	护理费	600

续表

信息项		示例
费用信息	西药费	500
	中成药费	500
	中草药费	600
	放射费	200
	化验费	350
	输氧费	300
	输血费	200
	手术费	500
	检查费	200
	麻醉费	500
	治疗费	30
	其他费用	20
	填报日期	2009-3-11

表 7-3　处方监测信息项(医嘱)

信息项		示例
患者信息	病案号	C025741
	住院次数	2
医嘱信息	医嘱执行时间	2009-2-26 13:30:00
	医嘱执行天数	3
	医嘱类别	长期
	药品编码	N091001
	药品通用名	阿司匹林
	药品商品名	拜阿司匹林
	药品规格	100mg
	包装数量	30 片
	包装单位	盒
	药品剂型	片剂(肠溶)
	给药途径	口服
	药品生产企业	××医药保健有限公司

续表

信息项		示例
医嘱信息	剂量	100mg
	用法	一日1次
	数量	3
	单位	片
	单价	19.8元
	药品金额	198元
	医师工号	SJ001
	医师的职称	主任医师
	审核药师工号	YS0002
	调剂药师工号	YS0003

(3)用药(械)相关医疗损害事件:指药物不良事件、严重药物不良事件、医疗器械不良事件。详细信息内容见表7-4和表7-5。

表7-4　使用药品相关医疗损害事件信息项

A. 患者信息		
1. 门诊号/病历号	3. 身份证号	5. 出生日期____年____月____日 或事件发生时年龄____岁
2. 患者姓名	4. 性别 男□　女□	6. 体重____kg
B. 不良事件/产品问题或应用错误		
1. 不良事件□　产品问题□　使用失误□		
2. 不良事件导致后果 □死亡　□致残或永久性损伤　□威胁生命 □先天不足/生理缺陷　□导致住院或住院时间延长 □需要干预来防止永久性损伤和损害　□其他(重要的医药事件)		
3. 事件发生日期____年____月____日	4. 报告日期____年____月____日	
5. 事件/问题/应用错误描述及处理情况		
6. 相关检查/实验室数据(包括日期)		

续表

7. 其他相关历史,包括先前存在的用药状况(如过敏、怀孕、种族、抽烟、嗜酒、肝肾损伤等)

C. 产品可获得性

产品是否可获得用来评估?

□是　　□否　　______年____月____日退回厂家

D. 可疑产品

1. 商品名称		2. 通用名称
3. 生产厂家		
4. 批准文号________ 批号________		5. 用法用量
6. 用药起止时间	7. 诊断或用药原因	8. 有效期

E. 其他(同时使用)医药产品

产品名称和治疗日期(不包含对不良事件治疗所使用的产品)

F. 报告人信息(保密)

1. 姓名　　电话　　E-mail　　地址	
2. 单位名称:	
3. 报告人:　□医师　□药师　□护士　□其他	
4. 职务 职称	5. 同时报告给　□生产厂家　□使用单位 □销售(分发)者　□药监局
6. 如果报告人不希望向生产厂家披露身份,请在格中划"×":□	

G. 文献报道

国内有无类似不良反应(包括文献报道):有□　无□　不详□

国外有无类似不良反应(包括文献报道):有□　无□　不详□

H. 关联性评价

报告人:肯定□　很可能□　可能□　可能无关□　待评价□　无法评价□　签名:

报告单位:肯定□　很可能□　可能□　可能无关□　待评价□　无法评价□　签名:

I. 不良反应/事件分析

1. 用药与不良反应/事件的出现有无合理的时间关系?　有□　无□

续表

2. 停药或减量后，反应/事件是否消失或减轻？ 是□ 否□ 不明□ 未停药或未减量□
3. 再次使用可疑药品后是否再次出现同样反应/事件？ 是□ 否□ 不明□ 未再使用□
4. 反应/事件是否可用合并用药的相互作用、患者病情的进展、其他治疗的影响来解释？ 是□ 否□ 不明□

表 7-5 使用医疗器械相关医疗损害事件信息项

A. 患者资料		
1. 姓名：	2. 年龄：	3. 性别 □男 □女
4. 预期治疗疾病或作用：		
B. 不良事件情况		
1. 事件主要表现：		
2. 事件发生日期： 年 月 日	3. 发现或者知悉时间： 年 月 日	
4. 医疗器械实际使用场所： □医疗机构 □家庭 □其他(请注明)：		
5. 事件后果 □死亡________(时间)； □可能导致机体功能机构永久性损伤； □危及生命； □需要内、外科治疗避免上述永久损伤； □机体功能结构永久性损伤； □其他(在事件陈述中说明)		
6. 事件陈述：(至少包括器械使用时间、使用目的、使用依据、使用情况、出现的不良事件情况、对受害者影响、采取的治疗措施、器械联合使用情况)		
C. 医疗器械情况		
1. 产品名称：		
2. 商品名称：		
3. 注册证号：		

续表

4. 生产企业名称： 企业联系电话：	生产企业地址：
5. 型号规格： 产品批号：	产品编号：
6. 操作人：□专业人员 □非专业人员 □患者 □其他（请注明）：	
7. 有效期至： 年 月 日	8. 生产日期： 年 月 日
9. 停用日期： 年 月 日	10. 植入日期（若植入）： 年 月 日
11. 事件发生初步原因分析：	
12. 事件初步处理情况：	
13. 事件报告状态： □已通知使用单位 □已通知生产企业 □已通知经营企业 □已通知省级卫生行政部门	
D. 不良事件评价	
1. 省级卫生行政部门评价意见（可另附附页）：	
2. 全国合理用药监测办公室评价意见（可另附附页）：	
E. 报告人信息	
1. 姓名 电话 E-mail 地址	
2. 单位名称：	
3. 报告人： □医师 □技师 □护士 □其他＿＿＿	
4. 报告人签名：	

（4）重点单病种药物治疗情况：针对常见病多发病的用药检测，其分析的信息要素和用药分析相似。

四、医院信息汇聚管理平台

现有的医院信息系统侧重于业务过程处理和收费管理，如 CIS 和 NIS 针对临床医疗和护理活动进行管理和记录信息，LIS 和 PACS 实现与医疗设备的通讯并完成检验数据和影像数据的存储、传输、统计与分析，业务平台以工作流为基础。但这些系统相对独立，注重信息的采集，对信息的查询、检索、分析和统计考虑不多，信息共享不足，给信息的利用带来了极大的困难。信息汇聚（information integration）的目的是围绕医院人、财、物、事整合各业务流程产生的信息，建立医院信息汇聚平台，整合原先分布在各业务系统中的信息，实现医院各个科室之间、医院之间信息的互联互通，最大限度地方便病人就医、方便医院一线医护人员工作、方便各类管理人员分析决策。

医院信息整合根据需求的不同，分别从以患者为中心、以服务提供者为中心、以疾病为中心、以物资消耗为中心和以财务为中心实现信息的汇聚。

目前提倡的以电子病历为主线的医院信息平台能很好地实现医院信息的汇聚。从业务开展来看,电子病历是临床业务数据的源头,也是医院收费的依据,只有当医生开出处方处置单后,其他业务才开始配合运作。从活动流程看,医院的各种流程都是围绕以病人为中心来制订的,电子病历也就成为各种流程的核心。从信息流转上看,医院所有服务都是围绕病人开展的,产生的信息主要集中在电子病历上,电子病历成为医院各部门之间信息交换的载体和桥梁,同时也是信息的交汇处。因此,建立以病人为中心,以电子病历为核心,围绕与电子病历相关的诊疗业务、管理业务以及支撑体系的信息汇聚平台,能促进信息资源在临床医疗和管理运营中的高效利用,进而提高医疗质量、减少医疗问题、降低医疗成本、优化资源配置、提高医疗效率。

通过对患者接收诊疗信息的整合、重现、分析和挖掘,帮助医生临床决策,为管理者提供运营分析。临床决策支持系统(clinical decision support system,CDSS)通过对 HIS 各业务系统中的与患者相关的人口学、病历、费用、检验检查等信息的汇聚(图 7-11),全方位多角度地呈现医院的业务与经营,实现时间维度的全部病患的信息统计分析、个体患者疾病转归过程、检验检查值偏离分布、用药分析评估、医生医疗方案评估等。

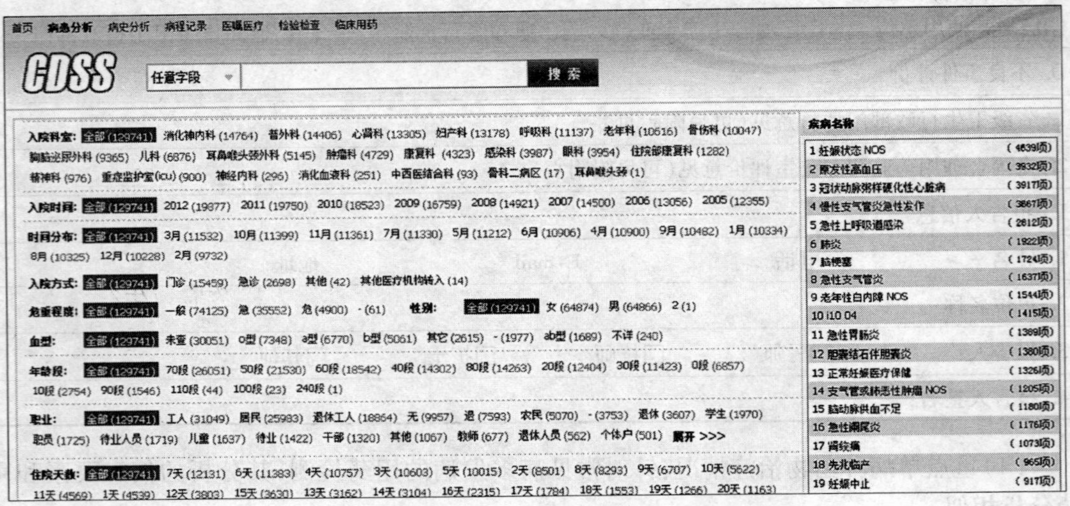

图 7-11 基于电子病历的临床信息决策系统

第七节 卫生信息网络直报信息管理

及时向上级机构报告各种传染病和突发公共卫生事件以及各类事实数据是医疗机构的法定责任和义务,医疗机构设有专门的机构通过国家有关的网络直报系统报告各类信息。为提高统计信息服务能力和统计数据的准确性和及时性,为突发公共卫生事件应急指挥决策和医疗救治提供动态卫生信息,发挥信息对制定卫生政策与规划的咨询和引导作用,我国从 2007 年开始实行国家卫生统计网络直报制度。本节对传染病疫情和突发公共卫生事件网络直报、卫生统计网络直报和医院质量监测数据上报的有关指标和系统进行了介绍。

一、传染病疫情和突发公共卫生事件网络直报信息管理

（一）传染病分类

1. 甲类传染病　鼠疫、霍乱。

2. 乙类传染病　传染性非典型肺炎、艾滋病、病毒性肝炎、脊髓灰质炎、人感染高致病性禽流感、甲型 H1N1 流感、麻疹、流行性出血热、狂犬病、流行性乙型脑炎、登革热、炭疽、细菌性和阿米巴性痢疾、肺结核、伤寒和副伤寒、流行性脑脊髓膜炎、百日咳、白喉、新生儿破伤风、猩红热、布鲁氏菌病、淋病、梅毒、钩端螺旋体病、血吸虫病、疟疾。

3. 丙类传染病　流行性感冒、流行性腮腺炎、风疹、急性出血性结膜炎、麻风病、流行性和地方性斑疹伤寒、黑热病、包虫病、丝虫病，除霍乱、细菌性和阿米巴性痢疾、伤寒和副伤寒以外的感染性腹泻病、手足口病。

（二）直报规定

1. 执行职务的医护人员和检疫人员、疾病预防控制人员、乡村医生、个体开业医生均为责任疫情报告人。

2. 责任报告单位对甲类传染病、传染性非典型肺炎和乙类传染病中艾滋病、肺炭疽、脊髓灰质炎的病人、病原携带者或疑似病人，城镇应于 2 小时内、农村应于 6 小时内通过传染病疫情监测信息系统进行报告。对其他乙类传染病病人、疑似病人和伤寒、副伤寒、痢疾、梅毒、淋病、乙型肝炎、白喉、疟疾的病原携带者，城镇应于 6 小时内、农村应于 12 小时内通过传染病疫情监测信息系统进行报告。对丙类传染病和其他传染病，应当在 24 小时内通过传染病疫情监测信息系统进行报告。

3. 发现突发公共卫生事件时，应当在 2 小时内向所在地县级人民政府卫生行政部门报告。接到报告的卫生行政部门应当在 2 小时内向本级人民政府报告，并同时通过突发公共卫生事件信息报告管理系统向卫生部报告。卫生部对可能造成重大社会影响的突发公共卫生事件，应当立即向国务院报告。

（三）直报系统信息要素

中国疾病预防控制中心依据《中华人民共和国传染病防治法》，参照《中华人民共和国传染病报告卡》和中国疾病预防控制中心传染病网络直报信息系统制定的《传染病报告基本数据集标准》（HB-2008-1）对传染病网络直报要素进行了详细的规定，主要包含传染病子卡（卡片代码：INFECTIONCARD）和艾滋病子卡。

1. 传染病报告信息内容　包括责任报告单位信息、患者信息、传染病信息以及部门审核过程信息（图 7-12）。

（1）责任报告单位信息：报告单位所属县区编码、报告单位所属县区名称、报告单位编码、报告单位名称、填卡医生、医生填卡日期、卡片状态、录入时间等。

（2）患者信息：卡片编号、患者姓名、出生日期、性别、联系电话、身份证号、工作单位、详细现住地址、职业编码、职业名称、患者父/母姓名等。

（3）传染病信息：疾病病种、疾病病种名称、病例分类、诊断类型名称、发病日期、诊断日期、死亡日期、诊断类型编码等。

（4）审核信息：县级审核时间、市级审核时间、省级审核时间、终审时间、终审死亡时间、密切接触者有无相同症状、备注等。

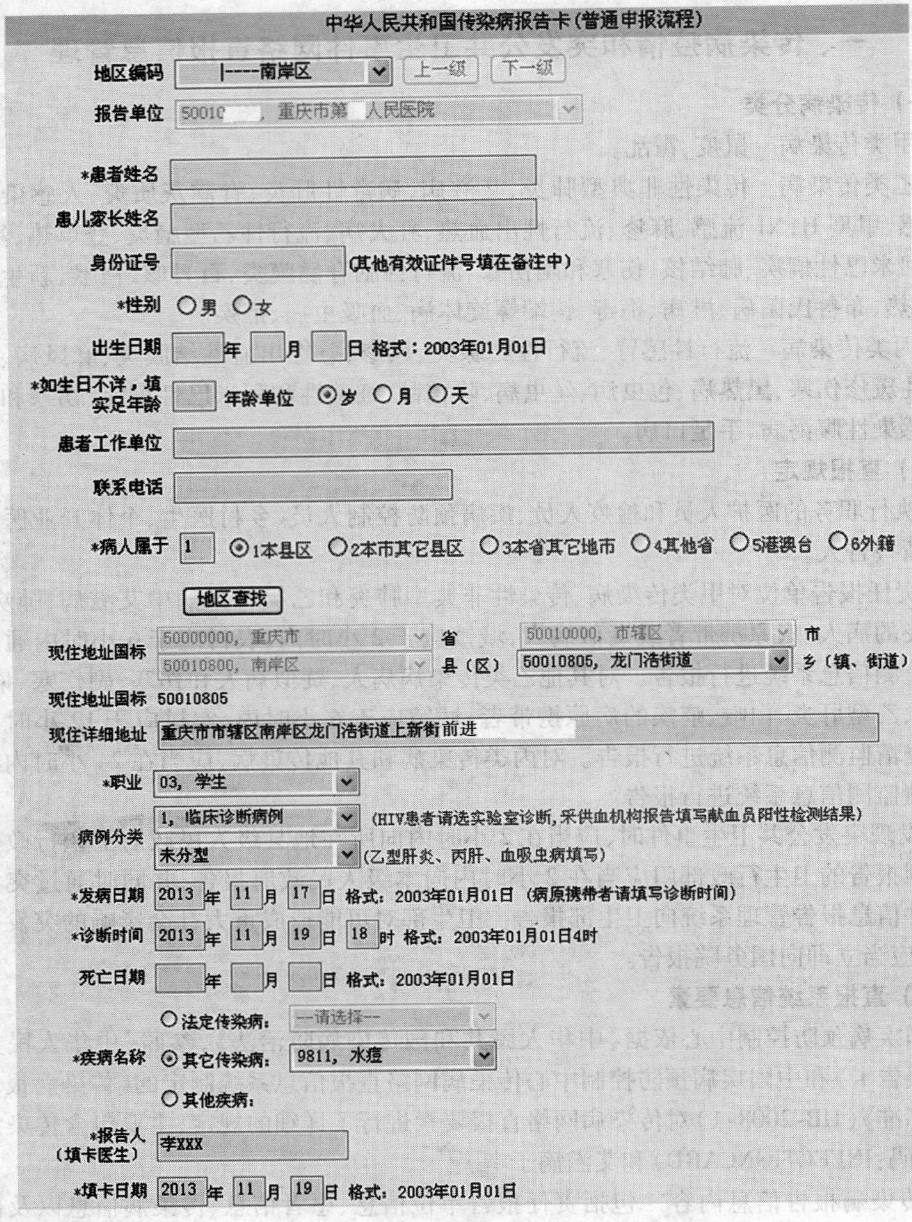

中华人民共和国传染病报告卡(普通申报流程)

地区编码 |----南岸区 上一级 下一级

报告单位 50010 ，重庆市第 人民医院

*患者姓名

患儿家长姓名

身份证号 (其他有效证件号填在备注中)

*性别 ○男 ○女

出生日期 年 月 日 格式：2003年01月01日

*如生日不详，填实足年龄 年龄单位 ⊙岁 ○月 ○天

患者工作单位

联系电话

*病人属于 1 ⊙1本县区 ○2本市其它县区 ○3本省其它地市 ○4其他省 ○5港澳台 ○6外籍

地区查找

现住地址国标 50000000，重庆市 省 50010000，市辖区 市

50010800，南岸区 县(区) 50010805，龙门浩街道 乡(镇、街道)

现住地址国标 50010805

现住详细地址 重庆市市辖区南岸区龙门浩街道上新街前进

*职业 03，学生

病例分类 1，临床诊断病例 (HIV患者请选实验室诊断,采供血机构报告填写献血员阳性检测结果)

未分型 (乙型肝炎、丙肝、血吸虫病填写)

*发病日期 2013 年 11 月 17 日 格式：2003年01月01日 (病原携带者请填写诊断时间)

*诊断时间 2013 年 11 月 19 日 18 时 格式：2003年01月01日4时

死亡日期 年 月 日 格式：2003年01月01日

○法定传染病： --请选择--

*疾病名称 ⊙其它传染病： 9811，水痘

○其他疾病：

*报告人(填卡医生) 李XXX

*填卡日期 2013 年 11 月 19 日 格式：2003年01月01日

图 7-12 传染病网络直报信息要素

2. 艾滋病报告的主要信息内容 包括基本信息、检测样本来源、性病史以及确诊信息等(图 7-13)。

(1)基本信息：婚姻、民族、文化程度、户籍地类型、户籍地址编码、户籍地址、医生联系电话。

(2)样本来源：样本来源名称、其他样本来源。

(3)感染途径：最有可能感染途径名称、其他感染途径。

(4)接触史：接触史名称、注射毒品史、与病人共用过注射器的人数、非婚异性性接触史、与病人有非婚性行为的人数、男男性行为史、发生同性性行为的人数、其他接触史。

（5）性病史：性病史名称、梅毒疾病类型、生殖道沙眼衣原体感染。

（6）诊断信息：艾滋病诊断日期、实验室检测结论、检测阳性日期、确认检测单位等。

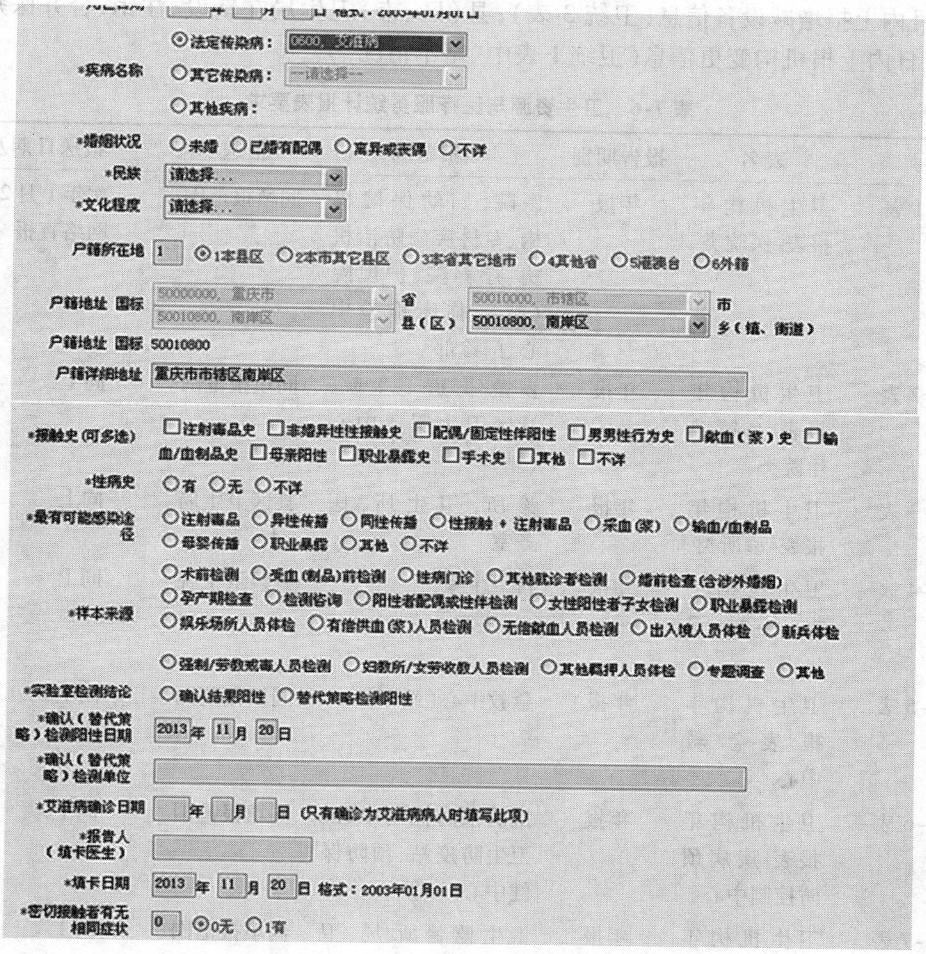

图 7-13 艾滋病网络直报信息要素

二、卫生统计网络直报信息管理

卫生统计网络直报（network report of health statistics）内容主要为《全国卫生资源与医疗服务调查制度》规定的 5 类 14 个调查表，即：卫生机构调查表（卫统 1-1 表至卫统 1-10 表）、卫生人力基本信息调查表（卫统 2 表）、医用设备调查表（卫统 3 表）、医院出院病人调查表（卫统 4 表）和采供血情况调查表（卫统 5 表）。

（一）直报规定

直报时限分为年报、季报和实时报告三类（表 7-6）。

1. 年报和季报　卫生机构调查表中的卫统 1-1 表和卫统 1-2 表为年报和季报；卫统 1-3 表至卫统 1-8 表和卫统 1-附表、医院出院病人调查表（卫统 4 表）为年报。年报要求次年1月20日前完成上报,季报要求季后1个月内完成上报。

2. 实时报告 医疗卫生机构在人员调入或调出1个月内上报增减人员信息(卫统2表),次年1月20日前核准本单位所有人员变动信息;医疗卫生机构在购进、调出或报废设备1个月内上报增减设备信息(卫统3表);县(区、市)卫生局在新设、注销、合并医疗卫生机构10日内上报机构变更信息(卫统1表中"基本情况")。

表7-6 卫生资源与医疗服务统计报表要求

表号	表名	报告期别	填报范围	报送单位	报送日期及方式
卫统1-1表	卫生机构年报表-医院类	年报	医院、妇幼保健机构、专科疾病防治机构、疗养院、护理院(站)、临床检验中心、门诊部	同填报范围	次年1月20日前网络直报
卫统1-2表	卫生机构年报表-乡镇卫生院类	年报	乡镇/街道卫生院、社区卫生服务中心(站)	同填报范围	同上
卫统1-3表	卫生机构年报表-诊所类	年报	诊所、卫生所、医务室	县区卫生局	同上
卫统1-4表	卫生机构年报表-村卫生室	年报	村卫生室	乡镇卫生院	同上
卫统1-5表	卫生机构年报表-急救中心	年报	急救中心(站)	同填报范围	同上
卫统1-6表	卫生机构年报表-疾病预防控制中心	年报	疾病预防控制中心、卫生防疫站、预防保健中心	同填报范围	同上
卫统1-7表	卫生机构年报表-卫生监督机构	年报	卫生监督所/局、卫生监督中心	同填报范围	同上
卫统1-8表	卫生机构年报表-其他卫生机构	年报	采供血机构、卫生监督检验机构、医学科研机构、医学在职培训机构、健康教育机构等其他卫生机构	同填报范围	同上
卫统1-9表	二级以上医院月报表	月报	二级及以上医院(含未定等级的政府办县及县以上医院)	同填报范围	次月20日前网络直报

续表

表号	表名	报告期别	填报范围	报送单位	报送日期及方式
卫统1-10表	其他医疗机构月报表	月报	乡镇/街道卫生院、社区卫生服务中心/站、二级以下医院、妇幼保健和专科疾病防治机构、疗养院、护理院/站、门诊部、县区卫生局	同填报范围	次月20日前
卫统2表	卫生人力基本信息调查表	实时	除乡村医生及卫生员以外的各类卫生机构在岗职工	同填报范围	人员调入调出1个月内
卫统3表	医用设备调查表	实时	医院、妇幼保健院、专科疾病防治院、乡镇(街道)卫生院、社区卫生服务中心和急救中心(站)	同填报范围	设备购进1个月内
卫统4表	医院出院病人调查表	季报	二级及以上医院(含未定等级的政府办县及县以上医院)	同填报范围	季后1个月内
卫统5表	采供血情况调查表	季报	采供血机构	省级卫生行政部门	季后第1个月15日前逐级上报

(二)卫统直报的信息要素

医疗机构的统计信息按时通过国家卫生统计信息网络直报系统(图7-14)填写数据,直报卫生信息统计中心。

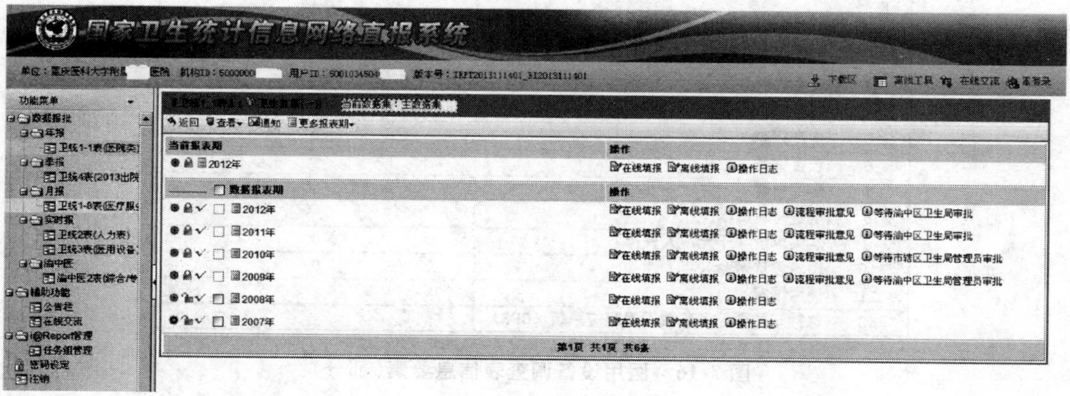

图7-14　国家卫生统计信息网络直报系统首页

1. 卫统1表　包括“卫生机构年报表”、二级以上医院月报表和其他医疗机构月报表3类。

(1)卫生机构年报表:根据医疗机构性质不同分为医院类、乡镇卫生院类、诊所类、村卫生室、急救中心、疾病预防控制中心、卫生监督机构、其他卫生机构等8种不同的表格,分别称“卫统1-1表”至“卫统1-8表”。

卫生机构年报表的主要信息要素包括医院基本情况、年末人员、年末床位、房屋基本建设、年末设备、收入与支出、年末资产与负债、医疗服务、分科构成等。

(2)医院月报表:主要信息要素包括月末人员与床位、本月收入与支出、医疗卫生服务质量、临床路径病种管理等。

2. 卫统2表 卫生人力基本信息调查表,包括个人基本信息、科室信息、执业信息等(图7-15)。

序号	项目	本期
1.1	姓名	重庆医科大学附属 医院
1.2	身份证件种类	
1.3	身份证件号码	500000000...
1.4	出生日期	
1.5	性别代码	
1.6	民族代码	
1.7	参加工作日期	
1.8	办公室电话号码	
1.9	手机号码(单位负责人及应急救治专家填写)	
2.0	所在科室代码	
2.1	科室实际名称	
2.2	从事专业类别代码	
2.3	医师/卫生监督员执业证书编码	
2.4	医师执业类别代码	
2.5	医师执业范围代码 (可选三个)	
2.6	是否多地点执业医师 第2执业单位的机构类别 第3执业单位的机构类别	
2.7	行政/业务管理职务代码	
2.8	专业技术资格(评)代码	
2.9	专业技术职务(聘)代码	
3.0	学历代码	

图7-15 卫生人力基本信息调查表信息要素(部分)

3. 卫统3表 医用设备调查表,主要包括设备名称、型号、厂家信息、费用、使用寿命等信息(图7-16)。

序号	项目	本期
1	设备代号	
2	同批购进相同型号设备台数	1
3	设备名称	重庆医科大学 医院
4	产地	
5	生产厂家	
6	设备型号	
7	购买日期	
8	购进时新旧情况	
9	购买单价(千元,人民币)	0
10	理论设计寿命(年)	0
11	使用情况	
13	急救车是否配备车载卫星定位系统(GPS)	

图7-16 医用设备调查表信息要素(部分)

4. 卫统4表 医院出院病人调查表,是出院病案首页的季度报表,基本内容包括病人的基本信息及疾病、手术、费用等信息(图7-17)。

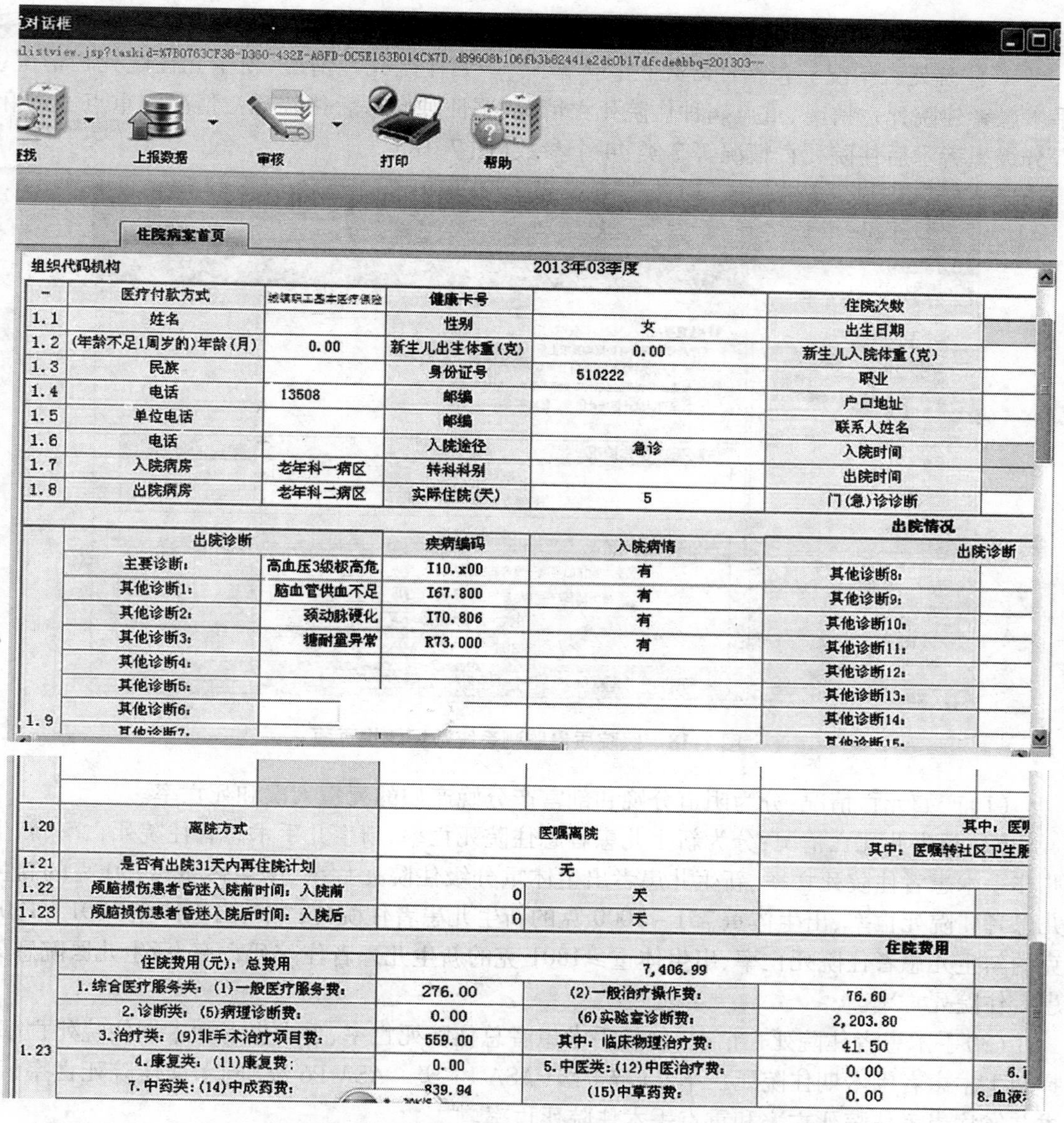
对话框
查找
上报数据
审核
打印
帮助
住院病案首页
组织代码机构
2013年03季度
医疗付款方式
城镇职工基本医疗保险
健康卡号
住院次数
1.1 姓名
性别
女
出生日期
1.2 (年龄不足1周岁的)年龄(月)
0.00
新生儿出生体重(克)
0.00
新生儿入院体重(克)
1.3 民族
身份证号
510222
职业
1.4 电话
13508
邮编
户口地址
1.5 单位电话
邮编
联系人姓名
1.6 电话
入院途径
急诊
入院时间
1.7 入院病房
老年科一病区
转科科别
出院时间
1.8 出院病房
老年科二病区
实际住院(天)
5
门(急)诊诊断
出院诊断
疾病编码
入院病情
出院情况
主要诊断:
高血压3级极高危
I10.x00
有
其他诊断1:
脑血管供血不足
I67.800
有
其他诊断2:
颈动脉硬化
I70.806
有
其他诊断3:
糖耐量异常
R73.000
有
其他诊断4:
其他诊断5:
其他诊断6:
1.9
其他诊断8:
其他诊断9:
其他诊断10:
其他诊断11:
其他诊断12:
其他诊断13:
其他诊断14:
1.20 离院方式
医嘱离院
其中:医嘱转社区卫生服
1.21 是否有出院31天内再住院计划
无
1.22 颅脑损伤患者昏迷入院前时间:入院前
0
天
1.23 颅脑损伤患者昏迷入院后时间:入院后
0
天
住院费用
住院费用(元):总费用
7,406.99
1.综合医疗服务类:(1)一般医疗服务费:
276.00
(2)一般治疗操作费:
76.60
2.诊断类:(5)病理诊断费:
0.00
(6)实验室诊断费:
2,203.80
1.23
3.治疗类:(9)非手术治疗项目费:
559.00
其中:临床物理治疗费:
41.50
4.康复类:(11)康复费:
0.00
5.中医类:(12)中医治疗费:
0.00
7.中药类:(14)中成药费:
839.94
(15)中草药费:
0.00

图 7-17　出院病案首页的季度报表信息要素(部分)

三、医院质量监测数据上报

医院质量监测系统(hospital quality monitoring system，HQMS)是原卫生部医管司为开展医疗服务监管工作建立的信息网络直报系统。HQMS 数据上报系统综合运用计算机软件与网络技术，采集反映医院运行、医疗服务、医疗质量状态的基本数据，建立医院质量数据库，实现医院质量常态化监控，对医院内所发生的各种医疗过程信息尤其是医疗质量数据信息进行审核，逐步建立信息化的医院质量常态评价机制，从而提高医疗质量和医疗管理水平。

(一) HQMS 指标体系

共分为 7 个大指标大类，235 个具体指标。7 个大类指标是住院死亡率、重返类、医院感染类、手术并发症类、患者安全类、医疗机构合理用药类和医院运行管理类。

（二）HQMS 指标内容

1. 住院死亡情况 包括住院死亡总体情况、产妇住院死亡情况、新生儿住院死亡情况、手术患者住院死亡情况、重点病种住院死亡情况、恶性肿瘤术后住院死亡情况和重点手术麻醉分级患者术后住院死亡情况等 7 类 44 个参数（图 7-18）。

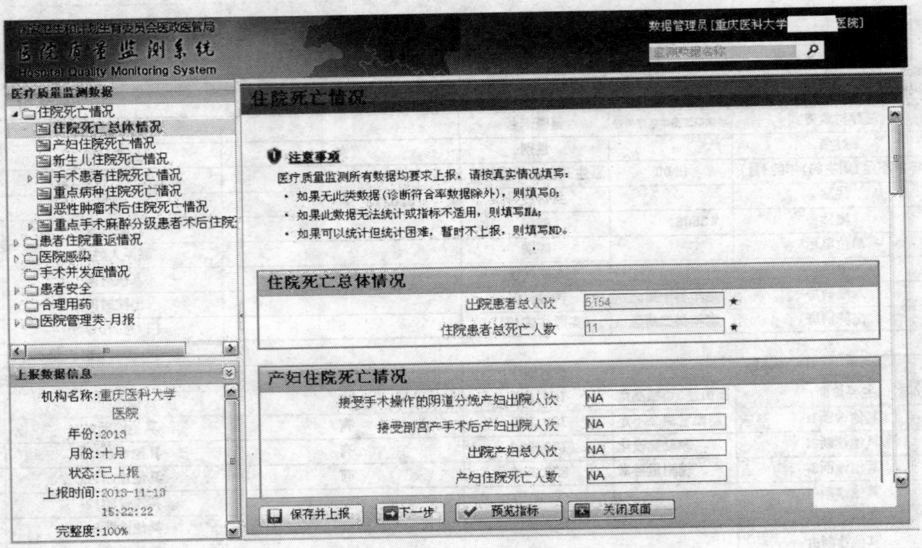

图 7-18 医院质量监测系统数据填报页面

（1）产妇死亡情况：分为阴道分娩和剖宫产分娩产妇的死亡人次和死亡率。

（2）新生儿死亡情况：分为新生儿患者总住院死亡率、新生儿手术患者住院死亡率、新生儿非手术患者住院死亡率、新生儿患者出生体重分级住院死亡率、出生体重≤750 克的新生儿患者住院死亡率、出生体重 751～1000 克的新生儿患者住院死亡率、出生体重 1001～1800 克的新生儿患者住院死亡率、出生体重≥1801 克的新生儿患者住院死亡率、新生儿医院感染患者住院死亡率。

（3）手术患者住院死亡情况：包括手术患者总住院死亡率、手术患者围术期住院死亡率、择期手术患者围术期住院死亡率、麻醉分级（ASA P1 级～ASA P6 级）围术期住院死亡率、手术并发症患者住院死亡率和重点手术住院死亡率。

重点手术主要指冠状动脉旁路移植术（CABG）、经皮冠状动脉介入治疗（PCI）、脑血肿清除术、剖宫产手术、髋关节置换术、心脏瓣膜置换术等 6 类。

（4）重点病种住院死亡情况：重点病种包括创伤性颅脑损伤、急性心肌梗死、脑出血、消化道出血、脑梗死、败血症。

（5）恶性肿瘤手术患者住院死亡情况：指肾、肝、肺、胃、直肠、结肠等恶性肿瘤手术患者住院死亡率和重返手术室再次手术患者住院死亡率。

（6）重点手术麻醉分级（ASA 分级）住院死亡情况：ASA 指定分级包括从 P1～P6 六个级别，重点手术指冠状动脉旁路移植术、经皮冠状动脉介入、脑血肿清除术、剖宫产手术、髋关节置换术、心脏瓣膜置换术。

2. 重返 指再住院和再手术。

（1）再住院：住院患者出院 31 天内再住院率、住院患者出院当天再住院率、住院患者出院 2 ~ 15 天内再住院率、住院患者出院 16 ~ 31 天内再住院率、重点病种(不稳定型心绞痛、脑出血、急性心肌梗死、消化道出血、脑梗死、肺炎)患者出院 31 天内再住院率、重点手术患者(冠状动脉旁路移植术、经皮冠状动脉介入、子宫切除术、剖宫产手术、心脏瓣膜置换术、脑血肿清除术)出院 31 天内再住院率。

(2)再手术:手术患者重返手术室再次手术总发生率、重点手术患者重返手术室再次手术发生率、择期手术患者重返手术室再次手术发生率、重症监护室患者转出后重返重症监护室总发生率、经皮冠状动脉腔内成形术后同一天进行冠状动脉旁路移植术手术率。

(3)其他重返情况:包括转出 ICU 患者人次、转出 ICU 后重返 ICU 患者人次、ICU 中死亡人数、转出 ICU 患者人次(除 ICU 中死亡人数)、进行 PCI 后同一天进行 CABG 手术的例数。

3. 医院感染类　包括总体情况、手术相关和 ICU 相关的医院感染情况,以及手术风险分级(NNIS 指定分级 0 ~ 3 级)的手术部位感染率。

(1)总体情况:包括出院患者总人次、出院患者发生医院感染例数、新生儿患者出院总人次、新生儿患者医院感染发生例数、手术患者出院总人次等指标及感染率。

(2)手术相关的医院感染:包括手术相关医院感染例数、手术患者肺部感染发生例数、手术患者手术部位感染发生例数、择期手术患者出院人次、择期手术患者医院感染发生例数、择期手术患者肺部感染发生例数等指标及感染率。

(3)ICU 相关的医院感染:包括重症监护室与中心静脉置管相关血液感染发生率、重症监护室中与呼吸机相关肺部感染发生率、重症监护室与导尿管相关泌尿系统感染发生率、与血液透析相关血液感染发生率。

4. 手术并发症类　包括手术患者术后并发症发生率、肺栓塞发生率、深静脉血栓发生率、败血症发生率、出血或血肿发生率、伤口裂开发生率、猝死发生率、呼吸衰竭发生率、术后生理/代谢紊乱发生率、麻醉并发症发生率和手术死亡患者手术并发症发生率。

5. 患者安全　包括患者安全、手术患者安全、新生儿安全、产妇安全、输血输液反应、院内跌倒等 6 个方面。具体指标如下:

(1)住院患者:住院患者压疮发生率、医源性气胸发生率、医源性意外穿刺伤或撕裂伤发生率。

(2)手术患者安全:手术过程中异物遗留发生率。

(3)新生儿安全:新生儿产伤发生率。

(4)产妇安全:阴道分娩产妇产伤发生率、剖宫产率。

(5)输血输液反应:输血反应发生率、输液反应发生率。

(6)院内跌倒:指医院内跌倒/坠床发生率及伤害严重程度。包括医院内跌倒/坠床发生率、指定伤害严重程度(1 ~ 3 级)发生率。

6. 医疗机构合理用药　包括处方指标、抗菌药物用药指标、抗菌药物使用强度、外科清洁手术预防用药指标。

(1)处方指标:每次就诊人均用药品种数、每次就诊人均药费(元)、就诊使用抗菌药物的百分率、就诊使用注射药物的百分率、基本药物占处方用药的百分率。

(2)抗菌药物用药指标:住院患者人均使用抗菌药物品种数、住院患者人均使用抗菌药物费用(元)、住院患者使用抗菌药物的百分率。

(3)抗菌药物使用强度:抗菌药物使用量(累积 DDD 数)、抗菌药物费用占药费总额的百分率、抗菌药物指定特殊品种使用量占抗菌药物使用量的百分率、住院用抗菌药物患者病原学检查百分率。

(4)外科清洁手术预防用药指标:清洁手术预防用抗菌药物百分率、清洁手术预防用抗菌药物人均用药天数(天)、术前0.5~2.0小时内给药百分率以及重点外科手术(髋关节置换术、膝关节手术、子宫肌瘤切除术)前0.5~2.0小时内给药百分率。

7. 医院管理类　分月报和季报。

(1)月报:①工作负荷:门诊人次、健康体检人次、急诊人次、留观人次、住院患者入院例数、出院患者占用总床日数、门诊手术例数。②治疗质量:进行手术冰冻与石蜡病理检查例数、手术冰冻与石蜡病理诊断符合例数、患者放弃治疗自动出院人次、患者放弃治疗自动出院率、住院危重抢救例数、住院危重死亡例数、住院危重抢救成功例数、急诊科危重抢救例数、急诊科危重死亡例数、急诊科危重抢救成功例数、住院危重抢救成功率、急诊科危重抢救成功率。③工作效率:实际开放总床位、重症医学科实际开放床位、急诊留观实际开放床位、出院患者平均住院日(天)、实际开放总床日数、实际占用总床日数、平均开放病床数、平均每张床位工作日(天)、床位使用率、床位周转次数。④患者负担:人均门诊费用(元)、门诊费用明细。

(2)季报:包括资源配置、资产运营、科研成果、科室设置及人员配备4个方面。①资源配置:实际开放总床位数、重症医学科实际开放床位、急诊留观实际开放床位、急诊留观实际开放床位、急诊留观实际开放床位,全院员工总数、卫生技术人员数(医师数、护理、医技),医院医用建筑面积。②资产运营:流动比率、速动比率、每百元固定资产医疗收入、每百元业务收入的业务支出、资产负债率、固定资产总值、医疗收入中药品收入比率、医用材料收入比率。③科研成果:国内论文数、国内论文被引用次数、SCI收录论文数、承担与完成国家和省级科研课题数、获得国家和省级科研基金额度。④科室设置及人员配备:各科室医师、护士、医技人员不同职称人员数。

思　考　题

1. 按照工作性质和任务来划分,医院的基本组织架构可以分为哪几类?各类部门的组成及其主要任务是什么?

2. 什么是数字化医院?数字化医院的物理基础是什么?

3. 医院的信息可分为哪3类?

4. 举例说明在医院信息管理中,哪些属于原生信息?哪些属于派生信息?

5. 请用图示的方式表达医疗活动的各流程及其对应环节所产生的信息记录的逻辑关系。

6. 辅助检查类信息管理中,其主要的信息要素有哪些?

7. 与医院经营管理相关的主要信息要素中与人的分析相关的有哪些?

8. 根据医院信息管理的需求特点,你认为医院信息汇聚平台应该从哪些方面去设计?并简述理由。

9. 传染报告信息的内容有哪些?其中哪些可以属于原生信息?哪些属于派生信息?

10. 简述《全国卫生资源与医疗服务调查制度》规定的5类14个调查表的主要内容。

11. HQMS的目的和意义是什么?

12. 从人、财、物的角度分析和归类HQMS指标体系。

13. 如何从电子病历系统采集HQMS需要的原生数据?

第八章

社区卫生服务组织的信息管理

本章首先对社区卫生服务组织的概念、结构与功能以及我国建立与发展社区卫生服务组织的背景进行介绍，然后阐述社区卫生服务组织的核心业务内容，接着，从社区卫生服务组织信息管理的角度，介绍社区卫生服务信息管理的概念、特点、任务、意义和主要内容，社区卫生服务组织信息的收集和利用，并详细阐述居民健康档案的管理，社区卫生服务信息管理系统的构成和管理，以及社区卫生诊断。

第一节　社区卫生服务组织概述

一、社区卫生服务组织的概念

社区卫生服务组织（community health service organization）是指为社区居民提供社区卫生服务的一类基层卫生服务机构，主要包括社区卫生服务中心和社区卫生服务站。

社区卫生服务（community health service）最早由英国于20世纪40年代提出。在我国，中共中央国务院十部委于1999年7月共同签发《关于发展城市社区卫生服务的若干意见》，其中对社区卫生服务的概念进行了阐述，指出："社区卫生服务是社区建设的重要组成部分，是在政府领导、社区参与、上级卫生机构指导下，以基层卫生机构为主体，全科医师为骨干，合理使用社区资源和适宜技术，以人的健康为中心、家庭为单位、社区为范围、需求为导向，以妇女、儿童、老年人、慢性病人、残疾人等为重点，以解决社区主要卫生问题、满足基本卫生服务需求为目的，融健康教育、预防、保健、医疗、康复、计划生育技术指导等为一体的，有效、经济、方便、综合、连续的的基层卫生服务。"由于服务对象的多样性和复杂性，社区卫生服务的内容和模式灵活多样，既可以是针对社区全人群的综合性服务，也可以是针对特殊人群的有选择性服务。

二、社区卫生服务组织的结构和功能

（一）社区卫生服务组织的结构

社区卫生服务中心的结构大体可概括为"一室三部"。一室即中心主任办公室；三部包括公共卫生服务部、医疗服务部和行政后勤部，公共卫生服务部和医疗服务部为中心的业务

部门。

1. 公共卫生服务部 主要负责开展各项基本公共卫生服务，下设科室包括健康教育科、计划免疫科、妇女保健室、儿童保健室、慢病管理科、计划生育技术服务站、健康档案室等。

2. 医疗服务部 主要负责开展各项基本医疗服务项目，下设科室包括急诊室、全科诊室、中医诊室、康复治疗室、注射室、检验室、影像室、日间观察室、中西药房等。

3. 行政后勤部 主要负责行政、人事、财务、设备、后勤等工作的组织协调与管理。

多数社区卫生服务站是社区卫生服务中心的下设单位，由于其提供的服务项目和类别通常较中心少，因此其结构在中心的基础上进行相应简化。对于部分规模较大的站，如其提供的服务项目与中心一样，则结构与中心类似。

（二）社区卫生服务组织的功能

按照中共中央国务院十部委共同签发的《关于发展城市社区卫生服务的若干意见》，社区卫生服务组织应具备"六位一体"的功能，"六位"是指健康教育与健康促进、社区预防、常见病与多发病的诊治、社区保健、社区康复和计划生育技术指导，"一体"是指由社区卫生服务组织提供上述服务。现在，社区卫生服务组织的功能被概括为基本公共卫生服务和基本医疗服务两大类，有关服务内容和服务流程详见本章第二节。

三、我国建立与发展社区卫生服务组织的背景

建立与发展社区卫生服务组织是我国卫生事业改革和发展的必然趋势和结果，有其深刻的社会背景。

（一）人口老龄化

联合国规定：一个国家和地区，年满 60 岁的老年人数占总人口数的 10% 以上，或年满 65 岁的老年人数占总人口数的 7% 以上，即可称为老年型社会。随着社会经济和科学技术的发展，人类的寿命延长，人口老龄化已成为当今世界不可避免的重大社会和卫生问题。我国也面临着严峻的老龄化考验，如 2000 年第五次全国人口普查显示，我国 60 岁及以上老年人口的比例达到 10.46%，绝对数量约 1.3 亿，是老年人口数量最多的国家；2010 年第六次全国人口普查显示，该比例更上升到 13.31%。人口老龄化，一方面带来突出的社会经济问题，如赡养系数增大，给家庭和社会造成很大压力；另一方面，导致老年人相关问题包括老年健康问题的增多，如行动不便、体弱多病等，要求卫生机构能使老年人就近、方便地得到集医疗、预防、保健、康复等于一体的卫生服务，原有的卫生服务体系已不能适应。

（二）疾病谱和死因谱的改变

疾病谱或死因谱是指一定时期内（通常以一年为单位）一个国家或地区人群中各种疾病发病或死亡情况顺位。根据各种疾病发病率高低排出的顺位称为疾病谱，按各种疾病死亡率高低排出的顺位称为死因谱。随着社会经济的发展，人们物质文化生活水平的提高，行为生活方式的改变以及医学科学的发展，人类的疾病谱和死因谱发生了改变。世界各国先后出现了由传染病为主向慢性非传染性疾病为主的转变，表现为心脏病、脑血管病、恶性肿瘤等慢性非传染性疾病代替传染病成为威胁人类健康的主要疾病。我国也不例外，在新中国成立后至 20 世纪 80、90 年代，城市和农村地区先后完成了疾病谱和死因谱的改变，慢性非传染性疾病逐渐代替传染病，占据城乡居民疾病谱和死因谱的前几位。表 8-1 为 20 世纪 50

年代至80年代不同时期我国城市居民前五位死因死亡率及构成情况,表8-2为20世纪70年代至90年代不同时期我国农村居民前五位死因死亡率及构成情况。

慢性非传染性疾病的病因复杂,与生物、心理、行为和社会因素等有关,这些只有通过社区卫生服务组织提供的健康教育、社区干预以及防、治相结合的综合卫生服务才能解决。

表8-1　不同时期我国城市居民前五位死因死亡率(1/10万)及构成(%)

顺位	1957年		1975年		1985年	
	死因1/10万	构成比(%)	死因1/10万	构成比(%)	死因1/10万	构成比(%)
1	呼吸系病 120.3	16.9	脑血管病 127.1	21.6	心血管病 131.0	23.4
2	传染病 111.2	15.4	恶性肿瘤 111.5	18.8	脑血管病 117.5	21.0
3	消化系病 52.1	7.3	呼吸系病 109.8	18.6	恶性肿瘤 113.9	20.3
4	心血管病 47.2	6.6	心血管病 69.2	11.7	呼吸系病 50.9	9.1
5	脑血管病 39.0	5.5	传染病 34.3	5.8	消化系病 23.3	4.2

资料来源:原卫生部,卫生统计提要,卫生统计年鉴

表8-2　不同时期我国农村居民前五位死因死亡率及构成

顺位	1975年		1985年		1995年	
	死因1/10万	构成比(%)	死因1/10万	构成比(%)	死因1/10万	构成比(%)
1	心脏病 123.2	18.0	心脏病 165.8	25.5	呼吸系病 169.4	26.2
2	恶性肿瘤 119.6	17.5	脑血管病 101.3	15.6	恶性肿瘤 111.4	17.3
3	脑血管病 92.3	13.5	恶性肿瘤 98.8	15.3	脑血管病 108.1	16.7
4	呼吸系病 88.2	12.9	呼吸系病 79.7	15.3	损伤和中毒 72.7	11.3
5	传染病 56.4	8.3	传染病 38.2	5.9	心脏病 62.0	9.6

资料来源:原卫生部,卫生统计提要,卫生统计年鉴

（三）居民对卫生服务的需求发生变化

随着社会经济的发展，人民的收入和生活水平日益提高，人们的健康意识明显增强，对卫生服务的需求，已不再满足于"生病时能得到及时的治疗"，还希望"增进健康，提高生命质量，延年益寿"。为此，不仅要躯体健康，还要心理健康和良好的社会适应能力。卫生服务需求呈现多层次、多样性的变化，这种变化促使卫生事业进入综合保健的时代，要求卫生工作者更新服务理念，改变服务模式，为人们提供预防、保健、康复和健康促进等多方面的关怀和服务，只有社区卫生服务组织才能满足居民对卫生服务的需求变化。

（四）深化卫生服务体制改革和合理调整卫生资源以及提高卫生服务效益的需要

医疗卫生资源布局不合理、配置失衡是困扰我国卫生事业改革和发展的一大难题。卫生资源过多地集中在城市、集中在大型医院，大量的常见病和多发病不能在基层医疗机构解决。大医院"人满为患"，承担着大量与其功能不符的一般常见病、多发病的诊疗，而基层医疗机构却"门庭冷落"，这种基层医疗机构"门庭冷落"、业务量不足的现象在农村乡镇卫生院同样突出。不合理的卫生资源配置造成了浪费与不足并存，卫生资源的整体利用效率不高，效益低下。通过建立与发展社区卫生服务组织，加大卫生资源向基层的配置和投入，能够有效地促进医疗卫生资源的合理调整，逐步形成各级、各类医疗卫生机构布局合理、功能适宜的资源配置新格局，使大多数常见病和多发病能在社区得到防治，实现"小病在社区，大病进医院"，深化卫生服务体制改革，提高卫生服务的整体效益。

（五）适应医疗保障制度改革的需要

医疗费用的过快增长成为近年来社会反映的热点问题之一。医疗领域过度专科化的医疗服务模式，高新技术越来越多的采用，加之不规范的药物使用，以及在医疗保障制度中对医疗服务供需双方缺乏有效的费用使用制约措施，是医疗费用上涨过快的重要原因。通过建立与发展社区卫生服务组织，实现"小病在社区，大病进医院"，对病人进行合理分流，并通过健康教育、预防、保健等减少疾病的发生，可以有效抑制医疗费用的过快增长，与建立"低水平、广覆盖"新型医疗保障制度相适应。

总之，我国建立与发展社区卫生服务组织，构建以社区卫生服务为基础、社区卫生服务组织与上级医院和预防保健机构分工合理、协作密切的新型卫生服务体系，对于坚持"预防为主、防治结合"的卫生工作方针，优化卫生资源配置，方便居民就医，满足居民日益增长的卫生服务需求，减轻医疗费用负担，建立新型医患关系，促进社会和谐都具有重要意义。

第二节 社区卫生服务组织的核心业务

自社区卫生服务在我国提出并发展至今，社区卫生服务组织开展的业务内容得到不断完善。目前，社区卫生服务组织开展的核心业务包括基本公共卫生服务和基本医疗服务。

一、基本公共卫生服务

（一）建立居民健康档案

居民健康档案（health record）是对居民的健康状况及其发展变化，以及影响健康的有关因素和享受卫生保健服务过程进行系统化记录的文件。国家要求社区卫生服务组织机构应以0～6岁儿童、孕产妇、老年人、慢性病患者和重性精神疾病患者等人群为重点，遵循自愿与引导相结合的原则，为辖区常住人口建立统一、规范的居民健康档案。常住人口是指在辖区居住满半年及以上的户籍与非户籍居民。同时，及时更新健康档案，并对其逐步实行计算机电子化管理。

居民健康档案信息内容详见本章第三节。居民健康档案可以为社区卫生工作者提供系统、完整的居民健康相关数据，用以评价社区居民的健康状况，进一步分析以发现社区主要卫生问题。居民健康档案也是制订有针对性的社区卫生计划、有效开展社区卫生服务的重要依据，是社区卫生工作者实现对社区居民动态管理的最好工具。同时，长期、连续的健康档案的比较分析也可以为社区卫生服务工作的效果评价提供依据。

（二）健康教育

健康教育（health education）是指社区卫生工作者利用健康教育的方法与手段，使社区居民学到保持或恢复健康的知识，树立正确的健康信念，养成并保持有益于健康的行为和生活方式，从而使居民达到最佳的健康状态。健康教育是一项投入少、产出高、效益大的社区预防保健措施，既可以针对个体，也可以针对群体。

社区健康教育的内容主要包括公民健康素养基本知识和技能、医疗卫生法律法规和相关政策、辖区重点健康问题及其防治知识等。服务的形式多样，包括向社区居民发放健康教育资料，播放与健康相关的音像资料，设置健康教育宣传栏并定期更换，开展公众健康咨询活动，举办健康知识讲座，以及开展有针对性的个体化健康知识和健康技能的教育。社区卫生工作者在日常诊疗工作中，要有意识地通过健康教育帮助病人提高自我管理疾病的能力。

（三）预防接种

社区卫生服务组织要及时为辖区内所有居住满3个月的0～6岁儿童建立预防接种证和预防接种卡等儿童预防接种档案。根据国家免疫规划疫苗免疫程序，对适龄儿童进行常规接种。在部分省份，社区卫生服务组织还要对当地的重点人群接种出血热疫苗；在重点地区，对高危人群应急接种炭疽疫苗和钩端螺旋体疫苗。此外，根据控制传染病的需要，社区卫生服务组织还需开展乙肝、麻疹、脊髓灰质炎等疫苗强化免疫、群体性接种工作和应急接种工作。同时，接种人员还应及时发现、处理和报告疑似预防接种异常反应。图8-1为社区卫生服务组织预防接种的服务流程。

（四）儿童健康管理

社区卫生服务组织应为辖区内居住的0～6岁儿童提供健康管理（health management）服务。服务内容包括新生儿家庭访视，新生儿满月健康管理，在婴幼儿3、6、8、12、18、24、30、36月龄时的随访，4～6岁儿童每年一次健康管理服务。此外，对健康管理中发现的有营养不良、贫血、单纯性肥胖等情况的儿童应当分析其原因，给出指导或转诊的建议。图8-2为社区卫生服务组织儿童健康管理服务流程。

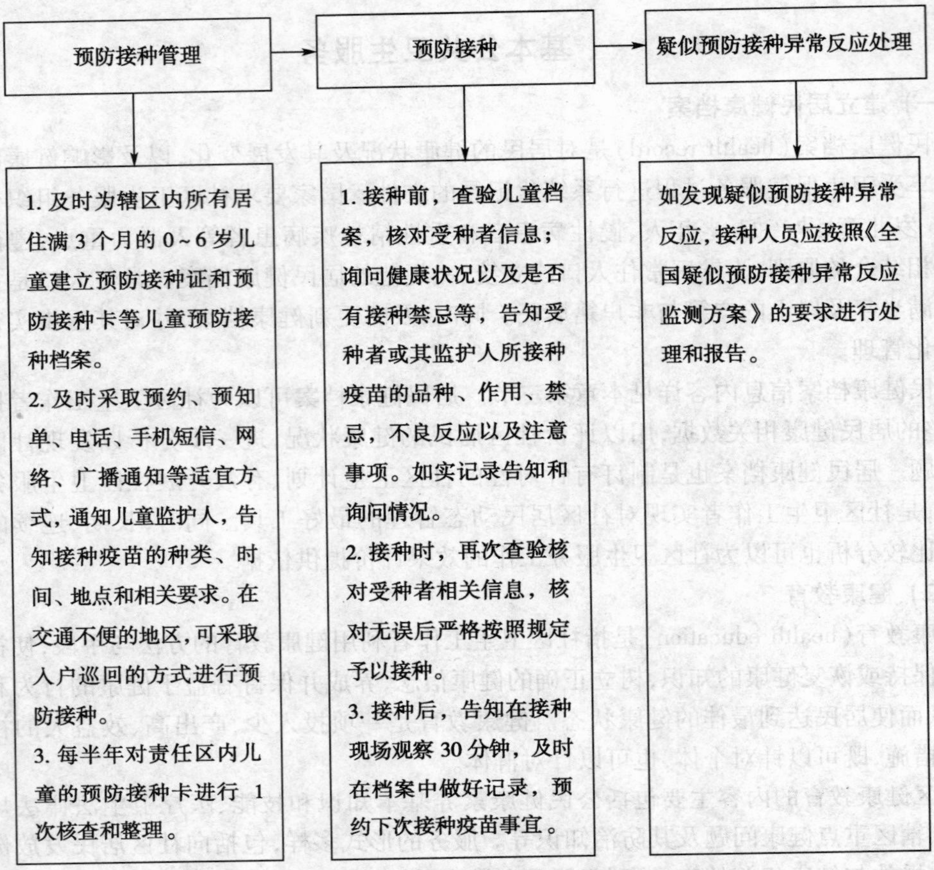

图8-1　社区卫生服务组织预防接种服务流程

［资料来源:原卫生部《国家基本公共卫生服务规范(2011年版)》］

(五) 孕产妇健康管理

社区卫生服务组织应在孕妇怀孕12周前为其建立保健手册,在整个孕期中至少为孕妇提供5次保健服务(孕早期1次、孕中期和孕晚期各2次),以及2次产后访视。孕期保健服务内容主要包括对孕期营养和孕妇的生理、心理健康状况以及胎儿的生长发育情况进行评估和指导;产后访视服务内容主要是了解产妇产后身体恢复情况并对产后常见问题进行指导。图8-3为社区卫生服务组织孕产妇健康管理服务流程。

(六) 老年人健康管理

社区卫生服务组织应对辖区内65岁及以上常住老年人进行登记,建立健康档案,每年为老年人提供1次健康管理服务。服务内容包括生活方式和健康状况评估、体格检查、辅助检查和健康指导。同时,根据老年人的评估结果对其进行分类管理:①对于存在健康危险因素的老年人,应进行有针对性的健康教育,并定期复查;②对于确诊有高血压或糖尿病等疾病的老人,应将其纳入相应的疾病管理。图8-4为社区卫生服务组织老年人健康管理服务流程。

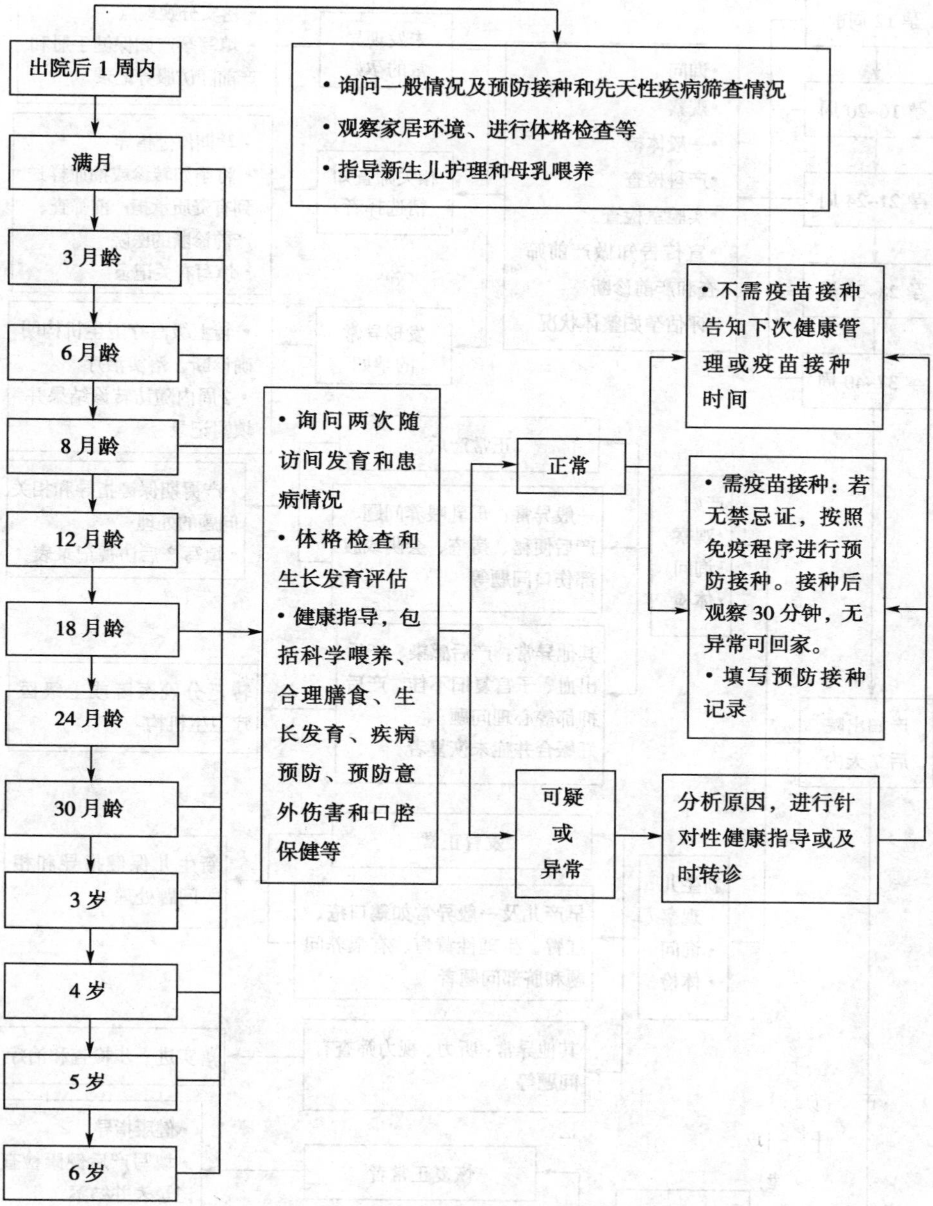

图8-2 社区卫生服务组织儿童健康管理服务流程

[资料来源：原卫生部《国家基本公共卫生服务规范（2011年版）》]

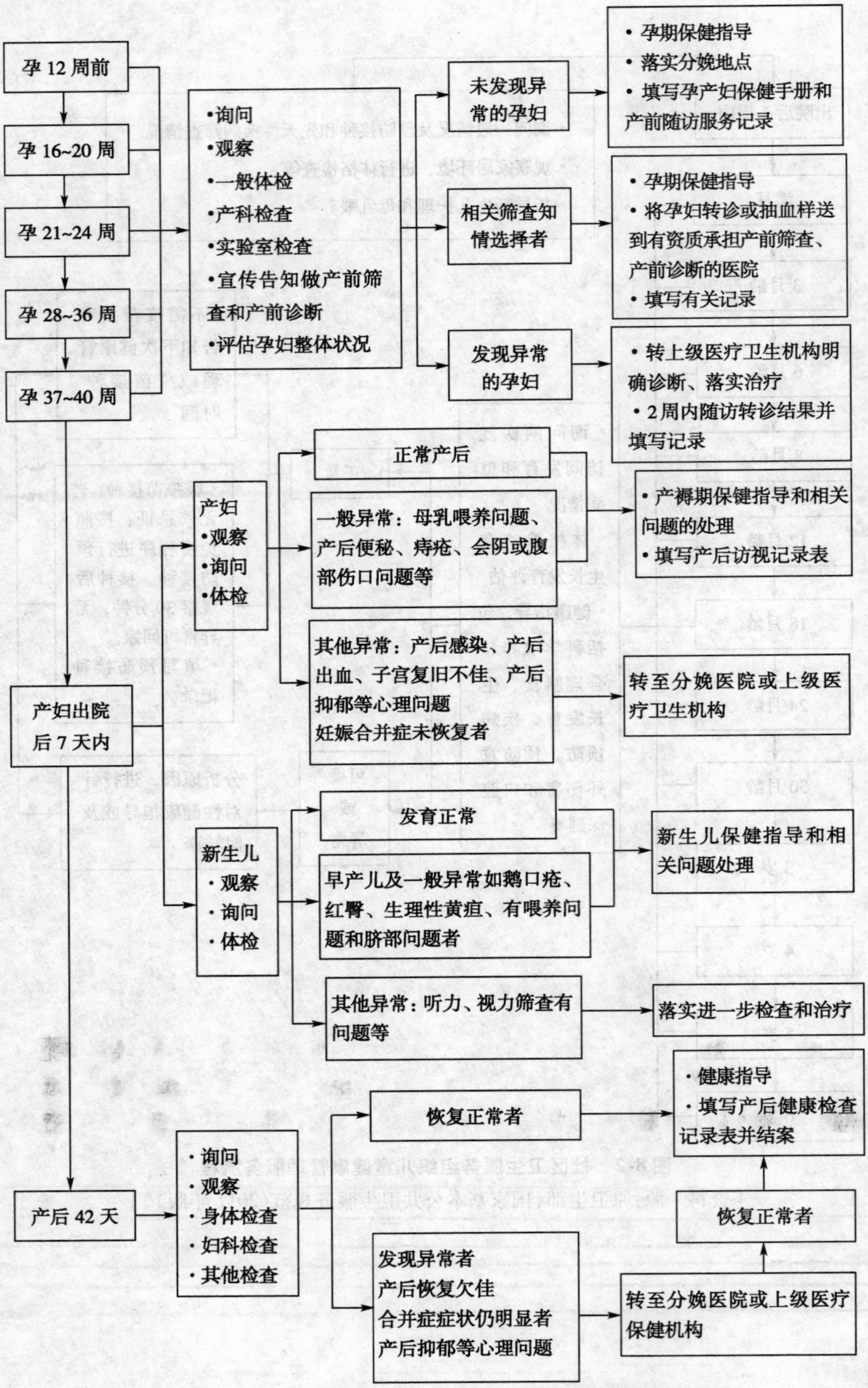

图 8-3　社区卫生服务组织孕产妇健康管理服务流程

[资料来源：原卫生部《国家基本公共卫生服务规范（2011 年版）》]

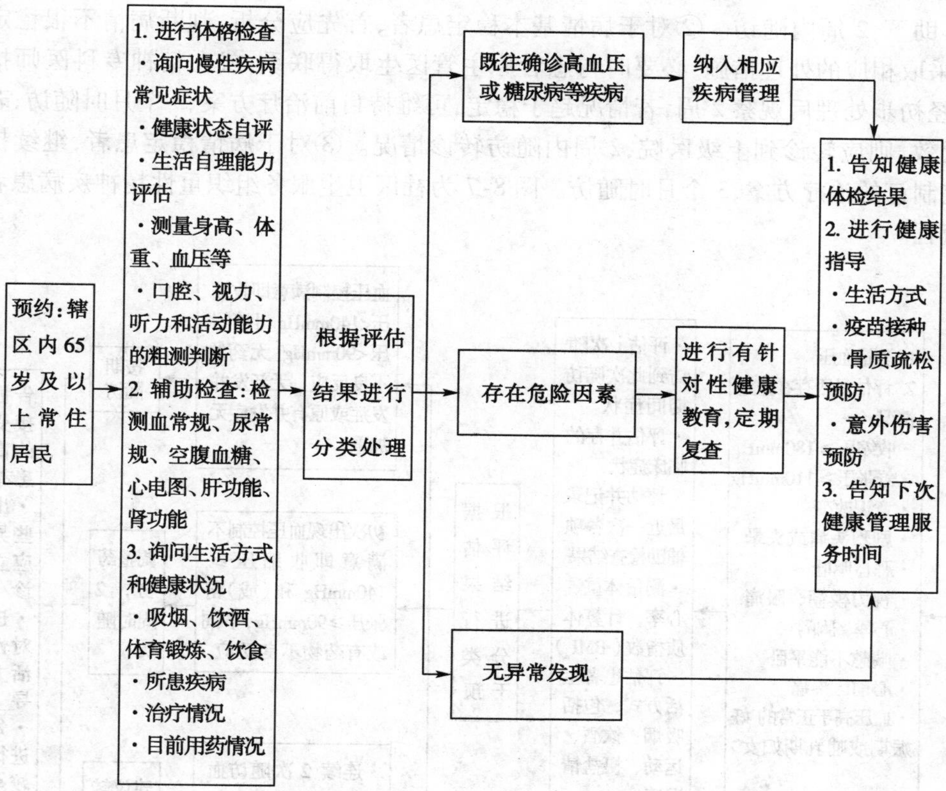

图 8-4 社区卫生服务组织老年人健康管理服务流程

[资料来源:原卫生部《国家基本公共卫生服务规范(2011 年版)》]

(七) 慢性病管理

社区卫生服务组织应对辖区内高血压、糖尿病等慢性病高危人群进行指导。对 35 岁及以上常住居民实行门诊首诊测血压。对确诊的原发性高血压患者和 2 型糖尿病患者进行登记,建立健康档案。每年为管理的原发性高血压患者和 2 型糖尿病患者至少提供 4 次面对面的随访和 1 次较全面的健康检查,为管理的 2 型糖尿病患者每年提供 4 次免费空腹血糖检测,此外,根据患者病情进行相应的分类干预。每次随访需要询问病情、进行体格检查及用药、饮食、运动、心理等健康指导。图 8-5 为社区卫生服务组织原发性高血压患者随访服务流程,图 8-6 为社区卫生服务组织 2 型糖尿病患者健康管理服务流程。

(八) 重性精神疾病患者管理

重性精神疾病是指具有幻觉、妄想、严重思维障碍、行为紊乱等精神病性症状,且患者社会生活能力受到严重损害的一组精神疾病,主要包括精神分裂症、分裂情感性障碍、偏执性精神病、双相障碍、癫痫所致精神障碍和精神发育迟滞伴发精神障碍。社区卫生服务组织应为辖区内诊断明确、在家居住的重性精神疾病患者进行登记,并提供管理服务。服务内容主要包括:为重性精神疾病患者建立健康档案,每年提供至少 4 次随访评估和 1 次健康检查。每次随访时评估患者的危险性,并检查患者的精神状况等。同时,还应根据患者病情的稳定情况进行相应的分类干预:①对于病情不稳定患者,对症处理后立即转诊到上级医院。必要时报告当地公安部门,协助送院治疗;不住院的患者,在精神专科医师、居委会人员和民警的共同协助下，2 周内随访。②对于病情基本稳定患者，首先应分析、判断病情不很稳定的原因，并采取相应的处理措施，必要时与患者原主管医生取得联系，或在精神专科医师指导下治疗，经初步处理后观察 2 周，若情况趋于稳定，可维持目前治疗方案，3 个月时随访；若初步处理无效，则应转诊到上级医院，2 周内随访转诊情况。③对于病情稳定患者，继续执行上级医院制订的治疗方案，3 个月时随访。图 8-7 为社区卫生服务组织重性精神疾病患者管理服务流程。

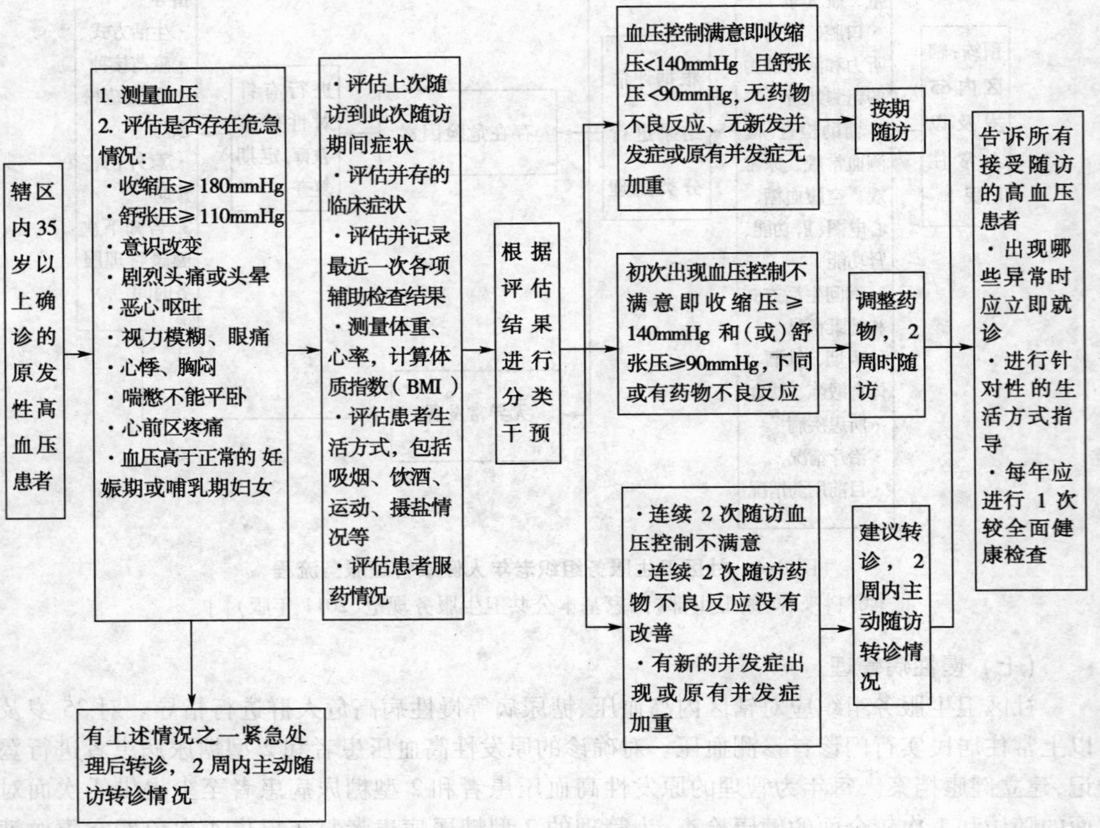

图 8-5　社区卫生服务组织原发性高血压患者随访流程

［资料来源：原卫生部《国家基本公共卫生服务规范（2011 年版）》］

（九）传染病及突发公共卫生事件报告和处理

突发公共卫生事件是指突然发生，造成或者可能造成社会公众健康严重损害的重大传染病疫情、群体性不明原因疾病、重大食物中毒和职业中毒以及其他严重影响公众健康的事件。社区卫生服务组织应在疾病预防控制机构和其他专业机构的指导下，协助开展传染病疫情和突发公共卫生事件风险排查、收集和提供风险信息，参与风险评估和应急预案制（修）订，及时发现、登记、报告、救治和管理辖区内发现的传染病病例和疑似病例，并开展流行病学调查，参与现场疫点处理，协助应急接种和预防性药品分发与指导等；开展结核病、艾滋病等传染病防治知识宣传和咨询服务；协助专业防治机构，对非住院的结核病人、艾滋病病人进行治疗管理。

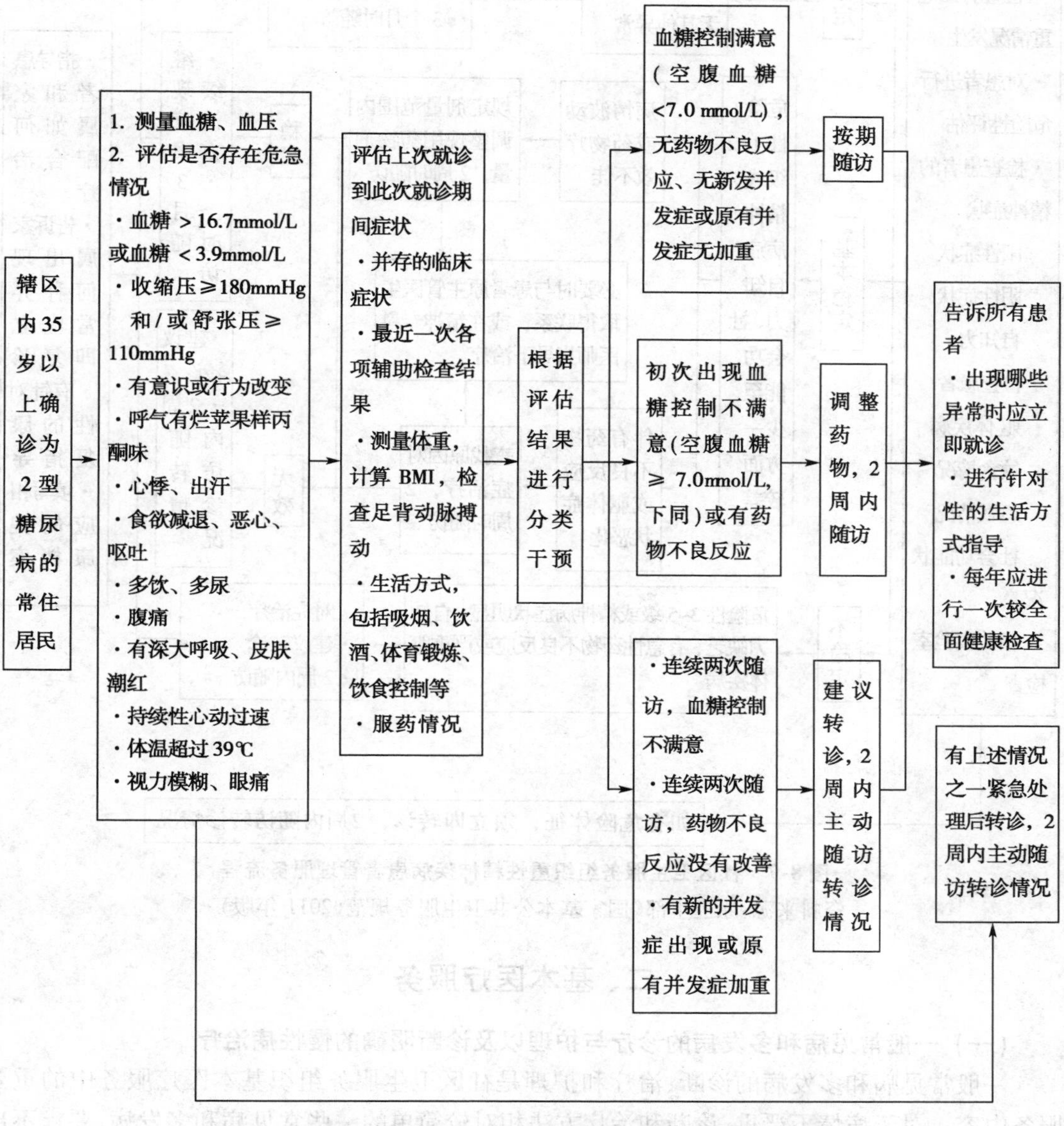

图8-6 社区卫生服务组织2型糖尿病患者健康管理服务流程

［资料来源：原卫生部《国家基本公共卫生服务规范（2011年版）》］

（十）卫生监督协管服务

社区卫生服务组织应协助卫生监督机构开展食品安全信息报告、职业卫生咨询指导、饮用水卫生安全巡查、学校卫生服务、非法行医和非法采供血信息报告等服务工作，并做好相应的服务工作记录。

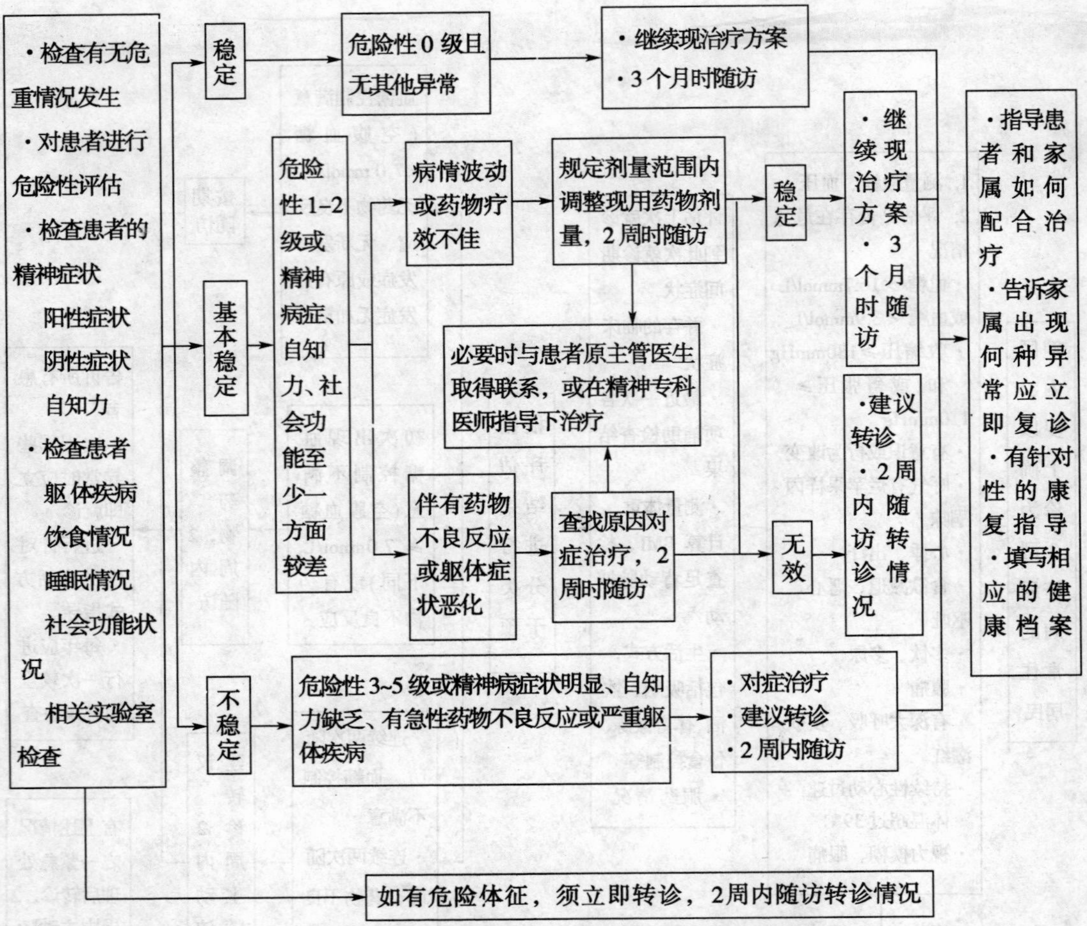

图8-7　社区卫生服务组织重性精神疾病患者管理服务流程

［资料来源：原卫生部《国家基本公共卫生服务规范（2011年版）》］

二、基本医疗服务

（一）一般常见病和多发病的诊疗与护理以及诊断明确的慢性病治疗

一般常见病和多发病的诊断、治疗和护理是社区卫生服务组织基本医疗服务中的重要服务内容。对于病情不严重、诊断和治疗方法相对较简单的一些常见病和多发病，要求不出社区，在社区卫生服务组织进行相应的治疗和处理。社区卫生服务组织还要对诊断明确的慢性病如高血压、糖尿病患者提供治疗服务。

（二）转诊服务

社区卫生服务组织要同上级医疗机构建立双向转诊制度。对于病情恶化、危、急的患者，社区卫生服务组织在现场紧急处理后，应及时转诊到上级医疗机构；对于不能确诊的病例也应及时向上级医疗机构转诊。经过上级医疗机构治疗后病情趋于稳定的患者，可以转到社区卫生服务组织进行进一步治疗和康复。

（三）社区现场应急救护

虽然社区卫生服务组织的业务中不包括对危、急、重症的治疗，但是社区医生有职责做好社区现场应急救护工作。社区现场应急救护是指社区医生对事故或发病现场的伤病员进行紧急、简要和合理的处理，避免病伤严重化，如呼吸衰竭病人的吸氧、外伤大出血患者的加压包扎等，同时，协助专业急救人员将伤病员转到大医院进行确定性的救治。社区现场应急救护有利于伤病员尽快脱离危险，减少伤残和死亡。

（四）家庭出诊和家庭护理以及家庭病床等家庭医疗服务

家庭医疗服务指社区卫生服务组织根据居民的需求，提供上门医疗服务。随着我国人口老龄化加剧，慢性非传染性疾病增多，社区居民对家庭医疗服务的需求呈升高趋势，家庭医疗服务具有很大的发展空间。

（五）康复医疗服务

康复是指疾病急性发作期后的躯体、心理和社会功能的恢复过程。社区医生应为康复期患者提供治疗和咨询服务，改善病人的身心功能状态与社会生活能力，力争病而不残、残而不废，减轻家庭和社会的负担。

（六）中医药服务

作为社区卫生服务的重要组成部分，中医药服务的重要地位日益显现，社区卫生服务组织应提供与上述基本公共卫生和基本医疗服务内容相关的中医药服务。积极开展社区中医药服务，也是顺应了广大居民对“简、便、验、廉”医疗服务的需求。

第三节 社区卫生服务组织信息管理

一、社区卫生服务组织信息管理概述

（一）社区卫生服务信息管理的概念与特点

1. 社区卫生服务信息管理的概念　社区卫生服务信息管理(community health service information management)是指根据社区卫生服务的需要和特点，社区卫生服务组织对其相关信息进行收集、贮存、处理、传输、利用和反馈，以提高管理水平，提升服务质量，达到实现组织目标的过程。

社区卫生服务组织的相关信息即社区卫生服务信息(community health service information)。从广义上而言，是指与社区卫生服务工作相关、能对社区卫生服务的各项活动产生影响的信息；从狭义上讲，专指社区卫生服务组织为了保护和促进居民健康，而收集、传输、处理、存贮、分配和利用开发的各种卫生服务信息。社区卫生服务信息对于社区卫生工作者发现、分析和解决社区卫生服务中存在的问题至关重要。社区卫生服务信息除具有信息的基本特征外，还具有广泛性、专业性和复杂性等明显特点。

2. 社区卫生服务信息管理的特点

(1)信息管理量大与涉及面广：在社区卫生服务过程中产生的信息量非常大，涉及服务过程的各个环节和各个方面，涉及社区的每一个家庭和每一位居民，因此，要管理的信息数量很大。而且由于社区卫生服务信息的广泛性，使得社区卫生服务信息管理的面很广，包括社区卫生服务组织的各项业务，此外还涉及社区卫生服务组织的人、财、物等各方面。

(2)时间跨度大：社区卫生服务为居民提供的是贯穿从生到死的终身连续性服务，因此，所有与个人有关的信息时间跨度大，不但要长期保存，还要能随时查询利用，而与个人信息

相关的同步家庭信息（如家庭功能信息等）、社区信息（如经济、环境、人口等）、其他公共卫生信息（如疾病谱等）也必须长期保存和随时提供利用。

(3)时效性强：社区卫生服务信息直接关系本社区居民的健康，其产生和应用价值具有很强的时效性。如疫情信息、突发公共卫生事件的信息必须及时传送，免疫接种、孕产妇健康管理、儿童健康管理的信息也需要及时传送。因此，社区卫生服务信息管理特别需要注意时效性问题。

(4)信息间交错关联密切：社区卫生服务的信息交错关联十分密切，彼此交织在一起，相互联系。例如一次健康知识讲座的信息涉及主办方、主讲人、讲座内容、讲座时间、听众等多方面信息；一次高血压患者的随访涉及随访时间、随访方式、患者情况、生活方式指导、用药情况、随访医生等多方面的信息。

(5)需要强大的知识库支撑：社区卫生服务融基本公共卫生服务与基本医疗服务于一体，且牵涉的部门广，因此，不仅需要公共卫生和医疗方面的知识信息，还需要熟悉医政、规财、物价、民政、医保、疾控、药品监督和卫生监督等部门的政策、法规、条例、规范和制度，并严格遵守和执行。而社区卫生服务人员往往难以全面准确地掌握这些知识信息，需要强大的知识库作支撑，通过计算机提供查询和帮助。

(6)信息加工处理的多样性：在社区卫生服务组织中，由于不同部门使用信息的目的不同，对原始信息的加工处理方法也呈现出多样化的特点，也即需求不同，方法就各异。如有的只需要按不同标准对信息进行分类、检索和简单传输；而有的则需要对信息进行分析处理，得出一些新的指标信息等。

（二）社区卫生服务信息管理的任务与意义

1. 社区卫生服务信息管理的任务

(1)明确信息需要是社区卫生服务信息管理的首要任务。

(2)保证社区卫生服务组织所需要的所有数据和信息有效地进行采集。

(3)将采集的数据处理成社区卫生服务组织确定目标、制订计划时有用的信息。

(4)为决策提供准确、及时和足够的信息。

(5)不断地改进信息质量，减少无关的描述，增加有效信息。

(6)随着技术培训和合适工具的供应，使社区卫生服务组织各部门能有效地利用信息。

(7)通过使用适当的信息技术，改进社区卫生服务管理者和工作人员获取知识的方法。

(8)培养和树立社区卫生服务工作人员的信息意识（或信息敏感性），协助提高工作效率和效益。

2. 社区卫生服务信息管理的意义

(1)提高社区卫生服务组织的管理水平：通过信息管理，及时了解和掌握社区各类疾病的发生及分布情况，了解各岗位、业务部门的工作情况，了解社区卫生服务组织的人员资质，了解各项业务项目的开展情况，这样可以根据实际情况采取合理的方案解决各类问题，提高管理水平。

(2)协助做好社区卫生服务决策：将有关评价、评估、分析的方法储存在计算机中，计算机可对业务工作中采集的信息进行深加工，通过对数据信息的统计分析为决策提供依据。如评价健康教育的效果、分析患者的病情变化、分析健康管理的效果，从而使社区卫生服务决策更加合理和有效。

(3)规范社区卫生服务业务行为:发布相应的业务标准、对业务工作进行计算机管理可在很大程度上规范相关工作人员的服务行为。将业务工作的有关规范输入计算机中,计算机可以根据储存的信息及时为工作人员提示本周哪些人应来接种疫苗、应对哪些居民进行访视等,从而大大减少漏种、漏查与重复。计算机还能实现对业务工作信息的动态监管,使工作人员的业务行为更加规范。

(4)方便联系社区居民:通过建立互动通道如社区卫生服务信息平台,社区居民可获取卫生保健知识,可与社区工作人员交流互动,可提出新的卫生服务需求,也可对社区卫生服务提出批评、建议,对服务的质量进行监督、评价,以便改进服务效果。

二、社区卫生服务组织信息管理的主要内容

社区卫生服务组织信息管理的主要内容应适用于社区卫生服务组织的管理,主要包括基本医疗、基本公共卫生等服务信息和管理信息等,可概括为社区卫生服务管理、社区卫生服务、社区卫生服务评价和决策支持四大类信息内容。

(一)社区卫生服务管理信息

社区卫生服务管理信息内容主要包括:①组织管理;②计划、规划管理;③营销管理;④服务成本和服务价格管理;⑤人、财、物资源管理;⑥业务技术管理;⑦质量管理;⑧科研教育管理;⑨行政、后勤管理;⑩时间、空间管理;⑪统计信息管理等。

(二)社区卫生服务信息

社区卫生服务信息主要包括基本医疗服务信息和基本公共卫生服务信息两部分。

1. 基本医疗服务信息　基本医疗服务信息内容主要包括:①全科诊疗;②健康咨询与指导;③周期性健康检查;④上门服务;⑤家庭病床;⑥院前急救;⑦双向转诊;⑧社区康复等。

2. 基本公共卫生服务信息

(1)健康档案信息:健康档案是对居民健康状况及其发展变化,影响健康的相关因素以及利用卫生保健服务过程进行系统化记录的文件或资料库。它是社区卫生服务组织收集、记录社区居民健康信息的重要工具,是许多社区卫生服务信息的基础,是社区卫生服务组织开展服务的基本依据。系统、完整的健康档案一般包括个人健康档案、家庭健康档案和社区健康档案。

1)个人健康档案:个人健康档案信息内容涵盖一个人从出生到死亡整个过程中的健康状况变化情况及其利用的各项卫生服务记录的所有相关信息,包括以问题为中心的个人健康问题记录和以预防为导向的周期性健康检查记录,以及转诊记录、会诊记录、家庭病床记录、特殊检查记录、重点人群管理记录等。

①个人健康问题记录:个人健康问题记录多采取以问题为中心的医疗记录(problem-oriented medical record, POMR)模式,内容包括基本资料、问题目录、问题描述和病情流程表。

基本资料:一般包括人口学资料(如性别、年龄、民族、职业、文化程度、婚姻状况、经济状况、医疗费用支付方式等)、行为资料(如吸烟、饮酒、膳食习惯、体育锻炼情况等)、个人史(药物过敏史、暴露史、既往史、家族史等)、生活环境情况。

问题目录:所记录的问题包括过去影响、现在影响或将来还要影响个人健康的异常情况,包括生理、心理、社会各方面的问题。问题目录通常以表格形式将确认后的问题按发生

的时间顺序逐一编号记录。为方便查询，分主要问题目录和暂时性问题目录两类，前者多列慢性健康问题和尚未解决的问题，后者通常列急性和一过性问题。社区卫生工作者通过对问题目录的扫视，就可迅速掌握居民的基本健康信息。表 8-3 为主要问题目录，暂时性问题目录与之类似。

表 8-3　主要问题目录

问题序号	发生时间	记录时间	问题名称	处理	结果	解决

问题描述：通常采用“S-O-A-P”的形式进行描述。S(subjective data)代表病人的主观资料，由病人提供的主诉、症状、病史、家族史等组成，尽量用病人的语言来描述；O(objective data)代表客观资料，是医生在诊疗过程中所观察到的病人的资料，包括发现的体征、实验室和其他辅助检查的资料、病人的态度和行为等；A(assessment)代表评估，是指医生根据上述主观和客观资料，进行综合分析后对问题作出的评估，包括诊断、鉴别诊断、与其他问题的关系、问题的轻重程度及预后判断等；P(plan)代表计划，是针对问题所制订的的相应计划，包括诊断计划、治疗计划、病人指导等。

病情流程表：针对主要健康问题设置，用于描述健康问题在一段时间内的变化和治疗情况，包括症状、体征、检验、用药、行为等的动态情况，实现对主要健康问题的动态、连续性管理。

②周期性健康检查记录：周期性健康检查是根据社区居民的不同性别、年龄等特点而实施的健康检查。周期性健康检查记录内容主要包括：有计划的健康检查（如测血压、测血糖、乳房检查、胃镜检查、尿液检查等）、计划免疫、生长发育评估等。

③会诊和转诊记录：会诊和转诊是社区医生提供连续性、协调性服务的重要手段。会诊记录与医院现行的会诊记录大体类似，内容包括：会诊原因、会诊意见、会诊医生及其所在医疗机构、会诊日期等。社区卫生服务提倡双向转诊，转诊记录包括转出记录和转回记录。转出记录主要包括：初步印象、主要现病史（转出原因）、主要既往史、治疗经过等。转回记录主要包括：诊断结果、主要检查结果、治疗经过、下一步治疗方案及康复建议等。

④家庭病床记录：居民因病需要在家建立病床，由社区卫生服务组织派人提供上门服务。家庭病床记录主要包括：问题名称、发生日期、建床日期、撤床日期和病人转归等信息。

⑤特殊检查记录：记录特殊服务对象的特殊检查情况。

⑥重点人群健康管理记录：对于辖区 0～6 岁儿童、孕产妇、老年人、慢性病患者和重性精神疾病患者，其个人健康档案中应包括专门的健康管理模块，具体包括的信息内容参见本小节的重点人群健康管理信息。

2）家庭健康档案：家庭与居民的健康息息相关，它影响个人的遗传和生长发育，影响疾病的发生、发展、康复及传播，因此，家庭健康档案是居民健康档案的重要组成部分。家庭健康档案是以家庭为单位，主要记录有关家庭卫生、家庭健康方面的信息，包括家庭的基本资料、家系图、家庭生活周期、家庭功能、家庭卫生保健、家庭主要问题目录及其描述、家庭各成员的健康状况和卫生服务利用情况等，是社区医生实施以家庭为单位的保健的重要参考资料。

①家庭基本资料：包括家庭住址、联系电话、户主、家庭成员人数、每个成员的基本资料、建档医生和护士姓名、建档日期等。

②家系图：家系图是用绘图的方式来表示家庭结构及各成员的健康状况和社会资料，是简明的家庭综合资料。在家系图中，要绘制家庭三代或三代以上人的关系，其中要标注每个家庭成员的姓名、出生年月或年龄、存在的主要健康问题；如果家庭成员有死亡的，应注明其死亡年份或年龄和死亡原因；同时，要将生活在一起的家庭成员予以标注。

③家庭生活周期健康维护记录：家庭生活周期可分为 8 个阶段（新婚、第一个孩子出生、有学龄前儿童、有学龄儿童、有青少年、孩子离家创业、空巢期、老化家庭期），每一个阶段都有其特定的发展内容和健康问题。社区医生要对家庭所处的每个阶段及其存在的问题进行判断和记录，并预测可能出现的转变和危机，制订出适宜的处理计划等。

④家庭功能评估记录：家庭功能的好坏关系到每个家庭成员的身心健康及疾病的预后。社区医生应评估每个家庭的功能，并进行记录。家庭功能可采用 APGAR 家庭功能问卷进行评估，该问卷由五个问题组成，按三个等级（家庭功能良好、家庭功能中度障碍、家庭功能严重障碍）进行评估。

⑤家庭卫生保健记录：记录家庭环境的卫生状况、居住条件、生活起居方式，为评价家庭功能、确定健康状况提供参考。

⑥家庭主要问题目录及其描述：记录家庭生活压力事件及家庭危机的发生日期、问题名称、问题描述及处理结果等信息。家庭主要问题目录中所列的问题应该是针对整个家庭的问题，可按照编号，采用 POMR 中的“S-O-A-P”方式进行描述。

⑦家庭成员健康资料：同个人健康档案。

3）社区健康档案：社区健康档案是对社区健康状况及其影响因素的概括描述，是社区卫生工作者了解社区卫生状况、确定社区主要健康问题以及制订卫生服务计划的重要参考档案资料。内容包括社区的基本资料、社区卫生资源情况、社区居民健康状况、卫生服务情况等。

①社区的基本资料：包括社区的地理位置和环境情况，如地理范围、气候、绿化、生活环境、工作环境、环境污染、公共秩序、社会治安等情况；社区产业及经济现状；社区组织现状；社区动员潜力等。

②社区卫生资源情况：包括辖区内卫生服务机构的情况，如机构的种类、数量、地理位置，各自的服务业务范围、特色服务项目、服务质量情况等；卫生设备情况；卫生人力资源情况，如卫生人员的数量及其年龄结构、职称结构和专业结构等；卫生费用情况。

③社区居民健康状况：包括社区的人口学特征资料，如社区总人口数，性别、年龄、婚姻状况、职业、文化程度构成，人口出生率、死亡率、自然增长率，人口素质等；居民患病情况，如两周患病率、慢性疾病患病率、疾病分布、社区疾病谱等；死亡资料，如死亡水平、社区死因谱等；社区居民的平均寿命等。

④卫生服务情况：包括门诊统计，如门诊人次数、门诊常见健康问题种类及其构成情况、门诊疾病病种及其构成情况等；住院统计，如住院病人数量、住院疾病病种及其构成情况、住院天数等；转诊统计，如转诊病人数量、转诊疾病病种及其构成情况、转诊单位等。

（2）健康教育信息：主要信息内容有 3 个方面，包括：①健康教育宣传栏更换记录；②健康知识讲座活动记录；③健康宣传咨询活动记录等。

(3)免疫管理信息：主要信息内容有6个方面，包括：①计划免疫；②预防接种；③接种记录；④强化免疫；⑤质量控制；⑥意外处理等。

(4)重点人群健康管理信息：社区卫生服务组织需要为重点人群包括0~6岁儿童、孕产妇、老年人、慢性病患者和重性精神疾病患者在其健康档案中分别建立专门的健康管理模块，分别用于详细记录为他们提供的健康管理服务内容。

1)0~6岁儿童健康管理信息：主要信息内容有11个方面，包括：一般情况；母乳喂养；预防接种记录；疾病筛查情况；婴(幼)儿询问记录；体格检查记录；生长发育评价；心理行为发育评估；健康指导；缺点矫治及异常情况处理；转诊服务等。

2)孕产妇健康管理信息：主要信息内容有6个方面，包括：产前随访服务，包括健康状况评估，个人卫生、膳食、心理、运动、自我监测指导等；产后访视服务，包括产妇访视和新生儿访视，产妇访视包括健康状况评估，个人卫生、心理、营养、母乳喂养、新生儿护理与喂养指导等；产后42天健康检查，包括健康状况评估，性保健、避孕和婴儿喂养及营养等指导，管理结局；高危妊娠保健；转诊服务；计划生育技术指导咨询等。

3)老年人健康管理信息：主要信息内容有11个方面，包括：生活方式和健康状况，包括一般情况、生活自理能力等评估；健康查体；饮食营养指导；心理咨询；健康教育；家庭诊视；家庭护理；慢性病防治；其他疾病防治；就医指导；中医体质辨识等。

4)慢性病管理信息：主要信息内容有7个方面，包括：疾病监测；患病登记报告；随访服务记录；年检记录；健康教育；干预指导；效果评价等。其中，随访服务记录的内容主要是：症状、体征、辅助检查、生活方式指导、用药情况、转诊等。

5)重性精神疾病患者管理信息：主要信息内容有5个方面，包括：个人补充信息，主要包括诊断情况、既往症状和治疗情况、专科医生意见、监护人情况等；随访评估记录，主要包括危险性和精神状况评估、自知力、睡眠和饮食情况、社会功能、住院情况、实验室检查结果、用药情况、治疗效果、转诊、康复措施等；分类干预；转诊；健康查体等。

(5)传染病及突发公共卫生事件报告与处理信息：主要信息内容有6个方面，包括：①传染病报告信息；②突发公共卫生事件相关报告信息；③传染病病人、疑似病人隔离和医学观察记录；④流行病学调查工作记录；⑤结核病患者随访管理记录；⑥艾滋病病人随访管理记录等。

(6)卫生监督协管信息：主要信息内容有6个方面，包括：①卫生监督协管报告记录，包括发现时间、发现问题、发现地点、报告时间、报告人等；②卫生监督协管巡查记录，包括巡查地点和内容、发现的主要问题、巡查日期、巡查人等。

(三)社区卫生服务评价信息

主要信息内容包括：①社区卫生服务需求评价，如社区卫生问题及其范围和严重程度评价、社区卫生服务需求量评价等；②社区可利用资源评价；③社区卫生服务进展度、适宜度、满足程度评价；④社区居民健康水平、保健水平评价；⑤社区卫生服务态度评价；⑥社区卫生服务质量评价；⑦社区卫生服务费用和效益评价；⑧社区卫生服务效果、效率及其影响因素评价等。

(四)社区卫生服务决策信息

决策的正确性和科学性直接关系到社区卫生服务组织的生存和发展，正确的决策依赖于大量有用信息。从宏观而言，社区卫生服务决策信息主要内容包括：①社区卫生服务发展目标、发展战略、发展对策与措施等信息；②社区卫生服务资源配置、结构调整和合理布局的有关信息；③社区卫生服务组织建设、科学管理的有关信息；④社区卫生服务适宜技术选择、新技术引进和新项目开发等信息；⑤社区卫生服务可持续发展的政治、经济、文化、环境等信息。

三、社区卫生服务组织信息的收集与利用

社区卫生服务组织信息的管理涉及信息的收集、整理与利用等方面。在此，主要就社区卫生服务组织信息的收集和利用进行介绍。

（一）社区卫生服务组织信息收集的基本要求和主要方法

1. 社区卫生服务组织信息收集的基本要求

（1）目的性：社区卫生服务组织信息的收集，目的须明确，从本社区的实际情况出发，有针对性地收集与目的有关、适用于本组织的信息。

（2）计划性：社区卫生服务组织信息的收集，要有计划。在计划中应包括：收集信息的目的、对象、内容、方法、时间进度，以及经费预算等。

（3）完整性：收集的社区卫生服务组织信息应全面、完整。完整的信息资料才能实现对情况的完整、客观评价。

（4）时效性：多数信息具有很强的时效性。及时有效的信息才有价值，才能发挥作用，"过时"和"扩散"都会导致价值的丧失。因此，对于具有时效性的信息而言，应收集最新的、能够反映最新动态的信息。

（5）准确性：准确的信息才能为社区卫生服务组织所用，因此，收集的原始数据必须准确、可靠。为此，文字表达要清楚，数据定义要明确，且要正确记录和计算数据。

（6）科学性：按照相关学科的规范来进行信息的收集、录入和编排，方便识别和共享。

（7）经济性：信息收集要花费人力、物力、财力，要尽可能用少的成本，获得尽可能多的有价值的信息。

2. 社区卫生服务组织信息收集的主要方法　社区卫生服务组织信息主要可通过文献法、常规资料法、现场调查法等方法进行收集。

（1）文献法：指通过查阅相关文献资料来获取所需要信息的方法。这里的文献包括法律条文、各种年鉴、工作计划、工作总结、报刊、文集、书籍等。

（2）常规资料法：这里的常规资料主要包括日常工作记录和报告卡、统计报表。

1）日常工作记录和报告卡：包括社区卫生服务组织和医院的日常工作记录和报告卡，如门诊病历、住院病历、病理或医学检验记录、传染病报告卡、职业病报告卡、死亡报告卡等；卫生防疫部门日常工作记录和报告卡，如疫情报告、死亡报告、慢性病监测资料、传染病发病资料等；其他部门的日常工作记录，如学校保健记录等。

2）统计报表：包括来自卫生机构和非卫生机构的统计报表，是将日常工作记录和报告卡定期整理，按照国家规定的报告制度进行上报，有旬报、月报、季报、年报等。

（3）现场调查法：包括定性调查和定量调查两种方法。前者如观察法、深入访谈法、专题小组讨论等，后者如问卷调查法等。观察法是通过对事件或对象进行直接的观察来收集信息；深入访谈法是指调查员通过与调查对象进行深入交谈来收集信息；专题小组讨论是指一

小组人员在一个主持人的带领下，围绕某个主题进行讨论，从而收集所需要的信息。问卷调查法根据调查方式可分为普查、抽样调查、典型调查等。

（二）社区卫生服务组织信息的利用

社区卫生服务组织信息的利用是指运用社区卫生服务组织信息，以提高社区卫生服务组织的管理水平和卫生服务质量。能利用的信息才是有价值的信息，充分、合理地利用社区卫生服务组织信息，是社区卫生服务组织信息管理工作的最终目标。

1. 门诊诊疗信息的利用　门诊诊疗信息是社区卫生服务组织开展基本医疗服务工作的基本信息数据。利用此类信息可以帮助社区卫生服务组织掌握病人的来源、病人的基本特征、疾病构成、疾病严重程度、疾病动态变化等方面的情况，分析居民的就诊规律，研究各种疾病的就诊数量和特征及其影响因素，从而有助于社区卫生服务组织确定发展目标，合理配置卫生资源，有效组织和开展社区卫生服务。

2. 健康档案信息的利用　健康档案信息的合理利用对于开展全科医疗、家庭保健和社区卫生服务的其他方面工作具有重要参考价值。

（1）个人健康档案信息的利用：利用个人健康档案信息可以评价居民个体的健康水平，有助于社区卫生工作者为其提供有针对性的医疗、预防、保健、康复、健康教育等相关卫生服务，同时，个人健康档案信息是分析社区居民健康状况及其变化的本底资料。

（2）家庭健康档案信息的利用：利用家庭健康档案信息可以了解和掌握居民家庭的健康状况，为社区医生开展以家庭为单位的医疗、预防、保健、康复、健康教育等相关卫生服务指引方向、提供依据。

（3）社区健康档案信息的利用：利用社区健康档案信息可以帮助制订区域卫生规划、确定社区卫生服务发展战略以及指导社区卫生服务的有效开展，有助于实现对社区卫生服务的宏观调控目标。

3. 专题调查信息的利用　专题调查是就某一专题或问题进行的深入细致的调查研究工作，可以收集到具有针对性、有一定深度的信息。利用专题调查信息可以帮助实现对问题的深入剖析，为问题的最终解决提供重要的科学依据。

4. 疾病检测信息的利用　疾病检测是收集人群中各疾病的发生频率及其严重程度的信息来源，利用此类信息可以帮助确定疾病防治的目标与对策。

综上，社区卫生服务组织信息可应用于计划、决策、控制、评价等各个环节。在利用信息时，要遵循目的性、实用性和准确性等原则。

四、居民健康档案的管理

居民健康档案是社区卫生服务组织信息的核心内容，因此对居民健康档案的管理是社区卫生服务组织信息管理工作的重点与核心，在此予以特别详述。

（一）居民健康档案管理的流程

居民健康档案管理的流程见图8-8。

（二）居民健康档案管理的主要注意事项

1. 建立居民健康档案的基本要求

（1）信息资料的真实性：健康档案具有医学效应和法律效应，它的信息由各种原始信息资料组成，必须保证这些信息能真实、客观地反映病人当时的健康情况、病情变化、治疗经

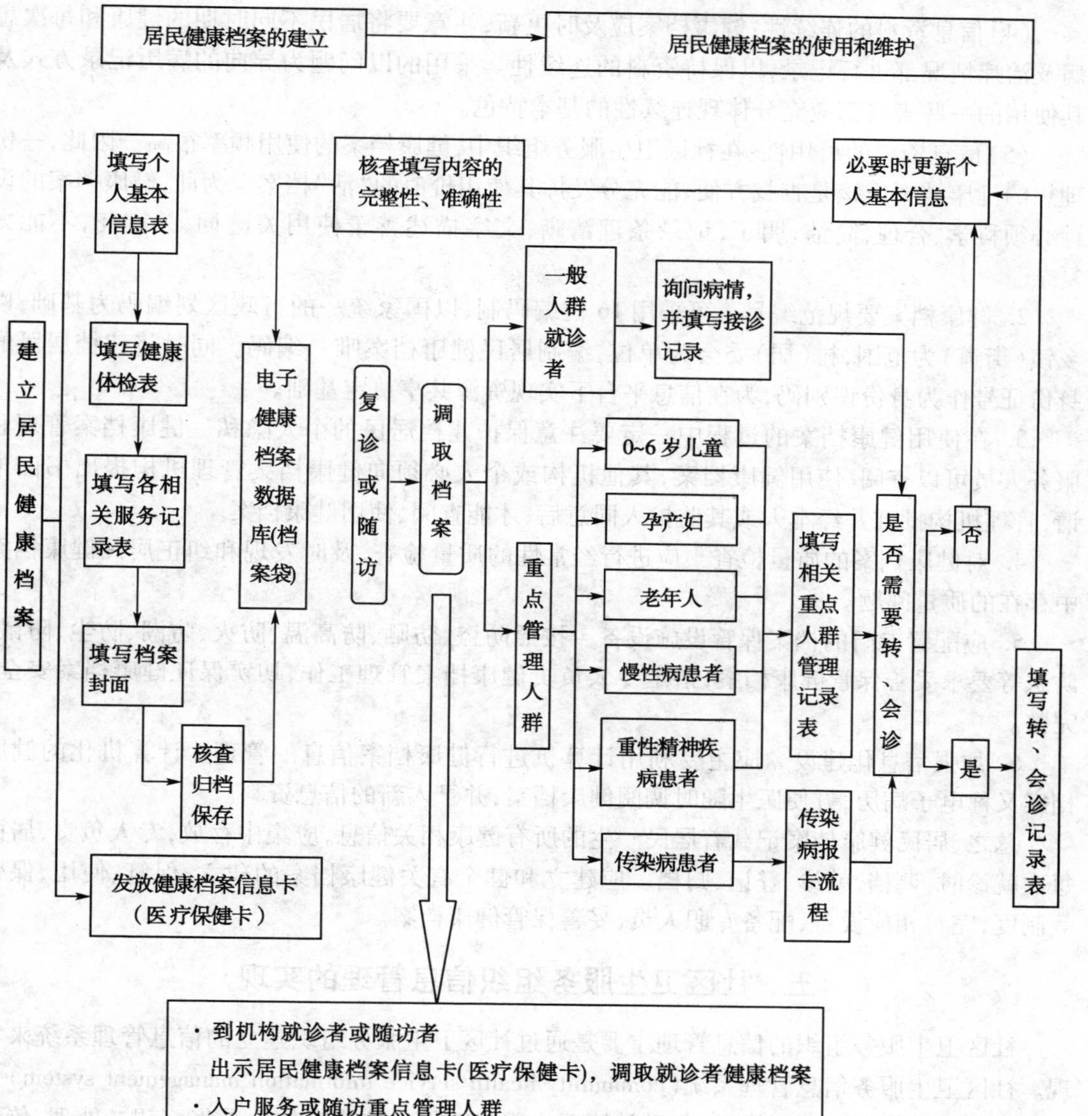

图 8-8　社区居民健康档案管理流程图

［资料来源：原卫生部《国家基本公共卫生服务规范(2011 年版)》］

过、康复状况等，绝不能随意地进行描述。

(2)信息资料的科学规范性：健康档案作为医学信息资料，资料的记录要求科学、规范，即需要按照医学科学的通用规范进行记录。各种文字描述、图表制作和计量单位使用应符合有关规定。

(3)信息资料的完整性：健康档案记录的内容要求必须完整，完整性体现在两方面：①各种资料要齐全，一份完整的健康档案需要包括个人、家庭和社区三部分资料；②记录的内容要完整，包括居民的就医背景、病情变化、评价结果和处理计划等，同时可以从居民的生物、心理、社会三个层面进行记录。

(4)信息资料的连续性：健康档案应及时更新，注意要将居民不同时期的健康和每次患病及治疗情况都进行记录，以保持资料的连续性。采用的以问题为导向的病历记录方式及其使用的一些表格都应充分体现连续性的基本特色。

(5)信息资料的可用性：在社区卫生服务组织中，健康档案的使用频率很高。因此，一份理想的健康档案应该是查找方便、能充分发挥其使用价值的"活"档案。为此，健康档案的设计必须科学、合理、简洁、明了，记录条理清晰，文字描述善于使用关键词、关键句，不能太复杂。

2. 健康档案要规范编号　可采用16位编码制，以国家统一的行政区划编码为基础，以乡镇(街道)为范围，村(居)委会为单位，编制居民健康档案唯一编码。同时将建档居民的身份证号作为身份识别码，为在信息平台下实现资源共享奠定基础。

3. 在使用健康档案的过程中一定要注意保护建档居民的个人隐私　健康档案管理和服务人员可以查阅、使用健康档案，其他机构或个人必须向健康档案管理机构提出书面申请，管理机构批准并经本人或其监护人同意后，才能查阅、使用健康档案。

4. 对健康档案的质量检查　应进行经常性的质量检查，及时发现和纠正居民健康档案中存在的质量问题。

5. 应配置专门的档案保管设施设备　按照防盗、防晒、防高温、防火、防潮、防尘、防鼠、防虫等要求妥善保管健康档案，指定专人负责健康档案管理工作，切实保证健康档案安全、完整。

6. 加强信息化建设　应主要利用计算机进行健康档案信息的管理。计算机化的健康档案又称电子病历，方便医生随时调阅健康档案，并录入新的信息资料。

总之，居民健康档案记载着居民一生的所有健康相关信息，应集中存放，专人负责，居民每次就诊时，调档、就诊、登记、归档。应建立和健全有关健康档案的建立、保管、使用、保密等制度，完善相应设备，配备专职人员，妥善保管健康档案。

五、社区卫生服务组织信息管理的实现

社区卫生服务组织的信息管理主要是通过社区卫生服务组织建立的信息管理系统来实现。社区卫生服务信息管理系统(community health service information management system)是指通过使用计算机和通讯设备，帮助社区卫生服务工作者准确有效地采集、存贮、处理、传输社区卫生服务相关信息的计算机应用软件系统。

(一) 社区卫生服务信息管理系统的职能

社区卫生服务信息管理系统除了能够支持决策、协调管理社区卫生服务各个环节外，还可以支持以社区居民医疗、预防、保健、康复、健康教育等信息记录为中心的医疗、预防、教学、科研等活动，帮助社区卫生服务管理者和工作人员观察、分析和解决社区卫生问题。具体来讲，社区卫生服务信息管理系统的主要职能有以下几个方面。

1. 负责社区卫生服务组织信息的处理

社区卫生服务信息管理系统应能够对社区卫生服务组织信息进行处理，例如能够将经过筛选的有用信息传输给管理者，这其中具体包括：评估每一项信息的可靠性，做好摘要和索引工作，及时地传输到各有关管理层，进行信息的贮存等。

2. 检查、分析社区卫生服务组织信息的使用情况

社区卫生服务信息管理系统应能够实现对社区卫生服务组织信息的使用情况进行检查和分析评估，该项职能可以保证社区卫生服务组织信息传输的及时性和准确性。信息能否被有效地使用，除了取决于信息本身的质量外，还必须保证到位的及时性和准确性。信息传输的及时、到位对于管理有效性而言，是最重要的。

3. 参与社区卫生服务的管理与决策

随着信息技术的不断发展和社区卫生服务管理水平及管理人员能力的提高，社区卫生服务信息管理系统参与社区卫生服务管理与决策的职能日益凸显。

（二）社区卫生服务信息管理系统的构成

社区卫生服务信息管理系统主要包括社区卫生服务管理信息系统、社区卫生服务信息系统、社区卫生服务评价信息系统和社区卫生服务决策支持信息系统等四大信息系统。

1. 社区卫生服务管理信息系统　该信息系统主要包含社区卫生服务组织的管理信息，为组织管理者提供社区卫生服务人、财、物、日常事务、统计分析等方面的管理信息，帮助社区卫生服务组织实现对门诊、药品、病案、财务、物资、人事等信息全面、及时、动态的系统管理。

2. 社区卫生服务信息系统　主要包括基本医疗服务信息系统和基本公共卫生服务信息系统两个部分。

(1)基本医疗服务信息系统：基本医疗服务信息系统的主要用户是社区医生，主要用于记录在社区门诊接诊工作中产生的医疗记录，并能提供随时查阅、更新患者健康档案的功能。图 8-9 为某社区卫生服务组织全科诊疗记录的一个界面截图。

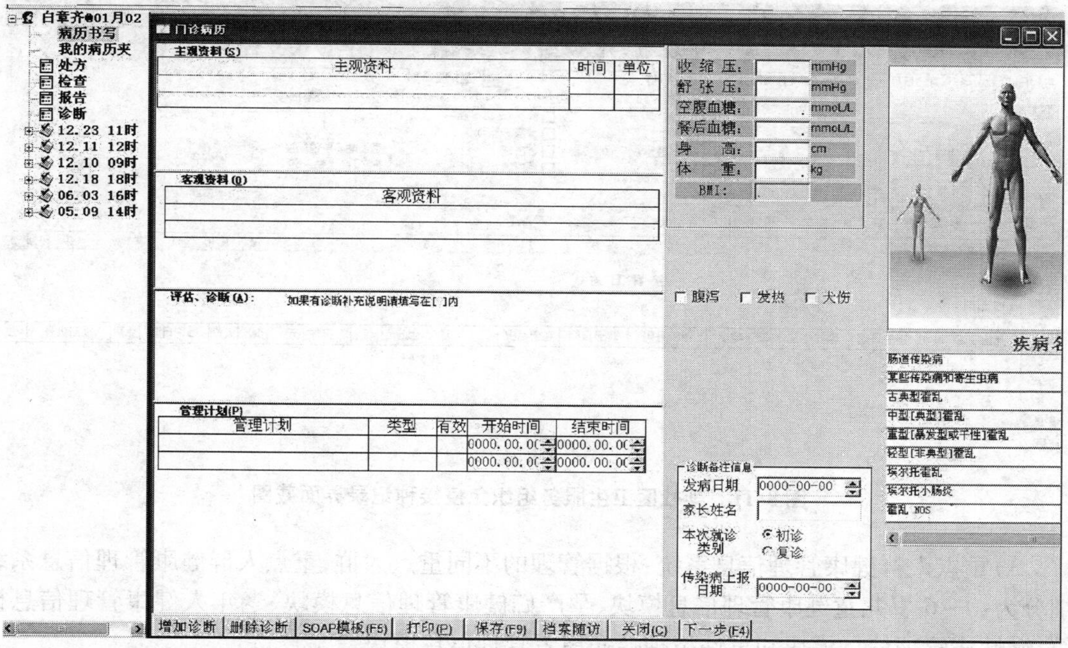

图 8-9　某社区卫生服务组织全科诊疗记录界面截图

(2)基本公共卫生服务信息系统：基本公共卫生服务信息系统的主要子系统包括如下。

1)健康档案管理信息系统：该系统主要提供包括居民健康档案的新建、查询、注销、删除、恢复以及更新等诸多功能。图 8-10 为某社区卫生服务组织个人健康档案基本资料记录界面截图。

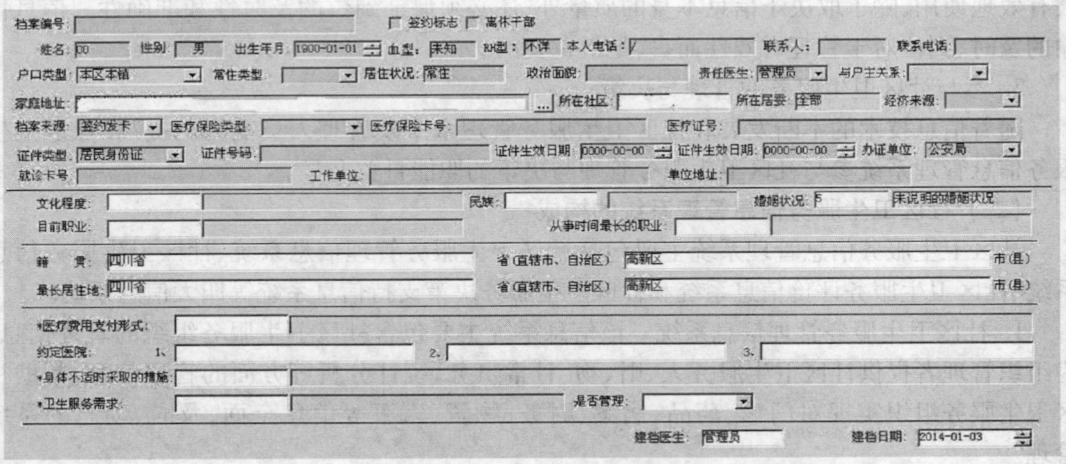

图 8-10　某社区卫生服务组织个人健康档案基本资料记录界面截图

2）免疫管理信息系统：该系统主要用于记录儿童的免疫过程，提供包含预约管理、免疫记录、免疫查询、疫苗存储管理等功能。图 8-11 为某社区卫生服务组织免疫接种记录界面截图。

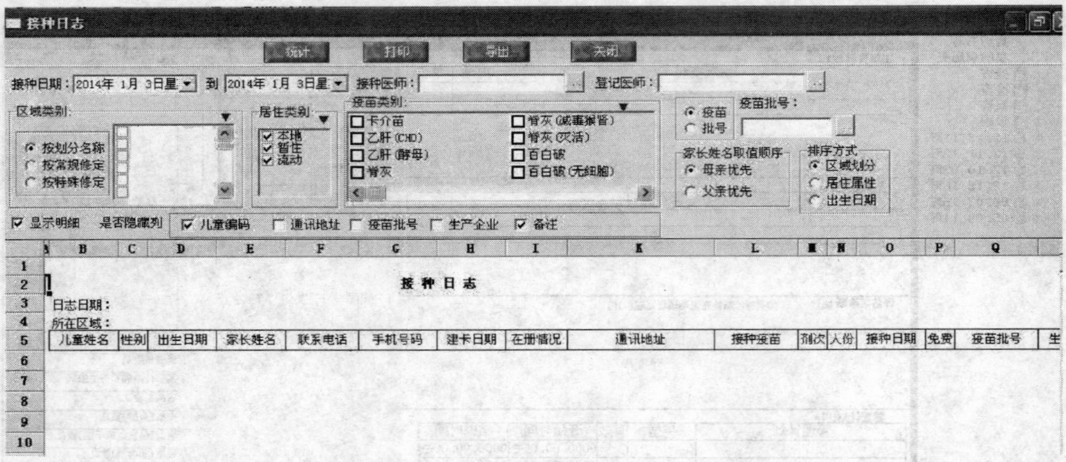

图 8-11　某社区卫生服务组织免疫接种记录界面截图

3）重点人群健康管理信息系统：根据管理的不同重点人群，重点人群健康管理信息系统细分为：0～6 岁儿童健康管理信息模块、孕产妇健康管理信息模块、老年人健康管理信息模块、慢性病管理信息模块和重性精神疾病患者管理信息模块。

①0～6 岁儿童健康管理信息模块：主要用于记录为 0～6 岁儿童提供的健康管理服务工作，提供包括对 0～6 岁儿童体格检查、健康指导等信息的管理功能。图 8-12 为某社区卫生服务组织 0～6 岁儿童健康管理服务中体格检查记录界面截图。

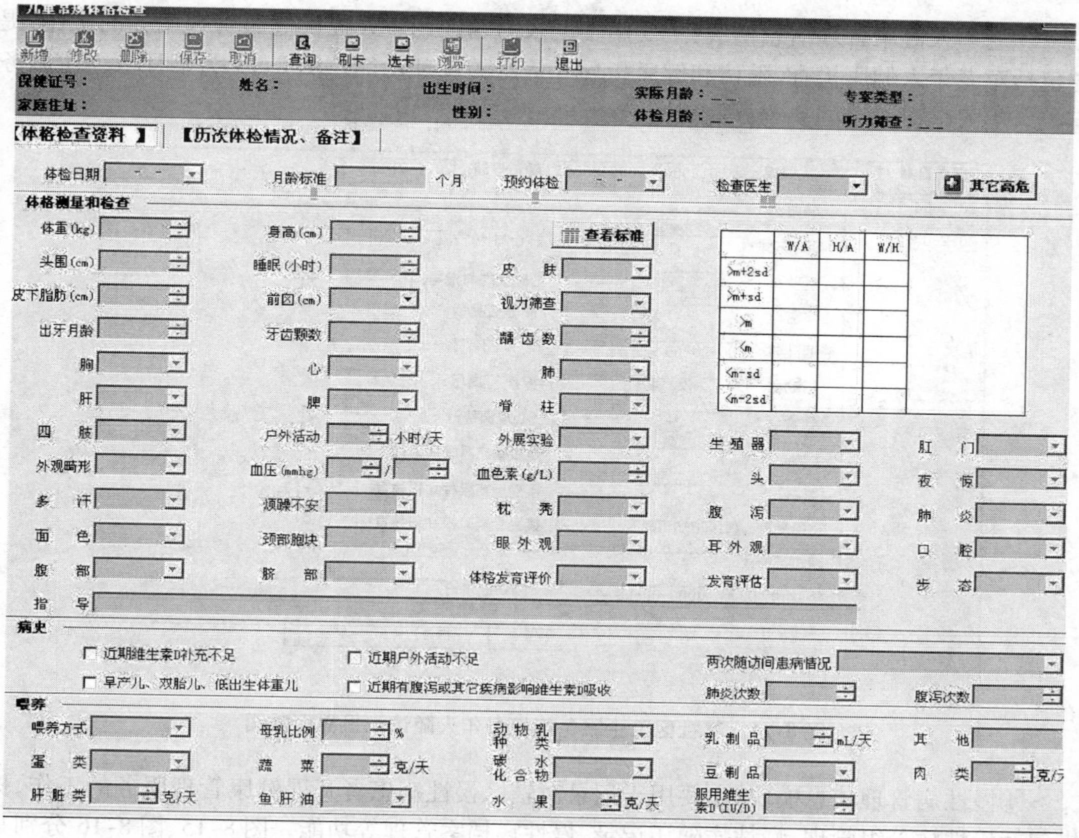

图 8-12　某社区卫生服务组织 0～6 岁儿童体格检查记录界面截图

②孕产妇健康管理信息模块：主要用于记录社区卫生服务组织为孕产妇实施健康管理服务的工作，提供包括对孕产妇产前检查和产后访视等信息的管理功能。图 8-13 为某社区卫生服务组织产后访视记录的一个界面截图。

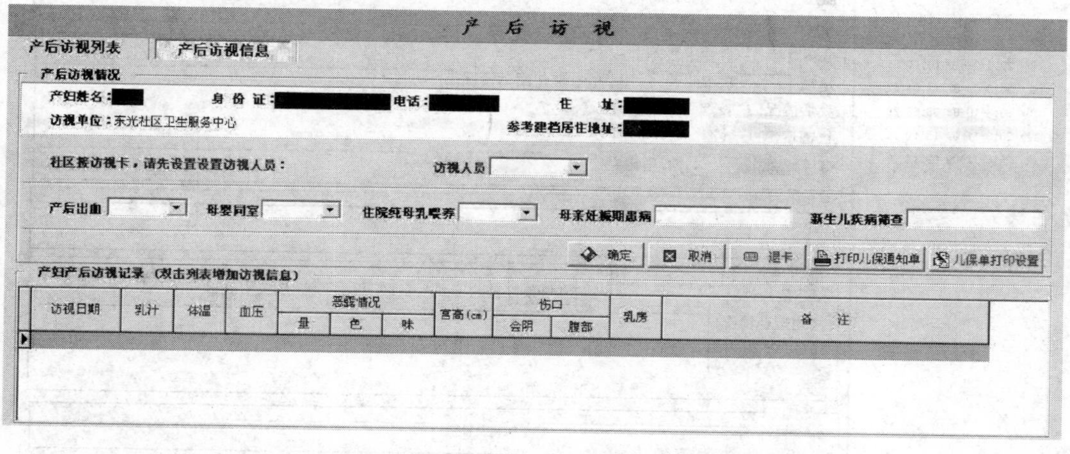

图 8-13　某社区卫生服务组织产后访视记录界面截图

③老年人健康管理信息模块：主要用于记录为辖区老年人提供健康管理服务的工作，提供包括对老年人健康检查、随访和健康指导等信息的管理功能。图 8-14 为某社区卫生服务组织老年人随访记录的一个界面截图。

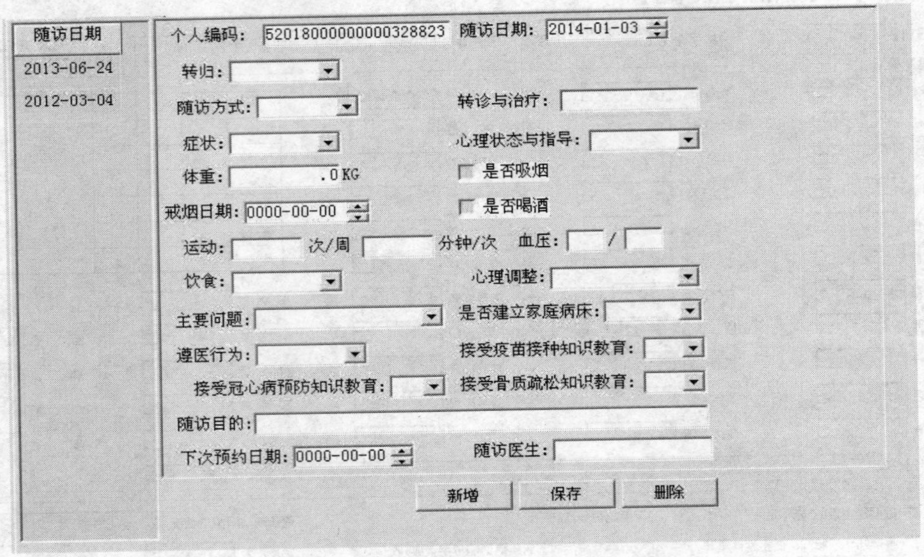

图 8-14 某社区卫生服务组织老年人随访记录界面截图

④慢性病管理信息模块：主要用于记录对辖区慢性病患者开展健康管理服务的工作，提供包括慢性病分组管理、慢性病随访记录、慢性病档案管理等功能。图 8-15、图 8-16 分别是某社区卫生服务组织对高血压患者、2 型糖尿病患者随访记录界面截图。

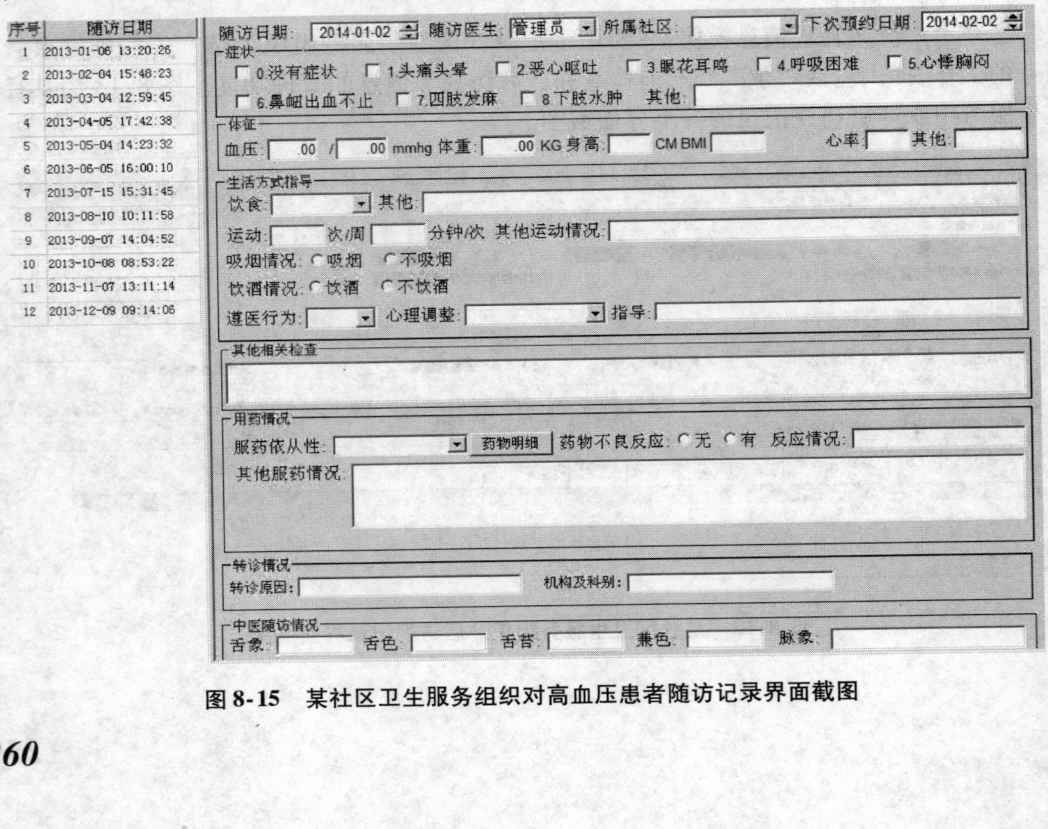

图 8-15 某社区卫生服务组织对高血压患者随访记录界面截图

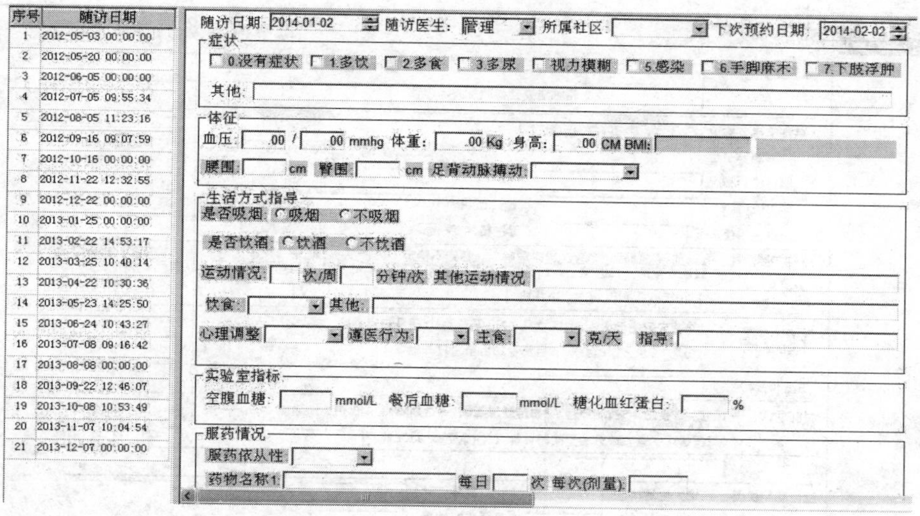

图 8-16　某社区卫生服务组织对 2 型糖尿病患者随访记录界面截图

⑤重性精神疾病患者管理信息模块：主要用于记录社区卫生服务组织为辖区重性精神疾病患者提供管理服务的工作，提供包括对重性精神疾病患者健康检查、随访管理等信息的管理功能。图 8-17、图 8-18 分别是某社区卫生服务组织对重性精神疾病患者随访记录和年度健康检查记录的界面截图。

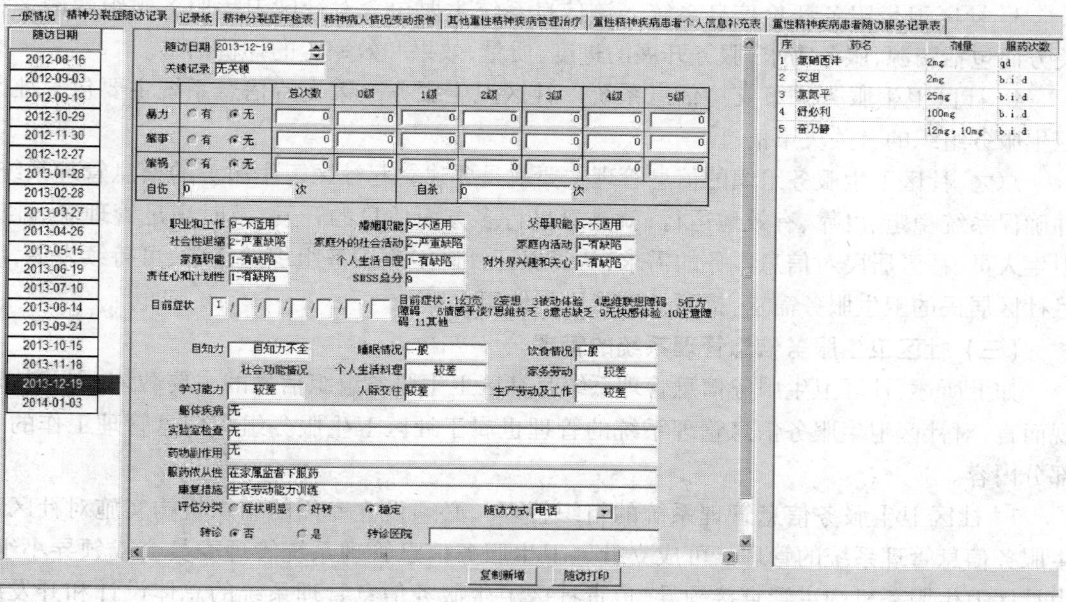

图 8-17　某社区卫生服务组织对重性精神疾病患者随访记录界面截图

此外，具备网络直报条件的社区卫生服务组织应建立起相应的传染病和（或）突发公共卫生事件网络直报信息系统，在规定时间内完成对传染病和（或）突发公共卫生事件相关信息的网络直报。

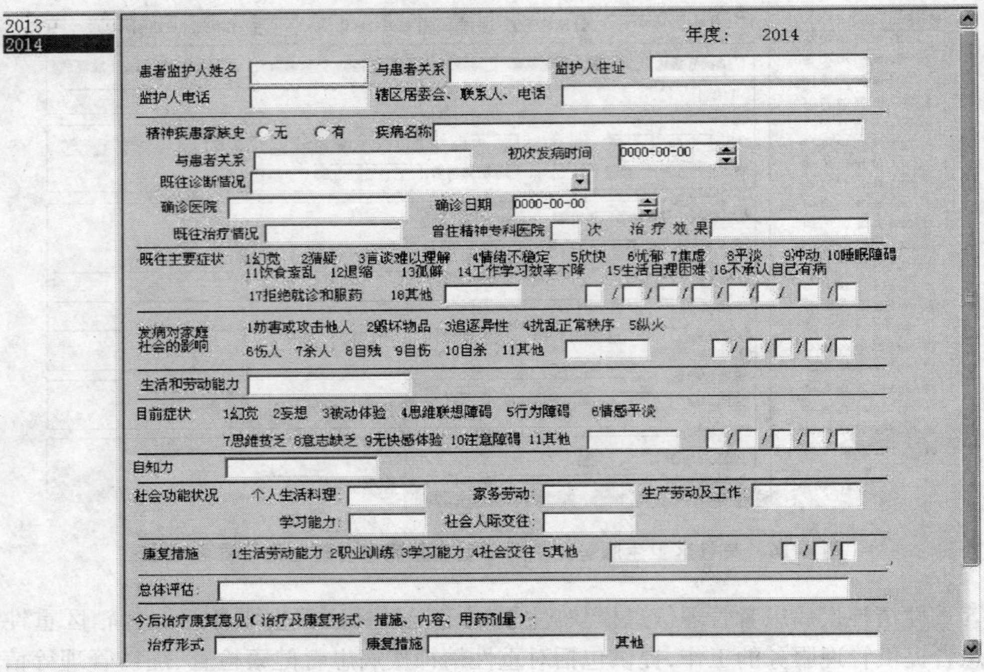

图 8-18　某社区卫生服务组织对重性精神疾病患者年度健康检查记录界面截图

3. 社区卫生服务评价信息系统　该信息系统主要包含对社区卫生服务组织的诸多相关方面包括资源，服务需求，服务开展的进度、质量、效果和效率等的评价信息。

4. 社区卫生服务决策支持信息系统　社区卫生服务决策支持信息系统主要包含社区卫生服务组织的有关决策信息。

总之，社区卫生服务组织的信息管理主要就是要建立起社区卫生服务的信息管理系统，并确保系统稳定、可靠、有效地运行；就是要进行多方面信息的开发，及时满足管理者、社区卫生人员、社区居民对信息服务的需求，从而保证社区卫生服务组织的正常、可持续发展，满足社区居民的卫生服务需求，提高社区居民的健康水平。

（三）社区卫生服务信息管理系统的管理

如上所述，社区卫生服务信息管理系统是社区卫生服务组织信息的主要载体，因此从宏观而言，对社区卫生服务信息管理系统的管理也属于社区卫生服务组织信息管理工作的一部分内容。

1. 社区卫生服务信息管理系统的组织管理　必须设立专门的组织机构实施对社区卫生服务信息管理系统的管理。可成立社区卫生服务信息管理系统管理委员会或领导小组，由社区卫生服务机构主管直接领导，负责社区卫生服务信息管理系统的总体设计和开发应用。社区卫生服务信息管理系统的建立是一个长期的开发过程，必须首先设定建立系统的近期和远期目标，制订长远规划和分阶段实施的计划。为保证系统开发的顺利进行，在开发阶段应设立由行政领导、卫生人员和计算机工程技术人员共同组成的课题组负责组织实施。在系统运行阶段，必须制订一套切实可行的规章制度，如系统的使用规则、服务守则等，加强对系统使用的管理。

2. 社区卫生服务信息管理系统的技术管理　社区卫生服务信息管理系统涉及多个学科，技术性很强，它的成功建立依赖于有一个好的系统分析和设计。在技术管理上，要做好开发研制各应用软件的工作，同时从技术上保证和维护信息管理系统在社区卫生服务工作中的正常运行，并注意新技术的发展动向，不断改善和更新社区卫生服务信息管理系统的技术状况。

3. 社区卫生服务信息管理系统的人才管理　人才配备是开展社区卫生服务信息管理系统工作的关键问题。理想的社区卫生服务信息管理系统人才应是既具备计算机知识和开发才能，又熟知医学知识、通晓社区卫生服务信息科学者，然而，这样的人才在我国很少。因此，社区卫生服务信息管理系统的工作需要计算机工程技术人员与卫生工作人员知识和技术互补的方法。对计算机工程技术人员而言，要求开发的应用软件一定要让社区卫生人员易于学习和使用。对社区卫生人员来说，需要掌握计算机的应用技术，并在工作中自觉应用计算机。

4. 社区卫生服务信息管理系统的设备管理　社区卫生服务信息管理系统的硬件属于高度精密灵敏的电子设备，必须建立一套完整的使用、维护、检修制度，并认真落实。应保证硬件设置环境的良好稳定，室内温度、湿度、空气净度均应控制在规定范围以内。要建立机器设备的使用交接制度和管理值班制度，各级人员都应严格执行。使用人员必须熟知机器设备的操作规程、使用方法及注意事项，掌握操作要领，并按照相关要求进行操作。

5. 社区卫生服务信息管理系统的安全管理　要按照有关信息管理系统的法律法规，如保密法、数据保护法、计算机安全法等，明确各类相关人员应履行的权利和义务。在行政管理上，要制订相应的规章制度如组织及人员制度、资料保管制度等，并监督制度的执行到位。对系统的工作人员要进行安全保密教育、职业教育和法律教育。

第四节　社区卫生诊断

社区卫生诊断(community health diagnosis)是社区卫生服务组织信息的重要收集途径与方法，是社区卫生服务组织信息收集、利用的一个集中体现，也是社区卫生服务组织的信息管理工作的一个重要组成部分与难点。

一、社区卫生诊断的概念和意义

(一) 社区卫生诊断的概念

社区卫生诊断是指通过采用一定的方法和手段，收集社区的健康相关资料信息，对社区卫生状况、社区居民的健康等情况进行综合分析和评价，以发现社区存在的主要卫生问题及其影响因素的过程。这里的社区卫生问题是一个较广泛的概念，涉及社区环境和卫生资源、居民家庭、居民的健康和行为生活方式、社区卫生服务的提供及利用等方面。社区卫生诊断所使用的方法和手段复杂，常常需要综合运用信息管理学、社会医学、流行病学、卫生统计学、卫生经济学、健康教育学等相关学科的理论与方法。

(二) 社区卫生诊断的意义

全面、科学的社区卫生诊断是提供优质高效的社区卫生服务的基础和前提。通过社区卫生诊断，社区卫生服务组织才能有的放矢，针对社区存在的主要卫生问题和居民关注的问题，制订适宜的社区卫生干预计划和措施，充分利用现有的资源，促进社区居民的健康。同时，社区卫生诊断也是宏观上政府决策、科学制订社区卫生规划、合理配置卫生资源的重要参考依据。

二、社区卫生诊断的流程

社区卫生诊断的流程见图 8-19。

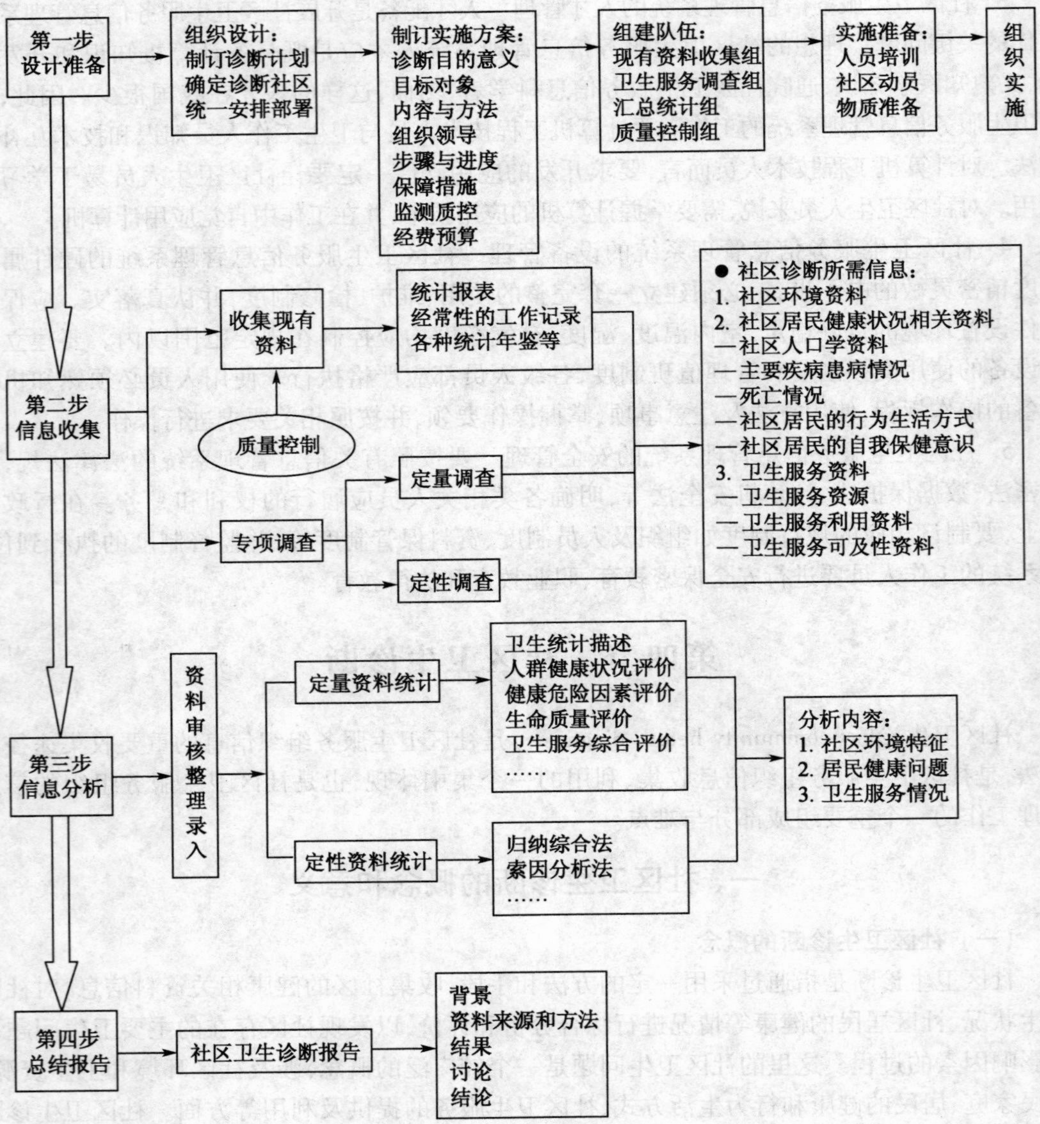

图 8-19　社区卫生诊断流程图

［参考资料：社区卫生诊断技术手册（试用）. 董燕敏，陈博文. 北京大学医学出版社. 2008.］

三、社区卫生诊断的信息收集

信息收集是做好社区卫生诊断的关键环节，应尽可能地全面收集信息。一般而言，收集范围须从生物-心理-社会医学模式出发，将影响居民健康的生物因素、环境因素、行为生活方式以及卫生服务因素都考虑在内，所收集的信息范围要广。通常，社区卫生诊断所需要的信息内容包括以下几个方面。

1. 社区环境资料 主要包括：社区的地理位置、地形、面积、绿化条件等；社区内国家机关、事业单位、企业、宾馆、集市的情况等；社区的卫生条件，如生活饮用水、公共场所环境卫生等；居民的居住条件状况等。

2. 社区居民健康状况相关资料 主要包括：社区人口学资料，如社区人口数量、人口构成情况，以及重点人群和高危人群的分布和特征，人口出生和自然增长情况等；居民主要疾病患病及其严重程度情况；死亡情况，包括死亡水平和死亡原因；社区居民的行为生活方式，如吸烟、饮酒、饮食营养、参加体育锻炼情况、消费行为、求医或遵医行为等；社区居民的自我保健意识。

3. 卫生服务资料 主要包括：卫生服务资源，如卫生人力、财力、物力等；卫生服务利用资料，如门诊人次数、住院人次数、住院日数、两周就诊率、两周未就诊率、年住院率、社区居民对卫生服务利用的满意度等；卫生服务可及性资料，如基本卫生服务的覆盖面、居民到最近医疗机构的距离、居民到最近医疗机构需花费的时间等。

社区卫生诊断收集信息的方法很多，既可以利用现有的资料，也可以通过定性或定量调查的方法来收集信息。但选择什么样的方法，要根据社区卫生诊断的目的及所需要收集的信息的特点来确定。

四、社区卫生诊断的信息利用

社区卫生诊断是社区卫生服务组织开展有效服务的基础。具体而言，社区卫生诊断的信息主要可被用于以下六个方面：①发现并确定社区存在的主要卫生问题，分析可能原因和相关影响因素。②分析社区环境及社区资源特征，总结并评价社区卫生资源状况。③分析社区卫生服务的提供及利用情况。④评价社区居民的卫生服务需求。⑤确定社区要优先解决的健康问题与干预的重点人群及重要因素。⑥为制订社区卫生计划、评价社区卫生服务效果等提供基线数据。

思 考 题

1. 试述社区卫生服务组织的概念、结构及其功能。
2. 什么是社区卫生服务？
3. 简述社区卫生服务组织的核心业务内容。
4. 试述社区卫生服务信息管理的概念和特点。
5. 简述社区卫生服务信息管理的任务和意义。
6. 简述居民健康档案的主要内容。
7. 试述社区卫生服务信息收集的基本要求和主要方法。
8. 管理居民健康档案的主要注意事项是什么？
9. 试述社区卫生服务信息管理系统的主要构成。
10. 什么是社区卫生诊断？社区卫生诊断需要收集的信息内容主要有哪些？

第九章

医药企业的信息管理

本章主要介绍医药企业的业务流程及其信息管理。第一节，介绍医药企业的主要业务流：生产、销售、采购、物流、研发，这些恰是普通管理关于计划、组织、领导、协调、控制、决策等基本职能在医药企业经营管理中的集中体现，也是我们学习医药企业信息管理的知识基础。第二节，在之前理论研究基础上，介绍医药企业进行信息化改革和应用信息技术进行管理的实践知识，是医药信息学在企业实际应用的概括与精练。第三节，主要针对医药商品生产企业的信息管理业务，介绍医药商品生产与零售相关的信息管理系统。第四节，主要针对医药商品代销企业的信息管理业务，介绍医药商品流通与供应相关的信息管理系统。

第一节　医药企业主要业务流

一、生　产

（一）企业医药商品生产的概念

医药商品生产是指医药产品的制造及加工活动。医药商品生产质量管理规范（Good Manufacture Practice，GMP）将医药商品的生产定义为原辅料的采购、产品的加工、质量控制、质量评价、储存和运输及有关控制的所有作业的总称。

（二）企业医药商品生产的形式

医药商品按照生产方式可划分为化学医药商品、中药以及生物制品。按照成品的形式则分为原料药和制剂药。

1. 原料药生产　原料药是指具有一定的药理活性，并用作生产制剂的化学物质。化学原料药的生产周期比较长，工艺复杂，专业面广，大都经历了物理变化或化学变化，每种原料药都有自己的生产工艺，不同厂家的同一种产品也可以有不同的生产方式。

2. 制剂药生产　制剂药通常指的是医药商品，可供患者直接使用。相对原料药的生产过程而言，制剂药的生产过程相对固定，但不同的制剂药有不同的生产工艺，生产过程中所使用的设备和物料也不尽相同。通常同一种制剂药的生产工艺都比较类似，可以大批量生产，也可以采用多品种小批量生产。

（三）企业医药商品生产的特点

按照企业组织生产的特点，目前各大医药企业的医药商品生产可概括为备货型生产

（make-to-stock，MTS）和订货型生产（make-to-order，MTO）。备货型生产是指按照已有的标准产品或产品系列进行的生产，它在医药企业中主要用于补充成品库存，维持一定的存货量以满足广大消费者的需求。而订货型生产则是指医药企业根据各类医药商品在一定时期内的销售情况，以及客户的订货量来预测该医药商品的需求量并确定生产量的一种生产模式。

（四）企业医药商品生产的计划

1. 计划的内容　生产计划的内容主要包括调查分析、市场需求和市场指标预测、安排生产进度以及实施生产计划和考核生产计划几个方面。

2. 计划的类型　生产计划是一个完整的系统。从生产计划时限可分为长期计划、中期计划和短期计划，从组织结构的对应关系可分为战略层、管理层和作业层三种。

在医药企业中，短期生产计划往往体现为月度生产计划。这是因为企业除了要根据客户订单制订生产计划以外，还要考虑医药商品的有效期。医药商品的有效期一般都较短，最长为3～5年。医药企业各类生产计划的特点见表9-1。

表9-1　医药企业各类生产计划的特点

类型 特点	长期生产计划	中期生产计划	短期生产计划
任务	制订总目标，获取资源	有效利用资源以满足市场需求	合理配置生产力，执行中期计划
层次	高层	中层	低层
时间周期	3～5年或以上	1年	小于6个月
详细度及不确定性	详细度低，不确定性高	详细度中，不确定性中	详细度高，不确定性低
决策内容（变量）	产品线规模的确定和设备选择，供应渠道，员工的培训，企业信息管理系统选择	工作时间和生产人员数量的确定，库存量，外包量，生产速率	生产什么，何时何地生产，生产时间、顺序、数量，物料和库存的控制方法

根据表9-1，在医药企业中，战略层面上的长期生产计划往往是从公司的长期发展上形成的，一旦长期生产计划形成，会直接影响企业的资源配置。同时，中期生产计划和短期生产计划是按长期生产计划制订的，短期生产计划执行的好坏也会直接影响中期生产计划的完成甚至会引起长期生产计划的变动。

3. 计划的制订　计划的制订主要分为调查研究、制订指标方案、确定最佳方案以及编制计划表。

4. 计划的实施

（1）人员的计划与组织：人员的组织设计实际上就是对各级员工的职能安排。常见的企业组织是建立在传统模式下的，主要以劳动分工和职能专业化为基础，组织内部划分非常细，各部门的专业化程度较高。在进行人员组织与分工的时候，各个岗位应进行精细分工，这样可提高各项工作专业化程度，从而提高生产效率。

（2）生产的计划与组织：对于企业的各个生产单元，包括投料、运输、检验、设备的配置等都应做好安排，以防在生产过程中出现物料停滞的情况。对企业的生产流程进行合理的布置，有助于企业生产流程控制。

（五）企业医药商品生产的管理

1. 生产物料的管理 医药商品生产所用的物料应符合医药商品标准、包装材料标准、生物制品规程或其他有关标准。一般物料的管理可归纳为三个阶段，分别是采购过程中的物料管理、运输过程中的物料管理、存储过程中的物料管理，不同阶段物料管理有不同的规定。

2. 生产设备的管理 企业生产过程中，设备操作或者维护不当是影响设备故障的重要原因之一，也是多数医药企业设备运行管理中的常见问题。

3. 生产人员的管理 人员是企业管理过程中最难以控制的因素，要求管理人员应该具备良好的沟通能力和组织能力，以确保人员各守其职、才尽其能。企业管理人员可定期对员工进行专业知识培训，以提高员工水平，以及通过不定期举办一些娱乐活动加强员工之间的感情。

4. 生产现场的管理 生产现场的管理是指在生产现场中对人员、机器、材料、方法等生产要素进行有效的管理，这是一种日本企业的独特管理方法，如今被其他国家的企业包括医药企业引用。日本企业所采用的生产现场管理被称为5S管理：SERI（整理）、SEITON（整顿）、SEISO（清扫）、SEIKETSU（清洁）、SHITSUKE（教育）。

5. 生产质量的管理 质量管理一般是指确定质量方针、目标和职责，并通过质量体系中的质量策划、质量控制、质量保证和质量改进来使其实现管理职能的全部活动。随着科学技术、生产力水平及管理科学化和现代化的发展，质量管理的手段也在不断发展。

（1）质量管理的规范：药品生产质量管理规范（简称GMP），是在医药商品生产全过程中运用科学的原理和方法来保证生产出优质产品的一整套科学管理办法，防止医药商品在生产过程中交叉污染、混淆及人为差错的发生，从而保证医药商品质量。在医药企业的信息化管理过程中，必须适应并体现GMP认证的要求及流程。我国自2004年开始规定，未通过GMP认证的企业不能生产医药商品。2013年新版GMP又开始执行，强制要求血液制品、疫苗和无菌医药商品必须在2013年12月31日前完成新版GMP认证，而没有完成的企业则被勒令停产，其他医药商品的生产企业也必须在2015年底前通过新版GMP认证。

（2）质量管理的实施：医药商品的形成经过研究、生产、经营几个阶段，各个阶段相互独立又密切相关，每一阶段都有各自的内容和特点，医药商品质量管理是一个复杂的系统工程。医药商品从研发到生产经营的各阶段都必须经过严格的质量管理。生产过程中的质量管理包括质量保证（quality assurance，QA）和质量控制（quality control，QC）。质量保证即质量监督和质量审核；质量控制则是指采用一定的管理方法、微生物检查和动物实验等方法对生产品用的物料、半成品以及成品继续质量检验。我国大多数的医药企业的信息化管理过程都已经融入了QA和QC的管理。

（3）质量管理的流程：企业生产过程中的质量管理流程一般包括质量监督、质量检查、留样观察、质量审核。

（六）企业医药商品生产的流程

某医药企业的生产流程（product process），如图9-1所示。

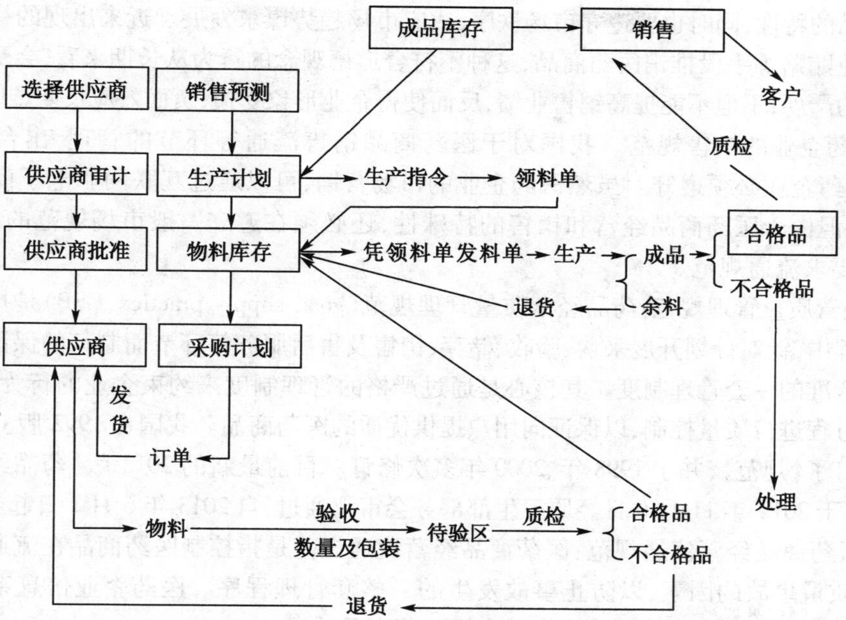

图 9-1 某医药企业生产管理的流程

二、销 售

医药商品销售管理的内容通常包括:医药商品的市场营销、医药商品销售的市场调研、医药商品的销售队伍建设与管理、需求分析、营销战略管理、销售人员激励和培训、销售的客户关系管理、销售的财务管理等。目前,我国许多零售经营的医药商品连锁企业,以及大规模批量生产医药商品的医药公司,都已经基本实现利用各种信息系统来管理销售数据和信息。未来销售管理的信息化发展方向,主要是如何利用销售管理系统来提高销售业绩、促进和维持客户关系、降低销售成本,这一目标的实现需要将现行的销售管理信息系统与客户管理系统、销售市场智能决策支持系统等进行功能模块的融合。

(一)医药企业的销售业务

1. 医药企业的市场营销

(1)医药市场

1)医药市场的含义:医药市场(medicine market)是医药企业从事销售活动的出发点和归宿,同时也是个人和组织对医药产品现实和潜在需求的综合。医药市场具有三个要素:人口、购买能力、购买欲望,三要素相互制约、缺一不可。

2)医药市场的特点:医药市场具有以下特点:一方面,在医药商品使用过程中,由于患者缺乏对使用方法、适应性、性能特点及一些副作用的了解,绝大部分人群都是在医生的指导下使用药物,这种严重的信息不对称反映出医药商品市场的专业性特点。另一方面,人在患病治病过程中产生对医药商品的需要是刚性的,受市场波动的影响较小,因此医药商品价格可能会高于实际价值。

(2)市场营销:医药商品市场营销(medicine marketing)是医药商品销售业绩提升的主要手段之一,营销的观念和方式首先要遵守国家法律、法规和政策,其次要符合市场规律。既要尊重医药商品的特性，同时也要遵守市场秩序，适应市场趋势谋求发展。近来出现的一些医药企业采用商业贿赂等手段推销医药商品，这种不符合道德观念的行为从长期来看，会受到市场规则和法律的严惩，不但不能提高销售业绩，反而使得企业形象受损、负面效应长期难以扭转。

2. 医药企业的销售规范　我国对于医药商品销售流通等环节的管理，出台了一些规范，要求医药企业必须遵守。虽然医药企业的市场营销，可以通过互联网和电子商务系统来大力推广，但由于医药商品经营和销售的特殊性，还必须在遵守一般市场规范的同时，符合医药行业要求流通规范。

(1)经营质量管理规范：药品经营质量管理规范(good supply practice，GSP)是指在医药商品流通过程中，针对计划开展采购、验收、储存、销售及售后服务等环节而制订的保证医药商品符合质量标准的一套管理制度。其核心是通过严格的管理制度来约束企业的行为，对医药商品经营全过程进行质量控制，以保证向用户提供优质的医药商品。我国在1992版GSP的基础上重新修订了《规范》，并于1998年、2000年多次修订。目前最新的2013版《药品经营质量管理规范》已于2012年11月6日经原卫生部部务会审议通过，自2013年6月1日起施行。

(2)医药商品经营流通规范：医药商品经营流通规范是指控制医药商品在流通环节所有可能发生质量事故的因素，以防止事故发生的一整套管理程序。医药企业信息系统应该有一套完整的流通管理规范保障体系，以确保医药商品质量。

(3)医药商品网上广告管理：2012年我国"十二五"规划明确提出，要规范网上医药商品信息服务与广告发布行为，重点打击利用互联网发布虚假广告和虚假宣传行为，加强医药商品电子商务特别是网上医药商品零售市场监管，严格互联网医药商品交易服务网站资格审批，促进互联网医药商品交易服务健康发展。我国医药企业在利用信息化手段营销和使用互联网进行广告设计及市场推广的时候，必须遵守《中华人民共和国药品管理法》和《广告管理条例》中有关医药商品广告管理的规定。

(二) 医药企业的销售流程

1. 市场调研

(1)医药市场调研概述：医药市场调研(medicine market investigation)是根据市场预测、决策等需要，运用科学分析方法，有目的、有计划、有系统地搜集、记录、整理和分析有关医药商品市场信息的过程，也是获取、整理和分析医药商品市场营销信息的过程。

(2)医药市场调研流程：医药市场调研是医药企业制订营销计划的基础，其基本过程包括：明确调查目标、设计调查方案、制订调查工作计划、组织实地调查、调查资料的整理和分析、撰写调查报告、反复市场调研。

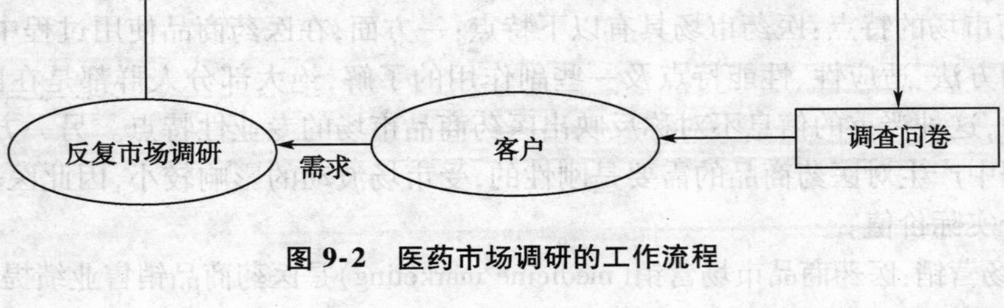

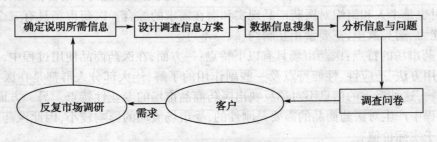

图 9-2　医药市场调研的工作流程

图 9-2 列出了一般医药市场调研的工作流程,多数医药企业已经把市场调研工作通过互联网开展,在网上发放调查问卷或进行网络投票,调研客户需求并收集市场反馈。

2. 需求分析　消费者的需求分为生理需求、健康需求、社会形象需求、信息需求、变化需求五大类。一般情况下消费者的需求会受到很多因素的干扰,比如收入水平、商品市场价格、相关商品价格、收入分配情况、广告宣传力度等。医药企业设计信息系统必须考虑本身产品对于消费者需求的满足程度,根据消费者的需求,根据客观的客户的需要,来不断修改和改善系统设计。很多医药企业的信息管理都是由客户关系管理(customer relationship management,CRM)的实际需要不断扩展、拓宽而实现的。

此外,医药企业的信息系统设计本身,也需要进行需求分析。

3. 营销战略与决策　医药企业营销决策是医药信息决策支持系统的一个主要功能,但是目前在我国医药企业的信息化实践中,使用信息系统来辅助销售决策的成功范例还不多,大多是利用信息系统自动输出电子报表,再由秘书或办公人员整理成报告,提交管理层决策,而不是由信息系统直接制订销售政策。

4. 销售渠道

(1)集中招标供应:医药商品集中供应指的是医药企业采用正规的公开招标的方法对医药商品进行销售,招标供应有一定的竞争性和风险性。

(2)分层分销供应:分层分销是一种传统的销售渠道,指的是医药商品从厂家出产以后,经过中间商、医药代表等渠道进入医院和一些零售商手中,然后由消费者购买的过程。

(3)直接订货供应:直接订货供应就是根据客户订单进行医药商品生产,生产完成后直接销售给客户的过程。

(4)医药商品零售供应:医药商品零售供应指的是将企业生产的医药商品放置到全国各地大小医药商品零售店进行售卖。

(5)医药商品代理供应:医药商品代理供应顾名思义就是代理商从医药企业进货,然后进行销售的过程。

我国自从 2009 年实施国家基本药物制度以来,医药商品的销售渠道和销售通道有了很大的变化,尤其是基本药物的集中招标采购和电子政务的结合越发紧密。2013 年 11 月,在十八届三中全会中,再次强调取消以药养医,实行医药分开的改革决策,这些都将改变传统的医药销售渠道和模式。另外在销售渠道和模式设计方面,医药企业的信息系统建设和改造也面临新一轮的机遇和挑战。

5. 销售管理　销售管理是销售主管的首要任务,销售管理的内容有:销售经理的职责、销售队伍的建设与管理、销售人员激励和培训、准备和举行销售会议、管理销售人员绩效等。销售管理不同于生产管理,销售主管应该做好销售订单、库存、资金、人员等方面的管理工作。医药企业的信息化销售管理是比较基本、简单的管理模块,无论是各个零售经营的医药商品连锁企业,还是大规模批量生产与销售的医药公司,都已经实现利用各种信息系统来管理销售方面的数据和信息。销售管理信息化未来的发展方向,主要是如何利用销售管理来提高销售业绩、解决销售成本。这需要将现行的销售管理信息系统与智能决策支持系统和优化管理模块融合起来。

三、采　购

采购是指企业在一定的条件下从供应市场获取产品或服务作为企业资源,以保证企业生产及经营活动正常开展的一项企业经营活动。医药采购(medicine purchasing),不仅仅是上述一般商品采购概念的延续,而且有自身的特殊性。做好医药商品采购工作,除了要熟悉医药商品常识以外,还必须熟悉采购医药商品的法规知识,一定要从有生产或经营许可证、营业执照、GMP 和 GSP 证书的合法企业购进合法医药商品。选择的医药商品品种,要有批准文号、质量标准、检验报告书的复印件、最小包装、标签、说明书原件等。

医药采购的信息管理,主要有两个应用方向:一是建立共用的医药采购平台,这些平台大多是政府组织医药商品集中招标采购的地方,特别是新医改之后,国家基本药物制度实施等改革政策要求下,基本药物全部要求在这样的平台上集中招标采购。二是医药企业自己或者和同业的其他医药企业一起建立的采购网,这些网站通过信息化手段为医药企业降低采购成本、保证采购品种需求而服务。

(一) 医药企业的采购方式

1. 市场选购　由采购工作人员进行市场调查后购买所需物品。

2. 合同订购　跟一些厂家或供应商签订合同协议并定期向其订货购买。

3. 预付订购　这种采购方式指的是企业向厂家或供应商缴纳一定的定金然后由他们负责生产所需产品。

4. 进口采购　从海外国家、地区购买企业所需物资。

(二) 医药企业的采购流程

医药企业的采购业务首先进行的是信息的搜集,需要搜集的信息包括该产品的市场价格、生产厂家、供应商信息以及配送公司的物流服务等,其次要进行的是询价、比价、议价、评估、索样、决定、请购、订购、沟通与协调、催交、进货检收、整理付款等内容。整个采购流程需要多部门配合,某医药企业的采购流程见图 9-3。

此外,医药企业在设计采购信息系统模块的时候,需要设计和考虑以下功能。

1. 满足采购需求

(1)预测产品销量:对产品的销量进行预测,然后进行采购,以免造成库存积压和企业亏损。

(2)预测所需原料:根据生产规划的内容确定生产某种产品所需的各种物料,按需求购买。

2. 实现采购规划

(1)规划采购品种:确定要买什么。

(2)计划采购数量:确定要买多少。

(3)谋划采购价格:采购价格最低。

综上所述,利用现代电子商务手段和技术建立医药采购平台和医药商品采购网是实现上述采购目标的一个新途径,能够更好地满足企业的采购需求、实现较优的采购规划。

四、物　流

(一) 医药企业的物流概述

医药企业相关联的产品或物品从供应地向接收地的实体流动过程称之为医药企业物流

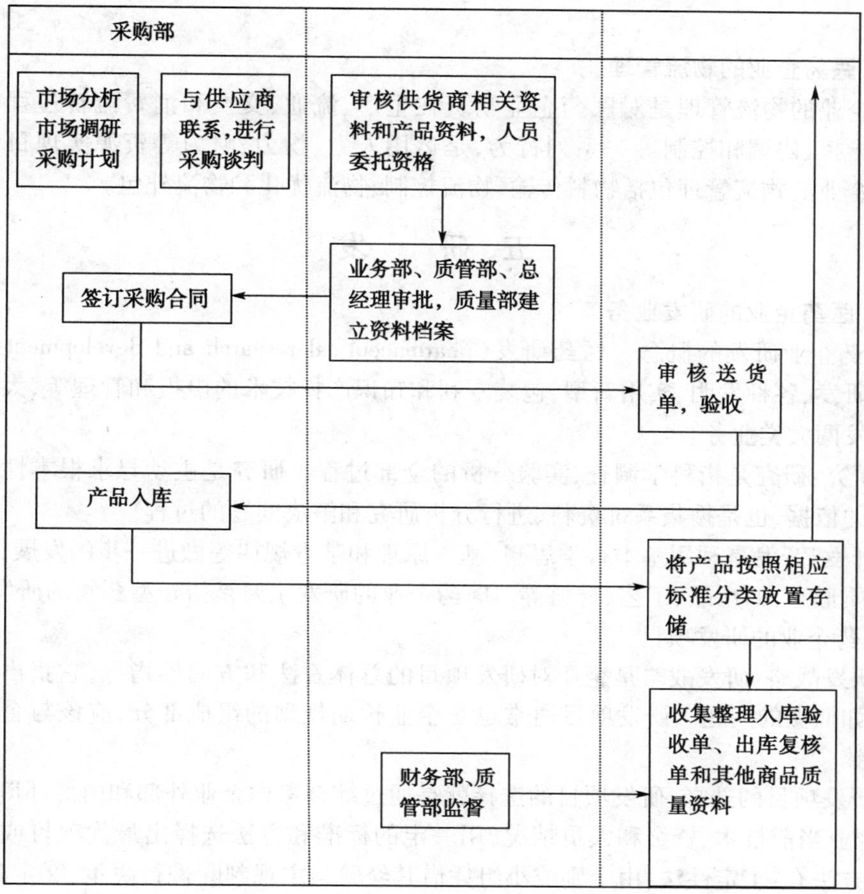

图 9-3 某医药企业的采购流程图

(pharmaceutical enterprise logistics)，它是根据实际需要，将运输、储存、装卸搬运、包装、流通加工、配送、信息处理等功能进行的有机结合。

企业的生产物流活动不但充实、完善了企业生产过程中的作业活动，而且将生产企业所有孤立的作业点、作业区域有机地联系在一起，构成了一个连续不断的企业内部生产物流。企业内部生产物流是由静态和动态相结合的节点连接在一起的网络结构。静态的“点”，表示物料处在空间位置不变的状态，如有关装卸、搬运、运输等企业的厂区配置、运输条件、生产布局等。生产物流动态运动的方向、流量、流速等是使企业生产有节奏、有次序、连续不断运行的基础，相关管理主要依靠物流信息系统(logistics information system，LIS)。在企业生产中，物流流转贯穿于生产、加工制造过程的始终。LIS 的目标应该是提供畅通无阻的物料流转，以保证生产过程顺利、高效率地进行。

除了需要对企业内部的物流进行管理外，很多医药企业还需要有物流外运等物料流转的业务，此外，还有一类企业是专门从事医药产品的物流服务的。因此，除了 LIS 外，物流服务管理(logistics service provider，LSP)也是一大业务。LSP 物料流转的主要手段也是物料搬运，但和 LIS 不同的是，还需要考虑更大范围的交通运输，最主要的管理目标不是辅助生产，而是面向采购、面对销售。因此，LSP 的管理质量和 LIS 的管理质量有同等、甚至更重要的要求。

(二) 医药企业的物流管理

医药企业的物流管理是对医药企业物资在生产、流通、交换和消费流转过程中进行计划、组织、指挥、协调和控制等一系列行为，是运用人力、物力、财力等资源实现目标的全过程。医药企业的物流管理包括物料传输、物流控制、物流优化和物流外包。

五、研　发

(一) 医药企业的研发业务

1. 医药企业研发的概念　医药研发(pharmaceutical research and development)，主要涉及新药的研发、各种发明、实用新型、包装专利和知识产权技术的申报和管理等，大致划分为研究和开发两大类业务。

(1)研究：研究是指科学调查、实验分析的全部过程。研究是主动寻求根本性原因与更高可靠性的依据，也是搜集系统资料、进行分析研究和解决问题的过程。

(2)开发：开发是利用基本科学思想、基本原理和基本规律等做进一步的发展，创造出一种新的物质形态，如产品、工艺、材料等。医药企业的研发主要是指新型药物的研发。

2. 医药企业的研发项目

(1)研发战略：研发战略是企业对研发项目的总体看法和方向性指导，它指出了该做什么项目和如何做的问题。研发项目通常也是企业长期规划的组成部分，应该与企业的发展战略相一致。

(2)研发项目的选择：研发项目的选择就是通过综合考虑企业外部和内部环境因素的影响，根据企业当前技术、资金和人员情况，用一定的标准和方法选择出最优项目或组合的过程。常用方法有：①定性法：由个别或小组凭借其经验与主观判断进行决策；②定量法：应用系统分析与数量技术，综合各种输入数据进行客观决策的方法。一般情况下都选择定量法，因为定量法具有准确性和客观性。

(3)项目风险：项目风险管理是指通过风险识别、风险分析和风险评估去认识项目风险，并以此为基础合理地使用各种风险应对措施、管理方法、技术和手段，对项目风险实行有效的应对和监控，妥善处理风险事件所造成的不利后果，以最低的成本实现项目总体目标的实践活动的总称。

某医药企业的风险监控流程，见图9-4。

(二) 医药企业的研发流程

1. 临床实验

(1)临床实验概述：临床试验是指在人群中，通过比较干预组和对照组的结果，确定某项治疗或预防措施的效果与价值的一种前瞻性研究。临床试验的全过程包括方案的设计、实施、监察、记录、统计分析和总结报告等。

(2)临床实验流程

1)临床实验的基本步骤包括：①明确研究目的；②查阅相关资料和文献；③确定研究对象；④选择相应指标并观察指标的变化；⑤设立相关的参照；⑥确定样本的大小；⑦对样本和研究对象进行随机分组；⑧数据收集和数据统计分析。

2)临床实验设计：常见的临床试验研究设计方案可分为单因素和多因素设计两大类。

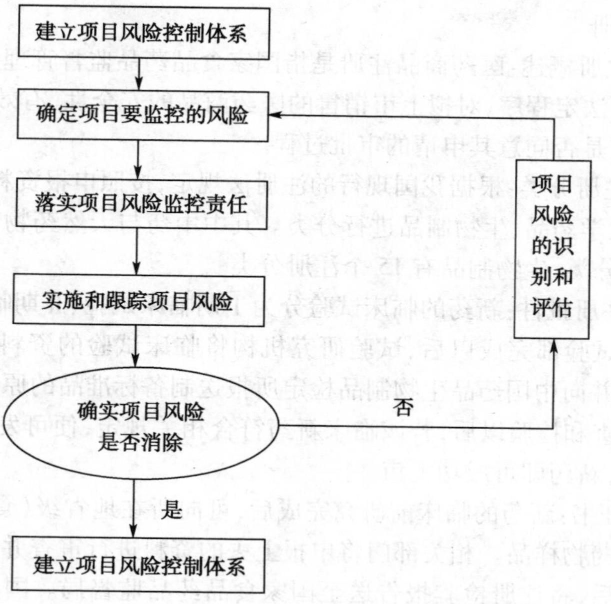

图 9-4　某医药企业的项目研发风险监测流程图

单因素设计是指某一因素为研究对象,分析不同强度水平对该因素的影响,包括配对设计、完全随机设计、序贯设计;多因素设计则是以两个或两个以上的因素为研究对象的,包括交叉设计、拉丁方设计、正交设计等。

(3)临床实验管理:目前我国的医药企业在进行医药商品的研发和临床实验方面,利用信息系统和内联网进行管理的还很少。而未来,随着国内医药企业的全球化发展进程,全球合作的机会越来越多,对医药企业研发信息系统的要求也越来越高,同时也对知识产权保护、临床实验信息保密等方面,提出了新的要求。

2. 质量控制

(1)药品非临床研究质量管理规范:药品非临床研究质量管理规范(good laboratory practice of drug,GLP),主要用于评价药物的安全性是否遵守相应的规则,包括在实验室条件下进行的各种毒性试验。新药的非临床性安全性评价对判断新药能否进入人体临床研究有着举足轻重的作用。只有严格遵循 GLP 才能保证得到高质量、真实、完整和可靠的新药临床前安全质量评价。

(2)药品临床研究质量管理的规范:药品临床研究质量管理规范(good clinical practice,GCP),这一概念产生于20世纪70年代中期,最早起源于对研究人员滥用人类受试者的关注。按照 GCP 的规定,每一个受试者参加新药临床试验应该以自愿为原则。进行临床试验的研究人员应保证受试者得到适当的保护,所有的研究均具有良好的科学依据,设计要合理,研究过程也要规范合理,研究记录应该完整规范、真实可靠,同时临床研究实验应该有利于提高临床研究质量和竞争力,便于管理部门监督和有利于医疗水平的发展。

目前很多医药企业的信息系统,都没有和 GLP、GCP 融合。这个现状会随着未来我国医药商品打入国际市场而逐渐改变。GLP 和 GCP 的质量控制,应该融入广大医药研发机构的信息系统中去。

3. 医药商品注册

(1)医药商品注册概述:医药商品注册是指国家食品药品监督管理局根据医药商品注册申请人的申请,依照法定程序,对拟上市销售的医药商品的安全性、有效性、质量可控性等进行系统评价,并决定是否同意其申请的审批过程。

(2)医药商品注册分类:根据我国现行的注册法规定,按照申报资料的难易程度,分别对中药与天然药物、化学药品、生物制品进行分类。其中中药与天然药物有 11 个注册分类,化学药品有 6 个注册分类,生物制品有 15 个注册分类。

(3)医药商品注册批件:新药的临床试验分为Ⅰ期临床试验、Ⅱ期临床试验、Ⅲ期临床试验。在这三期临床试验都完成以后,试验研究机构将临床试验的资料送至所在地省级(食品)药品监督部门,并向中国药品生物制品检定所报送制备标准品的原材料。经过省级和国家级相关部门的审查和检验以后,若该临床新药符合相关规定,便可发给《药品注册批件》,有了药品注册批件,新药即可成功上市。

(4)新药及其证书:新药的临床前研究完成后,可向所在地省级(食品)药品监督管理部门报送有关资料和药物样品。相关部门将申报上去的资料进行审查并到该新药的临床研究机构进行实地核查后,将注册检验报告送至国家食品药品监督局。国家食品药品监督局对申报的资料和新药进行审评合格后,便可以发给《药物临床试验批件》。

4. 产权保护

(1)医药发明专利:医药商品的发明是指对产品、方法或其改进所提出的前所未有的技术性方案,包括产品发明和方法发明。①医药商品的产品发明,即人工制造的、以有形物品形式出现的发明,它包括新化合物、已知化合物、微生物及其代谢物、制药设备及药物分析仪器、医疗器械等。②医药方法的发明,即医药商品的制备方法、生产工艺。通常专利申请者将一般方法发明和医药商品发明结合起来申请专利医药商品新用途,例如发现某种已知药物具有未知的用途和适应证等。

(2)实用新型专利:实用新型专利又称为小发明或小专利,是专利权的客体,是专利法保护的对象,是指依法应授予专利权的实用新型。实用新型专利是指对产品的形状、构造或者其结合所提出的适于实用的新的技术方案。

(3)外观设计专利:在知识产权的保护对象中,外观设计较为特殊。作为一种发明,它可以受到专利法的保护;作为美学思想的表述,它也可以受到版权法的保护。外观设计问题涉及专利权、版权法、商标法和反不正当竞争法。医药商品的外观设计专利,可以是医药商品本身的颜色、形状或图案等,也可以是医药商品内包装的色彩、图案及其组合,还可以是医药商品外包装及外包装以外的色彩图案和组合。

(4)医药商品商标权:医药商品的商标权是知识产权的重要组成部分。商标权是商标专用权的简称,是指商标主管机关依法授予商标所有人对其注册商标受国家法律保护的专有权。商标注册人依法支配其注册商标并禁止他人侵害的权利,包括商标注册人对其商标的排他使用权、收益权、处分权、续展权和禁止他人侵害的权利。

医药商品注册商标是区别于其他医药商品生产企业生产的医药商品质量的标记,是医药商品质量的法律保证。医药商品作为一种特殊物品,消费者很难靠自己的能力辨别其质量的好坏,这时医药商品的商标对消费者判断其质量的好坏起到了关键性作用。

目前我国医药研发机构和企业在研究和开发中的信息化水平还不高,较少有自身的研发信息系统。在新药研发、临床实验、医药商品注册、专利管理等领域,医药企业的研发信息系统应用还有待进一步发掘。随着我国进一步深化医药卫生体制改革、拓展国际合作、提升国际竞争力,该现状将有望得到逐步改善。此外,中药的信息拯救和保护工程,也将促进各类中医药信息系统的开发和应用,在传统中药方剂的现代化、信息化、共享化、产权化进程中,医药信息管理系统将大有作为。虽然在我国医药企业的主要业务流中,关于研发的信息化水平和发展状况最为薄弱,但也是最有发展潜力的地方。总体而言,医药企业的生产、销售、采购、物流的信息化发展已经比较成熟了,研发的信息化管理还有待加强。

第二节 医药企业信息化建设

一、医药企业的信息化发展

医药行业的信息化就是医药企业生产、销售、采购、物流、研发等全过程的信息化,医药企业管理的信息化是其中的重点。企业的信息化管理,不仅是企业生存与发展的基石,还有利于制药企业提高自身的核心竞争能力。2013 年 11 月,为贯彻落实党的十八大关于全面深化改革的战略部署,十八届中央委员会第三次全体会议研究了全面深化改革的若干重大问题,做出了《中共中央关于全面深化改革若干重大问题的决定》,这是我国广大医药企业继续深化改革的良好契机,同时也给医药企业在新一轮医药卫生体制改革中实现信息化、智能化提出了新的挑战。

自新中国成立以来,特别是改革开放以来,我国医药行业已基本形成了原材料、中间体、制剂和医疗器械等比较配套且较为完善的制药工业体系,在数量规模上已跻身世界前列,在发展中国家占有明显优势。但是,目前我国医药商品生产企业普遍存在"一小二多三低"的现象。一是大多数生产企业规模小;二是企业数量多,产品、规格重复多;三是大部分生产企业产品技术含量低、新药研究开发能力低、管理能力及经济效益低。另外,医药商品质量监控不严,在国际市场上竞争力极弱。如何利用信息管理改善医药企业在发展中遇到的上述问题,是一个新的课题。

随着计算机技术的飞速发展和信息化环境的日益成熟,医药行业的信息化步伐也在一直向前。信息技术已在制药生产、医药商品流通、医疗服务、卫生管理、医学教育和医学科研等领域全面展开应用,并取得了一些成绩。当然也存在很多问题,比如在信息化建设方面,许多制药企业的信息化项目不经调查研究,不经专家论证,盲目进行,使得企业信息系统重复建设,造成了财力、人力等资源的浪费。此外,国内大多医药商品生产企业在使用信息化技术保证医药商品质量方面存在许多问题,企业不符合 GMP 标准要求,生产工艺及操作规程的制订和执行不够科学、严格,质量保证及质量控制不够,特别是由于信息管理水平不高,而导致产品质量不高。

当前我国医药企业信息化建设的特点和发展趋势主要表现在企业资源计划(enterprise resource planning,ERP)和电子商务。ERP 是制药企业发展的重点。相对于传统的管理信息系统,它更注重管理的全面性、系统性,重视企业与外界的关系,支持经济全球化等。详见"三.(二).4"。

二、医药企业信息管理的特点

(一) 质量规范需强制认证

1. 医药企业信息系统与质量认证融合　医药企业的信息系统和一般企业的信息系统有很多不同,其中最突出的一点就是医药企业的信息管理需要融合 GMP 认证。

GMP 认证的主要目的是保护消费者的利益,保证人们用药安全有效,同时使医药商品生产企业有法可依、有章可循;另外,实施 GMP 认证是政府和法律赋予制药行业的责任。中国加入世界贸易组织之后,实施 GMP 认证也是实行医药商品质量保证制度的需要,因为医药商品生产企业若未通过 GMP 认证,就可能被拒之于国际贸易的技术壁垒之外。目前我国采取医药商品 GMP 认证与生产许可证相结合的办法,只有通过了医药商品 GMP 认证的制药企业,政府才发给许可证。

实施 GMP 管理对传统管理体系的各个方面均提出了挑战。淘汰落后的管理办法,强化符合 GMP 认证要求的管理,是企业发展的必由之路。随着国家食品药品监督管理局的成立,《药品生产质量管理规范》《药品 GMP 认证管理办法》《药品 GMP 认证工作程序》等有关法规的颁布,以及国家在新药审批、药品生产许可证的换发、药品的定价等倾斜性政策的执行,使制药企业的 GMP 认证工作已经由被动的行为,变为企业自身发展的需求。实施 GMP,提高产品质量,增强服务观念是市场经济条件下中小型企业的立足之本,发展之源。

因此,医药企业信息系统的第一个特性,就是要能够满足 GMP 强制认证的需要。

2. 医药企业信息系统与质量规范融合　医药企业信息系统的第二个特性,是与 GSP 融合。GSP 是通过控制医药商品流通环节所有可能发生质量事故的因素,防止质量事故发生的一整套管理程序。医药商品在其生产、经营和销售的全过程中,由于内外因素作用,随时都有可能发生质量问题,必须在这些环节上采取严格措施,才能从根本上保证医药商品质量。GSP 是医药商品经营企业统一的质量管理准则。医药商品经营企业应在医药商品监督管理部门规定的时间内达到 GSP 要求,并通过认证取得认证证书。现行 GSP 是医药商品市场准入的一道技术壁垒。

GSP 认证是一项整体性、系统性很强的工作,它要求医药企业在财务、购、销、存以及生产等方面实现信息化,因此,GSP 认证更是一项医药商品流通企业的信息化工程。

目前,很多医药公司都使用 GSP 软件来完成 GSP 认证的申报工作。这些软件,一般是按照药监局 GSP 流程设计的,可自动生成“药品采购计划”“药品购进记录”“进口药品购进记录”“药品验收记录”“进口药品验收记录”“库存药品养护记录”“处方登记记录”“近效期药品催销表”以及药监局制订的各种记录表格等,帮助企业顺利通过医药商品 GSP 认证,提高工作效率和管理质量。

(二) 医药商品过期与电子监管

1. 医药商品的保质期管理　我国颁布的《药品管理法》规定:超过失效期或有效期的药品按劣药处理,不得使用。

对于过期医药商品的信息预警是医药企业库存管理的一个基本要求,对于已经过期的医药商品,有些类别的医药商品还需要上报药监局派专人到仓库监督销毁,一些医药企业的信息系统还可以实现自动网上直报药监局的功能,以便在医药公司质量管理人员监督下,现场销毁医药商品，包括对内外包装进行破坏、针剂进行破碎等。如遇有毒、麻醉、精神类等国家管控药品过期，必须报药监局派专人来现场监督销毁。氰化钾等剧毒、危险品等过期医药商品需要聘请获得国家资质认定的专业机构销毁处理。

2. 电子监管条码管理　医药商品电子监管条码管理系统，是针对医药商品在生产及流通过程中的状态进行监管，以便对生产企业产品进行追溯和管理，维护医药商品生产商及消费者的合法权益。

对于医药企业来讲，信息管理必须能够融入电子监管条码管理系统。这个融合的难点，主要是条码的标准化管理。标准规范体系是医药商品电子监管工作各参与方在统一的管理和技术框架下开展工作的重要保障。企业需要进一步制定和完善医药商品电子监管的相关标准规范体系，包括业务规范、数据标准规范、信息安全标准规范等，以保障医药商品电子监管工作的顺利进行，确保合理开发和利用医药商品监管信息资源，确保医药商品电子监管信息系统与其他信息系统互联、互通和共享。

2012 年年底前，所有医药商品批发企业需按规定开展医药商品电子监管实施工作，对所有赋码医药商品进行核注、核销，做到“见码必扫”。对于零售药店企业，2015 年年底前需要完成全国所有零售药店电子监管的实施工作。因此，广大医药批发和零售企业，都需要建立起标准统一、管理规范、监督有力的电子监管条码管理系统，用于监管医药商品电子化扫描、条码打印和贴码等。

（三）医药商品客户关系管理难度大

1. 客户广　不同于其他行业，医药行业的客户非常广。这一特性是由于医药的高度管制性、高技术性和高风险性导致的，医药企业的客户不仅包括常规的医院、医生、药店、经销商、患者和制药厂，还包括主管的行政机构（如药监局、原卫生局、招标办、物价局等）、学术机构（如医学会、药学会、行业协会等）、研究机构（如大学的研究所、国家的基础药物研究机构等）、专利及法律机构（如知识产权局、专业法律事务所等）、大众媒体和专业媒体（如电视台、电台、专业学术期刊、专业报刊等）以及医药“智库”机构（如中国医药经济研究中心等）。在发达国家，还包括议会的游说人员、关键患者团体、消费者协会、关联项目基金会、健康管理组织及部分非政府组织等。

2. 关系杂　医药行业复杂的营销活动造成了医药客户关系管理系统实施上的复杂性。由于医药营销活动方式多（多种学术推广模式）、涉及面广（政府、学会、医院）、影响深远（医生、患者、媒体），因此项目实施需要分期、分步骤地有序推进，在协调各方关系的前提下逐步完善。

3. 要求严　不同于一般销售产品的客户关系管理允许一定的返修率、调换率，医药产品由于其治病救人的特殊性，是不允许任何质量方面和其他方面有问题发生。也就是说，医药商品的客户管理的要求更加严格，医药商品客户关系维护需要在零差错的服务质量要求下进行。

（四）受医药商品管理法规限制

1. 国家医药商品法规的限制　国内医药商品不良反应报告质量不高，存在瞒报、漏报、迟报现象。多数医药商品不良反应报告仍来自医院，医药商品生产、经营企业不主动报告。医药企业信息管理系统应该及时发现、统计和报告医药商品不良反应事件。

我国现行的《中华人民共和国药品管理法》于 1985 年颁布，2001 年第一次修订，近期还将“大修”，以修复药品审批标准不统一，药品不良反应存在的瞒报、漏报、迟报现象，并解决药品监管的公众参与制度缺乏等问题。该法的修订已纳入全国人大立法计划。

我国还有很多其他医药商品法律法规，比如《中华人民共和国药品管理法实施条例》《医疗用毒性药品管理办法》《放射性药品管理办法》《血液制品管理条例》《药品包装管理办法》《处方药与非处方药分类管理办法》《药品注册管理办法》等，医药企业的信息系统开发与设计人员需要深入学习、全面掌握这些法律法规，以免触及法律禁区。

2. 医药商品互联网法规限制　医药商品不同于一般商品，在互联网销售、广告发布方面，都受到相关法律法规的约束。另外，医药企业的电子商务和营销信息系统，也必须符合我国的法律规定。

医药商品生产企业、医药商品经营企业在自设网站进行医药商品互联网交易，或第三方企业为其提供医药商品互联网交易服务时，必须按照原国家食品药品监督管理局印发的《互联网药品交易服务审批暂行规定》，申请取得《互联网药品交易服务资格证书》后方可开展业务。发现违反上述规定的，对自设网站的企业由所在地食品药品监督管理部门按照《药品流通监督管理办法》第四十二条处罚；对提供交易服务网站的第三方企业由所在地食品药品监督管理部门按照《工作方案》要求依法责令停业整顿，限期整改。上述企业拒不改正或情节严重的，吊销其《互联网药品交易服务资格证书》，并移送通信管理部门关闭其网站。

三、医药企业的基本信息管理

（一）医药企业信息化发展阶段

1. 医药企业基础设施和办公信息化阶段　办公自动化（office automation，OA），基本内容有协作办公自动化、简单会计核算、企业网站、简单薪资核算和简单的员工考核等。这一阶段主要是单机应用阶段。目前我国还有许多小微医药公司和连锁药店还停留在单机信息管理阶段。一些药店，虽然名为“连锁”，但是分布广泛的许多分店，尚未联网，有的药店还是靠业务员定期前往各个分店拷贝销售数据。

2. 医药企业质量规范和业务信息化阶段　企业的信息化应用主要有全面会计核算、基本成本和资金管理、企业核心业务系统（采购、生产、营销、库存等）和人力资源管理等，同时，体现 GMP 和 GSP 认证与管理等相关的业务。这一阶段，大多企业已经有自己的内联网，并能够实现本业务系统的联网和数据交换管理。

3. 医药业务集成和综合管理信息化阶段　发展到这一阶段，医药企业信息化的主要目标是业务集成管理，包括全程供应链应用、客户关系管理、业务集成管理、电子商务、ERP 应用等。通过建设 ERP 系统、分销与客户关系管理系统、办公自动化系统、新药研发项目管理系统和临床统计分析系统、物流及配送系统等，完善生产过程管控一体化信息系统以及计算机网络系统，实现医药集团公司及各子公司管理信息系统的集成，以优化企业业务流程，降低企业管理成本和交易成本，提升企业综合管理水平和竞争力。

（二）医药企业的管理信息系统

1. 自动办公系统　自动办公系统主要实现办公的自动化和无纸化。医药企业的自动办公系统，虽然各有不同，但是功能模块基本相似。表 9-2 列举了一些常见办公模块。

表 9-2 医药企业自动办公系统功能模块

模块类别	项目名称	项目描述
个人邮箱	新建便笺	起草邮件便笺
	收件箱	用户收到的信件显示在此文件夹中
	发件箱	用户发出去的邮件记录在此文件夹中
	草稿箱	用户起草了,但还未发出的邮件文件夹
	文件夹	用户可以自己添加邮件文件夹
	邮件规则	定义邮件处理规则
	废纸篓	用户删除的邮件,存放在此废纸篓中
个人事务	个人日历	安排日程
	个人文档	随手记录自己的文档
	名片夹	用户的名片夹
	通信录	单位的通信录
	修改密码	允许用户修改自己的密码
公文管理	收文管理	对上级来文的处理,包括上级电子文件的处理和纸质介质的扫描处理
	发文管理	内部发文处理,支持保留浏览器上发文审批的痕迹
	档案管理	提供办公系统中的公文归档、档案的光盘刻录备份和恢复,实现文档一体化,同时提供各类实物档案的管理,提供档案借阅管理
	催督办	公文流转过程中的流程监控和催办、督办
	日常事务	对于临时工作的工作流处理(不需要归档的业务)
	工作流定制	提供图形化的工作流定制,提供对会签、催督办、代办、不定环节的并发和顺序流转处理
办公信息	会议管理	会议室的管理,会议的安排、通知等功能
	车辆管理	对车辆的使用情况和维修情况进行管理
	考勤管理	考勤情况的统计和查询
	人事管理	人事档案的管理
	值班管理	值班情况的登记和统计
	物品管理	各部处的物品领用和登记
公共信息	公告栏	公告栏中发布各种公告
	讨论区	建立内部信息交流和讨论的园地
	大事记	公司的大事记列表
	电子期刊	公司内部电子期刊的发布和管理
	政策法规	提供国家政策法规的发布

续表

模块类别	项目名称	项目描述
系统管理	通信录	提供对内部电话号码等通信方式的查询
	电子书库	电子书的出版和查阅
	用户管理	管理员进行部门和人员注册、修改的数据库
	管理引擎	管理员定义系统模块的数据库
信息门户管理	布局模板管理	管理员进行门户网站页面布局
	栏目定义	管理员定义门户上的栏目属性,例如名称、数据源、更新频率等
	个人门户	提供用户定义自己的个人门户桌面功能

有些医药企业还没有开发和使用自己的OA系统,而是利用第三方信息通信软件进行办公,比如使用"腾讯公司"的QQ、微信来办公,以及使用第三方邮件系统通讯,没有自己公司的电子邮箱,这些都会影响医药企业的内部信息管理的独立性、安全性、保密性,并可能阻碍该公司与外部合作企业进行沟通的有效性。

2. 管理信息系统　管理信息系统(management information system,MIS)的核心是对企业业务流程中的所有人、机、物进行系统管理,利用计算机硬件、软件、网络通信设备以及其他办公设备,进行信息的收集、传输、加工、储存、更新和维护,以企业战略竞优、提高效益和效率为目的,支持企业高层决策、中层控制、基层运作的集成化的人机系统。

基本功能模块见表9-3。

表9-3　医药企业的管理信息系统功能模块

模块类别	功能描述
系统设置模块	修改密码、用户管理、清空数据、备份数据、恢复数据、销售单打印设置、入库单打印设置、销售单显示设置等
基本信息设置	医药商品分类、剂型分类、计量单位、医药商品资料、供应商、客户、业务员、仓库等信息的设置
进货信息管理	采购计划、进货开单、进货退单、进货单查看、进货统计查询
销售信息管理	销售开单、销售退单、销售单查看、销售统计查询、利润结算
库存信息管理	库存调整(包括调整价格、调整数量、医药商品转仓等),统计查询
其他信息管理	医药商品过期预警、报损、通知销毁,流通费用计量和其他信息查询

医药企业的管理信息系统,广义上还包括自动办公系统、决策支持系统、客户关系管理系统等,本章将这些广义系统提取出来,分别叙述,因此表9-3的MIS模块,主要是对狭义的管理信息系统进行功能概括。

3. 决策支持系统　决策支持系统(decision support system,DSS)是辅助决策者通过数据、模型和知识,以人机交互方式进行半结构化或非结构化决策的计算机应用系统。它是MIS向更高一级发展而产生的先进信息管理系统。它为决策者提供分析问题、建立模型、模拟决策过程和方案的环境，通过调用各种信息资源和分析工具，帮助决策者提高决策水平和质量。

目前，医药企业决策支持系统还处在研发阶段，成功应用的范例还很少，主要是利用遗传算法进行医药商品销售决策的优化，利用统计方法预测医药商品的未来销量，运用运筹学的存储论方法来进行库存预警、制订最优订货量，运用数学规划理论和方法进行最优物流路径、最短配货路径等的设计与决策。

4. 企业资源计划 企业资源计划(enterprise resource planning，ERP)是指建立在信息技术基础上，以系统化的管理思想，为企业决策层及员工提供决策运行手段的管理平台。医药企业 ERP 系统要解决的核心问题是，跟踪产品销售过程中的物流和资金流，提高资金周转率，降低发出商品和应收账款的风险。医药企业具备制造业企业所共有的本质特性，因此 ERP 系统已经成为了大多医药企业选择的医药信息管理模式。

某医药企业的 ERP 功能模块请参见表 9-4。

表 9-4 医药企业的常见 ERP 功能模块

模块类别	功能描述
GSP 管理	系统设计以 GSP 为规范进行开发。根据 GSP 流程进行管理。软件根据 GSP 标准进行医药商品有效期、分类、产地的管理要求，严格规范业务流程，实现医药行业物流、人流、资金流、信息流和生产质量管理全过程的实时监控与动态管理，全面提升医药企业经营和质量管理
批号管理	医药商品的批号管理，贯穿整个系统的流程(采购、生产、入库、销售、出库)
预警管理	用户可以设置最大库存与医药商品的有效期，当库存大于设置的最大库存时，系统会自动提示，防止医药商品的积压。对于有效期预警，当医药商品的有效期达到指定时间时，也同样会自动提示
电子监管	电子监管从采购、生产到销售出库、批准文号一直贯穿到业务流程中，规范处理业务，有效保证产品质量
存储分区	系统针对医药商品的特性，专门设计的区域存放位置，为各医药商品绑定其存放的区域位置，避免发生意外
权限管理	不同人员绑定不同分支机构，权限管理明确。各分支机构人员只能看到自己权限内的数据
提醒功能	软件针对每一次客户跟进，每一个订单处理流程都设有提醒功能；在处理好当前事务后，设定下次要处理的事务内容和下次处理时间，当到提醒时间后，系统会自动提醒
订单管理	把销售和采购紧密结合，通过订单管理模块，可以详细地查看到每一个销售单和与之相关联的采购单，实际库存、采购量、订货量、尚欠等同时体现，及时查看预约到货日期、发货日期等，及时跟进订单等

许多医药企业的 ERP 系统都是以 GMP 管理规范为纲领，根据企业自身业务流程特点来设计和开发的。除了表 9-4 中的一些常见管理功能模块外，还有财务管理、生产计划、物料计划、人力资源管理等一般企业 ERP 的常见管理功能模块。另外有些 ERP 系统，还融入了供应链管理模块和客户关系管理模块。本章将后两者独立出来，分别叙述附后。

5. 供应链管理　企业供应链管理（supply chain management，SCM）是以物流系统为中心，以高效、高速供应为目标，通过信息手段，对供应的各个环节中的各种物料、资金、信息等资源进行计划、调度、调配、控制与利用，形成用户、零售商、分销商、制造商、采购供应商的全部供应过程的功能整体。

某医药企业的SCM功能模块见表9-5。

表9-5　医药企业常见SCM功能模块

模块类别	功能描述
GSP管理	控制医药商品流通环节所有可能发生质量事故的因素，从而防止质量事故发生的一整套管理程序。系统将所有进、销、存业务流程都进行了GSP流程控制，与进、销、存相关的GSP报表都可自动生成
资料管理	资料管理是整个系统所有操作的基础，贯穿于整个系统的业务流程中。对商品、供应商、客户、职员、会员、库房、货架、部门、单位类型、商品类型等一系列基础资料进行维护和管理，包括商品字典、供货商资料、客户资料维护、职员资料、基础资料、医药商品质量档案表、合并商品、合并供货商和合并客户等模块
零售管理	零售管理主要涉及零售销售、中药划价及收款、团购销售、会员管理、零售促销方案、打印标价签及零售数据分析与查询等业务
库存管理	提供库房资料维护、商品货架维护、库存上下限维护、库存查询、内调移库、商品损溢、库存盘点、接近有效期商品的预警和催销、商品库存预警、紧缺商品分析、历史库存查询等功能，对库存业务的物流和成本进行精确和及时的信息管理，并将相应信息自动流转给采购、销售、财务、营运等相关部门，协助企业相关业务活动的顺利进行
往来管理	通过采购付款、销售收款、付款查询、收款查询、会计科目、记账凭证等模块对企业的往来账款进行综合管理，及时、准确地提供客户及供应商的往来账款余额资料
报表管理	主要用来查询和统计分析业务过程中发生的各种业务数据，包括单据查询、商品厂商关系、商品跟踪分析、商品流水账、供货商信息查询、往日零售日报、商品零售排行榜、营业员业绩分析、经营历程分析、经营总况分析、库存结构分析、滞销商品分析等模块。系统将大量丰富的业务数据经过优化分析和处理转换成准确、直观的数据报表

目前我国的医疗体制并不完善，医药卫生体制改革还处在深水区，基本药物制度才初步建立，取消“以药养医”刚刚开始推进，大部分医药商品目前还是通过医院销售。而医院作为医药商品的销售终端，根本没有存货压力，医药公司无法实现与医院的资源共享，更谈不上有效管理。至于医药商品的物流中心建设，还存在一系列不完善的地方。现在我国医药物流企业大都是国有企业，这些企业无论经营理念还是信息化水平，都与现代化物流企业的要求有较大的差距。因此，在我国的医药企业建立行之有效的供应链是非常必要的。

6. 客户关系管理　客户关系管理（customer relationship management，CRM）系统是指企业用CRM技术来管理与客户之间的关系，是选择和管理有价值客户及其关系的一种商业策略。CRM要求以客户为中心来支持有效的市场营销与服务流程。

通常，医药行业CRM信息系统包括基础设置、市场营销、渠道管理、销售管理、服务管理、决策支持、电子商务与呼叫中心等模块。表9-6列举了几种主要的功能模块。

表 9-6　医药企业的 CRM 功能模块

模块类别	功能描述
客户信息管理	客户资源是企业的重要资源，医药企业应建立统一的数据库管理客户资料，而不应该像现在部分企业那样，让客户资源分散在各个销售人员手中
经销商信息管理	医药企业的医药商品是通过批发商、经销商、终端进行销售的，医药企业要重点关注如何通过非直销渠道对医药商品的流向信息和处方信息进行管理，如何有效减少中间费用，提升医药企业利润等
销售人员信息管理	在销售人员管理方面，要求实现管理人员可以随时查看和了解销售人员销售计划的完成情况、推广活动的进展情况，进行出货单管理、费用管理、销售额/利润管理等，帮助管理者全面了解、客观评价和管理每个销售人员业务进度情况
消费市场信息管理	消费市场信息管理主要针对终端消费群体，要便于医药企业通过多种途径和消费者进行沟通，如电话、邮件、现场、网站等，管理和加强与消费者的个性化互动。同时执行终端市场的营销策略，提供实时的、动态的反馈机制，使医药企业能够衡量和监视其销售计划和市场计划的执行是否成功。主要关注点是消费者分析、终端营销活动管理、销售和市场分析等
竞争对手信息管理	对竞争对手信息进行全面记录和分析，包括竞争对手基本信息、竞争优劣势、竞争订单分析、竞争产品分析、市场份额分析，以及跟踪竞争对手的市场活动情况，找到市场症结，调整营销策略

医药企业的信息化进程都经历了逐步发展的过程。有些企业的信息管理系统涵盖了上文所有的信息系统功能模块，而有些企业的信息管理系统则仅仅以其中的某一模块为核心。医药企业尽管存在上文所叙述的六种信息管理模块的共性，但是由于各自的资金、业务、发展定位各有不同，在信息管理模式的选择上，还是有很大不同的。下文将主要选取四种主要的信息管理模式加以介绍。

第三节　医药生产企业的信息管理

医药企业主要有两大类：一是生产类，即主要是以医药商品的生产和本产品的销售为主要业务的企业；二是代销类，即主要是以别的厂家生产的多种医药产品的销售和配送供应为主要业务的企业。本节先介绍生产企业的信息管理，第四节介绍代销企业的信息管理。

生产类企业的医药商品生产与零售，在信息管理方面呈现与 GMP、GSP、CRM 以及 ERP 融合的特点，本节将从这四个角度来阐述以生产为主要类型的医药企业的信息管理。

一、医药商品生产的信息管理必须融入质量规范

医药商品的生产管理，需要按照 GMP 规范来设计和管理，包括质量保证 QA、质量检验 QC 和 GMP 认证文件的管理三个部分，来实现对生产经营全过程的监控，以保证原材料和生产成品的质量。

（一）医药商品生产的信息管理融入质量保证

质量保证的内容包含全过程质量监控、物料进厂监控、供应商认证、库存物料监控、生产过程监控、投诉管理、质量事故管理、计量器具、销毁程序、质量分析等。医药企业 QA 信息

管理流程示意图见图9-5。

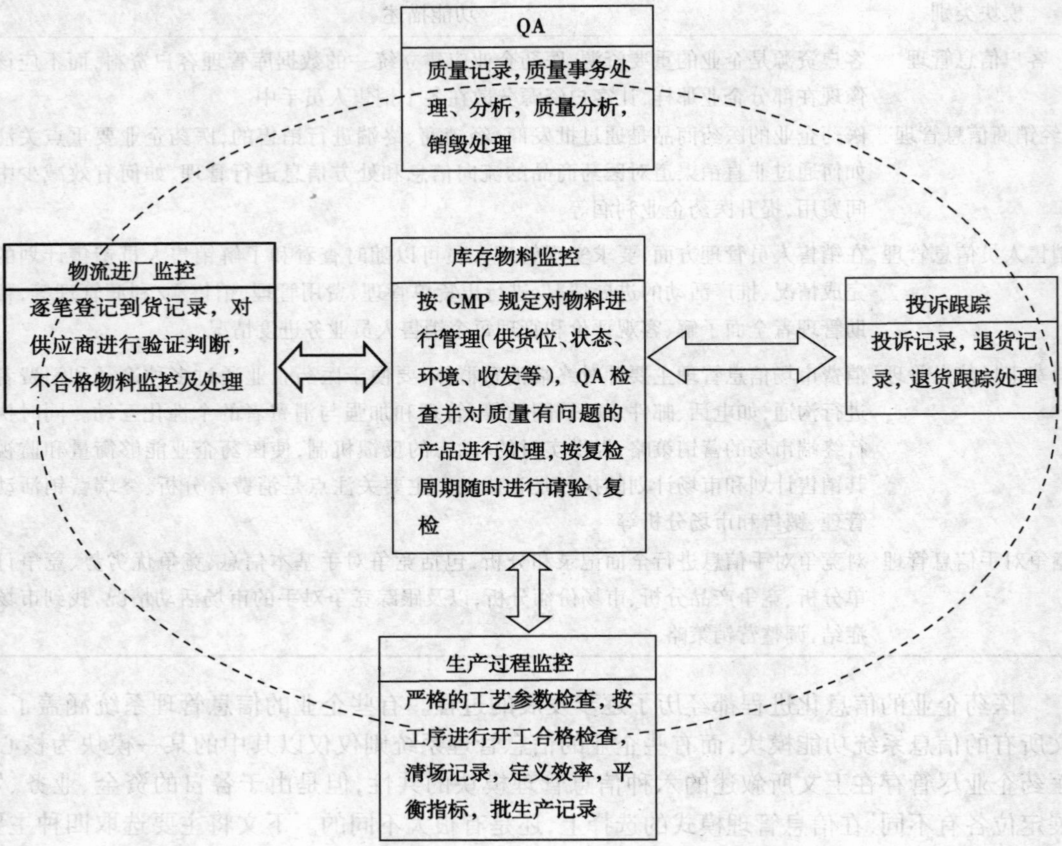
QA
质量记录，质量事务处理、分析，质量分析，销毁处理
物流进厂监控
逐笔登记到货记录，对供应商进行验证判断，不合格物料监控及处理
库存物料监控
按GMP规定对物料进行管理(供货位、状态、环境、收发等)，QA检查并对质量有问题的产品进行处理，按复检周期随时进行请验、复检
投诉跟踪
投诉记录，退货记录，退货跟踪处理
生产过程监控
严格的工艺参数检查，按工序进行开工合格检查，清场记录，定义效率，平衡指标，批生产记录

图9-5　医药企业QA信息管理流程示意图

(二) 医药商品生产的信息管理融入质量检验

医药企业的质量检验主要包括对原辅料检验、包装材料检验、生产过程检验、库存物料检验、退货产品检验等。QC的信息管理流程见图9-6。

(三) 医药商品生产的信息管理融入认证管理

医药企业对质量认证文件的管理，应该能够按GMP文件管理要求，对企业的各类文件(生产记录、工艺规程、工艺配方和技术手册等文档)进行规范化的分类管理，并提供文件的起草、修订、审查、批准、撤销、存档、查询功能，也能对每个文档修改历史数据、进行文档版本化管理。

二、医药商品销售的信息管理必须符合销售规范

医药企业实施医药商品销售的信息管理必须符合GSP的销售规范。

融合GSP的医药商品零售系统的信息管理功能一般有：系统管理、资料管理中心、采购管理系统、仓库管理系统、销售管理系统、门店配送管理系统、零售管理系统、统计分析和决策支持系统、财务管理系统、GSP专项管理系统等。

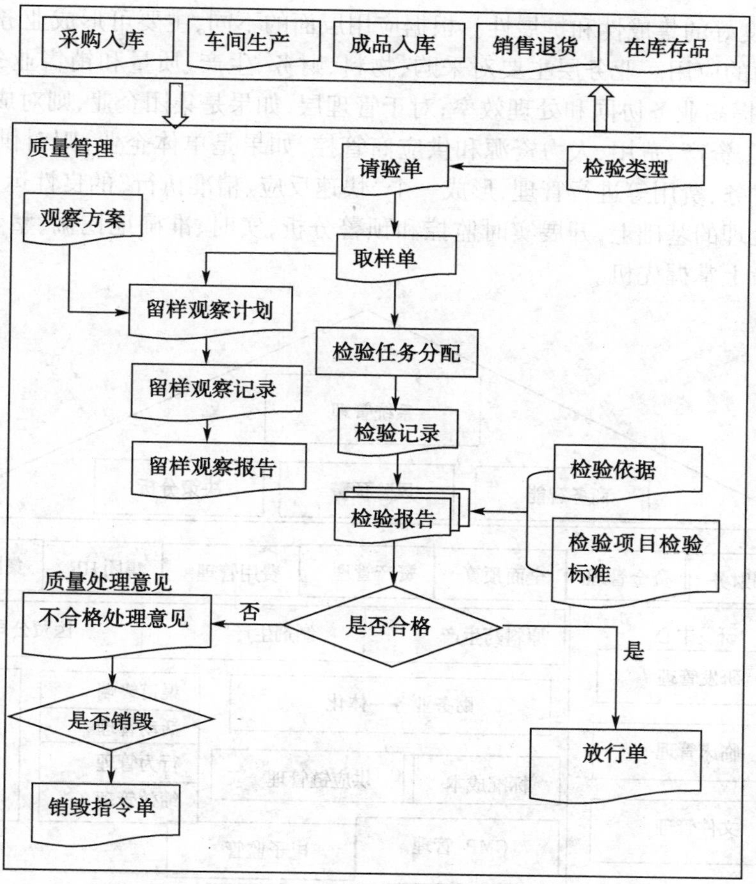

图 9-6　医药企业质量控制信息管理的流程图

（一）医药商品销售信息管理系统的功能

医药商品零售信息管理系统适用于医药销售批发企业、医药零售企业、医药连锁企业、医药生产企业的销售公司的经营管理，并且在帮助医药企业依据 GSP 要求规范管理的基础上，更注重于帮助医药流通企业提高工作效率和管理水平，以提高企业销售管理效率和经济效益。

医药商品销售信息管理系统的功能集医药商品经营的进、销、存、财务、统计分析和 GSP 管理为一体，充分满足医药企业各方面的管理需要。具体包括：售价报警控制、库存上下限报警、自动库存控制、门店自动配送、自动匹配最优供应商、生成采购订单、自动价格跟踪、客户通过远程系统订货、自动实现 GSP 管理控制、自动完成 GSP 所需要的表格和记录、全面的统计分析与决策支持、财务管理等功能。

医药商品零售信息管理系统为医药流通企业提供全方位的信息化解决方案，能最大程度地满足医药流通企业业务运作和全面管理的需要，能帮助医药流通企业有序和高效地经营。

（二）医药商品销售信息管理系统的模型

图 9-7 是基于 GSP 的医药企业医药商品销售信息系统概念模型。整个系统架构在 GSP

平台之上，有良好的集成性和扩展性。根据应用层面的不同，主要可形成业务层、管理层、决策层三个层面的应用。业务层主要对采购、物料、财务、生产、质量和销售业务进行处理，强调贯彻GMP，提高业务协同和处理效率；对于管理层，如果是集团企业，则对成员单位开展财务、资金、预算、资产、费用、人力资源和供应商管控，如果是单体企业，则对供应商、质量、资产、现金流、财务、费用等进行管理，形成一个"快速反应、精准执行"的良性运营机制；决策层则是在业务处理的基础上，开展实时监控和预警分析，实时、准确地挖掘、整合企业信息，使得企业在决策上掌握先机。

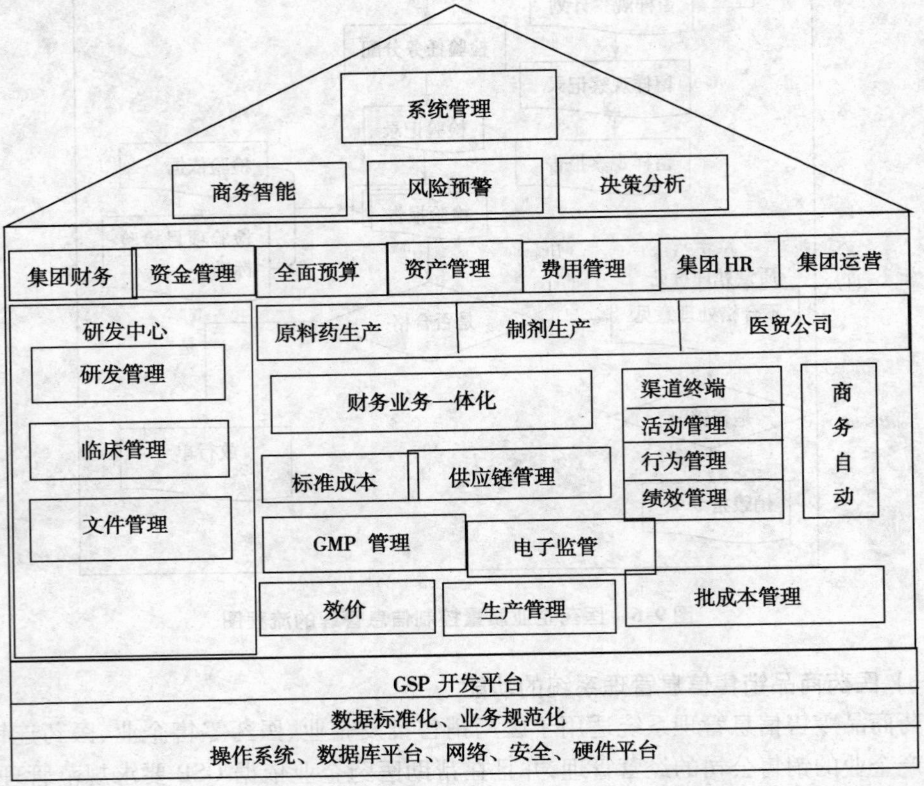

图 9-7　基于 GSP 的医药企业信息系统概念模型

医药企业信息系统与GSP融合模式，不仅提供给医药流通企业一套先进高效的信息化管理系统，更重要的是带给企业先进的管理思想和科学的管理方法，帮助现代医药企业建立起一套科学、规范、高效的经营管理体系，提高企业的管理水平和市场竞争力。

三、医药商品营销信息管理应使用客户关系管理系统

传统的医药商品销售渠道和客户关系管理主要依靠医药代表来拓展和维护，而商业贿赂等不良销售行为往往和医药商品销售渠道不公开、客户关系维系不规范等有关。用CRM技术来管理客户之间的关系，使用计算机系统管理，以杜绝灰色区域、减少商业贿赂，已经成为未来医药企业销售管理的必由之路。

使用客户关系管理系统，可以改变医药公司吸引和保留客户的方式，从而创造出覆盖所

有业务系统和Web服务的互联工作环境。客户关系信息管理系统的功能,简单地概括就是"三连通":连通雇员和信息、连通企业和客户、连通业务子系统。

"连通雇员和信息"指的是医药企业CRM系统可以连通雇员和信息,比如:全面掌握、合理指导销售代表的日常行为;注重销售代表的销售行为及销售过程的控制;保证及时统计各种医药商品营销模式的数据统计;及时进行计划完成分析和雇员考核的业务数据分析等。

"连通企业和客户"是指医药企业CRM系统有效连通企业和客户,包括:全面集中管理所有客户信息及联系人;多方式拓展医院(医生)、药店、代理、第三渠道客户群体;通过及时有效的走访和主动服务客户,提高药店和医药的医药商品销量;通过对客户的多因素分析、潜力分析和销售贡献,差异化维护;全面管理掌握进店、进院、医药商品招标、营销会议等前端销售行为;与贡献大的客户维持更好的关系,以更大的激励实现更多的销售。

"连通业务子系统"是指医药企业CRM系统以外部客户为中心,连通各个内部业务子系统,包括:客户管理子系统、联系人管理子系统、时间管理子系统、潜在客户管理子系统、电话销售子系统、营销管理子系统、客户服务子系统等,有的CRM系统还包括了呼叫中心子系统、合作伙伴关系管理子系统、商业智能子系统、知识管理子系统、电子商务子系统等。

图9-8则从几个不同的角度展现了医药企业CRM系统的业务范围与实现目的的二维关系。

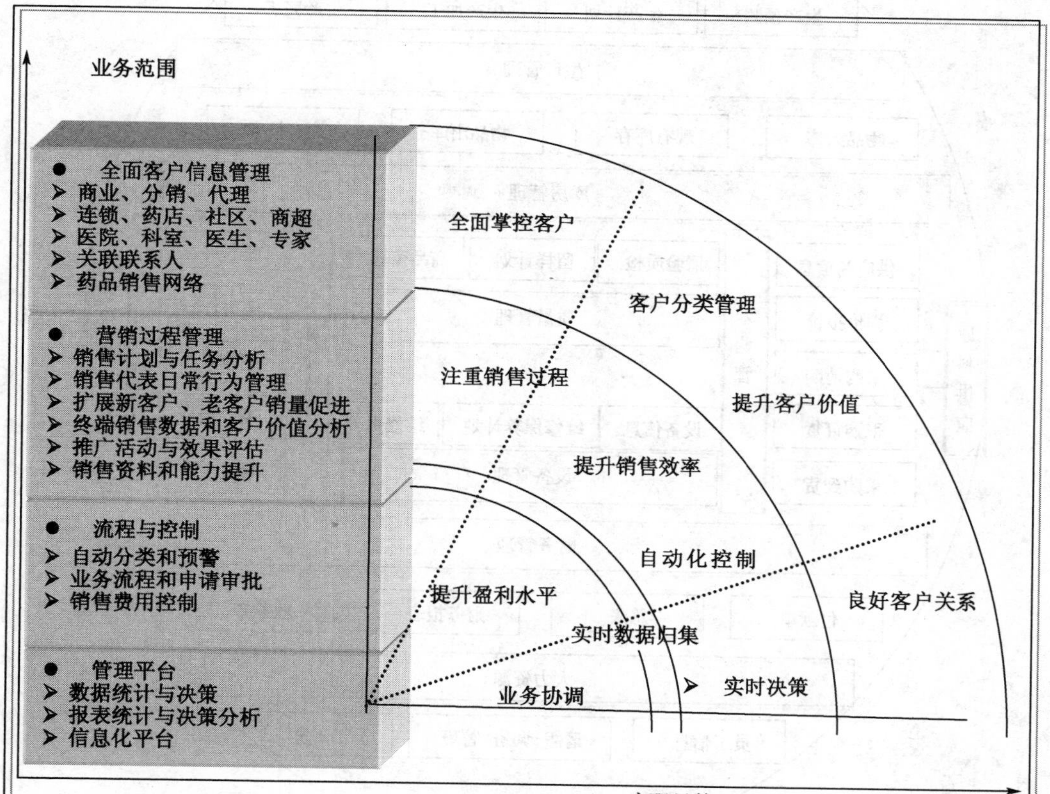

图9-8 医药企业CRM系统的业务范围与实现目的的关系分析图

四、医药商品生产与销售共用企业资源计划系统

企业资源计划系统(ERP)是一个管理思想和信息技术相结合的软件产品,是一种基于流程优化的、以实现跨多职能部门信息集成的综合性信息系统。所以ERP系统设计必须同时考虑管理和技术两个方面,而实现流程优化和信息集成除了考虑技术架构外,还要依托高质量的业务流程设计和数据模型设计。

(一) 医药企业资源计划系统的模块

ERP可将企业所有资源进行整合集成管理,是将企业的三大流,即物流、资金流、信息流进行全面一体化管理的信息系统。医药企业的ERP系统的信息管理模块,大致包括生产管理、库房管理、质量管理、采购管理、销售管理、设备管理、财务管理、人力资源管理等功能模块,并过渡到办公自动化平台、电子商务平台。

某医药企业ERP系统的业务流程与信息管理模块,见图9-9。

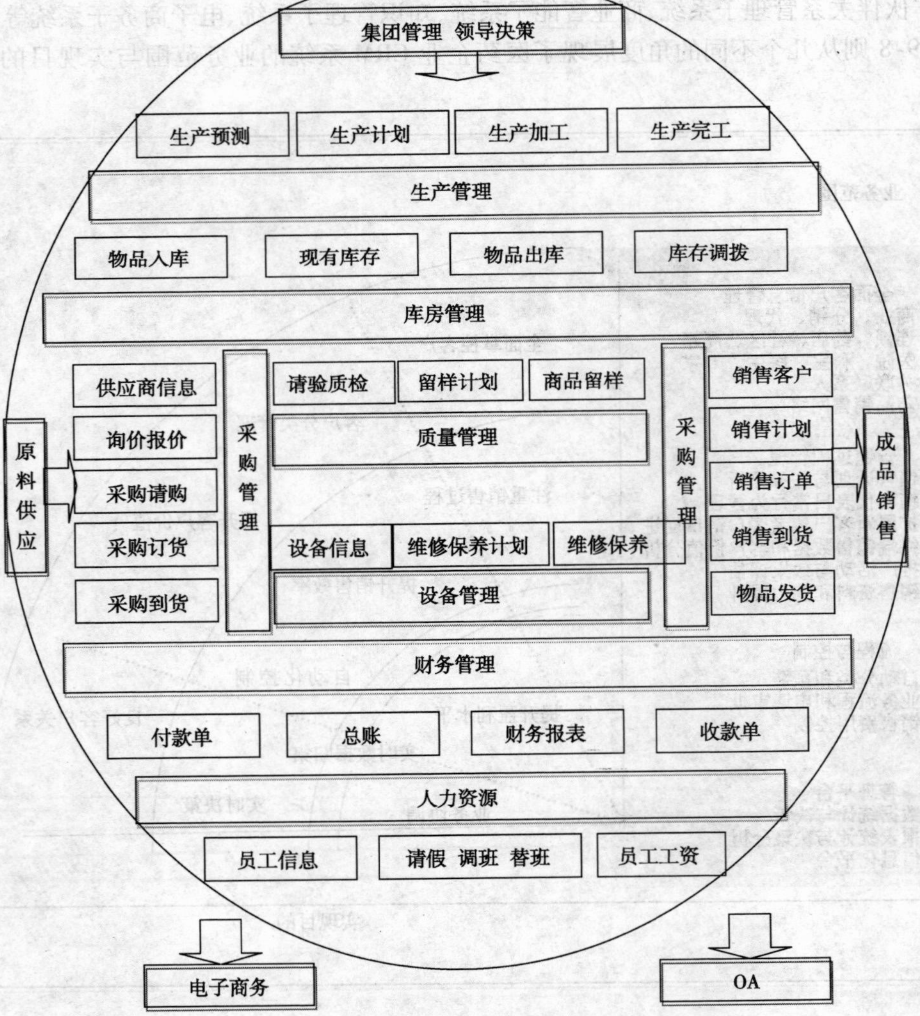

图9-9 某医药企业ERP信息管理模块和流程架构图

（二）医药企业资源计划系统的功能

本节选取医药企业资源计划系统中几个重要的信息管理功能，并简要介绍。

1. 医药企业资源计划的采购管理　采购管理是处理企业整个采购活动执行过程的模块，整个执行过程包括供应商信息、采购合同、采购询价、采购报价、请购单、订单、到货通知单、采购运费以及退货通知单等业务，通过对这些业务的综合管理来达到对企业采购活动的科学监管。

某医药企业资源计划的采购管理流程图如图 9-10 所示。

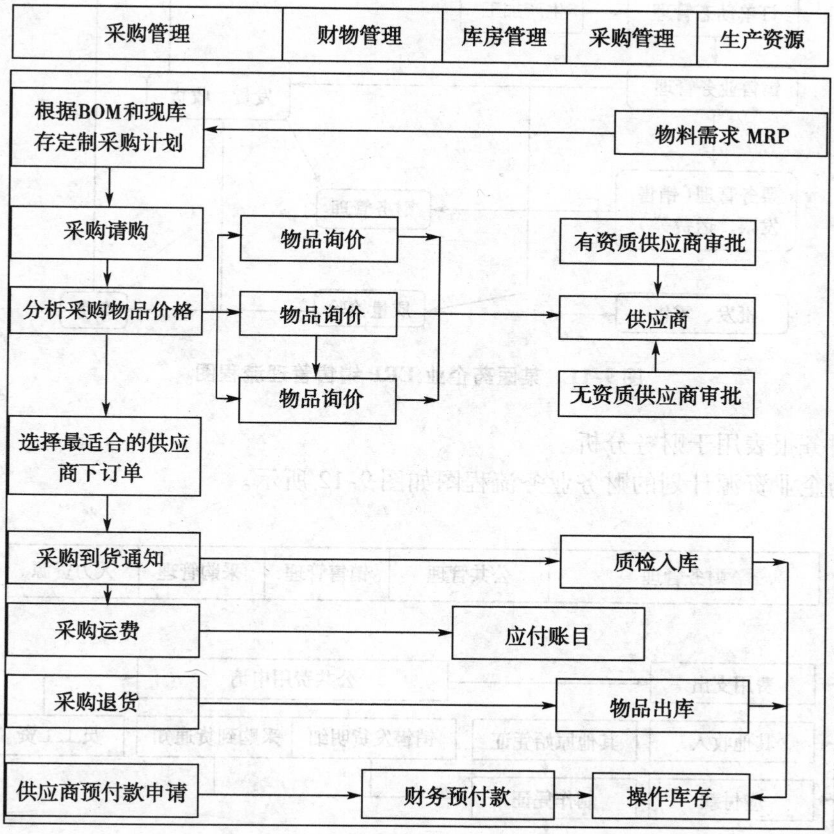

图 9-10　某医药企业 ERP 采购管理流程图

2. 医药企业资源计划的销售管理　从客户需要出发来规划企业的经营活动，通过客户销售订单信息的分析来确定生产何种产品，确定本企业最优的产品组合等诸多问题。销售订单被确认后，将由生产计划等模块进行排产。生产完成后通过销售发货指令进行客户发货。

某医药企业资源计划的销售管理流程图如图 9-11 所示。

3. 医药企业资源计划的财务管理　在财务的业务流程中，医药企业资源计划主要是与公司销售和采购业务相关，分为应收和应付的管理。在财务的日常事务中还包括其他费用的财务日记账管理，最后汇总到总账进行管理，并有财务部做相应的预算控制和期末结转，

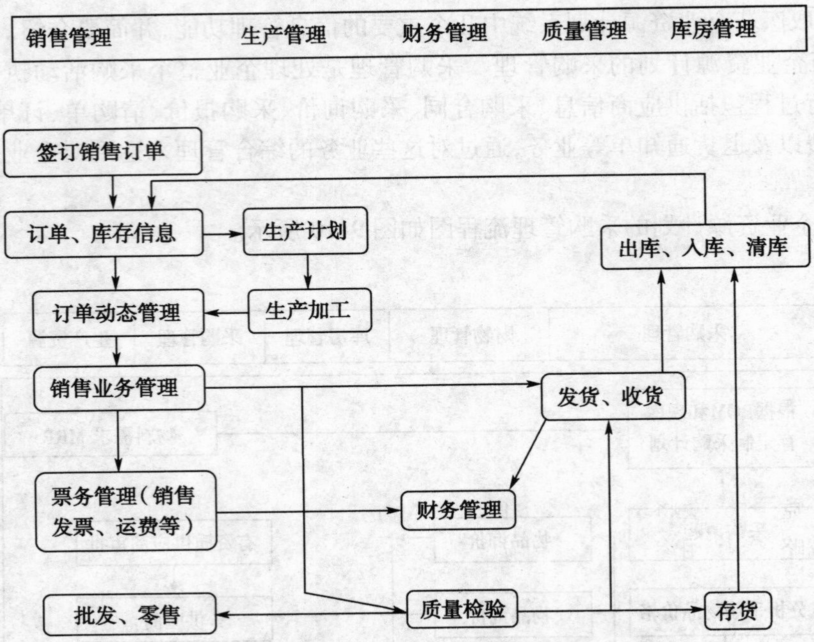

图 9-11　某医药企业 ERP 销售管理流程图

最终出具财务报表用于财务分析。

某医药企业资源计划的财务业务流程图如图 9-12 所示。

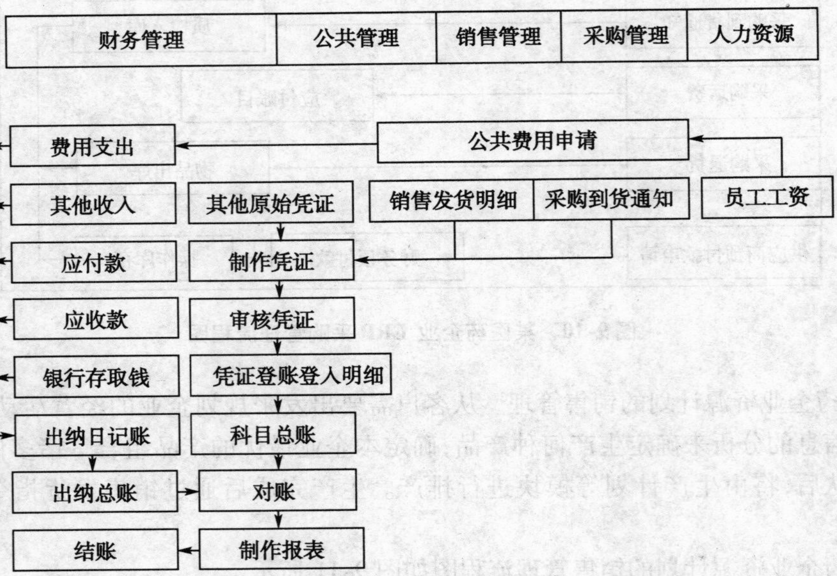

图 9-12　某医药企业 ERP 财务管理流程图

第四节 医药代销企业的信息管理

一、医药商品代销企业的概述

医药商品在医药市场的流通主要分为两个方向,医药商品的采购和医药商品供应的管理。其中,医药企业医药商品供应的管理,主要是对医药商品物流的管理。医药企业的代销业务,首先是采购医药商品,然后经过自己的销售网络,再配送到广大医院、药店。配送的过程中,有的是使用自己的医药物流系统,有的是外包给其他专业物流公司。此外,代销业务还可能会涉及互联网采购与配送业务,目前我国要求互联网网上医药商品的配送必须由医药公司自己的物流系统来承担,不能外包给第三方物流,网下的配送可以外包给物流公司。

物流外包(logistics outsourcing,LO),即制造企业或销售企业为集中资源、节省管理费用、增强核心竞争能力,将其物流业务以合同的方式委托给专业的物流公司运作。外包是一种长期的、战略的、互相渗透的、互利互惠的业务委托和合约执行方式。随着全球经济一体化进程的加速、信息技术在物流领域的应用和发展,对一体化多渠道市场需求的增长和物流服务供应商服务能力的扩充和完善,物流业务外包服务将逐步被社会认识、了解、认可和进一步采用。

第三方物流(third-party logistics,3PL)是在物流渠道中由中间商提供服务,中间商以合同的形式在一定期限内提供企业所需的全部或部分物流业务。第三方物流的特点有:降低了物流成本,尽管现代企业在提高物流效率方面已经取得了巨大的进展,但物流成本压缩的空间越来越少,物流甚至成了医药企业的一大问题。特别需要指出的是:2013 年年初,我国药监部门已出台政策,要求网上药店必须按照医药配送标准自建物流,而不能使用第三方物流,这是为了充分保证在线医药商品配送的质量、杜绝物流环节出现医药商品被掉包换成假药的现象,以及为了避免由于第三方物流与医药企业之间的潜在责任推诿而造成病患消费者利益无法保护的局面。因此,尽管第三方物流在成本方面有较大优势,但是医药企业自建物流体系是未来信息系统建设的必由之路。广大医药企业的信息化改革,一定要把握住这个电子商务发展的契机,开发和改造出适合本企业的自建的医药物流信息系统,以便提高本企业的竞争优势,迎接医药电子商务市场全面放开的明天。

二、医药商品代销的业务内容

医药商品代销业务主要包括需求评估、供应计划、医药商品采购、包装业务、配送业务、退货等。

1. 需求评估　评估企业整体销售能力、总体需求计划以及针对产品分销渠道进行库存计划、分销计划、物料及生产能力的计划。

2. 供应计划　包括采购决策的制订、供应链结构设计、长期销售能力与资源规划、企业计划、产品生命周期的评估、销售正常运营的过渡期管理、产品衰退期的管理等。

3. 医药商品采购　采购管理的任务是为保证企业销售运营而对所需医药商品进行有

计划有组织的购买。其目标是费用最省、保证质量、适时适量地保证商品供应。采购活动可以分为采购作业与采购基础建设两项活动。采购作业包含了寻找供应商、收货、验货、拒收等。采购基础建设的管理包含了供应商评估、采购、运输管理、采购品质管理、采购合约管理、付款条件管理的规格制订。

4. 包装业务　包装是指按照一定的方法,采用容器、材料和辅助物等对产品进行保护,以方便运输和销售。很多失败的医药企业物流信息化案例,都是在设计阶段,忽略了医药商品包装的严格要求和搬运等特殊之处,而把一般企业的物流信息系统修改后直接用于医药企业。项目运行后,才发现医药商品在包装、搬运、装卸、存贮等一系列物流活动中的特殊要求。信息系统的设计,必须满足这些要求,考虑销售包装和运输包装等问题。

5. 配送业务　配送是指根据客户的要求,对医药商品进行拣选、加工、包装、分配,并按时送达目的地的工作。配送几乎包括了物流所有的基本要素,它是物流活动的一个缩影。配送主要包括两个方面的要素,即"配"和"送","配"是指对产品进行集中、分拣和组织,"送"则是以某些不同的手段将货物送至客户手中。

6. 退货　代销企业需要创建一个网络以接收那些从客户返回的缺陷产品或过剩产品,支持对接收到的货物产生质疑的客户。

目前我国医药企业的物流配送模式主要是配销模式,这种模式中配送的主体是医药商业企业,他们不仅参与了商业物流过程,而且将物流配送作为一种营销手段和策略。但这种模式对组织者的要求较高,需要大量的资金和管理技术的支撑。

在实施医药商品电子监管制度之后,医药商品的电子编码对原有的医药企业物流配送信息系统提出了新的要求。在有编码和无编码、有监管和无监管混合的医药商品流通现状将长期并存的状态下,医药企业物流信息系统如何适应同时又保证分拣和配送的效率,是一个亟待解决的问题。

某医药企业信息管理系统的主要业务流程图见图 9-13。

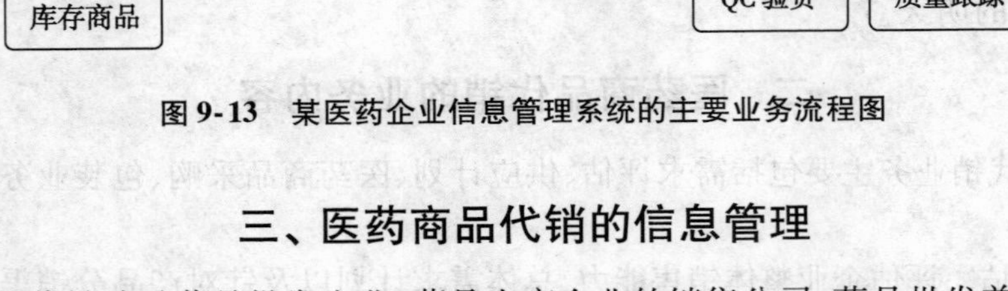

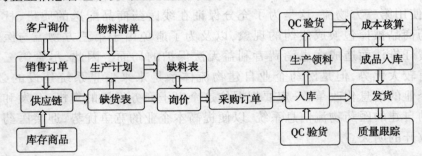

图 9-13　某医药企业信息管理系统的主要业务流程图

三、医药商品代销的信息管理

医药商品代销涉及药品批发企业、药品生产企业的销售公司、药品批发兼零售型企业的批发总部、保健品销售企业、化妆品销售企业、兽药批发企业、兽药生产企业的销售公司、药品连锁企业(总部配送中心 + 分部配送 + 直营/加盟连锁药店)、兽药连锁企业等,其信息管理围绕 GSP 管理、销售管理、采购管理、门店管理、核算管理、储运管理、分销配送管理、库存管理、财务管理等环节的管理过程，实现数量、价格、金额、批号、有效期等方面的过程监控和预警，帮助企业实现精细化、科学化的管理。包括供应商与客户关系管理、GSP 管理、采购与销售、仓储、财物以及电子商务等管理，重点采购、销售、财物管理等方面(图 9-14)。

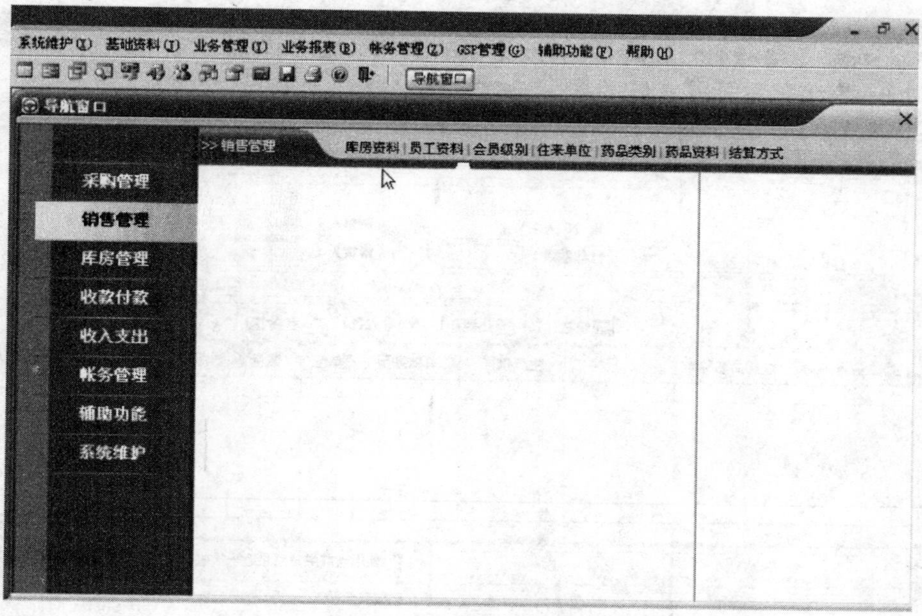

图 9-14　国内某品牌医药商品批发企业信息管理系统的主界面

1. 采购管理　采购管理是为企业采购部门定制的业务模块，协助采购人员开展日常的采购和退货等工作(图 9-15)。

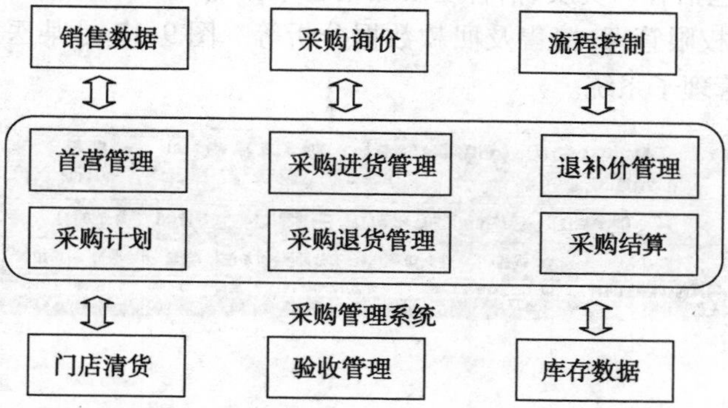

图 9-15　医药商品批发企业采购管理功能模块

主要功能包括：①采购订单：向供应商订货，作为进货入库单的进货依据；②采购订单终止：强制关闭采购订单；③收货入库：企业实际进货的凭证，影响库存(图 9-16)；④退货：处理向供应商退货的单据凭证，影响库存；⑤订单查询：跟踪订单当前的完成状态；⑥采购查询：从不同角度对采购业务汇总，包括药品、类别、供应商等；⑦库存查询：库存汇总与明细查询；⑧采购类单据查询：用于查询采购管理中的具体单据资料；⑨供应商综合查询：用于供应商信息及无业务发生、无药品的供应商信息查询、供应商编号删改记录；⑩供应商销售分析：

按时间段查询供应商药品的销售汇总、单日销售、销售明细等统计数据。总部和分店的采购部门可以独立完成自己的日常工作。对于不属于分部采购的药品，由分店营运部门向总部提出（采购）要货申请，总部根据传输过来的要货信息，汇总后统一采购。

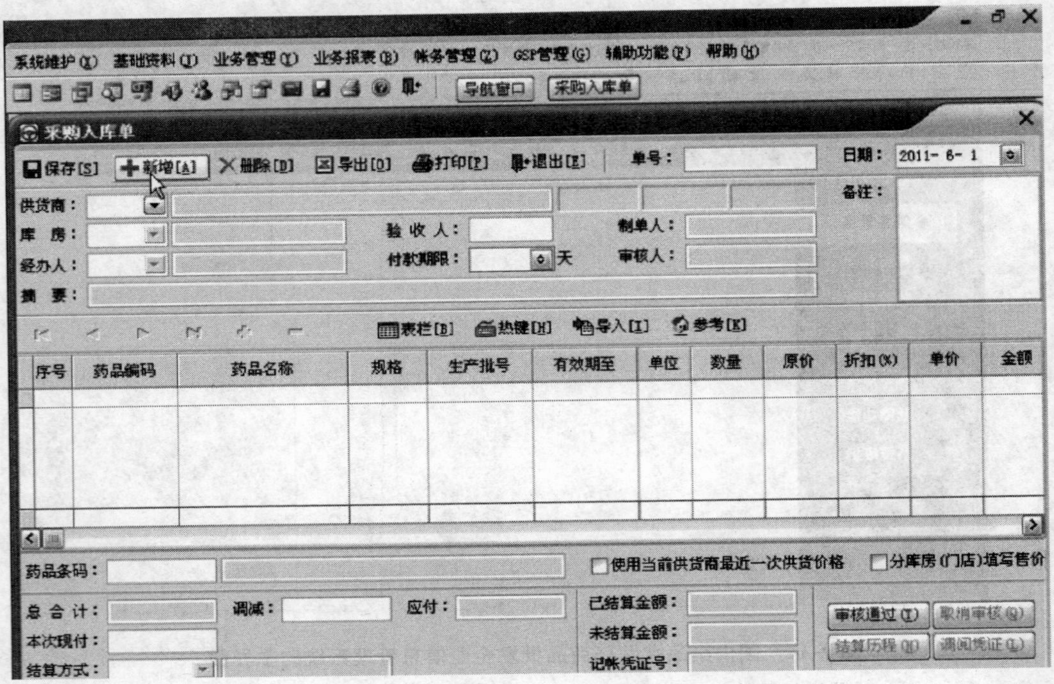

图 9-16　某医药商品批发企业药品入库管理主界面

2. 销售管理　包括客户资质、信誉度以及销售政策管理控制，价格、数量、促销、赠品的管控，业务员管理及权限管理，销售及回款数据分析等。图 9-17 是某医药商品批发企业信息管理系统的销售管理子系统。

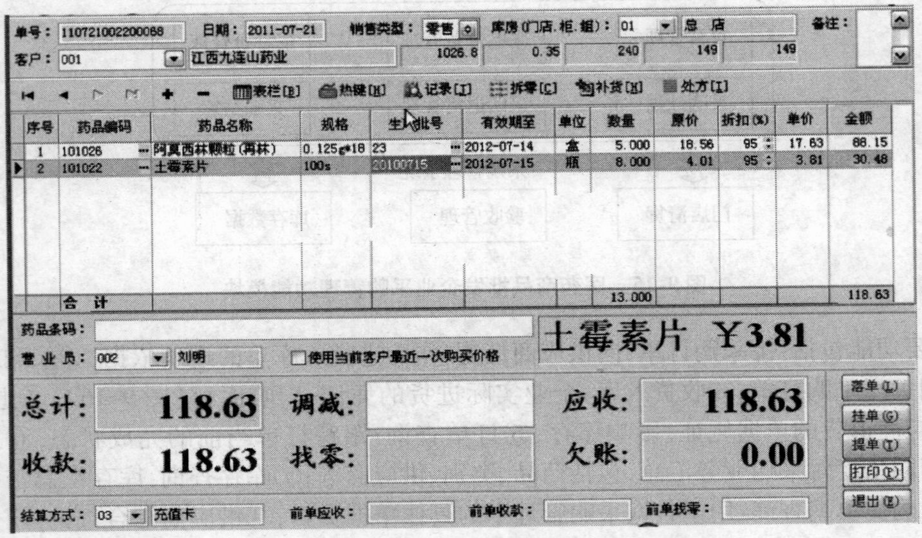

图 9-17　某医药商品批发企业信息管理系统的销售管理子系统

3. 基础信息及报表管理　包括员工信息、客户信息、供应商信息、药品信息和财务信息等。报表分析包括进货、销售、库存、结算等类型(图9-18)。

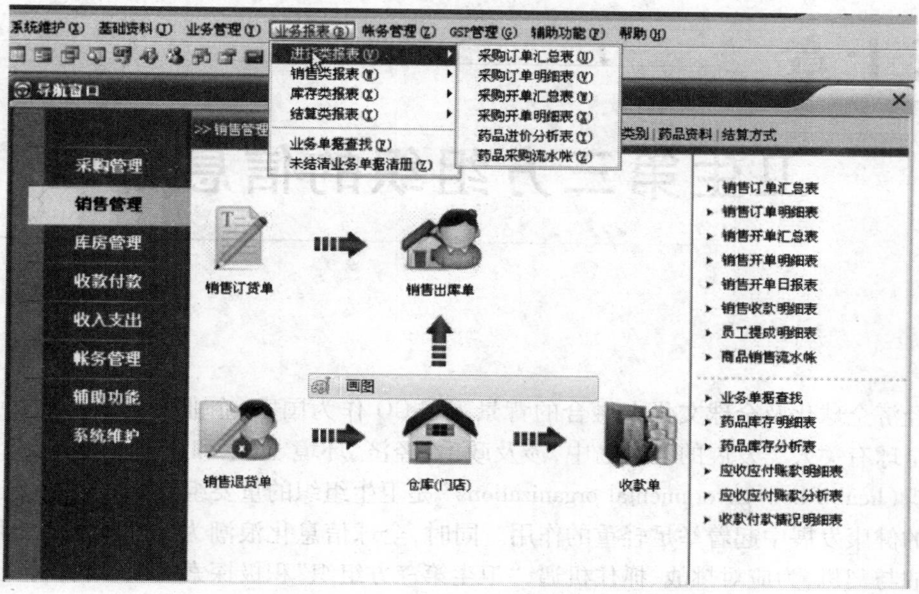

图9-18　业务报表分析界面

客户信息、医药品信息、订单信息、库存信息、供应商信息、管理员信息等信息流通过系统进行汇总、分流和管理;医药品添加信息、入库出库信息、销售信息也通过该系统进行管理和统计。为实现分级用户的系统管理和使用,系统可设置多个级别的管理员和操作员,以实现财务和销售管理、员工管理、客户管理、供应商管理以及各项操作活动。

思　考　题

1. 医药企业信息管理的主要业务流程有哪些?

2. 简述GMP的概念,简要叙述GMP在医药企业信息管理中的主要作用是什么。

3. 简述GSP的概念,简要叙述GSP在医药企业信息管理中的主要作用是什么。

4. 在物流信息管理方面,医药商品与一般商品相比有何特殊要求?网上医药商品物流配送有何要求?

5. 简述临床实验的概念及其实验流程,简答医药商品研发信息管理的主要流程。

6. 论述医药商品客户关系管理的复杂性对医药企业客户关系管理系统的主要影响。

7. 分析我国新医改等政策对医药企业信息化发展的机遇和挑战。

8. 和一般企业的信息管理系统相比,医药企业的信息管理有哪些特殊之处?

9. 尽管各家医药企业在生产或销售等方面的流程有所不同,但他们的信息管理可能有哪些共同的模块?

10. 简要分析归纳医药企业信息管理的主要模式、未来发展前景和各自的局限。

第十章

卫生第三方组织的信息管理

在经济全球化及全球文化大融合的背景下,NGO 作为国家、企业之外的新的角色广泛参与到全球有关人类发展的议题之中,涉及政治、经济、环境、卫生和教育等领域。“卫生第三方组织(health non-governmental organization)”是卫生组织的重要组成部分,在促进全球卫生事业的健康发展中起着举足轻重的作用。同时,全球信息化浪潮为“卫生第三方组织”带来了挑战与契机,为应对挑战、抓住机遇,“卫生第三方组织”积极探索组织革新,转变管理思路,特别是信息管理及信息系统的建设,“卫生第三方组织”信息管理呈现出新的趋势。

本章首先对卫生第三方组织及其主要职能与业务进行了简要的介绍,再分别对卫生行业学会协会、国际性卫生组织及医疗卫生基金会的信息管理进行了详细的讨论。

第一节 卫生第三方组织主要职能与信息管理

一、卫生行业学会、协会的主要职能与信息管理

作为卫生行业学会、协会的主要代表,美国医学会的职能代表了多数卫生行业学会、协会的主要职能。美国医学会凭借其在卫生领域的影响力,在美国政府的卫生决策中起着不可忽视的作用。在美国卫生改革过程中,积极为美国普通民众争取利益;建立医学信息库,搜集、整理、发布卫生行业信息资源,为会员、公众、政府提供优质医学信息资源。加拿大医学会的主要职能有:制订专业技术人员、特殊技术的准入条件;行业标准的制定;专业技术人员技术、道德水平、继续教育能力的考察等。英国医学会为会员提供最新的学科信息、个性化咨询与服务等。

综上所述,卫生行业学会、协会是卫生第三方组织中的科技类组织,其主要职能是团结、组织广大医学科学技术工作者,促进医学科学技术队伍的成长,提高医学科技工作者专业技术水平,促进医学科学技术的进步、发展和推广,为政府决策提供依据,促进医学事业的健康发展。

卫生行业学会、协会的主要信息管理活动包括:

1. 学术会议信息发布　作为科技类卫生第三方组织,为会员及卫生从业人员搜集国内外学术会议信息并及时发布是其会员服务的重要内容。目前,国际国内有关学术会议的发

布非常分散，很多学术会议只在各自网站上进行发布，造成学术会议信息传播效率低、知晓率低等问题。因此，为会议主办方、参会者及作者提供全方位的信息服务平台是卫生行业学会、协会的主要业务之一。

2. 继续医学教育信息管理　继续医学教育是指在结束医学院校教育和毕业后医学教育之后，以学习新理论、新知识、新技术、新方法为主的一种终身教育。其目的是使卫生技术人员在整个职业生涯中不断学习与更新知识，提高业务技术水平和专业工作能力，提高服务质量，保持高尚的职业道德，以适应医学科技、卫生事业的发展，更好地为广大人民群众的身体健康服务。卫生行业学会、协会以提高会员及卫生技术人员的专业技术能力为宗旨，搜集、开展和发布面向会员的继续医学教育信息也是其核心业务之一。

3. 会员管理信息管理　从卫生行业学会、协会的职能可知，会员管理（包括分会与分会会员）与服务是学会、协会开展工作的基础，协会、学会的工作以解决医务工作者的实际问题为出发点，以提高会员凝聚力、归属感为目标，进而提高会员业务水平和学术水平。

4. 学术期刊信息管理　编辑出版与学会、协会相关的学术技术、信息、科普等期刊、图书、资料及音像制品，是卫生行业学会、协会的主要业务之一，尤其是学术期刊的出版与管理。如中华医学会编辑出版了120余种医学、科普等各类期刊及100余种音像出版物。

5. 科技项目信息管理　了解各种科研基金主管单位发布的信息、资助条件、选题指南、申请办法和申请程序，积极申请各种基金项目，对科研人员开展创新研究具有十分重要的意义。卫生行业学会、协会是一个为卫生科技工作者服务的平台，广泛搜集并及时发布本行业有关的科研基金与科技项目信息是其主要业务之一。但目前纵观国内的卫生行业学会、协会，很少提供全面的纵向课题、横向课题和委托课题信息。

6. 建立卫生行业学会、协会机构库　机构库（institutional repository，IR）是一个学术机构的智力产品，其资源内容包括正式出版物和灰色文献两部分。卫生行业学会、协会作为一个学术团体，与以社区为基本单位进行管理的机构库的管理模式相同，整合学会、协会虚拟社区中产生与共享的知识，构建面向会员的机构库具有非常重要的意义。

二、国际性卫生组织主要职能与信息管理

在世界范围内，还有国际性的卫生第三方组织，它们的建立是出于医学领域内国际间交流合作的需要，如世界卫生组织、国际康复组织、国际残疾人组织等。这类组织主要以在世界各国消除疾病根源、提高人类的健康水平为宗旨。

国际性卫生组织具体的信息管理主要包括：

1. 卫生标准信息管理　搜集、制定和发布卫生行业的相关标准，包括提出国际卫生公约、规划、协定，制定诊断方法的国际规范标准，制定并发展食品卫生、生物制品、药品的国际标准等。

2. 规划与项目信息管理　根据全球或区域的卫生统计数据及发展趋势，规划和完成与发展相关的项目及项目信息的管理。

3. 数据与统计报告信息管理　主持国际性流行病和卫生统计业务，分析与全球或区域健康主题相关的业务与数据，为全球或区域健康发展项目提供决策支持。

4. 出版物信息管理　国际性卫生组织出版物具有较高的科研价值和实践价值，建立出版物管理平台，向全世界免费开放，可以更大程度地践行其指导与协调国际卫生工作的

宗旨。

三、医疗卫生基金会主要职能与信息管理

医疗卫生基金会负责公共卫生、健康服务、公益慈善等服务领域的标准制定工作，是社会卫生保健领域不可或缺的卫生组织。

主要信息管理活动如下：

1. 信息公开　为保持其持续发展，各基金会将信息公开作为一项常规工作来进行，建立及时、高效、全面的信息公开平台成为其信息管理的重要组成部分。

2. 在线捐赠信息管理　研究表明，在线捐赠的增速远远高于其他类型的捐赠模式，开发和完善在线捐赠信息平台是医疗卫生基金会信息管理的重要组成部分。

3. 公益慈善活动项目信息管理　目前，部分医疗卫生基金会的公益慈善活动管理随意性较大，主要以经验作为决策的依据，与国外相应机构的管理水平还存在较大的差异。及时引入现代项目管理思想，建立项目信息管理平台，提高项目执行质量，提高领导决策水平是医疗卫生基金会提高核心竞争力的基础。

4. 志愿者信息管理　医疗卫生基金会作为非营利性组织，其业务的开展需要大量的志愿者，但目前多数基金会的志愿者管理平台止步于简单的志愿者招募申请及要求、志愿者培训等信息的发布。建立集项目发布，志愿者招募、培训、排班、上岗、应急和激励等志愿者信息化管理平台，是医疗卫生基金会提高核心竞争力的重要保障。

第二节　卫生行业学会、协会信息管理

一、学术会议信息管理

（一）学术会议信息聚合与发布

学术会议信息管理的基础是广泛搜集相关会议信息。目前，我国学术会议资源存在分布分散、隐蔽、传播范围窄等问题，科技人员获取学术会议信息一般通过相关会议主办方的主动联系或所在单位直接通知，不能满足广大科技人员广泛参与国际国内学术交流的需求。对学术会议信息进行聚合具有非常重要的作用。

目前提供国际国内学术会议信息服务的平台有：

1. 中国学术会议在线　“中国学术会议在线”（www. meeting. edu. cn）是经教育部批准，由教育部科技发展中心主办，面向广大科技人员的科学研究与学术交流信息服务平台。该平台对发布的国际国内学术会议进行严格审核，保证了会议信息的真实性。

2. 中国知网中国学术会议网　“中国学术会议网”（http://conf. cnki. net/）由 CNKI 主办，实时搜集与发布国际国内学术会议信息，包括会议征文、会议组织与安排、会场、住宿、交通及联系方式等信息。

3. 卫生行业学会、协会官方网站会议频道　部分卫生行业学会、协会官网都会发布本学会或其他学会的学术会议信息。如中华医学会“学术活动”栏目（http://www. cma. org. cn/index/indexxshd/）搜集和发布了大量和该学会相关的学术会议信息，同时提供中华医学会学术会议计划查询。中国医院协会“会议信息”栏目（http://

www. cha. org. cn/huiyi/)同样搜集、发布了大量和医院相关的会议信息。

（二）学术会务管理系统

卫生行业学会、协会除及时搜集和发布会议信息外，为会员、作者及会议主办方提供一站式会务管理平台也是其核心业务之一。通常一个完整的学术会务管理系统应该包括会议信息聚合与发布子系统、会议报名子系统、会议论文征集子系统、会议同步直播子系统和会议资料下载与点播子系统等。（图 10-1）

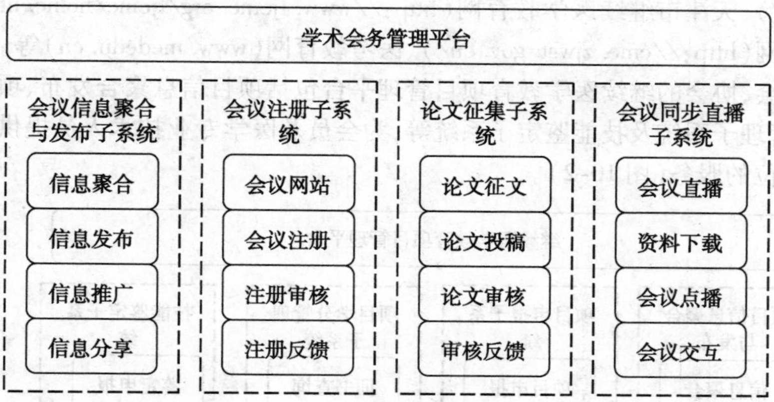

图 10-1　学术会务管理系统模块

会议信息聚合与发布子系统包括的信息元素：会议主题、会议内容、会议征文、会议地点、会议时间、会务联系、截止投稿日期、论文投稿链接等。

会议注册子系统包括的信息元素：会议注册表单（与会议信息聚合与发布子系统中信息元素相同）、会议网站（自动生成会议网站）、审核结果、注册反馈（拒绝、修改、同意）。

论文征集子系统包括的信息元素：论文征文（征文主题、内容、投稿截止日期）、论文投稿（论文中文标题、论文英文标题、论文作者、作者单位、论文中文摘要、论文英文摘要、基金资助、联系方式、附件等）、论文审核与反馈（返修、退稿、录用）。

会议同步直播子系统包括的信息元素：会议文字直播、视频直播、资料主题、资料发布时间、资料发布地址、点播链接、交互表单、交互即时通讯工具等。

二、继续医学教育信息管理

继续医学教育项目可分为国家级继续医学教育项目、省级继续医学教育项目、推广项目和市级继续医学教育项目。项目可采取讲座、研讨会、自学材料、自我评估课程、短期住院培训以及视听或电脑材料等形式。卫生技术人员接受继续医学教育的基本情况和所获学分数可作为年度考核的重要内容。继续医学教育合格也可作为卫生技术人员聘任、专业技术职务晋升和执业再注册的必备条件之一。

继续医学教育项目信息可在中华医学会继续医学教育中心网站（http://www. cma. org. cn/jxjy_jjsbtz/index. html）及各个省、市、自治州的医学继续教育中心网站查看。也可从一些网页类医学网站中的“继续医学教育”栏目查看，如好医生继续医学教育（http://www. cmechina. net/）、医学教育网继续医学教育平台（http://www. med66. com/jixuyixuejiaoyuwang/)、华医网继续医学教育平台(http://cme.91huayi.com/hy/index.aspx)等。

国家级继续医学项目申报信息可在原卫生部网站(www.moh.gov.cn)及中华医学会继续医学教育中心网站(http://www.cma.org.cn/jxjy_jjsbtz/index.html)查看。省市和地方及继续医学教育项目可在该省市继续医学教育中心网站查看。目前,我国各个省、直辖市、自治区、新疆生产建设兵团等都建有专门的继续医学教育中心平台,用户可以在所在地区查看培训教育信息、项目申报信息、远程教育等信息。如重庆市继续医学教育网(http://www.cqyxjy.com/)、天津市继续医学教育网(http://www.tjcme.org/tjcme/home.html)、浙江省继续医学教育网(http://cme.zjwst.gov.cn/)、医考教育网(www.mededu.cn)等。

卫生行业学会、协会的继续医学教育项目管理平台包括项目信息聚合发布、项目申报子系统、项目学分管理子系统及技能鉴定子系统等,为会员及医学专业技术人员提供有关继续医学教育的全方位的服务(图 10-2)。

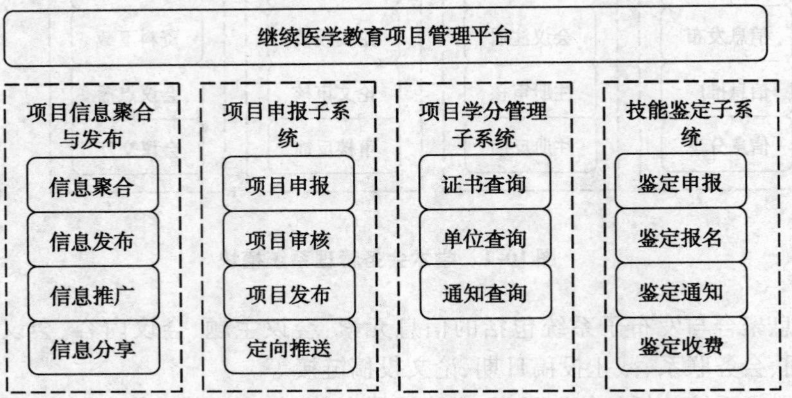

图 10-2 继续医学教育项目管理平台模块

三、会员信息管理

(一)会员信息管理

会员是学会的主体,是学会开展活动的基础。会员管理模块可分为两部分:会员操作模块和会员管理模块。会员操作模块实现的功能主要有:非会员注册并填写信息,会员登录查看和编辑信息,查看医学会公告,反馈意见。会员管理模块功能包括:添加并编辑一些基础数据;查询、查看、修改、删除注册会员信息,通知会员缴费,会员转正等操作;分配管理员并设置管理任务;查看系统日志等操作。

(二)基于会员的学术虚拟社区构建

卫生行业学会、协会是学术类、科技类卫生第三方组织,积累了大量的稳定的卫生专业技术会员,构建基于会员的学术虚拟社区,对于增加会员的归属感、加强学术信息交流与共享具有非常重要的作用。目前,由于学术虚拟社区的维护管理难度较大,极少有卫生行业的学会、协会提供全面的学术虚拟社区平台。

学术虚拟社区系统的模块包括个人信息发布、知识分享、个人知识管理、关系维护等模块(图 10-3)。

卫生行业学会、协会应充分发挥高用户黏着度的优势,积极探索以读者为中心、以知识

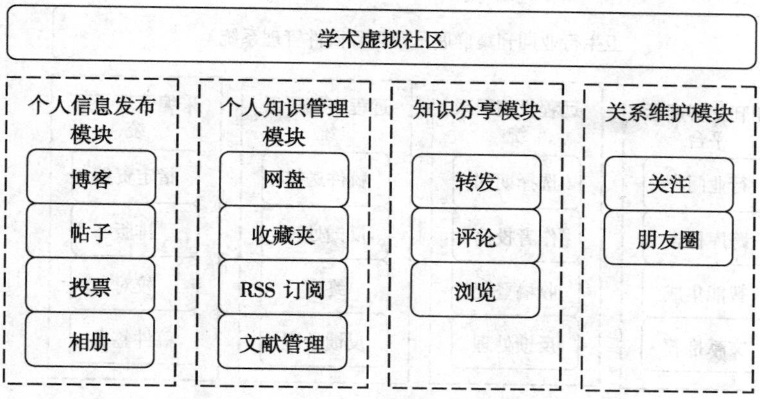

图 10-3　学术虚拟社区模块

创造与共享为目的的社会化学术虚拟社区，实现从"信息发布者"向"信息生产者"的可持续发展的信息服务提供者转移。

其次，除了提供专业的学术创新信息，卫生行业学会、协会提供各种个人知识管理工具为用户服务，如可视化文献计量工具、文献管理软件、引文分析与格式转换工具等。

在知识分享方面，社会化登录是促进用户之间交流与知识分享的主要途径，社会化登录是指网站可以支持用户以自己的社交网站账户和密码直接登录的一种新型的网站登录方式。研究表明，网站要求用户进行注册并填写用户资料的过程是用户使用新网站的一大障碍，在这个过程中，76%的用户会选择离开。随着社交网络的发展，社会化登录成为解决这一问题的最佳途径，同时，社会化登录还可以增加知识的分享、传播频率。

同行交流是医学从业人员获取最新科技信息的重要途径，通过学术虚拟社区，扩展和维护个人社会网络也是卫生行业学会、协会的主要职能。

四、学术期刊信息管理

一般情况下，行业学会、协会都会集群化地组织编辑出版系列期刊，但通常情况下在官方网站只提供系列期刊的名录，少量卫生行业学会、协会提供了统一远程稿件管理系统，实现统一投稿、审稿等期刊编辑环节。由于学会或协会编辑出版的系列期刊 URL 分散、不稳定，用户需要花费大量的时间用于特定期刊投稿地址的寻找或是熟悉投稿系统的操作。因此，行业学会、协会应及时更新与本行业相关的学术期刊信息，构建跨系统的统一远程稿件管理系统，包括行业 OA 期刊的投稿地址与投稿方式的搜集等。

目前，我国科技期刊顺应信息化潮流，多数期刊已经引进了期刊管理系统，涉及期刊采编的方方面面，但行业学会、协会由于其集成出版的特征又赋予期刊管理系统一些特殊性。卫生行业学会、协会的期刊管理以行业期刊集群为平台，再集成现有期刊采编管理系统的相应功能，形成集中的卫生行业期刊集群展示与远程稿件管理的跨平台管理系统。（图 10-4）

当然，作为期刊集群展示及远程稿件管理系统，除了图 10-4 中的核心模块外，还应具有网站内容管理、费用管理等编辑部日常审稿所需的所有功能，是一个为编辑部出版期刊提供一站式服务的出版系统。

目前，主流期刊稿件采编系统有北京马格泰克、北京勤云、西安三才、北京美捷等，他们

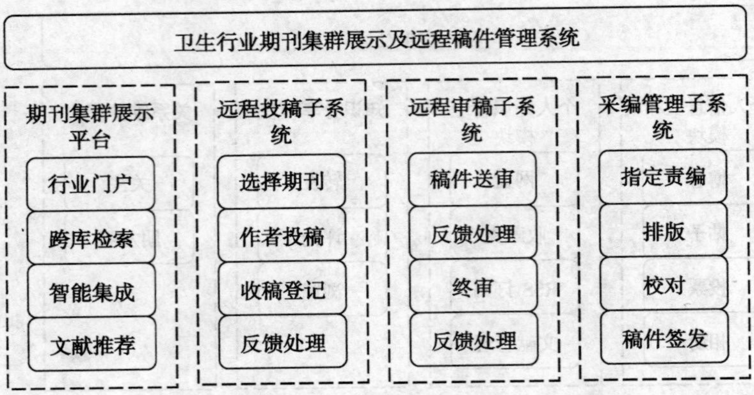

图 10-4　卫生行业期刊集群展示及远程稿件管理系统

都在期刊信息管理领域耕耘多年，基本涵盖了期刊采编过程中的所有环节。

五、科技项目信息管理

（一）科技项目信息聚合与发布平台

科研基金与科技项目一般根据科研课题的来源分为纵向课题与横向课题两大类。纵向课题是指从国家、部委和省市纳入财政计划的科研拨款中直接获得经费的“项目”，比如“973”“863”、自然科学基金、社会科学基金、“科技计划项目”、各部委的项目等。横向课题是通过技术合作获得研发经费的课题。横向课题一般是具体部门、具体企业为了解决工作中的难题和技术难关而制订的项目，通过提供项目经费与研发酬劳而实现的项目委托方与受托方的直接合作。

以中国知网医药卫生大类期刊作为统计源，对论文受基金项目资助情况进行统计发现，医药卫生类期刊受国家自然科学基金资助数量最多，为 12885 篇，遥遥领先于排在第二、第三的国家重点基础研究发展计划（973）1533 篇和国家高技术研究发展计划（863）1171 篇。资助文献数超过 500 篇的还有国家科技支撑计划、广东省自然科学基金、国家科技攻关计划及高等学校博士学科点专项科研基金（表 10-1）。

表 10-1　中国知网医药卫生类期刊论文基金资助情况一览表

项目来源	资助论文	项目来源	资助论文
国家自然科学基金	12885	教育部留学回国人员科研启动基金	229
国家重点基础研究发展计划（973）	1533	吉林省科技发展计划基金	226
国家高技术研究发展计划（863）	1171	美国中华医学基金	217
国家科技支撑计划	895	广东省科技攻关计划	212
广东省自然科学基金	802	江苏省普通高校自然科学研究计划	200
国家科技攻关计划	768	辽宁省科学技术基金	198
高等学校博士学科点专项科研基金	646	辽宁省教育厅高校科研基金	195

续表

项目来源	资助论文	项目来源	资助论文
广东省医学科研基金	402	湖北省自然科学基金	193
解放军总后勤部卫生部科研基金	383	河北省自然科学基金	186
江苏省自然科学基金	366	跨世纪优秀人才培养计划	185
卫生部科学研究基金	361	教育部科学技术研究项目	185
河南省科技攻关计划	352	天津市科学基金	161
上海科技发展基金	345	浙江省医药卫生科研基金	160
北京市自然科学基金	339	云南省自然科学基金	158
中国博士后科学基金	305	陕西省自然科学基金	157
广西科学基金	297	福建省自然科学基金	153
山东省自然科学基金	264	湖南省科委基金	149
广东省中医药管理局基金	257	高等学校骨干教师资助计划	149
上海市重点学科建设基金	251	浙江省教委科研基金	146
浙江省自然科学基金	243		

(注:统计日期为 2013-11-20)

因此,卫生行业学会、协会在聚合科研基金与科技项目时,上述基金项目官方站点是其主要信息来源,并应及时发布相应的申报事宜供会员及科技工作者参考。

(二)科技项目管理平台

医学科技人员除了申请上述各种纵向课题和横向课题外,卫生行业学会、协会凭借其广泛的影响力及信息来源优势,会定期面向会员发布由学会、协会资助的科研基金与项目。构建各类科技项目信息网络报送的统一入口,方便对项目申报、审核、管理和公开的全方位管理显得非常必要。

通常,卫生行业学会、协会的科研项目与科技项目管理平台包括可申报项目类别列表、注册模块、申报模块和管理模块(图 10-5)。

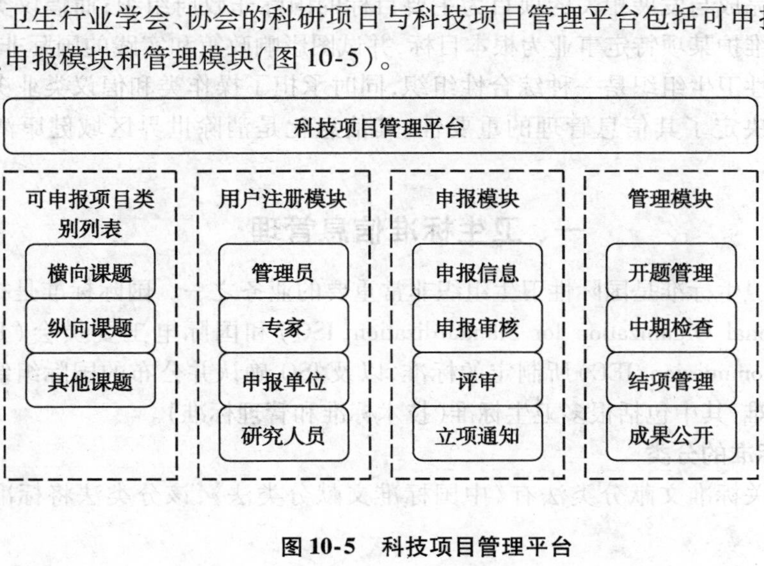

图 10-5　科技项目管理平台

在用户注册模块中，需要根据申报用户在申报过程及经费报送中的工作不同，对其进行分角色注册。一般可分为申报渠道或主管部门管理员用户、申报单位管理员用户及申报单位填报用户等几种类型，如需要可另行根据注册模板进行添加。

课题申报模块应提供课题负责人填写特定格式的申报书、申报单位管理员对申报书进行审核、项目评审及立项通知等功能。

管理模块包括课题开题、中期检查、结项管理和经费管理等模块。开题子模块应要求课题负责人提交开题报告，对照申报书结合开题专家意见对课题研究方案进行调整并上报。中期检查应要求项目负责人提交项目进展情况及中期研究成果。结项管理模块提供结项申请、上传支撑材料等功能。经费管理模块应可自动实现对经费框架及各项内容的核算。

六、卫生行业学会、协会机构库

卫生行业学会、协会机构库的建立可采用集中式和半分布式相结合的方法进行。在机构库建立初期，可依托卫生行业学会、协会丰富的期刊信息源、科技项目成果库等收集最初的元数据。在保证一定的资源内容和质量后，再采取半分布式鼓励会员提交个人知识元数据，从学术虚拟社区自动识别知识元进一步丰富机构库的内容。

学会、协会机构库的资源内容包括行业新闻、会议信息、会议论文、科研基金与项目信息及其成果、期刊论文、虚拟社区知识元等静态文件和动态科研过程。资源类型主要包括：正式出版物，如会议论文、期刊论文、成果等；灰色文献如科研报告、会议报告、会议互动记录、课件、虚拟学术社区中产生和共享交流的知识元等。

服务方式上可以提供基于机构库的增值个性化信息服务，如个人文件夹、网盘、定题推送、协作研究、协作检索等。

第三节　国际性卫生组织信息管理

世界银行将总部位于发达国家并在一个以上发展中国家运作的非政府组织称为国际性非政府组织。同时将国际性非政府组织分为操作类组织和倡议类组织。所谓操作类组织是指那些以规划和完成与发展相关的项目为主要目标的国际非政府组织；而倡议类组织则是指那些以推动和维护某项特定事业为根本目标，并试图影响政策和实践的国际非政府组织。现实中多数国际性卫生组织是一种综合性组织，同时承担了操作类和倡议类业务。国际性卫生组织的宗旨决定了其信息管理的重要性，其信息化是消除世界区域健康鸿沟的重要契机。

一、卫生标准信息管理

制定和发布卫生标准是国际性卫生组织非常重要的业务之一。国际标准是指国际标准化组织（International Organization for Standardization，ISO）和国际电工委员会（International Electrotechnical Commission，IEC）所制定的标准，以及ISO确认并公布的国际组织和其他国际组织制定的标准，其中包括很多卫生标准（技术标准和管理标准）。

（一）卫生标准的分类

目前国内有关标准文献分类法有《中国标准文献分类法》，该分类法将标准文献分为

A～Z 共 24 种一级类目，其中 C 类即为医药、卫生、劳动保护类的标准，如下：

C 医药、卫生、劳动保护

00/09 医药、卫生、劳动保护综合

10/29 医药

30/49 医疗器械

50/64 卫生

65/74 劳动安全技术

75/79 劳动保护管理

80/89 消防

90/99 制药、安全机械与设备

我国于 1997 年 1 月 1 日起，在国家标准、行业标准和地方标准上采用国际标准分类法（International Classification for Standards，ICS）分类，以促使我国标准化工作更好地与国际接轨。ICS 分类由三级构成，第一级类目为标准化领域的 40 个大类，第 11 类为医疗、卫生技术类（Health Care Technology），第 12 类为环境、保健和安全类（Environment，Health Protection，Safety）。如 11 级类目如下：

11 医疗，卫生技术

11 020 一般医学科学

11 040 医疗设备

11 060 牙科

11 080 消毒

11 100 实验室医学

11 120 制药学

11 140 急救

11 180 残疾人用设备

11 200 人口控制、避孕用具

11 220 兽医学

（二）卫生标准信息查询

国际性卫生组织的主要职能之一是搜集、制定和发布卫生行业的相关标准，在此过程中需要大量的标准文献及相应研究文献作为支撑。对卫生标准的查询主要通过直接查阅相关国际卫生组织的网站或是其主管部门的卫生标准频道。如我国的卫生标准可在卫计委卫生标准信息频道查阅，该卫生标准库收录了我国卫生信息类、疾控类、监督类和医政类等卫生行业的标准（图 10-6）。

同时，在我国卫计委卫生监督中心官方网站"卫生标准"栏目也可查询卫生标准目录、标准制定相关法律法规、卫生标准发布等信息（图 10-7）。

有关标准化方面的研究文献、评论等可在科技文献数据库、图书、科技报告等或相应组织的官方网站查阅。如世界卫生组织出版的连续出版物——《环境卫生基准》关于环境污染物的理化性质、采样及分析方法、环境污染源、接触程度、污染物对动物及人体健康的影响，以及职业性接触与一般人群接触而产生的作用、流行病学资料等，对制订相应的研究具有非常重要的参考价值。

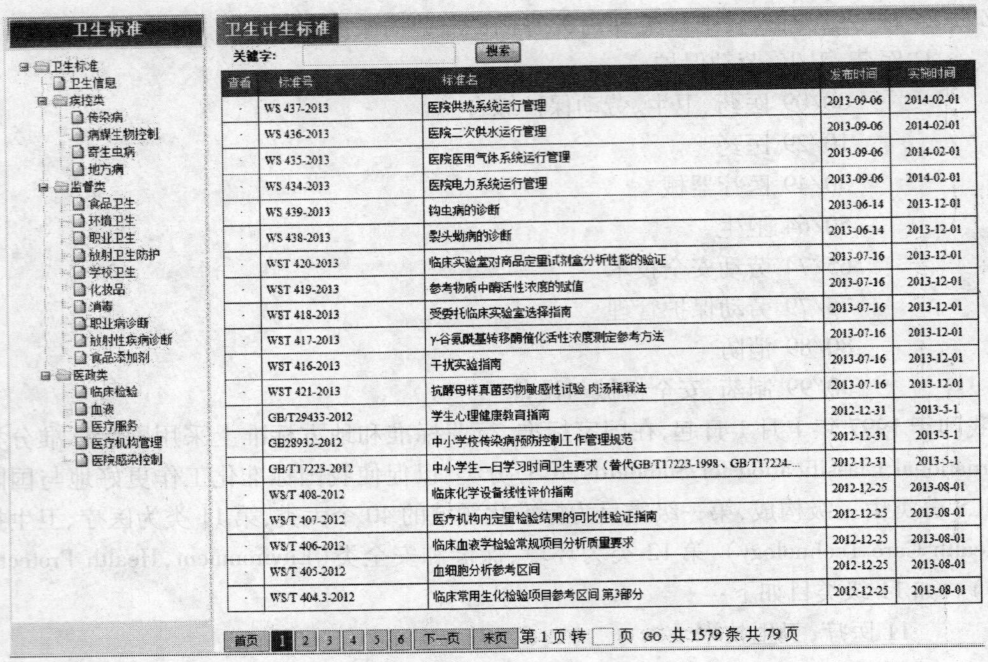

查看	标准号	标准名	发布时间	实施时间
·	WS 437-2013	医院供热系统运行管理	2013-09-06	2014-02-01
·	WS 436-2013	医院二次供水运行管理	2013-09-06	2014-02-01
·	WS 435-2013	医院医用气体系统运行管理	2013-09-06	2014-02-01
·	WS 434-2013	医院电力系统运行管理	2013-09-06	2014-02-01
·	WS 439-2013	钩虫病的诊断	2013-06-14	2013-12-01
·	WS 438-2013	裂头蚴病的诊断	2013-06-14	2013-12-01
·	WST 420-2013	临床实验室对商品定量试剂盒分析性能的验证	2013-07-16	2013-12-01
·	WST 419-2013	参考物质中酶活性浓度的赋值	2013-07-16	2013-12-01
·	WST 418-2013	受委托临床实验室选择指南	2013-07-16	2013-12-01
·	WST 417-2013	γ-谷氨酰基转移酶催化活性浓度测定参考方法	2013-07-16	2013-12-01
·	WST 416-2013	干扰实验指南	2013-07-16	2013-12-01
·	WST 421-2013	抗酵母样真菌药物敏感性试验 肉汤稀释法	2013-07-16	2013-12-01
·	GB/T29433-2012	学生心理健康教育指南	2012-12-31	2013-5-1
·	GB28932-2012	中小学校传染病预防控制工作管理规范	2012-12-31	2013-5-1
·	GB/T17223-2012	中小学生一日学习时间卫生要求（替代GB/T17223-1998、GB/T17224...	2012-12-31	2013-5-1
·	WS/T 408-2012	临床化学设备线性评价指南	2012-12-25	2013-08-01
·	WS/T 407-2012	医疗机构内定量检验结果的可比性验证指南	2012-12-25	2013-08-01
·	WS/T 406-2012	临床血液学检验常规项目分析质量要求	2012-12-25	2013-08-01
·	WS/T 405-2012	血细胞分析参考区间	2012-12-25	2013-08-01
·	WS/T 404.3-2012	临床常用生化检验项目参考区间 第3部分	2012-12-25	2013-08-01

图 10-6 卫计委卫生标准查询系统

（http://www.moh.gov.cn/zwgkzt/pwsbz/wsbz.shtml）

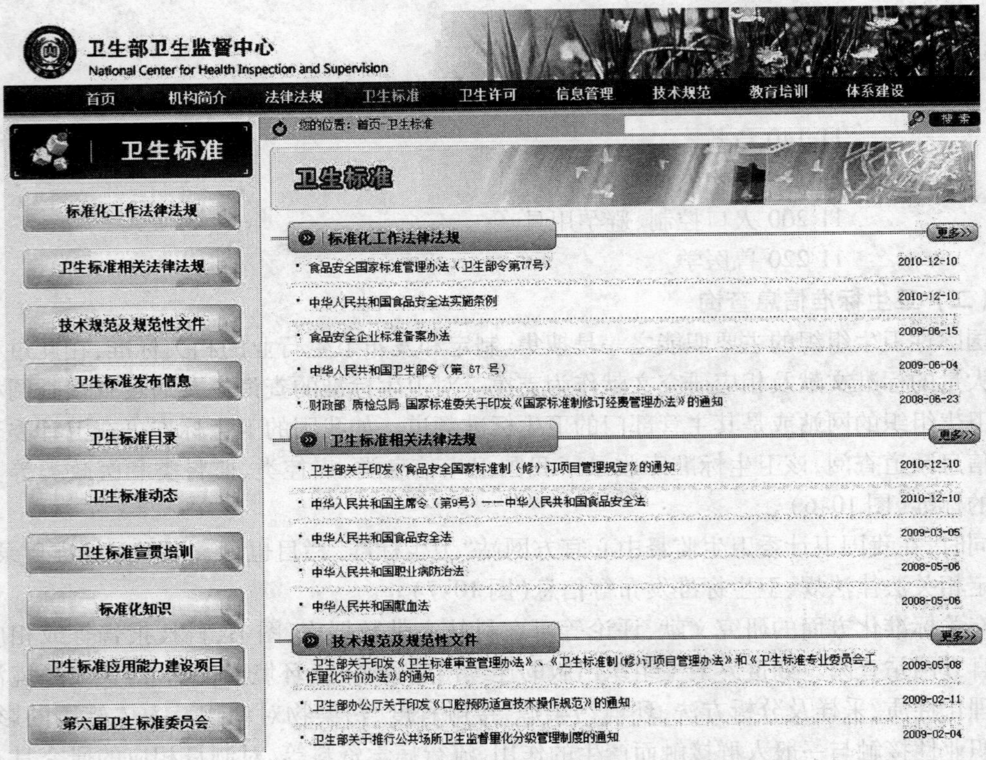
卫生部卫生监督中心
National Center for Health Inspection and Supervision
首页 机构简介 法律法规 卫生标准 卫生许可 信息管理 技术规范 教育培训 体系建设
您的位置：首页-卫生标准
搜索
卫生标准
标准化工作法律法规
卫生标准相关法律法规
技术规范及规范性文件
卫生标准发布信息
卫生标准目录
卫生标准动态
卫生标准宣贯培训
标准化知识
卫生标准应用能力建设项目
第六届卫生标准委员会
卫生标准
标准化工作法律法规 更多>>
食品安全国家标准管理办法（卫生部令第77号） 2010-12-10
中华人民共和国食品安全法实施条例 2010-12-10
食品安全企业标准备案办法 2009-06-15
中华人民共和国卫生部令（第 67 号） 2009-06-04
财政部 质检总局 国家标准委关于印发《国家标准制修订经费管理办法》的通知 2008-06-23
卫生标准相关法律法规 更多>>
卫生部关于印发《食品安全国家标准制（修）订项目管理规定》的通知 2010-12-10
中华人民共和国主席令（第9号）——中华人民共和国食品安全法 2010-12-10
中华人民共和国食品安全法 2009-03-05
中华人民共和国职业病防治法 2008-05-06
中华人民共和国献血法 2008-05-06
技术规范及规范性文件 更多>>
卫生部关于印发《卫生标准审查管理办法》、《卫生标准制（修）订项目管理办法》和《卫生标准专业委员会工作量化评价办法》的通知 2009-05-08
卫生部办公厅关于印发《口腔预防适宜技术操作规范》的通知 2009-02-11
卫生部关于推行公共场所卫生监督量化分级管理制度的通知 2009-02-04

图 10-7 卫计委卫生监督中心

（http://wsbzw.wsjdzx.gov.cn/wsbzw/index.html）

二、规划与项目信息管理平台

根据全球或区域的卫生统计数据及发展趋势，规划和完成与发展相关的项目是国际性卫生组织的主要职能之一。规划与项目涉及合作研究项目、特定健康主题规划，如“世卫组织糖尿病规划”的宗旨是在可能之时和可能之处预防糖尿病，尽可能减少并发症并且尽可能提高生命质量。其核心职能是设立规范和标准、促进监测、鼓励预防、提高认识并加强预防和控制。作为国际性卫生组织，建立规划与项目管理平台对于促进相应项目研究成果的推广、治疗手段的更新等具有非常重要的理论与现实意义。

以“癌症控制规划”为例，在“癌症控制规划”平台提供：“基本信息”，包括关于规划、规划动态、项目负责人或项目合作方等；“预防”，包括有关癌症预防的普及知识、文献等；“筛查和早发现”，包括有关癌症筛查和及早发现的知识、文献；“治疗”，包括治疗规划、诊断、主要治疗方式等信息；“姑息治疗”，包括有关癌症姑息治疗的基本知识与最新研究发现；“出版物”，包括提供和癌症有关的出版物及其研究报告等信息。

因此，规划与项目管理平台中每一个规划与项目都应该包括基本信息、筛查与早发现、预防、治疗、相关出版物和相关知识库等子模块（图 10-8）。当然，对于非疾病和健康类的规划与项目可作适当调整。

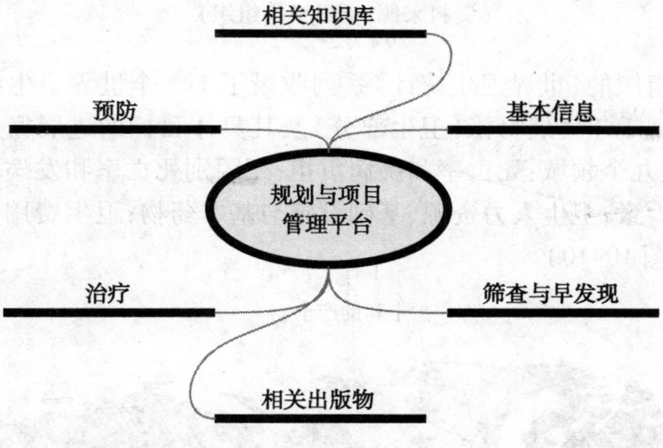

图 10-8　规划与项目管理平台灵感触发图

三、数据与统计报告信息管理

国际综合性卫生组织的宗旨一般为促进人类健康，消除疾病等，统计和提供全球流行病和卫生统计是其主要业务之一。

以世界卫生组织为例，其在官方网站的“全球卫生观察站”（Global Health Observatory）提供了网页展示、数据查询与下载、国家卫生统计、数据可视化交互等功能。统计主题包括了全球、地区及国家的疾病死亡率、卫生系统、环境卫生、传染病、卫生公平性以及暴力和伤害等统计数据。而且统计指标随时更新，以显示全球情况和趋势；为每一主题专门设计了数据可视化及交互视图（图 10-9）。

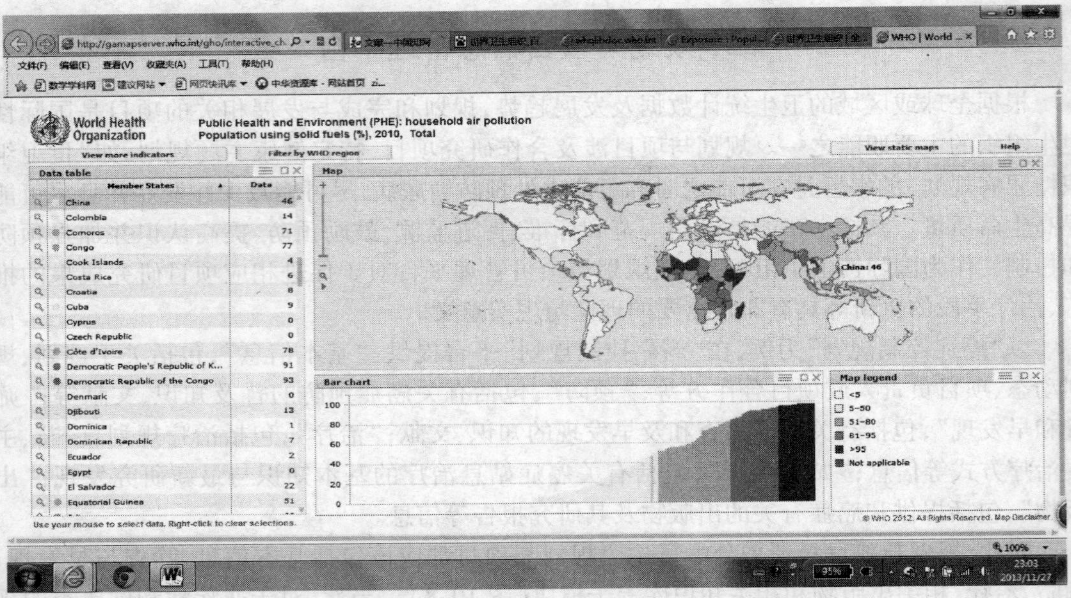

图 10-9　世界卫生组织卫生主体统计数据可视化交互界面

（资料来源：世界卫生组织）

同时，世界卫生组织的《世界卫生统计》系列收录了 193 个世界卫生组织成员国每年度的卫生数据，以及实现千年发展目标（卫生部分）及其具体目标的进展概要。其世界卫生统计报告系列主要涉及九个领域：死亡率和疾病负担；死因别死亡率和发病率；部分传染病；卫生服务覆盖率；危险因素；卫生人力资源、基础设施与基本药物；卫生费用；卫生不公平；人口和社会经济统计等（图 10-10）。

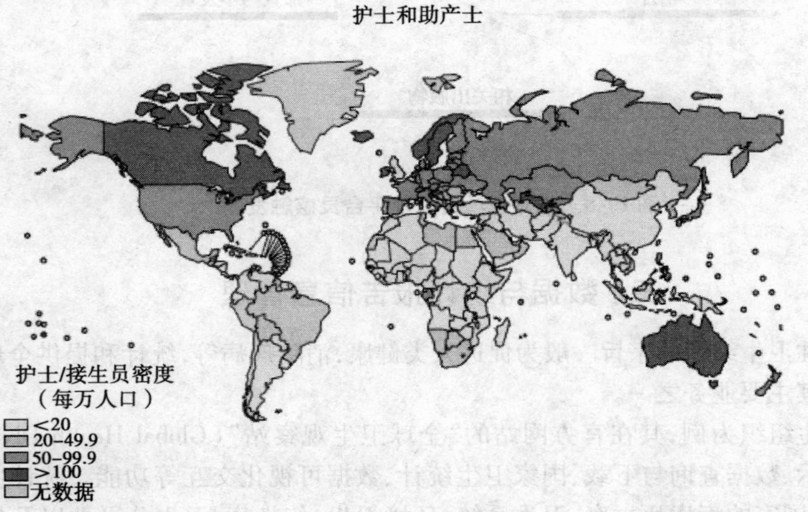

图 10-10　2000—2009 年全球卫生人力资源分布（护士/接生员密度）（每万人口）

（资料来源：2010 年世界卫生统计）

四、出版物信息管理

指导与协调国际卫生工作是国际性卫生组织的主要业务。在此过程中，为了更好地为成员国或非成员国提供服务，国际性卫生组织通常会定期或不定期出版具有较高价值的出版物。如世界卫生组织设有出版委员会，出版了大量全面反映全球及地区卫生工作重点的图书、期刊、读物、报告等。遗憾的是，据相关研究显示，对世界卫生组织的出版物网络资源的检索发现：可获取全文的只占38%，可获取文摘的占16%，既有文摘又有全文的占14%。作为国际性卫生组织，其出版物的科研价值和实践价值较高，建立出版物管理平台，向全世界免费开放，可以更大程度地践行其指导与协调国际卫生工作的宗旨。

（一）国际性卫生组织出版物的类型

以世界卫生组织为例，其出版物的种类繁多，包括：期刊、丛书、年报、不定期刊物、区域性出版物等。

1. 期刊（Journals） 世界卫生组织编辑出版了大量的期刊出版物，如：世界卫生组织通报（Bulletin of The World Health Organization），1947 年创刊；流行病学（疫情）周刊（Weekly Epidemiological Record），1929 年创刊；世界卫生论坛（World Health Forum），1980 年创刊。世界卫生组织药物信息（WHO Drug Information）是关于药物开发和管制议题的季刊。还有其他期刊可以在世界卫生组织官方网站"出版物"栏目下"期刊"专题里面查阅。

2. 丛书（Series） 世界卫生组织丛书系列内容丰富，如世界卫生组织技术报告系列（WHO Technical Report Series）、人人享有卫生保健丛书（Health for All Series）、《世界卫生组织预防和控制艾滋病系列丛书》（WHO AIDS Series）等。

3. 重要出版物（Key WHO publications） 如《世界卫生报告》（The World Health Report）、《国际卫生条例》（International Health Regulations）、《国际旅行和健康》（International Travel and Health）、《国际疾病分类》（International Classification of Diseases，ICD）、《国际药典》（International Pharmacopoeia）等。

4. 区域出版物（WHO Regional publications） 如非洲、美洲、东南亚区域、欧洲等区域性出版物。

（二）国际性卫生组织出版物查询与管理平台

国际性卫生组织的出版物一般具有较强的指导性和可操作性，或是带有全球性疾病和健康主题的研究规划，可为卫生组织及卫生从业人员了解世界及其他地区的卫生事业趋势提供动态参考。建立开放获取平台，对提高组织的国际影响力及贡献具有非常重要的作用。

世界卫生组织提供了"WHO 图书馆数据库"（WHO Library database），该系统建于 1986 年，是 WHO 总部和地区办事处的出版物、期刊论文、技术和政策及其出版物的网上联合图书馆数据库。可按作者、标题、主题等途径进行浏览（图 10-11）。

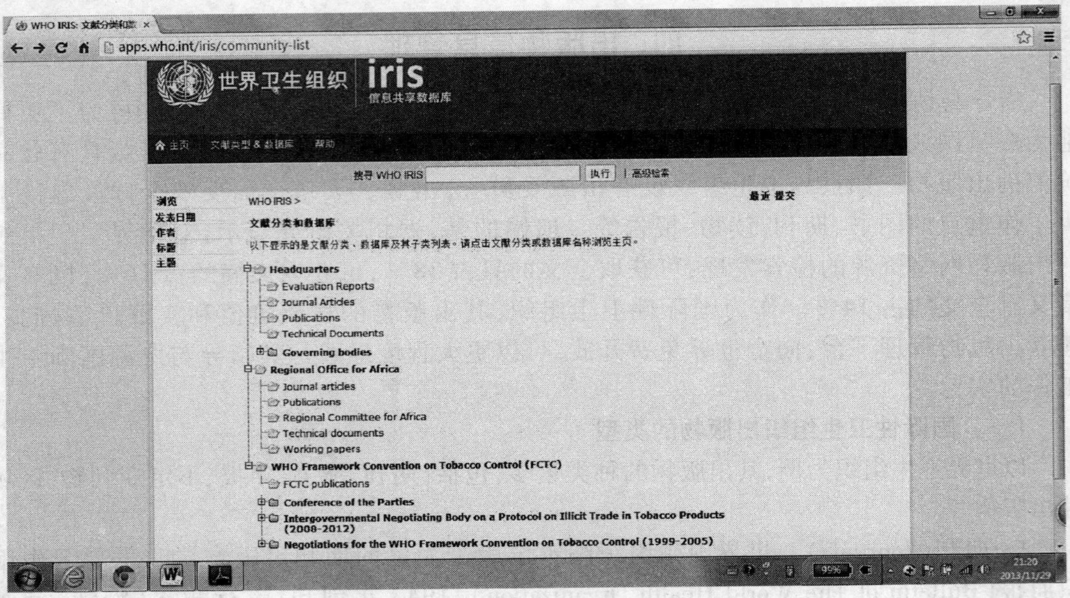

图 10-11　WHO 图书馆数据库按文献分类、数据库及其子类列表浏览

（资料来源：世界卫生组织 http://apps.who.int/iris/community-list）

第四节　医疗卫生基金会信息管理

一、信息公开管理

多数医疗卫生基金会扮演着部分慈善机构的职能，慈善机构的立身之本即是信任。信息公开是医疗卫生基金会保持和提高公众信任度的主要途径，是保持其可持续发展的动力。英国慈善委员会对其网站的登录用户类别进行了调查，发现 1/5 访问者是社会大众，可见公众对慈善机构的信息公开具有强烈的需求。关于信息公开的重要性，美国大法官路易斯·布兰蒂斯早在 1914 年指出："（信息）披露才能矫正社会及产业上的弊病，因为阳光是最佳的防腐剂，灯光是最有效的警察。"

但纵观我国慈善类组织，其信息透明度（信息公开）现状令人担忧。据民政部下属机构"中民慈善捐助信息中心"发布的《2010 年度中国慈善透明报告》，全国只有 25% 的慈善组织信息透明度较高，其中业务活动信息透明指数为 2.43，财务信息透明度则最低，为 1.52。接受调查的近九成公众表示对慈善信息公开不满意。

造成社会公众对医疗卫生基金会信任危机的因素有很多，比如媒体曝光一些基金会的腐败事件、负面事件，基金会相关人员的不当言论，管理水平落后、混乱，突发事件应对不力，拒绝某种类型物资或是方式的捐赠，信息发布不力等。（图 10-12）

自 1998 年国务院颁布《基金会管理办法》以后，我国已经在不断地完善有关基金会的管理规范和信息公开方面的法律法规。如 2006 年 1 月《基金会年度检查办法》《基金会信息公开办法》等公布实施。其他有关基金会信息公开的法律法规有《公益慈善捐助信息公开指引》

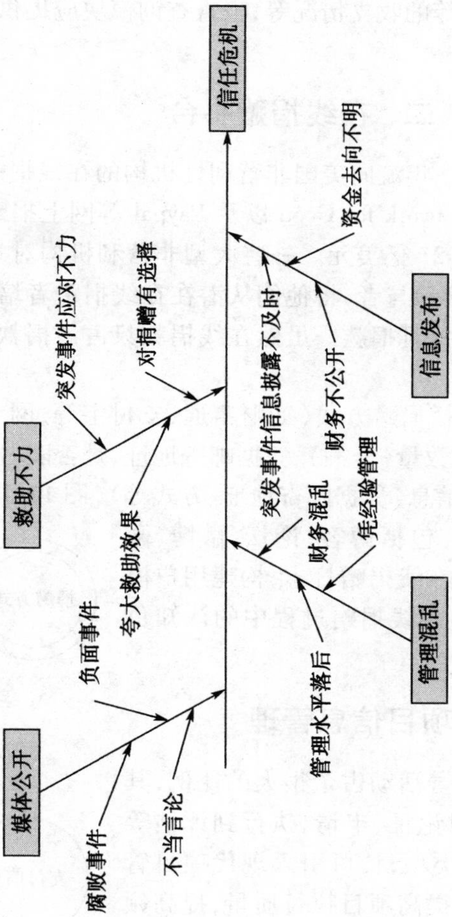

图 10-12　医疗卫生基金会信任危机根源鱼骨图

《关于规范基金会行为的若干规定(试行)》等指导性文件。信息公开的内容涉及基金会的动态、组织基本信息和管理制度、捐赠查询、援助项目、收支情况、年度报告、审计报告等信息。信息公开方式可以包括官方网站与出版物、大众媒体、现场公开、邮寄、申请公开等。

因此,医疗卫生基金会信息公开平台,包括新闻动态聚合、组织信息、捐赠查询、援助项目、收支情况、报告查询等模块。新闻动态聚合模块主要对组织及相关机构的日常工作、活动开展等情况进行实时汇报;组织信息模块主要用于公布组织基本情况、领导简介、联系方式,发布规章制度等信息;捐赠查询模块实现个人或组织的捐赠查询、捐赠与援助项目的对应查询等;援助项目主要提供援助项目的背景、实施情况及后续重建等事宜;收支情况模块用于公布基金会包括各级基金会等的收支情况等;报告查询模块应提供基金会年度报告、监督部门的审计报告等。

二、在线捐赠平台

据《慈善纪事报》的报告,2012 年流向美国非营利性机构的在线捐赠增长率远远高于其他类型的捐款,通过 Blackbaud、Network for Good 以及 Paypal 等网上捐赠代理机构的捐赠总额较 2011 年增长了 14%,增长到 21 亿美元。一些大型非营利机构对一些慈善论坛中的用户行为进行分析,挖掘活跃的慈善参与者,将他们从潜在在线捐赠者培养成在线捐赠者;同时借鉴直邮邀请的模式寻求用户每月捐款。虽然在线捐款只占了捐款总额很小一部分,但其增长速度却不容忽视。

在线捐赠过程中的信息流包括捐赠方式(如财富通、支付宝等,网上银行、银行汇款、邮局汇款等)、捐赠信息[捐赠类别、数量(金额)、凭据邮寄地址、是否匿名等]、支付信息[支付方式、支付数量(金额)等]、反馈信息(凭据邮寄地址、方式等)(图 10-13)。

同时,平台可利用社交网络(包括博客、论坛、微博、微信)等对潜在用户进行培养,结合在线捐赠日志,构建用户模型,提高平台的可用性,减轻用户在线捐赠过程中的认知负担,提高捐赠效果。

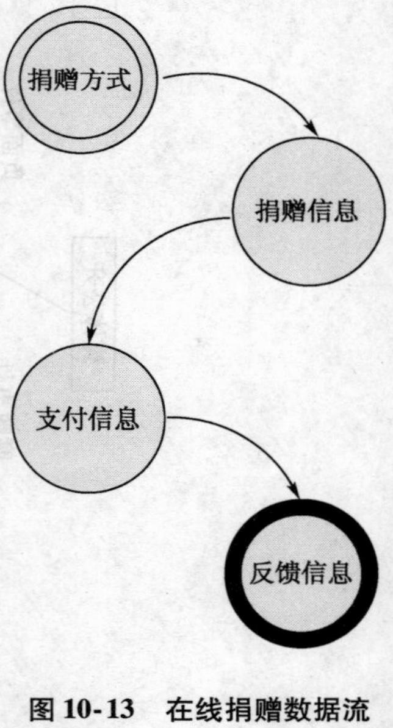

图 10-13　在线捐赠数据流

三、公益慈善活动项目信息管理

医疗卫生基金会的业务中慈善活动占了很大的比例,其中有些公益慈善项目包括从项目论证、申请、执行到评估等循环过程,跨越时间长。对于此类项目,可引入现代项目管理思想,建立项目信息管理平台,提高项目执行质量,提高领导决策水平。

现代项目管理学把项目管理分为 4 个及以上阶段,划分项目阶段的标志是项目工作的可交付成果,即项目阶段成果。一个项目阶段的全部工作应该能够生成一个自成体系的标志性成果,这种阶段性成果既是这个项目阶段的输出,也是下个项目阶段的输入,或者是整个项目的终结。医疗卫生基金会公益慈善项目阶段可分为项目起始阶段、计划阶段、组织阶段、验收阶段。

公益慈善活动项目的立项可视为项目的起始阶段。一般而言,医疗卫生基金会的项目来源主要有上级委托、自主向其他机构申请(包括国家、上级、合作方等)和在对相关信息的广泛搜集与分析基础上的自主立项。在预立项之后就开始准备策划方案,方案应包括着重介绍项目背景及立项依据、拟开展的方式、预期效果、经费筹措及来源、拟合作方及合作方式、项目规模等信息。然后根据相关政策资源库获取政策支持,对项目进行论证,最后一步即是项目立项,开始进入项目计划、实施等阶段(图10-14)。

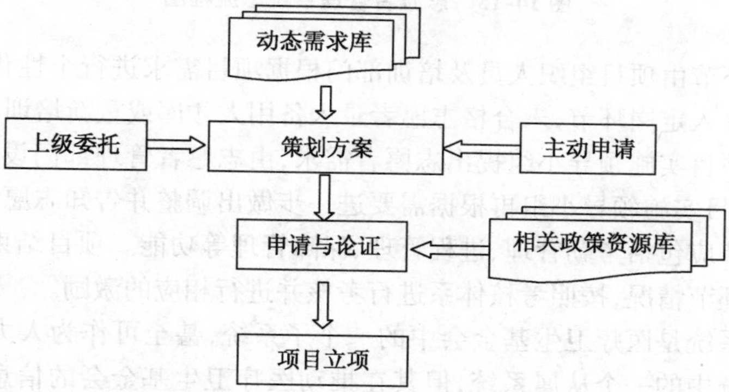

图10-14　医疗卫生基金会公益慈善项目立项流程

在项目计划阶段,要根据初始方案进行实地调研与分析,明确项目各阶段的界限及阶段性成果,建立项目信息管理平台,形成最终的项目策划方案集(方案中应包含总方案及各种子方案)。

项目实施阶段要严格按照方案、时间表进行项目实施,包括项目计划执行、质量保证、团队建设、信息传递、供方选择、合同管理等。同时,在项目实施情况的跟踪与评价的基础上,对项目变更情况等进行控制。

项目验收及评价阶段要严格按照公益慈善活动评价指标对项目的整体过程进行评价验收。如有必要,需要重新执行没达到预期效果的项目。对于验收合格的项目应纳入医疗卫生基金会公益慈善项目展示库,项目阶段性成果信息也应导入基金会项目资料库以供参考。

四、志愿者管理信息系统

志愿者管理是指活动或项目组织者为了筹办活动或实施项目而对志愿者所进行的规划、实施以及招募与遴选、定位与培训、配置、激励、监督与评估、结束等一系列管理活动的总称。志愿者管理信息系统可自动化实现医疗卫生基金会对志愿者的招募、遴选、培训和激励等,是形成志愿者人才库的主要途径,也是提高基金会工作效率和应急能力的重要保障。

一般情况下,志愿者管理包括以下几个环节:需求发布、招募与筛选、培训与定岗、排班与上岗、考核与结束等。同时需要对相应过程进行监督与评估、考核与激励(图10-15)。

需求发布环节可与上述公益慈善活动项目信息管理平台相连接,也可单独发布项目需求信息,包括项目介绍、需求数量、专业要求、能力要求、时间保证、激励措施等志愿者基本信息。

招募与筛选环节主要实现志愿者在线注册申请相应的项目。项目各级管理员根据注册信息及志愿者信息库对其进行筛选,将成功申请的志愿者纳入项目对应的人才信息库及人才总库,未成功申请的用户录入备用人才信息库。

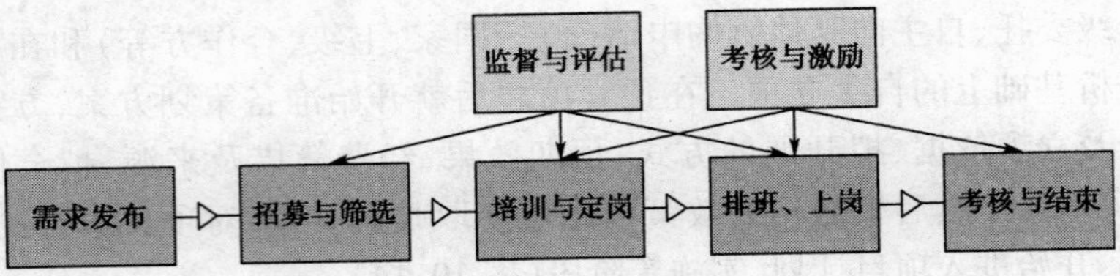

图 10-15 志愿者管理系统总流程图

培训与考核环节由项目组织人员及培训部门根据项目需求进行个性化培训并考核。考核合格人员直接进入定岗环节,未合格志愿者录入备用人才库或重新培训,重复上述过程。

排班环节由项目实施领导小组提出志愿者需求,由志愿者管理部门设置排班规则,自动生成排班报表,项目实施领导小组再根据需要进一步做出调整并告知志愿者。

上岗管理环节应包括考勤管理、进程管理、保障管理等功能。项目结束与考核阶段可根据监督与评估等环节情况,按照考核体系进行考核并进行相应的激励。

志愿者管理系统是医疗卫生基金会中的一个子系统,甚至可作为人力资源管理子系统或项目管理子系统中的一个从属系统,但其在推动医疗卫生基金会的信息化建设和提高业务水平甚至是透明度中都具有重要的意义,也是公众参与医疗卫生事业建设的一个有力保障。

思 考 题

1. 请简述卫生第三方组织的定义及主要类型。
2. 请简述卫生第三方组织的主要职能。
3. 试述卫生行业学会、协会的信息管理。
4. 试述国际性卫生组织的信息管理。
5. 试述医疗卫生基金会的信息管理。
6. 请简述国际性卫生组织规划与项目信息管理平台的主要模块。
7. 请简述学术会务管理系统的主要模块。
8. 请绘制学术期刊远程管理系统的数据流程图。
9. 请利用鱼骨图分析影响医疗卫生基金会信任危机的主要因素。

第十一章

其他卫生组织的信息管理

信息管理工作贯穿于各个卫生组织机构主要业务流程中，做好信息管理工作可以提高信息利用效率，最大限度地实现信息效用，从而为机构高效开展相关业务提供保证。为了实现对业务信息、数据的规范化、科学化管理，为了提高业务操作的效率和质量，信息系统已成为各组织机构处理核心业务的主要平台。本章通过介绍卫生信息机构、医学院校与研究机构、医疗保险机构开展的主要业务，结合相关信息系统业务模块信息管理的实现，揭示机构所开展的信息管理业务。

第一节　卫生信息机构信息管理

一、医学图书馆

(一) 医学图书馆概述

医学图书馆拥有大量的纸质和电子医学信息资源，是存储医学知识、传递医学信息与传播医学科学知识的重要场所，属于专业图书馆。医学图书馆的突出特色主要体现在其馆藏结构中。医学文献信息资源在整个馆藏中占绝对优势，一般医学图书馆的医学文献信息资源占全部馆藏资源的70%以上。我国医学图书馆包括高等医学院校图书馆、医疗卫生机构图书馆、医学研究机构图书馆、医药学会、协会团体图书馆、军队医学图书馆等。从新中国成立至今，我国的医学图书馆发展十分迅速，目前已经成为最大的专业图书馆系统。据统计，各种类型的医学图书馆每年为500多万读者提供各种类型的医学文献信息服务，在医疗、科研、教学等方面发挥着不可替代的作用。

(二) 医学图书馆的核心业务流程

医学图书馆的业务管理工作是以信息资源为中心，以读者服务为目的展开的。其主要业务可以分为以信息资源为对象的文献管理业务与以读者为中心的读者服务业务。具体业务流程包括文献信息选择与采集、文献信息加工、典藏、读者服务等。

1. 文献信息选择与采集　是图书馆信息资源建设的基础环节。根据图书馆既定的信息资源体系基本模式以及既定的信息资源选择与采集的原则、范围、重点、书刊比例、复本标准等，通过选购、订购、邮购、委托代购、复制、交换、赠送、征集等各种方式，选择采集文献信

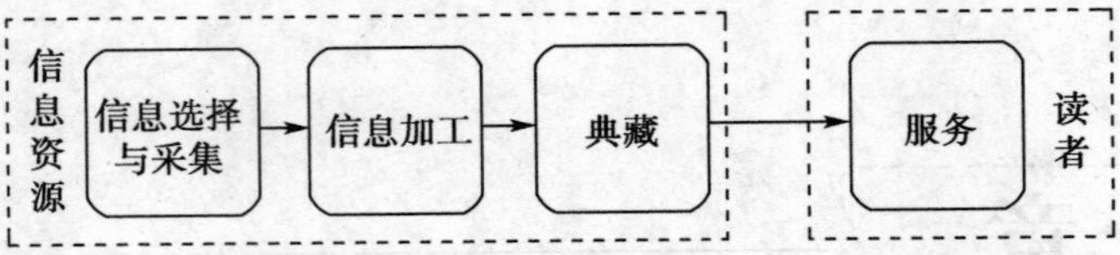

图 11-1　图书馆核心业务流程

息资源,有计划地建立、充实馆藏。医学图书馆文献信息选择与采集的对象包括:①印刷型文献信息资源:包括印刷版的医学图书、期刊、科技报告、技术标准、特种文献、专利文献等;②电子信息资源:包括数据库、电子图书、全文电子期刊、学位论文等;③网络信息资源:包括付费订购使用的医学网络数据库与免费使用的医学网络信息资源等。

2. 文献信息加工　主要包括文献分类、主题标引和文献编目等环节。

(1)文献分类:文献分类是图书馆业务中一项具有较强技术性的核心业务。分类人员要对文献的内容、实际用途等进行综合判断,利用图书馆所采用的分类法,给出正确的分类号。做好这项业务,不仅要求分类人员熟悉和掌握所采用的分类法,而且还应具备一定广度和深度的学科知识。

所谓文献分类,就是根据文献的学科主题与内容范围,利用文献分类法,将文献分门别类地组织起来,使每种文献在馆藏体系中占有一个适当的位置和号码。文献分类的主要目的是按学科知识的系统性分门别类地组织与揭示文献。文献分类的主要工具是文献分类法。目前,我国使用较为广泛的分类法是《中国图书馆分类法》。文献分类的作用是多方面的,既可以作为排列组织文献、编制目录与书目的依据,也可以供图书馆进行新书宣传、业务统计、参考咨询、文献检索等工作时使用。

(2)文献主题标引:文献主题标引是从文献资料研究、论述对象的主题概念角度揭示文献的内容特征。文献主题标引的一般方法是根据文献所涉及的主题,提炼其主题概念,在主题词表中找出适合这个主题概念的主题词,或者从文献中抽取反映文献主题概念的关键词,作为文献标识和检索的依据。常用的主题词表有《汉语主题词表》《医学主题词注释字顺表》等。

(3)文献编目:主要包括两个环节,一是对文献的各个特征进行分析、选择和记录;二是将记录的结果按照一定的顺序集合在一起,即文献著录和目录组织。依据文献信息的形式与内容特征,结合用户检索利用的特点与规律,《国际标准书目著录》(international standard bibliographic description,ISBD)共规定了八个著录项目,即题名与责任说明项、版本项、文献特殊细节项、出版发行项、载体形态项、丛编项、附注项、标准编号与获得方式项。目前,我国计算机编目普遍采用是中国机读目录(CNMARC)格式(WH/T0503-96),是依据相关的国际标准和国家标准,结合我国出版物的特点而制订的机读目录格式。其目的是便于各个文献信息机构间以标准的计算机可读形式交换和传递书目信息,实现目录数据的共享。

3. 典藏　也称为馆藏文献信息组织,是指将收集入藏的文献按照一定的要求,进行科学合理地布局、有序地排列、保护及清点的过程。其目的在于优化馆藏文献信息序列,使馆藏文献信息能完整有序地保存,充分有效地利用。在网络环境下,典藏的内容还包括建立数字资源数据库。典藏业务具体包括:馆藏文献布局、文献排列和文献保护。

(1)馆藏文献布局:馆藏文献布局也称为书库划分。图书馆可根据文献资料的内容、利用率等特点将所藏文献划分为不同的部分，组织成不同用途的书库。如基本书库、辅助书库、特藏书库和样本书库等。

(2)文献排列：为了方便文献的管理与利用，进入书库的文献必须按照科学的方法排列起来。文献排列的方法很多。对于图书，主要采用分类排架法，把图书先按分类号排序，同类号的图书再按照书次号排列，书次号有分类种次号和著者号等。对于期刊，可采用分类排架法或刊名字顺排架法。采用不同的排架法，文献就具有不同的排架号。排架号由分类号和书次号两部分组成。排架号是排列文献的依据，可以揭示文献在书架上的准确位置。读者借阅文献也可利用排架号提出索要文献的要求，所以排架号也称为索书号。

(3)文献保护：文献保护是图书馆馆藏文献管理的基本任务之一。对于纸质的书刊文献，文献保护包括书刊装订、修补、防火、防潮、防光、防霉、防虫等。此外，文献保护工作还包括馆藏清点。馆藏清点的过程也是检查馆藏文献保护情况的过程。

4. 读者服务　图书馆各项业务的最终目标就是向读者提供各种信息服务。具体读者服务业务包括：

(1)读者管理：读者管理包括读者档案管理和读者办证、退证、借书证挂失及解挂失等读者流通管理业务。图书馆应为每个读者办理借阅证件，建立借阅档案，掌握每个读者的借阅情况。

(2)流通推广：用户对于文献信息的需求是无限的，而图书馆馆藏文献的内容与数量是有限的。图书馆的流通推广业务可以在一定程度上解决或调整有限馆藏与无限需求之间的矛盾。流通推广业务包括：

1)在馆阅览服务：包括文献咨询推荐、复印等业务。

2)文献外借服务：指图书馆允许读者通过必要的手续后，将馆藏文献携出馆外，在规定的期限内享受自由使用的权利并承担保管义务的服务方式。

3)馆际互借服务：馆际互借(interlibrary loan)服务，致力于帮助读者从其他图书馆或文献机构，获得本馆未收藏的文献资料；本着互惠的原则，同时也为其他图书馆的读者提供文献资料，相互利用对方文献，满足读者需求的一种服务方式。它是实现资源共享的一种重要手段。

4)文献传递服务：文献传递服务(document delivery service)是指图书馆或各种信息服务机构根据读者要求，将所需文献传递给读者的一种服务。文献传递服务可被视为馆际互借服务的发展与延伸。读者将自己的请求传送给图书馆或信息服务机构，而后这些机构通过电子邮件、邮寄、传真、联机下载等方式将原文传送给读者。

(3)宣传辅导：宣传辅导工作的目的是向用户揭示馆藏，让用户更好地利用馆藏，提高文献利用率，降低文献拒借率。宣传文献的常用方式有：新书通报、书刊展览、报告会、书评活动等。阅读辅导包括读书内容的辅导和读书方法的辅导两个方面。

(4)参考咨询服务：参考咨询工作是图书馆员对读者在利用文献、寻求知识与情报方面提供帮助的活动，以协助检索、解答咨询和专题文献报道等方式向读者提供事实、数据和文献线索。参考咨询是发挥图书馆情报职能，开发文献信息资源，提高文献信息利用率的重要手段。

参考咨询的内容包括：①知识性或事实性咨询：即查找具体的人物、产品、事件、数据、名词、图像等信息；②方法咨询：在检索方法方面给读者提供辅导与帮助；③专题性或情报性咨询：根据用户的特定问题，查找有关文献信息、文献线索及动态进展等。此外，还包括读者信息查询、读者信息管理及书刊目录信息查询等。

(5)信息检索：信息检索是解答信息咨询问题的主要方法和途径。包括图书检索、期刊检索以及电子信息资源和网络信息资源等其他各类资源检索。

根据存储媒体和检索手段的不同可分为手工检索与计算机检索。

手工检索的对象是印刷版的工具书与检索工具。常用方法有：①追溯法：利用文献所附的参考文献，进行追溯查找有关文献信息的方法；②常用法：利用文摘、题录、电子数据库等二次信息工具查找文献信息的方法，包括顺查、逆查和抽查法；③混合法：是追溯法和常用法的综合使用方法。

计算机检索主要包括数据库检索和网络检索。根据图书馆的资源情况进行选用。常用的医学信息资源有：中国生物医学文摘数据库、PubMed、中国知网、维普资讯网、万方数据知识服务平台、SpringerLink 等文摘型或全文型数据库。此外，还包括医学专业搜索引擎及综合医学、预防医学、基础医学、临床医学、药学等网络资源。

(6)读者培训服务：为了帮助读者了解文献信息知识、图书馆馆藏和图书馆服务的内容、掌握文献信息检索与利用的方法、增强信息意识，图书馆可采用开设课程、举办培训班、讲座、个别辅导、参观、提供宣传材料和指南等方式开展读者培训服务。培训内容主要包括文献学基础知识、文献信息检索基础知识、网络信息资源的检索与利用以及图书馆使用法等。

(三) 医学图书馆的信息管理

1. 医学图书馆主要业务的信息管理

(1)文献采访信息管理：订购信息管理、验收登记、经费管理、赠送交换管理、统计及报表生成等工作，主要完成订购文献业务处理，如查重、处理各种订单、打印统计报表、进行经费管理、掌握出版发行动态等业务。

1)订购信息管理：采用自行录入、套录外部源数据、下载数据等方法建立文献采购数据库，文献采购数据库主要的信息要素包括订单号、题名、著者、出版社、ISBN、价格、订购数量、供应书商及订购日期等。订购信息管理包括馆藏与订购文献的查重、完成订购程序等。查重是利用馆藏目录数据库中的数据，与订购单上欲订购的文献加以对照，以确定本馆是否已购入该文献。订购查重可以从文献的题名、责任者、ISBN(国际标准书号)等途径进行检索。

2)验收登记：按照采购预订目录校对来书的各个项目，对到馆书刊的批次、件数、种册数、总价等信息进行核对验收。文献登记包括总括登记和个别登记。对每一批入藏文献应当进行总括登记。总括登记包括：验收批次号、登记日期、验收批次流水号、文献资源供应商名称、单据日期及号码、种册数、固定资产金额、起止个别登录号、备注等。个别登记是按入藏文献的种、册单元进行具体登记的工作。个别登记主要包括：登记日期、个别登记号、题名、责任者、版本、版次、价格、来源及总括登记号等。

3)经费管理：包括预付款管理、实付款管理、经费使用报告等。控制、管理经费使用情况及有关单据，对经费支出做出有效记载。有关人员可以及时了解经费使用情况。

4)赠送交换管理：对各种无偿赠送及交换的文献进行登记、移交、签订交换关系等管理。

5)统计报表：包括预订文献统计、到馆文献统计、接收文献及赠送文献统计等，并生成各种相应的统计报表。此外，还包括预订图书的分类统计、书商统计、语种统计、文献类型统计、经费统计及财产统计等信息管理工作。

6）书商管理：对书商信息进行标准化管理，添加、修改、查询、删除出版社信息。

（2）文献编目信息管理：依据机读目录标准及规范，建立图书馆馆藏书目数据库和预编库，完成编目过程中有关查重、输入数据、输出目录等业务。

1）编目查重：根据馆藏书目数据库的数据，核查待分编文献是新文献还是复本。如果是新文献，则进行原始编目；如为复本，则进行套录编目，对已有书目数据的文献数量、财产号、条码号进行修改即可。

2）编目建库：按照机读目录的格式与著录要求，在预编库中对新文献进行原始编目。根据系统提供的有关著录字段的标识（如题名与责任说明、载体形态等字段），编目人员将待编文献的信息著录在相关字段中。在该批文献移交到典藏部门验收后，即可将预编库的书目记录添加到馆藏书目数据库中。

3）编目查询：通过 ISBN、题名、责任者、主题词、分类号等多种途径进行编目信息查询。

4）输出目录产品：根据需要，输出卡片目录、书本式目录、机读目录等目录产品。

5）编目统计：包括编目记录分类统计、个人及全体工作量统计等。

（3）流通工作信息管理：图书流通工作是图书馆工作的重要组成部分，它不仅是联系图书馆与读者的桥梁，而且是图书馆信息资源利用的重要体现，同时也是图书馆工作质量和服务质量的直接体现。流通工作信息管理主要包括读者管理、文献流通事务管理、流通管理查询、统计报表生成等业务。

1）读者管理：包括读者档案管理与读者流通管理。读者档案中主要记录读者姓名、性别、年龄、单位、职务、借阅证号码等信息。进行增加、修改、查询读者信息等操作。读者流通管理提供借阅信息查询、挂失、挂失恢复、停借处理等操作。

2）文献流通事务管理：具体包括①文献外借：通过光笔读入读者的借阅证号及文献条形码，为读者办理借阅手续。根据系统显示的读者已借阅文献情况，对违章读者显示拒借提醒，并告知拒借原因；②文献归还：通过光笔读入文献条形码，对归还文献作注销处理，并修改归还人数、归还文献册数等数据。对过期归还的文献按规定计算罚金，打印罚款单；③续借：办理续借手续；④预约借书：为预约者建立记录，包括预约文献、预约读者、预约日期等信息。对于同一被预约的文献，按预约时间进行排序，并可以调整预约权限的级别。

3）流通管理查询：包括文献借阅查询、文献预约查询、读者借阅查询、读者预约查询及日志查询等。具体信息包括：某时间段内借、还书的种类和数量；某书被某位读者所借、还日期；某日应还书的种类与数量；某日过期未还书的种类与数量；某书的预约者及所有被预约的书；某一专题的所有书目或某时期的新书目等。借阅查询信息可为藏书与读者研究提供相关数据，例如研究藏书的利用率、研究读者的阅读倾向、不同读者群的图书利用情况等，从而对合理建设馆藏资源、合理利用购书经费等都能起到重要的作用。

4）统计报表管理：包括藏书统计、流通统计、读者到馆情况统计等。藏书统计包括：统计全部馆藏种类与册数；统计某类馆藏的种类与册数；计算藏书保障率。流通统计包括：计算图书流通率，即统计时间内某类藏书流通册次与该类藏书总册数之比；图书外借周转率，即统计时间内还书册数与借书册数之比。此外，还包括图书拒借率、图书呆滞率等。

（4）联机书目检索：为读者提供功能齐全、查询方式多样、操作简便的公共联机查询。联机公共查询目录（online public access catalogue，OPAC），指以计算机编码形式存贮在计算机系统内，供读者通过终端设备进行联机检索的图书馆目录。OPAC 是在传统目录检索基础上发展起来的，向用户提供图书馆电子目录查询服务，读者可以利用万维网实现图书的查找和借阅，是用户检索和使用图书馆信息资源的一种重要手段。通过 OPAC，用户可以获得的信息服务包括：①获得书刊的准确信息：预订信息、流通信息、具体书架位置等信息；②多途径检索信息：可以利用题名、著者、分类号、索书号、ISBN 号、主题词等多种途径进行检索，在此基础上，可以进行布尔逻辑检索、截词检索等复杂检索；③联合目录查询：可以检索到本馆以外其他机构、部门的信息资源；④信息套录与打印：提供信息的套录与打印，将检索结果发往电子邮箱等服务；⑤灵活的屏幕显示及在线帮助等。

（5）连续出版物信息管理：包括从连续出版物订购到入藏、流通整个处理过程的信息管理。其流程包括：订购、登到、装订、编目、入藏、检索与流通等。图书馆中最主要的连续出版物包括期刊和报纸等。其中期刊信息管理有别于图书等文献的管理。

1）期刊订购：期刊订购工作包括新订、续订及停订处理等。订购工作季节性较强，一般为一年一次，同种期刊每年订购的数据基本不变，可重复使用。图书馆应当建立期刊订购库，订购库应包括 ISSN（国际连续出版物标准号）、CN 号（国内统一刊号）、刊名、出版者、邮政编码、订单号、刊期、预订份数、价格、邮局发行号、开户银行、账号、发票号、经手人、订购日期等信息。可以利用 ISSN 号、刊号、刊名等对订购库进行订购查询。

2）现刊管理：包括期刊登到、催询、装订、打印及装订清单等。

3）期刊编目：包括输入期刊著录数据、合订本编目等。期刊编目的结果是形成期刊书目数据库。

4）联机检索：可以从记录控制号、期刊题名、ISSN 号、统一刊号、订刊号、分类号等途径检索馆藏期刊。

（6）参考咨询信息管理：利用工具书库、各种数据库、电子出版物、参考咨询档案库及互联网获取信息，以满足用户提出的咨询课题。从受理咨询课题到解答问题，参考咨询是一个完整的工作程序，具体包括：①受理咨询：了解用户信息需求；②调查摸底：对用户需求进行具体的调查了解；③查找相关文献信息：选择检索工具、确定检索方法、检索途径后，查找文献信息，将结果通知用户，并及时沟通，以修正检索方案；④建立咨询档案：采集登记用户单位、名称、地址、联系方式，以及咨询日期与内容、解答日期，提供资料的名称、来源、形式及采用的手段方法等信息。以方便日后的查阅、统计与总结，此外，也可以作为评价参考咨询服务质量的依据。

2. 图书馆的数字化、智能化和智慧化

（1）数字图书馆：20 世纪 90 年代以来，数字图书馆（digital library）得到了广泛关注。美国数字图书馆联盟（DLF）于 1998 年定义数字图书馆是一个对数字式资源进行收集、组织，提供智能化存取及翻译的组织，从而保证该资源完整性、永存性和有效传播，进而促使这些数字化资源能够快速且经济地被特定用户或群体所使用。中国国家图书馆认为数字图书馆是国家信息基础设施的核心，可为国家信息基础设施提供关键性信息管理技术，同时提供其主要的信息库和资源库。

数字图书馆采用数字技术处理和存储各种媒体介质的文献，其本质上是一种采用多媒体制作的分布式信息系统。它采用计算机技术、通信技术、微电子技术，将文本、语音、图像、影视、软件和科学数据等多媒体信息进行整理、收集、组织和规范，以便于提高查询和检索效率，并加速跨区域的传播。数字图书馆是对传统图书馆的历史性创新，在信息资源加工、存储、检索、传输和利用的全过程均实现了数字化处理。通俗地说,数字图书馆就是虚拟的、没有围墙的图书馆,是基于网络环境下共建共享的可扩展的知识网络系统,是基于分布式访问的、没有时空限制的、可以实现跨库无缝链接与智能检索的知识中心。

数字图书馆的发展已经经历了两个阶段。第一阶段主要是以依托某一个图书馆,自建或购买数据库,从而实现资源的数字化处理;第二个阶段是集成,将分布式的数字化资源集成到统一的平台上,比如美国科学数字图书馆(NSDL)、英国分布式国家电子资源计划(DNER)、中国科学院国家科学数字图书馆(CSDL)等。

(2)智能图书馆:随着数字图书馆集成和存储的信息量越来越大,如何进行有序化的组织、结构化存储和高效检索成为数字图书馆面临的主要挑战。同时,数字图书馆天然的信息属性,也要求必须具备丰富的人机交互方式,以便更加有效地使用资源。因此,智能图书馆应运而生,它强调合理收集并组织因特网上的数字化信息,侧重于建立用户信息需求模型并根据用户特征提供有效的个性化服务,重点是提供智能化信息检索和查询。

智能图书馆一般应具有如下功能:

1)能对因特网数据进行自动收集、分类和索引,按照需求自动扩充资源内容;

2)能学习用户的使用习惯和访问模式,自动查找信息源并更新内容;

3)能自动挖掘用户感兴趣的主题,并感应用户兴趣的变迁,可根据群体用户的访问兴趣、时间、频度,动态调整服务方式,改进系统架构,提供个性化服务;

4)能实现跨学科协同检索和多语种、多媒体查询。

(3)智慧图书馆:物联网是继计算机、互联网之后的又一次信息化浪潮。物联网(internet of things)是指通过射频识别技术(RFID)、传感器技术、智能嵌入技术、全球定位系统、激光扫描器等信息设备,按约定协议将任何物品与互联网连接以进行物品标识、感知、信息处理和通讯,从而实现物品的智能化识别、定位、跟踪及监控和管理的一种网络。物联网强调物品互通互联,可通过各种信息传感设备将现实世界中各种物品连接成一个网络,实现物品的智能化识别及其信息的互联与共享。物联网在图书馆管理与服务中的应用和创新,将智能图书馆进一步升级为智慧图书馆,是未来图书馆的发展趋势。

关于智慧图书馆,目前图书情报界还没有一个统一的定义。多数学者认为智慧图书馆是利用物联网、云计算等技术使得图书馆构成要素(如建筑环境、文献资源、设备资产、读者等)相互之间能够进行双向信息交流,即能够相互感知数据,并在对感知数据分析和处理的基础上,为图书馆工作人员提供一个更加智能化的管理平台,从而为读者提供无处不在、形式多样、主动灵活的智慧化服务。

基于物联网的智慧图书馆,是综合的信息资源中心、高效便捷的信息服务中心、全方位智能化的图书馆。它具备以下主要特点。

1)环境智慧化:对图书馆内的各种机器设备进行智慧化控制及管理,构成一个基于物联网的智慧环境系统,它包括智慧气温系统、智慧安防系统、智慧照明系统、智慧设备管理系统等。

2)信息交流智慧化:在物联网条件下,图书馆图书和装有图书管理系统的电脑通过RFID标签,可以相互通信。读者通过具有"射频功能"的智能终端不仅可以和图书管理系统进行信息交流,还可以和图书上的RFID标签进行通信。使读者不需要翻阅图书就可以了解图书的主要内容、所属类别、读者对象、图书借阅状态、借阅率等信息。

3)服务智慧化:读者可以利用智能终端实现身份认证,续借预借、查询检索、信息互动等服务。同时，可针对用户的喜好、使用习惯，提供个性化推送、图书推荐等服务。比如，读者可以发送需要查找的图书检索点信息（书名、作者、ISBN 号等），图书馆管理系统会将图书的位置、典藏信息发送给读者，并将该书的位置信息生成馆藏地图信息，引导读者找到所需的图书，并可以自助办理借还书、图书预约等手续。可通过对读者长期借阅的数据和读者的专业、年龄、性别等信息进行综合分析，建立读者阅读习惯模型，分析和预测读者可能感兴趣的专题，为读者提供个性化推送及图书推荐服务。

4）管理智慧化：通过物联网实现信息交换和资源共享，智慧图书馆把各项独立的图书馆事务处理联系起来，构建成一个具有事务处理、管理和决策功能的管理智慧服务系统。

二、医学信息研究所

（一）医学信息研究所概述

医学信息研究所属于卫生信息管理机构。以医学文献、情报信息搜集、整理、加工、分析和研究为基础，跟踪国内外医学科技前沿、传递医学科技信息，为推动我国医学科技创新和卫生事业的发展提供智力支撑、信息资源与服务平台。

中国医学科学院医学信息研究所是国家级的医学信息研究中心和生物医学信息资源中心，承担着国家医药卫生事业改革发展、医学科技创新，开展医学信息研究、卫生政策与管理研究和医学信息资源建设与服务等方面的重要任务。此外，我国各省市设有省市医学信息研究所（医学信息中心），隶属于各省市卫计委，承担着各省市的卫生信息管理与研究工作。

（二）医学信息研究所的业务范围

1. 委托研究　接受政府、社会各界和企业委托，积极开展医学信息研究与情报调研、卫生政策与管理研究，为政府、企业、社会等组织提供重要决策咨询服务。

2. 医学信息分析评价　面向医药卫生科研、医疗、教育与开发机构开展各类信息分析评价与咨询服务，包括对医学文献计量、医学引文、医学文献信息质量、研究热点、科研立项、科技成果、科研绩效等进行分析与评价，定期发布医学信息分析评价年度报告。

3. 科技查新咨询　作为科技部、卫计委指定的科技查新权威机构，提供课题立项、成果鉴定、成果奖励、发表论著等查新咨询服务。

4. 定题服务　根据用户需求，定期提供专题研究相关文献的信息，使用户及时掌握和了解国际最新研究进展情况，协助建立专题数据库，便于用户随时检索和调用。

5. 文献检索与全文传递　提供某一研究课题相关文献的专业检索，从开题立项、研究中期到成果验收，开展全程文献检索服务。通过全文传递系统，面向国内外科研、教学、临床人员及其他用户，提供馆藏生物医学文献全文传递服务。

6. 论文收录与引用检索　按照查引委托申请，通过多种途径查找文献被 SCI、SSCI、MEDLINE、EMBASE、EI、ISTP、CSCD、CHKD、CMCI 等收录及被引用情况，并依据检索结果出具检索证明。

7. 编辑出版　编辑出版医药卫生、卫生信息、卫生政策等学术期刊，快速传递相关学科的理论方法与研究成果。

（三）医学信息研究所主要业务的信息管理

1. 科技查新　是为科学研究与科技管理提供的信息咨询服务，医药卫生科技查新主要服务于科研立项、科技成果鉴定、评审及转化、为新药研发与报批提供依据、为专利申请提供依据,为医疗、教学、科研人员提供医药卫生相关信息。

(1)科技查新的流程:科技查新的流程包括①委托人委托查新;②受理查新;③双方订立查新合同;④制订检索策略;⑤文献检索;⑥查新员撰写查新报告;⑦审核员审核查新报告;⑧提交查新报告;⑨归档查新文件。

订立查新合同后,开始进入正式的查新程序。

1)检索准备:了解查新委托人提出的查新点与查新要求,明确检索目的。确定检索文献的类型和范围,制订检索策略。

2)选择检索工具:根据查新项目的内容、性质和要求选择合适的检索系统和数据库。

3)确定检索方法和途径:根据查新项目所属专业特点、检索要求和检索条件确定检索方法与检索途径。

4)查找文献:依据《科技查新规范》规定,查找时以机检为主、手检为辅。当检索完成后,根据检索结果和分析的需要,索取文献原文。

5)撰写提交查新报告:查新结果应做到实事求是、客观公正。查新报告的主要内容包括基本信息、查新目的、科学技术要点、查新要求、检索范围及检索策略、查新报告正文及查新报告结论。

(2)科技查新综合业务信息管理的实现:科技查新综合业务管理系统是一个开放式、综合性的工作平台,将查新机构的主要工作在网络环境下集成一体,该系统的应用从根本上提高了查新管理工作的自动化和科学化水平,规范了查新管理。同时,提高了查新工作人员的查新工作效率,满足了用户日益增长的查新需求。

1)科技查新综合业务管理系统的功能:科技查新综合业务管理系统可以实现的功能包括:①查新委托用户可以了解查新相关信息,并可以办理网上委托业务;②可以完成用户委托内容自动转换到相应的查新报告部分,以及查新委托和查新报告自动转换为档案内容;③实现多途径的查询功能以及统计分析、报表制作和浏览等功能;④为国家科技部的统一管理提供接口;⑤实现查新项目的分层次管理等,进行权限设置。

2)科技查新综合业务的信息管理:①查新用户委托:用户登录系统,递交委托申请。系统接收数据的同时,为用户提供该委托申请的系统号,用户可以在线查询查新进度。系统根据用户的委托申请,依据内设的计费标准计算费用,并与交费方式一同反馈给用户。②查新受理:对于纸质表格委托申请,利用辅助工具将数据转化为电子文档并输入管理系统,提供系统认证信息。对于电子邮件的委托申请,利用系统提供的接口将数据转化为网上标准委托数据,并给予系统认证信息以便用户在线查询进度;受理用户委托申请后,根据用户信息进行自动归类处理;然后依据当前工作进度及专业背景等信息,系统推荐或者自主分派查新员,同时向用户反馈当前委托进度。③检索及分析对比:查新员从系统中查看到有查新委托并且申请受理成功后,或者在接收到分派查新委托任务后,可以在系统推荐资源库及自主选择资源库中进行初步检索,此时系统再次反馈委托用户当前进度为“初检”;查新员向委托用户发送初检结果,并征询委托内容的相关问题,甚至根据情况修订委托内容;经过多次沟通后,确定检索策略,并实施“终检”,上传终检结果,完成查新结论“初稿”,系统提示用户当前进度,并将信息转至下一流程。④报告审核:审核人员在系统中获得“终检”结果和结论“初稿”完成上传的通知后,即可在线查阅整个查新受理、检索、沟通及修订过程,进行审查后,给出“通过”“补检”或者“修改结论”等意见。同时,系统提示用户当前进度。

2. 定题服务　定题服务即课题检索服务，是针对用户的科研、教学需要，定期或不定期对某一特定主题进行跟踪信息服务。定题服务把经过筛选的最新检索结果，以书目、索引、全文、综述等方式提供给用户；或针对自然科学、社会科学及人文科学各个学科，各种项目的研究课题，经与用户协商，从课题前期调研、开题立项、中期成果，直到成果验收的过程中提供信息检索服务。

(1)定题服务的流程

1)接受课题：课题委托人应提交详细描述课题的背景资料，按要求认真填写《定题服务委托单》，以便定题服务人员全面了解课题的内容、特点、创新点及要求等。

2)确定检索范围：根据课题情况，确定检索范围，包括检索时间段、语种分布、文献类型分布，在此基础上选定相关的检索工具和数据库。

3)制订检索策略：确定恰当的检索词，根据检索词之间的关系，制订准确的检索策略，并根据检索结果及委托人的意见反馈，不断调整检索策略，直到查到满足课题需要的相关文献。

4)提供定题服务成果：提供题录、文摘、原文等课题服务成果。

5)建立定题服务档案：将定题服务全过程检索的资料信息和相关工作记录归档保存，作为日后开展定题服务工作的基础和参考。

(2)定题服务工作中的信息要素：主要包括：①委托方信息：单位名称、通信地址、联系人、电话、传真、邮箱等信息；②服务方信息：单位名称、通信地址、联系人、电话、传真、邮箱等信息，一般由定题服务人员填写；③定题服务要求：课题名称、中英文关键词、文献范围(国内、国外、国内外)、文献类别(论文、专利、标准、网络文献或其他)、提供形式(全文、文摘、题录、研究报告或其他)、交付形式(复印件、电子邮件或其他)、服务要求(一次性检索或者定题跟踪)、委托时间、服务期限等；④委托受理：承接人、承接方式、费用核定、付费形式等。

三、卫生统计信息管理机构

(一) 卫生统计信息管理机构概述

为了准确、及时、全面地搜集卫生统计信息，国家卫计委，各省、自治区、直辖市卫生厅(局)，各地市卫生局、县(区)卫生局乃至各基层卫生机构(医院，乡镇卫生院，卫生防疫、卫生监督，以及妇幼保健机构、专科防治机构等)均设立了卫生统计信息部门，配备了专职统计信息工作人员，形成了自上而下的卫生统计信息收集、管理的完整组织系统。该系统承担卫生统计信息的搜集、汇总、处理及分析工作，并负责向各级卫生行政部门和社会公众提供与发布卫生统计信息。

(二) 卫生统计信息管理机构主要业务

卫生统计信息管理机构是被赋予行政职能的卫生信息统计、咨询、监督等多项功能的机构。开展的主要业务有：①卫生统计信息工作与卫生信息化工作(计算机、网络、信息技术的应用推广)的组织和协调；②负责卫生资源、医疗卫生服务、居民病伤及死亡原因等健康状况的常规调查，定期开展卫生服务调查及综合卫生管理信息抽样调查；③针对卫生政策与发展中出现的问题，开展有关专题调查工作；④负责管理、协调有关司(局)的业务统计工作，公布卫生事业发展情况统计公报，提供卫生统计资料。

（三）卫生统计信息管理机构主要业务的信息管理

1. 医院（医疗）信息的统计与管理　围绕医院（医疗）活动的管理信息包括工作量、医疗质量、疾病分类、药品管理、门诊病人和出院病人费用管理、经费管理、医学实验、医疗器械及设备管理等。为了减少信息的重复统计与采集，卫计委在全国范围内推行统一的住院病案首页，根据首页包括的信息可产出相应的统计指标和报表。

住院病案首页提供的管理信息有医疗数量信息、医疗质量信息、医疗效率信息、医疗费用信息、病人基本信息、医疗综合信息及责任信息等，可分为四大类：①工作量信息：包括入住院人数、手术例数、医技科室检查人次数等；②工作质量信息：治愈人次数（率）、好转人次数（率）、病死数（率）、病床使用率、病床周转次数、出院病人平均住院日、诊断符合率等；③住院病人疾病分类信息：不同科室住院病人疾病分类、不同职业和性别住院病人疾病分类、不同年龄组住院病人疾病分类等；④出院病人费用管理信息：出院病人总费用，分病种、性别、职业和年龄的费用，用于药品的支出费用、用于手术方面的支出费用、用于辅助检查方面的支出费用等信息。

除此之外，病案信息管理过程中的各种登记业务也是医院（医疗）活动管理信息的主要来源。

2. 疾病预防控制与卫生监督信息的统计与管理　疾病预防控制与卫生监督信息主要包括传染病报告、食品卫生监督检查报告、工业卫生和职业病监督检查报告、计划免疫接种信息、居民病伤死亡统计、地方病监测报告、疾病监测点监测情况、专项的流行病调查。

疾病预防控制与卫生监督部门的数据信息主要来源于医院、妇幼保健院、防疫部门、乡镇卫生院（所）及其他社会部门，如派出所户籍部门等。疾病预防控制与卫生监督的有关原始数据信息主要来源于以下几种卡片的记录：传染病报告卡、计划免疫接种卡、医学死亡证明书、医学出生证明等。

疾病预防控制与卫生监督信息由中国疾病预防控制中心负责自下而上收集、汇总、整理。常规信息逐级上报，由计委卫生统计信息中心汇总后统一编印公布。

3. 妇幼保健信息的统计与管理　妇幼保健工作统计信息主要包括：孕产妇保健信息、儿童保健信息、计划生育技术指导信息、出生登记和死亡登记信息、传染病报告、计划免疫接种信息、孕产妇死亡及婴幼儿死亡监测信息。

妇幼保健统计信息中有关孕产妇、婴幼儿保健方面的原始数据信息主要来源于疾病预防控制机构统一制订的传染病报告卡、医院及妇幼保健机构提供的孕产妇保健卡和儿童保健卡等记录。基层卫生统计信息机构收集、汇总后逐级上报，转至卫计委卫生统计信息中心汇总、公布与管理。

第二节　医学教育与研究机构信息管理

一、医学教育机构

医学教育是终身教育，一般可分为正规医学院校教育、毕业后教育和继续医学教育。医学教育机构主要包括医学院校、远程医学教育机构等，分别承担着医学教育过程中不同阶段的医学教育与培训任务。

(一)医学院校

1. 医学院校概述

医学院校承担着医学教育中正规医学院校教育阶段的任务,教授医学生医学基础知识和临床技能以及自然科学、社会科学基础知识,培养医学生的全面能力,为以后的工作奠定基础。根据教育层次不同,医学院校可分为高等与中等医学院校。高等医学院校包括综合大学、医学院、高等职业技术学校、高等专科院校等,中等医学院校主要指医药中等专业学校。

医学院校的主要业务是围绕教育教学、科学研究、学生管理等工作展开的,其信息管理涉及教务信息管理、科研信息管理、学生信息管理、招生就业信息管理、师资队伍信息管理、财务信息管理、后勤信息管理等各个方面。在本节中,主要介绍教务信息管理、学生信息管理等主要平台的信息管理。

2. 教务信息管理

(1)教务管理工作的主要业务:教务管理工作是医学院校管理的核心工作之一,其任务是根据确定的培养目标,按照一定的管理原则、程序和方法,建立正常的、相对稳定的教学秩序,保证教学活动的实施,使教学过程达到协调化、高效化,确保教学任务的完成,以培养德、智、体全面发展的优秀人才。教务管理工作主要包括以下两个方面。

1)教学行政管理:包括学生学籍管理与教学档案管理。学籍管理主要包括以下几个方面:①学生注册管理:老生开学注册和新生入学报到注册;②考务管理:组织考试、考场安排、严格考试纪律、考试违纪学生的处理、补(缓)考试的组织管理;③成绩管理;④休(复)学、转专业和转学的管理;⑤留(降)级、退学处理工作;⑥毕业、结业、肄业和学位管理;⑦补办学生证、毕业证书等工作。教学档案管理的基本任务是对教学档案实行统一管理,维护教学档案的统一和安全,并充分发挥教学档案的作用,及时、准确地提供教学档案,为教学工作、教学研究和教学管理服务。

2)教学管理:包括①编制校历:内容主要包括开课、注册、正式上课时间和教学活动的周数,军训、劳动、毕业教育、全校运动会的时间以及寒暑假的起止时间等;②定制开课计划:按系(专业)制订出本学期各专业的开课计划,保证教学计划的具体实施;③编排课程表:既要服从教学规定,适应学生的心理和生理特点的要求,又考虑到各门课程性质的差异和学校现有师资力量与教学设备等条件;④组织课业实施:按照编排好的课程表维护教学过程正常运转。

(2)教务信息管理功能需求:按用户对象的不同,教务管理人员、教师、学生三种用户角色对教务信息管理功能需求也不相同。①教务管理人员信息管理需求:教务管理人员信息管理权限最大,可以对教师、学生、课程、成绩等情况进行统一的管理,教务管理人员对信息管理的功能需求包括系统维护管理、学生信息管理、教师信息管理、课程信息管理、通知系统管理、设置选课标志、查看成绩、重新录入信息等;②教师对信息管理的需求:包括设置教师信息、学生信息管理、课程信息管理、课程信息查询、课程表查询、成绩查询、通知管理等;③学生对信息管理的需求:主要包括教师信息查询、学生信息管理、课程信息管理、课程信息查询、课程表查询、成绩查询、通知查询等。

(3)教务管理信息的采集:根据三类用户对教务信息管理功能需求的分析,在教务信息管理中应采集和记录的信息包括①登录信息:用户名、密码、权限及备注信息等;②学生信息:姓名、性别、学号、班级编号、所在院系、身份证号、学籍编号及备注信息等;③班级信息:年级、班级编号、专业名称、人数、班主任信息及备注信息等;④课程信息:课程名称、课程编号、授课教师、承担院系(教研室)、学时、学分、上课时间、上课地点、考试时间及备注信息等;⑤教师信息:教师姓名、性别、身份证号、ID(标识)、专业、学历、职称、所在部门、教授课程名称、教师编号及备注信息等;⑥选课信息:选课ID、课程编号、学生学号及备注信息等;⑦成绩信息:课程编号、学生学号、成绩、学分、是否补修重考、权限及备注信息等。

(4)教务信息管理的实现:为了改进和完善教务信息管理工作,医学院校可以使用教务管理信息系统辅助教务管理工作。教务管理信息系统是一个面向学校各部门以及教师、学生等用户的多模块综合信息管理系统,包括教务公共信息维护、学生管理、师资管理、教学计划管理、智能排课、考试管理、选课管理、成绩管理、教学质量评价、毕业生管理、实验室管理等模块。利用其主要模块完成的信息管理工作包括以下方面。

1)学生信息管理:包括学生信息录入、查询、修改、维护更新,添加学生以及输入学生图像信息、统计学生毕业情况、学籍变动信息管理等。

2)教师信息管理:包括教师个人信息录入、查询、修改、维护更新,添加教师、输入教师图像信息以及教师承担教学任务信息的管理等。

3)课程信息管理:包括课程信息查询,课程信息的添加、修改、删除,设置选课标志、课程信息统计、课程表安排、教室安排、课程承担院系的信息管理等。

4)成绩信息管理:包括按课程录入学生成绩、按班级录入学生成绩、提交成绩、成绩查询等。

5)班级信息管理:包括班级编号,班级信息的添加、修改、删除,以及班级所属院系、专业、人数等信息的管理。

6)财务信息管理:主要是学生的缴费和欠费管理。包括缴费信息、欠费信息管理以及相关信息的查询与统计。

7)通知信息管理:包括通知的发布及查询等。

3. 学生信息管理

(1)学生管理日常工作:学生管理是学校管理中一项烦琐的工作,日常工作包括:①学生请假;②学生缓缴学费;③申请走读;④学生各类证明材料;⑤学生评优评先、奖助学金评比;⑥勤工助学;⑦助学贷款;⑧学生违纪处分及学生撤销处分;⑨毕业生推荐就业工作;⑩学生办理离校手续等。

(2)学生管理信息的采集:在学生管理工作中应采集的信息包括:①学生学籍档案信息:身份证号、姓名、性别、民族、年级、入学年月、招生类型、修读专业、学制、班级、联招合作类型、联招合作学校机构代码、户籍所在省、户籍所在市、户籍所在区县、详细地址、户籍性质、是否低保、是否享受国家助学金、助学金月发放标准(元)、学生类别、生源类别、家长(监护人)姓名、家长(监护人)电话、学习形式、出生日期、校内学号、联系电话、邮政编码、省级电子注册学籍号、曾用名、政治面貌、籍贯、是否港澳台侨胞、毕业学校、现家庭住址、电子邮箱、银行卡号、备注等;②班级设置信息:年级、班级、学制、专业、班主任等;③学费设置信息:年级、专业、学制、学期、学费等;④交费信息:学号、学期、交费、欠费、日期、操作人员等;⑤学生成绩信息:学号、学期、课程名称、考试类型、分数、学分等;⑥专业课程设置信息:年级、专业、学制、学期、课程名称等。此外,还应及时采集和登记勤工助学、助学贷款、违纪处分、毕业信息等。

(3)学生信息管理的实现:为了实现学生信息管理的系统化、科学化、规范化和自动化,可以使用学生管理信息系统进行学校学生信息管理,其主要任务是用计算机对学生各种信息进行日常管理,如录入、查询、修改、增加、删除等。学生管理信息系统的应用减轻了管理人员的工作负担,从而高效、规范地管理大量的学生信息,避免人为操作的错误和不规范行为。

学生信息管理涵盖了学生入校管理、基本信息管理、奖学金管理、科技项目申报管理、党员管理、勤工岗位管理、困难生管理、学业预警管理、就业动态管理等各个环节。

1)学籍信息管理:输入、提交、查询、修改、删除学生信息及学籍信息变更申请,输入、修改、补填国家助学金信息等。

2)奖学金管理:包括对学生成绩、任职分值、荣誉分值、综合分值等信息的计算、统计和分析以及自动排名、奖学金审计,奖学金评审结果公示等方面。

3)勤工岗位申请管理:完成岗位设定、学生申请、教师审批等程序。提高勤工岗位服务和管理的效率性和科学性。

4)困难生认定管理:完成学生申请、教师审批、申请发放各项资助等程序。有助于加强学校对困难生的服务和管理,简化困难生资助申请的烦琐过程。

5)科技项目申报管理:完成科技项目发布、学生申请、教师审批等程序。实现了对学生科技项目执行情况的监督、检查项目验收鉴定和经费管理等工作流程化、规范化的管理。

6)学生党员综合管理:实现以支部为核心的学生党员管理方式,有助于学生党员能够及时参加党的组织生活,接受党组织的教育、管理和监督,更好地发挥先锋模范作用。

7)学业预警系统:实现对学生学习状况的预警、跟踪及统计、报表的生成。具体包括:按年级、班级查看学习情况,跟踪查看个人学习情况、个人成绩单导出、个人学业预警帮扶、整体学业情况预警等。

8)就业动态跟踪:以"服务学生就业"理念为依托,构建一个针对性强、实时、方便的数据采集、分析和管理平台,逐步实现对学生就业信息的更好管理,提高信息化管理水平,为相关决策提供支持。

(二)远程医学教育机构

1. 远程医学教育概述

远程医学教育是采用先进信息技术,使广大在职卫生技术人员不受时间、地点限制而获得知识的一种全新教育手段,承担着医学教育中继续教育的任务,是我国医学教育的重要组成部分。卫计委负责远程医学教育制度的建立和管理,远程医学教育规划的制订,远程医学教育工作的督导和检查,并负责对相关卫星网络、计算机网站的资格等进行审批和管理。远程医学教育机构的教学内容主要包括经审核批准的继续医学教育、毕业后医学教育、岗位培训、乡村医生教育和全科医师培训等教学项目或课程。

2. 远程教学信息管理的实现

(1)远程医学教育教学支撑系统:根据原卫生部"远程医学教育机构继续医学教育评估方案"的描述,远程医学教育教学支撑平台的评估包括以下系统:授课系统、个性化学习系统、辅导答疑系统、作业发布和批阅系统、考试评价系统、师生交流工具、智能搜索引擎、教学资源编制工具及管理系统、教学评价系统、学习管理系统、学分管理系统、考试管理系统、教务管理系统和教师管理系统。可把远程教学比作是一个电子教师,而远程教学管理信息系统就是一个基于网络的远程教学学生管理系统。在这个系统中,学生可以自主选课、自学课程内容、与教师和其他同学在网上进行交流等。教师在这个系统中通过与学生的交流以及作业等形式掌握学生的学习情况。

(2)远程教学系统管理的重要性:远程教学系统管理的重要性体现在以下方面。

1)提供了一个有效管理网络教学系统的界面。

2)可以有效管理学习者的学习信息,根据学习信息进一步掌握学习者的学习进度。

3)及时、全面掌握学习反馈评价,并据此分析、评价课件质量及教学效果。

4)保证网络教学收费的可操作性与可实施性。

3. 远程教学主要环节的信息管理

(1)教师信息管理:根据需要添加、修改、查询和删除教师信息,还可以为教师授予管理员权限。

(2)学生信息管理:主要是对学生注册进行管理,学生不能个人进行注册,需要由管理员统一注册。注册后的学生,需要通过审核后,才可以选课。此外,还包括学生信息的修改和删除及学生权限的规定等。

(3)课程信息管理:教师可以添加课程信息,修改和删除课程信息,改变选课状态。课程信息包括:课程名称、课程 ID、教师 ID、开课时间与地点、学分等。

(4)作业信息管理:教师可以针对自己的课程发布作业要求、进行作业评定以及给出作业分数等。学生则可以浏览作业要求、发送作业内容、浏览教师评语及分数。

(5)成绩信息管理:输入、查询学生作业情况的平时分数,教师可以给每个选课的学生评定期末成绩。

(6)教案信息管理:教案是学生远程在线学习的主要内容。按章节上传教案信息,教师可以上传自己所授课程的电子教案或课件。

(7)选课信息管理:记录选课学生信息、课程信息及教师相关信息。列出所有可选课程信息,供学生完成选课过程。此外,还包括学生课程成绩信息的存储。

(8)课程学习信息管理:发布与查询教案学习目录,方便学生学习课程。

(9)个人信息管理:教师和学生可以修改个人信息及密码。

(10)答疑辅导信息管理:为教师和学生提供“问答”环境,完成课后辅导。教师可以针对每位学生的问题做出回答,及时掌握学生的学习状态。

(11)讨论信息管理:所有用户都是平等的,教师与学生互动,可以任意发言和回答问题。

(12)邮件发送管理:为每个用户都设置发送电子邮件的权限。

二、医学研究机构

(一)医学研究机构概述

我国的医学研究机构主要分为中央级研究机构和省(市、自治区)级研究机构,某些专业领域还设有地、市级研究机构。各级各类研究机构往往与实际工作单位同时存在。这种模式有利于将研究成果尽快应用到实际工作中,特别是医学临床研究必须结合临床实际工作进行。中央级医学研究机构主要包括中国医学科学院系统和中国中医科学院系统。

1. 中国医学科学院　中国医学科学院的前身是1950年经对新中国成立前遗留下的中

央卫生实验院改造后成立的中央卫生研究院，1956 年更名为中国医学科学院，并于 1957 年与协和医学院合并。目前下设基础医学研究所、医学生物学研究所、肿瘤研究所、放射医学研究所、心血管疾病研究所、抗生素研究所、药物研究所、药用植物研究所、生物技术研究所、生物医学工程研究所、微循环研究所、输血研究所、皮肤病研究所等。同时设有协和医院、肿瘤医院、阜外心血管病医院、整形外科医院等。

2. 中国中医科学院　中国中医研究院成立于 1955 年。目前下设中医基础研究所、中药研究所、针灸研究所、医史研究所、中药信息研究所等。同时附设广安门医院、望京医院、西苑医院和长城医院。

此外，医学研究机构中，卫计委卫生发展研究中心和卫计委医院管理研究所是专门从事卫生事业管理研究的机构。

(二) 医学研究机构业务范围

医学研究机构承担着军事医学、预防医学、基础医学、临床医学、生物技术、卫生装备和药物研究等研究任务，主要业务包括提供国际化高端诊疗技术服务，引入新技术、新设备，组织课题调研、公益活动、理念传播、康复保健、科研诊疗、交流与合作、教学培训等。此外，卫计委卫生发展研究中心主要承担国家卫生改革与发展战略研究、公共卫生政策研究、卫生经济与卫生管理基础理论与方法学研究等工作。卫计委医院管理研究所的主要任务是开展医院管理科学研究，培养医院管理人才，采集医疗管理相关数据、信息，为政府有关部门制定政策、法规、标准、规范提供必要的科学依据，在全国医院管理方面发挥着指导和资讯服务中心的作用。

(三) 医学研究机构主要业务的信息管理

医学研究机构的主要业务面比较广，下面主要介绍不同类型研究机构共有业务的信息管理，或者是某一类型科研机构主要业务的信息管理。

1. 医学科研机构的项目管理

(1)医学科研机构项目管理系统：医学科研机构项目管理系统可实现各医学研究院所之间关联项目信息的共享。所有项目只需项目主承担机构负责录入，其他承担机构可以共享数据。通过对研究机构、研究人员、课题(项目)、研究成果、权限等系统的有机结合、互相关联，可实现医学科研机构对项目的实时管理。同时在统一规范要求的基础上，可提炼出多种科研项目数据格式的相同点和不同点，实现不同来源、不同格式要求的项目统一管理，实现医学科研机构科研信息管理的系统化、科学化。

(2)医学科研机构项目管理中的信息管理

1)机构人员的信息管理：机构人员基本信息是科研项目申报、执行、结题、报奖等阶段必需的。机构人员信息管理可为科研项目管理系统提供人员信息管理方面的公用资源，方便项目组织者获取科研人员信息，提高项目材料组织效率。科技人员可以通过系统自行上传、更新、维护、管理个人信息资料。

2)项目信息管理：项目信息管理包括项目立项、结题验收两部分。项目立项管理主要实现对合同的管理，包括合同基本信息、项目来源、专业分类、承担单位、子课题、参与人员情况、经费年度下拨情况等。结题验收管理可通过选择已经录入系统的立项项目，实现对项目结题验收相关信息的管理。结题验收中的项目信息与项目立项管理中基本相同。因项目结项的人员信息和立项人员信息可能存在差异，在结题验收中可以对人员单位等信息进行添加、修改和删除。

3）论著信息管理：对机构及各院所论文和著作的发表情况进行汇总，并实现和具体院所项目支持的关联。

4）基础信息维护：对项目来源、项目类别、专业分类、验收形式、鉴定形式、著作类别、获奖类型、获奖等级等基础数据进行维护，方便相关类型数据的统计查询。

5）用户信息管理：为保障数据安全，为不同用户设置不同的权限。系统管理员权限可对系统数据进行全部操作，包括数据查询、浏览、编辑、输入、输出、代码维护、设定用户级别、用户删除管理等。高级用户权限可查询、浏览、编辑、输入输出数据，不能进行代码维护和用户管理。查询用户权限只能对数据进行浏览、检索等，不能修改编辑数据。

6）数据上报信息管理：包括机构中下级院所数据上报导出、院所间数据相互接收、上级机构数据导出下发等。

7）统计信息查询：检索查询各统计指标及各统计报表信息的管理。

2. 公共实验研究平台的信息管理　公共实验研究平台或中心实验室是医学科研机构的重要场所，也是进行学术交流和培养高层次医学人才的重要基地，公共实验研究平台的信息管理工作有助于提高平台的运行与管理效率。公共实验研究平台的信息管理主要包括申请人员个人信息管理、实验室及设备预约信息管理、建立网络存储系统等。

（1）申请人员个人信息管理：首次申请进入研究中心进行实验的人员，需填写相关申请表，填写个人基本信息，包括姓名、所在机构院所信息、个人手机、E-mail、主要从事的研究方向等信息。

（2）实验室及设备预约信息管理：实验室及设备预约信息管理主要包括以下几个方面：①信息查询：申请人员可查询实验室及设备的使用信息、预约信息及个人的预约信息等；②预约管理：申请人员可根据查询信息结果对具体实验室或者设备进行预约，包括具体实验室名称，具体设备名称、型号及具体使用时间等信息，申请人员可根据情况退订预约；③通知管理：在公共实验研究平台上发布实验室及设备的使用及预约信息。

（3）建立网络存储系统：建立网络存储系统是指研究中心配置网络存储服务器，用于实验结果等信息的保存。为有效阻止病毒的传播，仪器配置的电脑系统限制使用U盘。实验结果通过FTP上传到网络存储服务器上，然后再利用个人电脑下载保存。

3. 医学科研机构专利信息管理　医学科研机构要重视本单位专利的保护，使之产生最大的经济效益，专利信息管理对于医学科研机构有着重要的意义。

（1）专利信息及其种类：专利信息是指以专利文献作为主要内容或以专利文献为依据，经分解、加工、标引、统计、分析、整合和转化等信息化手段处理，并通过各种信息化方式传播而形成的与专利有关的各种信息的总称。专利信息可分为以下五种信息。

1）技术信息：在专利说明书、权利要求书、附图和摘要等专利文献中披露的与该发明创造技术内容有关的信息，以及通过专利文献所附的检索报告或相关文献间接提供的与发明创造相关的信息。

2）法律信息：在权利要求书、专利公报及专利登记簿等专利文献中记载的与权利保护范围和权利有效性有关的信息。其中，权利要求书用于说明发明创造的技术特征，清楚、简要地表述请求保护的范围，是专利的核心法律信息，也是对专利实施法律保护的依据。其他法律信息包括：与专利的审查、复审、异议和无效等审批确权程序有关的信息；与专利权的授予、转让、许可、继承、变更、放弃、终止和恢复等法律状态有关的信息等。

3）经济信息：在专利文献中存在着一些与国家、行业或企业经济活动密切相关的信息，这些信息反映出专利申请人或专利权人的经济利益趋向和市场占有率。如有关专利的申请国别范围和国际专利组织专利申请的指定国范围的信息；专利许可、专利权转让或受让等与技术贸易有关的信息等。

4）著录信息：与专利文献中的著录项目有关的信息。如专利文献著录项目中的申请人、专利权人和发明人或设计人信息；专利的申请号、文献号和国别信息；专利的申请日、公开日和（或）授权日信息；专利的优先权项和专利分类号信息；专利的发明名称和摘要等信息。

5）战略信息：经过对上述四种信息进行检索、统计、分析、整合而产生的具有战略性特征的技术信息和（或）经济信息。

（2）专利信息管理的实现：专利管理信息系统是用以改善传统的与专利申请相关的业务流程及处理模式，完成机构专利资料库信息即时管理的有效方式。

专利信息管理具体内容包括：

1）专利费用信息管理：①缴费提醒：根据专利登记时的缴费日实时进行缴费信息提醒。②发明专利缴费：设定发明类专利的各类缴费参数。③实用新型缴费：设定实用新型类专利的各类缴费参数。④外观设计缴费：设定外观设计类专利的各类缴费参数。

2）专利信息管理：①专利信息总览：以总览的形式显示当前专利库资料信息的基本情况。②专利登记：对新取得的专利进行信息登记。③专利检索：利用现有的专利库信息检索指定内容。④专利统计：统计现有专利库的详细信息。⑤专利网站链接：列出各类专利申报网站链接供用户参考。

3）专利分析：①专利综合查询：提供专利编号、专利名称、采标情况、代替专利、备案号等多检索途径的专利查询功能。②创新能力分析：对专利的创新能力比值进行分析。③图表切换：以表格、柱形图、二维图、三维图等方式切换分析显示结果。

4）专利代理机构：①机构登记：对新的专利申请代理机构进行登记。②机构维护：对已登记的专利申请代理机构信息进行编辑、删除、更新等操作。③机构检索：在现有专利申请代理机构库中检索指定内容。

4. 患者随访信息管理　临床医学研究机构对患者进行随访可获得某一治疗方案的长期效果、远期并发症及生存时间，有利于筛选出更有效的治疗方法，并可建立资料档案，掌握某一疾病的发展规律，有助于医学研究及医学科学的发展。

（1）患者随访信息

1）患者基本信息：患者基本信息主要包括姓名、身份证号、病案号、联系方式（电话、手机、电邮等）、地址（永久通信地址、最新通信地址等）、家属信息（姓名、与患者关系、联系方式等）等信息。

2）患者临床表现信息：①一般状况信息：如正常、有轻微症状或体征、丧失劳动能力、需要特殊护理、病危等；②具体表现信息：相关症状的有无、轻微或严重程度，如头疼、呕吐、黄疸、血尿、便血、呼吸困难、骨痛等具体症状信息。

（2）患者随访信息管理流程：主要包括①对主要病人进行筛选，确定随访范围，对随访范围内的病人建立随访卡；②根据随访卡调病历，查阅病人的联系方法；③随访人员通过电话、信件等方式进行随访，将随访结果记录在随访卡和随访记录单上；研究机构也可在网上公布随访信息表格，督促患者或家属自行填写相关信息；④将随访信息输入计算机，进行随访资料保存。

5. 卫计委卫生发展研究中心文献与信息服务平台　是为了适应信息时代要求，促进卫生经济理论与政策研究的发展而建立的“一站式”公共政策与卫生政策文献信息集成管理与服务平台。

（1）信息资源建设情况：目前该平台拥有数千种纸本资源（包括科研报告、培训教材、会议文献、论文汇编、内部资料等），数千种包括经济、社会、医药、卫生、政治、法律、语言、文学、综合等电子图书及经济与卫生领域的专业期刊，并拥有统计、经济综合、社科教育、医药、卫生等电子年鉴和法律法规资源（包括地方法律与规章、国际条约、国家法律与部委规章等）等。该平台还整合了国内外各种开放性学术资源，可为用户提供针对各种资源的统一检索和原文获取服务。

（2）信息管理与服务：借助于现代信息技术手段，对动态新闻信息和有价值的学术信息资源以及研究所自有特色资源进行收集、整理、加工。卫计委卫生发展研究中心一直致力于卫生经济领域数据库建设工作，目前已经建立的数据库有：卫生总费用数据库、卫生规划财务数据库、合作医疗统计报表数据库和医疗服务价格数据库等。

第三节　医疗保险机构信息管理

一、社会医疗保险机构信息管理

（一）社会医疗保险机构概述

1. 相关概念

（1）医疗保险：医疗保险（medical insurance）是指通过国家立法，按照强制性的政策法规或自愿缔结的契约，由特定组织或机构经办，在特定区域或参保人群中筹集医疗保险基金，按照“以收定支，收支平衡，略有结余”的原则，筹资及运用医疗保险资金，以补偿参保人因疾病造成的经济损失，保证参保人公平获得适当医疗服务的社会保障制度。按照保险的范围，医疗保险可分为广义医疗保险和狭义医疗保险。狭义医疗保险指对参保人因病就医的医药费用予以补偿。广义的医疗保险又可称为健康保险（health insurance），不仅对参保人因病就医的医药费用予以补偿，而且对参保人的疾病预防、保健、康复、生育、伤病、残疾、死亡等服务的费用也予以补偿。

（2）社会医疗保险：是国家通过立法，强制性地由国家、单位和个人缴纳医疗保险费，建立医疗保险基金，当个人因疾病需要获得必需的医疗服务时，由社会医疗保险机构按规定提供医疗费用补偿的一种社会保险制度。公费医疗制度、劳保医疗制度、城镇职工基本医疗保险制度和合作医疗保险制度都是我国社会医疗保险制度的具体形式。

（3）医疗保险管理：是社会保险经办机构为实施国家社会保障政策，保障参保人的基本健康权利，为实现医疗保险运行取得最佳的社会和经济效益，对医疗保险各要素进行组织、计划、协调和监督的活动过程，也是为参保人提供医疗保险服务的过程。医疗保险管理以人群健康状况信息、诊疗过程信息、医疗保健费用信息及人口学资料信息等为基础，涉及社会、政治、经济、文化、医学、管理、法律等学科领域。

2. 社会医疗保险机构的定义和特征　社会医疗保险机构是在社会医疗保险活动过程中具体负责医疗保险费用的筹集、管理及支付等医疗保险业务的组织机构。主要特征包括：

(1)社会医疗保险机构属于事业单位：社会医疗保险机构是隶属于政府的一个事业单位，它代表国家执行医疗保险的各种方针政策，相当于政府的一个部门，其事业经费由各级财政预算解决。社会医疗保险机构从事的医疗保险是一项社会公益事业，所承担的医疗保险范围是基本医疗保险，不以盈利为目的。因此，社会医疗保险机构是具有一定自主经营权的非盈利性的事业单位。

(2)社会医疗保险机构是独立运作的机构：社会医疗保险机构按照国家有关医疗保险的政策法规运作，虽接受政府监督，但在经营上基本是独立的。社会医疗保险机构根据各个统筹地区的不同经济发展水平，以“以收定支、收支平衡”的原则自主确定医疗保险实施方案。对于定点医疗服务机构的选择和变更等方面也具有很大的自主权。因此社会医疗保险机构在业务上具有独立经营的特点。

(3)社会医疗保险机构是多学科的综合体：社会医疗保险机构的业务管理包括医疗保险基金的管理、定点医疗机构的管理以及参保单位和参保人的管理等。完成这些基本业务需要社会学、卫生管理学、医疗保险学及金融学等多学科的知识。在人员配置上，社会医疗保险机构需要管理人员、经济师、保险业务人员、保险医师、财会人员、计算机信息技术人员等多种专业人才。因此，社会医疗保险机构是一个融合多学科的综合性机构。

3. 社会医疗保险机构的主要任务　按照国家有关法规，社会医疗保险机构的基本任务是在一定的区域和人群中合理、有效地开展医疗保险业务，为促进居民健康提供经费保证。社会医疗保险机构的基本任务可简单概括为：计划、筹资、服务、付费、监控和管理六个方面。具体包括：

(1)制定或参与制定医疗保险的政策、法规及计划：由于医疗保险管理工作专业性很强，医疗保险机构是医疗保险管理的直接实施部门，掌握着医疗保险实施过程中的各方资料信息，因此，在政府制定有关医疗保险政策、法规与计划时，需要医疗保险机构的参与。在医疗保险方案的具体实施中，医疗保险机构应主动落实有关政策与计划，提出合理的意见和建议，以保证医疗保险业务的有效开展。

(2)筹集医疗保险基金：具体工作包括对医疗保险市场的调查与研究；在所在区域内做好对单位和个人的医疗保险知识宣传教育工作；做好医疗保险主要指标的测算与预算；选择有效的方式组织保险费的缴纳等。

(3)保证医疗服务的提供：为了保证医疗保险业务的高效开展，保险机构必须选择和组织适当的医疗机构，提供合理的医疗服务。包括选择适当的医疗保险定点医疗服务机构与定点药店；确定适宜的医疗服务范围、服务技术和方式；组织被保险人的健康检查、疾病防治以及健康教育等活动。

(4)医疗费用支付：主要包括检查审核医疗服务机构提供的服务质量和数量、确定合适的保险支付方式、支付医疗服务费用等工作。

(5)对医疗服务提供方和被保险方的监督和控制：医疗保险机构必须同时监控医疗服务提供方和被保险方的行为。包括按有关规定监控医疗服务的范围和种类；监控医疗服务价格和收费情况；监控医疗服务水平和质量；监控医疗服务提供方和被保险方违反保险条例的欺诈行为等。

(6)管理医疗保险基金:尽管医疗保险基金具有周转快、沉积时间较短等特点,但是仍有一部分资金沉淀下来。保证保险沉淀基金的保值增值、提高抗风险能力是医疗保险机构保险基金管理的一项重要任务。主要包括基金的核算和分配、测算保险费率、分析和审计保险基金的开发利用等工作。

(二)社会医疗保险机构的业务系统

1. 社会医疗保险系统　医疗保险系统(medical insurance system)指在医疗服务的需求与供给以及医疗费用的筹集、管理与支付过程中,各要素相互作用、相互依赖而形成的一个有机整体。社会医疗保险系统就是由医疗保险机构、被保险人、医疗服务提供者三方以及与政府之间的相互作用所形成的医疗保险运行系统。从构成医疗保险系统的基本要素及相互关系看,社会医疗保险系统的主要特点在于政府部门的参与。社会医疗保险系统基本构成包括:

(1)社会医疗保险机构:社会医疗保险机构也称为保险人或保险方,即是签订医疗保险合同的一方当事人,按照合同约定收取医疗保险费用,并当责任发生时负责偿付参保人医疗费用支出的法人,一般由政府部门下设的医疗保险中心或社会医疗保险局负责。

(2)参保单位和参保人员:参保单位也称为投保人、保险单持有人,是签订医疗保险合同的另一方当事人,是按照合同约定缴纳医疗保险费的人。在社会医疗保险系统中,参保单位一般都应该是法人。参保人也称为被保险人或被保险方,指医疗保险合同中所要保障的人,是按照合同约定,当保险责任发生时有权向医疗保险机构获取医疗费用偿付的人。社会医疗保险系统实行全员参保的原则,凡是统筹地区的企事业单位、外资机构、独资机构等单位的全部在职职工和离退休职工均可参加基本医疗保险。无论是参保单位还是参保人,都必须定期按时缴纳社会医疗保险费。参保人员有权选择定点医疗服务机构和定点药店,并应在选定的定点医疗服务机构就医或购药,或持处方到定点药店购药。

(3)医疗服务机构和药店:医疗服务机构和药店是医疗保险系统中卫生服务的提供者。根据国务院有关文件的规定,社会医疗保险系统中医疗服务机构包括定点医疗服务机构和定点零售药店。

1)定点医疗服务机构:指经统筹地区劳动保障部门审核,并经社会医疗保险机构确定,为参保人员提供基本医疗服务的医疗机构。定点医疗服务机构要与社会医疗保险机构签订协议,内容包括服务范围、服务人群、服务内容和质量、医疗费用结算方法、医疗费用支付标准、医疗费用审核与控制等,明确双方的责任、权利和义务。定点医疗服务机构要为参保人提供优质、高效的医疗卫生服务,并配备专职或兼职管理人员,配合社会医疗保险机构共同做好医疗服务管理工作。

2)定点零售药店:指经统筹地区劳动保障部门审核,并经社会医疗保险机构确定,为参保人员提供处方外配服务的零售药店。处方外配指参保人员持定点医疗服务机构的处方,在定点零售药店购药的行为。定点零售药店要与社会医疗保险机构签订协议,内容包括服务范围、服务内容和质量、药费结算方法、药费审核与控制等,明确双方的责任、权利和义务。定点零售药店要为参保人员提供优质、高效、低廉的处方外配服务,并配备专职或兼职管理人员,配合社会医疗保险机构共同做好相关管理工作。

(4)政府:社会医疗保险机构是代表政府具体办理医疗保险业务的机构,许多重大政策问题都需要由政府决策。政府通过政策、法律及行政、经济手段协调,保障各方的合法利益,对保险方、被保险方和供方的行为进行监督管理，规范医疗保险市场环境和秩序，保证社会医疗保险系统正常有序地运转。

2. 社会医疗保险机构的核心业务　社会医疗保险机构的核心业务主要包括宏观决策管理与具体业务管理两个方面。

(1)宏观决策管理

1)监控政策、法规、计划的制订与具体实施。

2)监控基金管理。

3)整理、分析有关统计数据，为决策提供依据。

(2)具体业务管理

1)基金征缴业务环节：保险业务的登记、申报、缴费核定、费用征集等业务。

2)内部事务环节：社会医疗保险个人账户管理、基金核算与财务管理等业务。

3)医疗保险费用支付业务环节：与定点医疗服务机构、定点药店之间的信息交换管理、保险支付费用的审核及结算等业务。

(3)医疗保险管理具体业务流程

1)登记与缴费核定：①建立参加医疗保险的单位和职工个人的基本资料信息档案，作为缴费核定的依据。②核定单位和职工的缴费工资基数与缴费数额。③负责单位与职工变更后相关业务的处理及未参加医疗保险的单位和职工的催办工作。④对单位和职工各类报表项目进行复核。⑤制订年度医疗保险费征集计划。

2)费用征集：①依据缴费核定环节提供的单位开户银行、账号、账户名称及应征集数额，办理医疗保险费托收业务，同时定期向机构内有关部门反馈征集信息。②接待来社会保险基金经办机构缴费的单位，办理收款手续并登记。③办理单位缓缴手续及向缓缴期满和未按时足额缴纳医疗保险费的单位催收医疗保险费业务。④负责向本机构领导及有关部门提供单位缴费情况，提出加强医疗保险费征集工作的建议。

3)费用记录处理：①根据有关基础资料，建立健全医疗保险基金管理台账和职工医疗保险(包括基本医疗保险统筹基金和个人账户)、企业补充医疗保险。②根据医疗保险费征集与分配到账情况，登记职工个人账户，按规定的记账利率计算职工个人账户利息，并负责个人账户变更处理。③对单位各类医疗保险报表进行统计汇总、分析，定期公布单位缴费情况和职工个人账户情况。

4)待遇审核：本环节主要是对上述各项待遇进行复核。

5)待遇支付：①填制医疗保险待遇支付花名册，并确定各项待遇的支付方式。②对各项医疗保险待遇落实情况进行跟踪调查与监督。

6)基金会计核算与财务管理：①负责对医疗保险费的收支进行审核及会计核算。②对账并对实际到账金额予以认定，将对账信息及时通知有关单位，对医疗保险费收支记录予以核对和检查，汇总登记基金账簿。③审核、登记、管理各种结算凭证。④办理基金的存储及有价证券认购等事宜。⑤编制医疗保险基金的年度预决算草案及报告期会计报表。

(三)社会医疗保险机构的信息管理

1. 社会医疗保险信息

(1)社会医疗保险信息的概念和内容：社会医疗保险信息是指社会医疗保险活动过程的发生、发展、结果及其影响因素的定性和定量化数据、情报等。主要包括：

1）社会医疗保险政策信息：社会医疗保险的待遇水平、社会医疗保险费的缴纳比例等；

2）社会医疗保险基本信息：社会医疗保险机构、定点医疗服务机构、定点药店及参保单位、参保人员的基本情况；

3）社会医疗保险业务信息：参保单位的登记与申报、缴费核定、费用征集、个人账户管理、医疗服务费用审核与支付以及与审核相关的医疗服务信息等；

4）社会医疗保险基金管理信息：基金的收入、支出、结余等信息；

5）社会医疗保险覆盖区域内经济和社会发展相关信息。

（2）社会医疗保险信息的特点：社会医疗保险信息与一般的信息有着相同的客观性、普遍性、共享性、时效性与增值性等基本特征。此外，社会医疗保险信息还表现出其特殊性。

1）综合性：作为社会保障体系的重要组成部分，社会医疗保险是对国民收入进行的分配和再分配。社会医疗保险信息是社会经济发展、劳动生产力状况以及社会稳定的综合反映，因此能综合体现国家的社会保障水平、居民的整体健康状况、社会事业和国民经济的运行状况和发展趋势。

2）随机性：参保人群个体健康状况差异很大，同时疾病风险又具有很大的不可避免和不可预知性，导致社会医疗保险信息的随机性。

3）流动性；社会医疗保险信息必须在医疗保险系统的各要素与环节之间进行传输与共享，特别是在医疗服务提供方与被保险方之间的传输与共享，可以及时改变诊疗护理行为和疾病相关行为。此外，这种信息流动还可动态地反映居民健康状况、卫生保健服务水平、劳动生产力状况、国民经济发展状况及基金使用效益等。

2. 社会医疗保险管理的信息化

（1）社会医疗保险管理的信息化的意义：社会医疗保险管理和业务操作本身的复杂性，决定了社会医疗保险管理和业务实施信息化的必要性和紧迫性。建立社会医疗保险管理信息系统的意义在于：

1）提高社会医疗保险业务操作效率和质量的需要：社会医疗保险的业务处理涉及面广、数据多、信息管理工作量大。每一笔医疗保险业务的办理，如投保者的登记、缴费、费用审核与支付等，都需要许多复杂的计算和重复劳动。计算机信息系统的使用，避免了重复性劳动，保证了数据处理的准确性，实现了数据共享，使得快速、精确地查询各种社会医疗保险信息成为可能。同时，计算机信息系统的使用，也利于业务的标准化与规范化管理，从而提高社会医疗保险管理工作的质量和效率。

2）科学分析和预测的需要：计算机信息系统的建立和使用为医疗保险管理机构进行科学分析与预测提供了基础条件。医疗保险各个环节及总体的分析与预测是进行科学决策的基础，尤其是财务管理环节的分析与预测是医疗保险业务的主要环节，可以利用系统的资料和功能进行科学的预测与分析。

3）实施医疗保险科学化管理的需要：医疗保险业务的科学化管理离不开及时、准确、系统、完整的数据和信息。建立和使用医疗保险管理信息系统，能利用各种数据，对医疗保险的运营活动进行科学决策。

4）实施有效监督的需要：社会医疗保险的合理支付需要有效的监督，只有建立和使用医疗保险管理信息系统，才使得有效监督真正成为可能。计算机信息系统可以根据疾病的诊断确定用药范围，杜绝人情处方、大处方等违规诊疗行为；可以拒绝执行由保险基金支付基本医疗保险用药目录和诊疗项目以外的医疗费用；管理者可以通过计算机信息系统了解诊疗的全过程，对医疗费用的支付实施有效的管理和监督。此外，通过与相关机构的实时联网，可以及时核实参保单位保险费的缴费基数和参保人数，防止漏保和隐瞒缴费基数。

5）实施信息化是社会医疗保险适应不断发展变化的需要：社会的不断发展使得社会医疗保险的功能定位和需求也在不断地发生变化，社会医疗保险机构必须在充分了解和掌握社会医疗保险的运营情况和社会医疗保险需求信息的基础上，主动适应这种变化和需求，不断创新机制和管理。

6）促进社会医疗保险管理模式变革的需要：计算机信息系统效能的充分发挥有赖于对管理模式和业务流程的改革，有赖于组织整体素质的提高。我国社会医疗保障体系的规范和完善势在必行，改革其管理体制，尤其是实现信息化管理更是重中之重。

（2）医疗保险管理信息系统：医疗保险管理信息系统（health insurance management information system，HIMIS）是为了提高医疗保险管理效率及进行科学决策，由计算机软硬件、相关人员及相关信息等要素组成的，以收集、传递、存储、加工、维护医疗保险信息为功能的人-机系统。

由于医疗保险运营的复杂性，以及社会对医疗保险需求的多样性和层次性，医疗保险管理信息系统所包含的内容也不尽相同。一般来讲，社会医疗保险管理信息系统由四大部分组成，即社会医疗保险管理中心系统、医疗服务系统、社会化服务系统、决策支持系统。每个系统又进一步分为若干子系统。其中，社会医疗保险管理信息中心系统是 HIMIS 中的核心部分。依据我国医疗保险运行模式，可将其分为 5 个子系统：医疗保险基金管理子系统、被保方管理子系统、医疗服务机构管理子系统、财务管理子系统和医疗保险机构内部管理子系统。

医疗保险管理信息系统可监测医疗保险运行中的各种情况，利用过去和现在的数据信息预测未来，辅助医疗保险管理机构进行决策，利用信息控制医疗保险的高效运行，帮助医疗保险机构达到规划目标。

3. 社会医疗保险机构主要业务的信息管理

（1）医疗保险基金管理：主要是对有关医疗保险基金测算、筹集、分配、支付及投资过程中产生的信息进行管理，以便管理医疗保险基金的筹集、缴纳和使用等。

1）基金筹集管理：根据有关要求和特定需要测算医疗保险金的总额，并精确计算出每个单位、每个人应缴的保险金额。能及时掌握不同渠道医疗保险金的筹集情况、收缴方式、方法及过程中存在的问题，按一定的分配原则将医疗保险费划分到统筹基金账户及个人账户中去，对医疗保险费筹集和分配工作的整个过程进行监控评价。

2）基金支付管理：按医疗保险的有关规定和要求，采集、审核每项医疗经费信息，按类别进行汇总后，向医疗服务提供机构支付费用，并监控整个支付过程。

3）基金投资管理：根据国家对医疗保险基金管理的有关规定，预测沉淀基金的投资去向，提出投资方案，对投资项目进行管理，并收集相关信息，综合评价投资效益。

（2）被保方信息管理：采集和提供参保单位及参保人的基本信息，详细记载参保人的健康状况，通过分析社会经济状况、人口特征、环境卫生及人群健康等信息，预测人群健康的发展趋势，为筹集、支付医疗保险金提供决策依据。

1）被保方注册管理：对参保单位及参保人的资格进行审核，对资格审核合格的参保人予以注册，并登记单位及个人的一般特征性信息，发放参加医疗保险证明性文件，对注册工作进行监控。

2）健康档案管理：收集参保人健康状况相关资料，特别是疾病发生及治疗资料信息；收集有关人群健康和疾病信息的人口学资料，分析疾病发生规律、人群健康变化趋势；收集环境卫生状态信息，分析环境变化对人群健康造成的影响；分析现有的卫生服务需求、利用情况，结合个人和人群健康状况，对卫生需求进行分析与预测，为医疗保险费的精算提供科学的依据。

3）就医行为管理：对参保人的就医行为及参保单位、参保人就医过程中与医疗保险相关的各种活动，比如就医标准的审核、是否符合转诊标准、是否符合诊疗规定等进行控制和管理。

（3）医疗服务机构信息管理：主要包括医疗服务机构的入选管理、医疗服务监控、服务费用补偿及服务信息管理等方面。

1）医疗服务机构入选管理；是指综合考虑多方面的因素，如医疗服务机构的规模、人员素质、技术装备、诚信度、收费水平、地理位置、交通状况及参保客户的数量与分布等因素，选择并确定合适的医疗服务机构，包括医院、社区卫生服务机构或药店等，为参保客户提供医疗、药品等服务。

2）医疗服务监控：指对定点医疗服务机构的监控，主要包括医疗服务的质量监控和医疗服务的成本监控两个方面。主要工作包括①制订监控方案：为定点医疗服务机构的服务质量与服务成本控制提供调查方法查询、调查指标的参考清单、调查样本的计算及纸质或电子调查问卷的设计等；②采集监控数据：完成各种数据信息的采集，包括录入现场问卷、输入病史与医嘱信息、参保住院病人医药费用实时联网查询、参保人医疗保险药品费用实时联网查询、各种形式的病人投诉信息及管理手段、各种数据质量的检查与控制工具等；③分析监控数据：利用统计分析软件对医疗质量、药品质量及成本监控数据进行统计分析；④报告监控结果：提供适用的关键医疗质量、药品质量及成本控制图表，提供医疗质量、药品质量、成本及病人满意度方面的预警手段，提供适用于不同对象的分析报告模板等。

3）服务费用补偿管理：指根据既定的协议与规定给予定点医疗服务、药品服务提供方以费用的补偿。主要包括：①日常收费与登记的信息管理：登记医疗服务与药品服务等费用，包括挂号收费、门诊收费与划账、住院收费与划账、药品收费与划账、辅助检查收费与划账、现金报销与划账等；②费用汇总与偿付信息管理：包括医疗服务机构收费点和定点医药收费点的费用采集、按月按单位对费用进行分类统计、医疗及药品费用通过银行进行托付、医疗及药品费用的财务管理、相关单据与报表制作等。

4）服务信息管理：指对定点医疗服务机构相关数据信息的管理。参保人在接受定点医疗机构服务的过程中，会产生一系列相关数据信息，如个人基本信息、诊疗方案信息、诊疗费用支出，药品的名称、规格、批次，药品费用支出、疾病转归等信息。这些数据信息是核算定点医疗服务机构、药品服务机构劳动成本和补偿费用的依据，同时也是卫生相关部门统计医疗保险相关指标的数据来源。具体包括：①医疗服务机构数据管理：包括医疗服务机构和药店的工作人员素质、规模、技术装备、收费水平、诚信度、地理位置、交通状况以及参保客户的数量与分布信息等；②服务质量数据管理：包括保险范围内的病种名称以及各定点医疗服务机构所接诊的参保病人的构成，病人平均住院时间、诊断符合情况、治愈率、好转率、死亡率等医疗服务相关数量与质量指标等；③机构成本数据管理：不同病种的费用信息及护理、手术、会诊等不同治疗活动的费用等信息管理；④药品数据管理：包括对医疗保险药品的商品名称、化学名称、药品批次、规格、类别、批量进价、零售价格、参保病人自付比例、医疗保险支付比例、生产日期、保质期及药品库存数量等信息的管理。此外，还包括药品供应商相关信息，如供应商的名称、数量、条件资源、营业执照编号、诚信级别、不良记录与联系方式等信息的管理；⑤参保病人相关数据管理：包括参保病人的就诊总数、年龄、性别构成、地区分布，病人的满意度调查及病人投诉与反馈等信息的管理。

(4)财务信息管理：通过财务信息管理工作，能准确了解医疗保险经费的流动信息、个人账户及社会统筹基金账户资金变动信息、医疗保险的效益和成本信息以及对医疗保险经费运用的审计和监督信息。

1)日常财会管理：包括日常各项费用的管理，如收缴保险费、分配及支付账目的记账和转账信息管理等；个人账户及社会统筹基金账户经费的划入、支出、利息等信息的查询；投资经费及收支账目信息管理；日常费用信息的统计汇总及编制各种财会报表等工作。

2)财务经费分析：计算医疗保险的运行成本，并作出效益分析；分析各项保险服务信息及病种费用信息，为有效控制保险金的使用提供依据；通过了解各种健康、环境因素及以往保险费用使用信息，对以后保险经费管理进行预测。

3)财务监督：对医疗保险管理活动中的各种经费收支及运营信息进行检查、评价，保证各项制度的正常运行及财务往来的准确性，保护参保人的利益。

(5)医疗保险机构内部事务信息管理

1)人事管理：建立职工档案，收集人员的基本信息、学历、业务水平证明信息、工资级别、政治面貌、健康状况、家庭情况、政治和业务考核等信息。

2)内部财务管理：主要对包括人员工资信息、医疗保险管理运行费用信息、物资设备支付费用信息以及各种管理经费的审计信息的收集与管理。

3)物资设备管理：对办公设备及物资信息进行收集与管理；对设备运行进行检查评价，及时反馈信息。

4)各项管理工作监控：对医疗保险各项具体工作及环节进行监控，对基金管理工作及内部管理工作进行监控，具体包括对基金筹集、基金分配、人事管理、财务管理、物资设备等信息的管理与监控。

(6)社会化服务信息管理

1)网上服务：通过社会医疗服务网点，为参保人提供网上服务。参保人可以在网上办理社会保险手续、支付社会保险费用等业务。可以查询个人缴费信息以及个人账户信息、个人健康档案信息、就医信息以及医疗费用信息等。医疗保险机构可通过网络定期进行政策信息发布、开展社会调查、投诉跟踪、催办保险手续等业务。

2)网上医疗服务：用电子商务模式实现网上社会医疗保险记账，各定点医疗网点经授权后可自行上网，建立病人健康档案及查阅经授权的电子病历。网上医疗服务方便了参保人咨询医疗服务信息、获取健康资讯和疾病的预防与治疗信息及网上购药等。目前，网上挂号、网上门诊、网上处方、医疗保险记账、网上申请送药等服务也已得到广泛开展。

3)参保人数据信息管理：在社会化服务过程中，会调查收集相关数据信息，参保人与医疗服务机构及医疗保险管理机构之间的接触也会产生就诊费、报销凭证等大量的相关数据信息。参保人数据信息的管理是指以最有效、最经济的方式收集、保存、维护、更新、分析及利用上述与参保人有关的数据信息。具体包括：①收集参保人数据：根据不同需要采用不同类型的数据采集方法与手段,比如问卷调查、工作记录、客户决策咨询的摄像资料、客户电话投诉录音资料等数据的收集;②存储、维护客户数据;③分析、利用参保人数据:比如对参保与退保客户的特征分析、申报报销费用的构成分析、参保人满意度分析及参保人投诉主要原因分析等。

二、商业医疗保险机构信息管理

(一)商业医疗保险机构概述

1. 商业医疗保险　是指由专门的保险企业经营,通过订立保险合同运营,以盈利为目的的保险形式。商业医疗保险关系是由当事人自愿缔结的合同关系,根据合同约定,投保人向保险公司支付保险费,保险公司为被保险人因伤病发生的医疗费用和收入损失提供补偿。商业医疗保险与社会医疗保险以及医疗救助共同构成国家的医疗保障体系。商业医疗保险是社会医疗保险有益的补充,对于满足多层次的医疗服务要求、降低疾病经济风险、保障人民健康有积极的作用。

商业医疗保险与社会医疗保险尽管都是对被保险人因疾病带来的经济损失的一种补偿,但两者之间有本质的区别。

(1)商业医疗保险是一种经营行为,保险业经营者以追求利润为目的,独立核算,自主经营,自负盈亏;社会医疗保险是国家社会保障制度的一种,目的是为人民提供基本的生活保障,以国家财政支持为后盾。

(2)商业医疗保险依照平等自愿的原则,是否建立保险关系完全由投保人自主决定;而社会医疗保险具有强制性,凡是符合法定条件的公民或劳动者,其缴纳保险费用、接受保障,都是由国家立法直接规定的。

(3)商业医疗保险的保障范围由投保人、被保险人与保险公司协商确定,不同的保险合同项目,不同的险种,被保险人所受的保障范围和水平是不同的;社会医疗保险的保障范围一般由国家事先规定,风险保障范围比较窄,保障的水平也比较低,这是由它的社会保障性质所决定的。

2. 商业医疗保险机构　商业医疗保险是现代市场经济高度发展的大工业社会中的一种经济活动,经营商业医疗保险业务的目的虽然在于盈利,但是从全社会的角度看,商业医疗保险业务经营主体的社会职能是针对减低风险进行组织、管理、研究、计算、赔付及监督的一种服务。由于保险业务直接经营着货币资本,所以它又是一种金融服务。

保险业务涉及众多的投保人、被保险人和受益人的利益,如果商业医疗保险业务经营主体经营不当,不能按合同约定赔付应承担的保险金,不仅会损害投保人、被保险人和受益人的利益,而且会引发社会矛盾和不安定。法律为保障社会公共利益,需要对商业医疗保险业务经营主体的各个方面(成立、管理、投资和终止经营等)予以规范,以保障这种社会财富再分配的顺利进行。另一方面,长期的保险活动实践也要求商业医疗保险业务经营主体应当实行专业经营原则。因此,商业医疗保险业务只能由符合法律规定条件的特定商业组织进行经营。

经营商业医疗保险业务,就是以商业的原则筹集和运用保险资金,收取保险费,承保风险,建立保险基金,并运用保险基金履行赔付责任,合理运用作为后备的保险资金,使保险基金能够保值增值,以增强偿付能力。因此经营商业医疗保险业务,专业化程度要求较高,需要有雄厚的资本、严密的企业组织形式、精通保险专业知识的经营人才和严格的管理制度,不具备这些条件，就很难担负起分散风险，补偿损失的责任。保险公司的组织形式包括股份有限公司和国有独资公司。除这两种具体形式的保险公司以外，其他形式的企业、组织或团体都不得经营商业医疗保险业务。

（二）商业医疗保险机构的主要业务

1. 商业医疗保险的承保　商业医疗保险的承保是指对投保人提出的保险申请审核后同意接受的行为。保险业务的邀约、承诺、核查、订费等签订保险合同的全过程，都属于承保业务环节。主要环节包括：

(1)核保：核保是指保险人对申请保险保障的准被保险人的风险程度进行选择或评估，决定是否承保和确定承保条件的过程。

(2)作出承保决策

1)正常承保：对于属于标准风险类别的保险标的，保险公司按标准费率予以承保。

2)优惠承保：对于属于优质风险类别的保险标的，保险公司按低于标准费率的优惠费率予以承保。

3)有条件的承保：对于低于正常承保标准但又不构成拒保条件的保险标的，保险公司通过增加限制性条件或加收附加保费的方式予以承保。

4)拒保：如果投保人投保条件明显低于承保标准，保险人就会拒保。

(3)缮制单证；

(4)复核签章；

(5)收取保费。

2. 商业医疗保险的理赔　商业医疗保险的理赔是被保险人发生保险事故后或保险期届满时受益人要求保险人承担赔偿或给付保险金的责任。商业医疗保险的理赔由索赔过程和保险金给付过程两部分组成。商业医疗保险的索赔是指当被保险人发生了合同中保险责任范围内的伤病事故，向保险人报案，并提供相应的损失证据。商业医疗保险的给付是指保险公司管理人员依据保险合同，对被保险人或其受益人的索赔请求进行审核，确定符合条件后，给付保险金。商业医疗保险的理赔工作程序主要包括以下几个方面。

1)报案与登记：保险事故发生后，投保人、被保险人、受益人或他们的委托代理人应立即向保险公司或其保险代理人报案，提出索赔申请。理赔人员接到出险报案后，应及时做好报案登记。

2)立案审核：接到报案后，保险公司理赔人员查询、核对出险人身份及所持保单的有效性，要求申请人提供与理赔有关的证明和材料。

3)初审：理赔人员对案件的性质、合同的有效性、索赔材料等进行初步审查，对符合立案条件的申请进行编号立案。

4)调查：调查贯穿于整个理赔过程，各个环节出现疑点与难点时都应提请调查，如进行现场勘察、调查医疗行为的合理性等。

5)审理理算：审理是理赔人员确定保险公司应否承担及承担多大的责任，作出理赔结论。理算是指在核定保险责任的基础上，对于应承担保险责任的申请应当根据保单规定的保障项目、给付额度及赔偿比例准确计算保险金的给付数额。

6)复核：是理赔处理的把关环节。是较高级别的理赔人员对下级理赔人员经办的案件再次进行审核，目的是及时发现和纠正错误。

7）结案处理与归档：复核案件处理准确无误后，经有相应权限的理赔人员签署同意后，作出给付或拒赔的结案处理。结案后理赔人员将相关案卷资料装订归档。

3. 商业医疗保险的客户服务　商业医疗保险的客户服务是一项全面的服务，不仅体现在保险经营的各个环节当中，而且还体现在保险公司售出保险产品后提供的售后服务中。具体包括：

1）医疗保险的保费收取：首期保险费的收取是保险合同生效的一个必要条件。医疗保险首期保险费一般是由保险营销人员在开展业务过程中代收的。第二期及以后的分期保险费应依照保险单所载的交付方法向保险公司缴付，保险公司有义务做好续期保费的收取工作。

2）医疗保险的续保：医疗保险的期限较短，保险期满后需要频繁地续保。当客户投保之后，保险公司客户服务人员应依据客户资料，及时提醒客户办理续保手续。

3）医疗保险保单合同的保全：是客户服务中最重要、最复杂的一项工作。包括保险单合同的补发、保单迁移、保险合同的复效、退保和合同内容变更等。

4）医疗保险中的保单附加值服务：保单附加值服务并不是与保险业务有关的服务项目，是保险公司在业务之外对保险客户提供的额外服务，这种服务通常附加在保险单上。保单附加值服务形式多样，最常见的附加值服务是开展免费的体检和健康咨询活动。

（三）商业医疗保险机构主要业务的信息管理

1. 商业医疗保险承保业务的信息管理

（1）投保人信息的收集：保险公司业务人员在新契约拓展过程中，直接与投保个人或团体接触，依据投保单的内容填写要求，收集投保人的相关信息。具体包括：投保个人的年龄、性别、既往病史、目前的健康状况等信息；投保团体的团体规模、经营状况、安全管理信息、投保项目、个体的行业性质、员工工种、年龄结构等信息。慎重地收集投保人的有关信息，对于做出正确的承保决定，达成良好的风险选择效果有着重要意义。尤其对于免体检投保客户，业务员在收集信息时要做到亲自会晤被保险人，了解投保动机、投保人的职业信息、经济状况、生活习惯及生活工作的环境因素等信息，以排除道德风险。收集投保人健康信息时，应细致、全面，包括投保人的体形、脸色、步态、精神状态等。

（2）投保人信息的审核：商业医疗保险承保业务中一个极为重要的环节就是核保，核保的目的在于有效控制承保质量，使承保的保险事故实际发生率维持在精算预定的范围内，从而确保公司持续、稳健、安全地运营。核保的结果直接影响保险经营其他环节的运作，也直接关系到保险公司的盈亏。

1）商业医疗保险核保信息的来源：保险人在核保前必须获得被保险人的资料信息，以作为核保的依据。核保的信息来源主要包括：①投保单：通常分为个人投保单和团体投保单；②体检报告：包括被保险人的健康信息，如过去数年的病史、手术、伤害经历及出现的重要体征及生活习惯、业余爱好、直系亲属的健康状况等，对于超过保险公司免体检限额的保单，还包括身高与体重、血压、血液和尿液检验、心电图、AIDS 病毒检测等体检信息；③业务员报告书：内容包括业务代理人认识被保险人的时间、是否知晓其不利资讯等信息；④财务问卷：是核保人员了解被保险人经济状况并确定合理保额的依据；⑤补充问卷：是保险公司对于特殊投保条件进行核保的依据，如特殊业余爱好及运动问卷、残疾问卷、高风险职业问卷等；⑥生存调查报告：是对要求投保高保额疾病保险和失能保障的申请进行核保的依据；⑦已有的有关投保人、被保险人的资料：获得被保险人已有的核保信息、理赔记录，可以更高效、合理地作出核保结论;⑧其他资料:如被保险人的病历资料等。

2)投保人信息审核的要点:主要包括①投保单的填写是否翔实、准确、完整:核保人员要认真核对投保单的内容,对要求填写的项目必须填写齐全、准确,字迹工整。健康状况部分必须如实填写,并尽可能详细、准确。投保人及被保险人必须亲笔签名,团体投保必须加盖团体的公章。②了解投保人的基本情况:通过审查投保申请书以及业务员报告书,可大致了解被保险人的年龄、性别、职业、体格、现病史、家族病史、既往病史、生活习惯、嗜好,投保人、被保险人、受益人直接的关系,投保动机,投保者的工作与居住环境、收入等信息。③索取投保者有关保险资料:各保险公司均存储有每位投保者的投保资料信息,对保险金总额的数量、核保结论、续期缴费情况及理赔记录等有详细的记录。此外,保险行业协会还会对有不良投保记录者的信息进行规范管理。各保险公司均可查询获得此类信息。如发现有不良投保记录的申请,核保时更应慎重。④保险金额是否过高:当投保金额超出保险公司所能承担的危险额度时,或者超过投保人的保险需求时,核保人员必须进行翔实的调查,以保证核保结论正确。⑤在审核过程中发现有疑点时,需要核保人员进一步收集有关信息:如被保险人健康状况有疑点时,可要求其做身体检查,或根据情况要求其填写特殊疾病问卷等,以获得翔实的健康资料信息。

2. 商业医疗保险理赔业务的信息管理

1)报案登记的信息管理:报案是被保险人应尽的义务。报案可采用电话、上门、传真、邮件等多种形式。报案内容包括被保险人姓名、身份信息,投保险种,保险期限、保险金额,保险单号码,事故发生的时间、地点、原因及损害状况,就诊医院,被保险人现状及报案人的联系方式等。

理赔人员接到出险报案后,应及时做好报案登记。登记的内容主要包括报案时间,被保险人姓名、身份信息,险种信息,保单号码,事故发生日期、地点、原因,就诊医院、病案号以及报案人姓名、联系方式、地址等信息。要求理赔申请人填写“理赔申请书”及提供理赔申请的相关材料。

2)理赔业务的信息审核:主要包括①立案信息审核:针对申请人提供的有关证明和材料信息进行审核,包括:保险单或保险凭证信息的审核,保险金给付申请书信息审核,最后一期交纳保费凭证信息的审核,被保险人或索赔申请人身份信息的审核,确认保险事故的性质、原因、损失程度等的证明材料信息的审核(如诊断证明、出院证明、伤残程度证明、住院收费依据、病历及死亡证明等),保险公司认为有必要的其他证明材料的审核等。②理赔初审。包括:出险时合同是否有效,出险人是否是保单上的被保险人,保险事故是否发生在保险有效期内,是否在保险法规定的时效内提出保险申请,出险事故是否为保险责任范围内的事故,相关证明材料是否完整,是否需要进一步的理赔调查,出险人是否进行伤残观察等。③理赔调查。包括:核实出险者身份,核实投保时的年龄,以确定保险金额,既往病史信息的调查,不合理医疗行为、费用及不合理住院日数的调查,事故的性质、成因调查,重大疾病调查,是否存在道德危害与欺诈违法行为的调查等。④理赔审理。包括:审核保险合同的合法性和有效性,审核保险关系人情况(如被保险人的真实年龄、职业、健康状况,受益人的身份信息、与被保险人的关系证明,受益人的受益权是否丧失等),审核保险事故的经过(事故发生的原因、日期、地点、结果以及损伤程度,是否属于责任免除范围等),审核证明材料的真实性、合法性和有效性。⑤理赔复核。复核的信息要点包括:出险人的确认,保险期限的确认,出险事故原因和性质的确认,保险责任的确认,证明材料的完整性及有效性的确认,理算结果准确性和完整性的确认。

3. 商业医疗保险客户服务业务的信息管理

(1)客户基本信息管理:客户基本信息主要包括客户的姓名、性别、年龄、职业、地址、健康状况、个人偏好、生活习惯、购买习惯等信息。利用现代信息技术,保险公司可以多途径地与客户接触,收集、追踪和分析每一位客户的信息,区别对待每一位客户,进行一对一的个性化服务,最大限度地满足客户的要求。

(2)提供保险咨询服务:保险公司应向客户提供保险咨询服务,多途径地满足客户对保险信息的需求。保险公司可以通过广告、公关活动以及印发宣传册等方式向客户提供保险信息。如保险公司的历史、现状和未来,经营宗旨、特色、人员素质等。此外,可通过销售人员直接向客户提供信息服务。如医疗保险产品的信息,包括保险对象、保险责任、保险期限、保险金额、保险费等内容。

(3)保险合同的变更管理:大部分医疗保险合同都规定了投保人有更改某些保单内容的权利,保险公司必须做好保险合同的变更管理,这也是客户服务中售后服务的重要内容。

1)保险合同主体的变更管理:包括①投保人相关信息变更:当投保人的姓名、住址等基本信息发生变化时,需要到保险公司客户服务部门申请变更。变更投保人需相应变更以下信息:姓名、性别、身份信息、与被保险人关系、工作单位、联系方式、通信与收费地址、邮编、开户银行信息、账号、账户姓名等。②被保险人相关信息的变更:在个人医疗保险合同中不存在被保险人相关信息的变更,只能在合同有效期内对被保险人的基本信息进行更改。对于团体医疗保险合同来说,由于团体人员的变更,就会存在被保险人相关信息的变更。③受益人相关信息的变更:变更受益人时,须相应变更以下信息:姓名、性别、身份信息、受益人与被保险人的关系等。

2)合同基本信息的变更:除保险合同主体的变更之外,合同中的一些基本信息也常有变更,如投保人的地址、职业、工种的变更,投保人缴费方式、缴费形式的变更以及投保人或被保险人领取形式的变更等。

思考题

1. 简述医学图书馆的业务工作流程。
2. 图书馆文献采访业务的信息管理工作包括哪些方面?
3. 图书馆文献编目业务的信息管理工作包括哪些方面?
4. 图书馆流通管理业务的信息管理工作包括哪些方面?
5. 卫生统计信息管理机构主要业务的信息管理工作包括哪些方面?
6. 医学科研机构项目信息管理工作包括哪些方面?
7. 社会医疗保险信息的内容包括哪些方面?
8. 简述社会医疗保险信息的特点。
9. 社会医疗保险机构主要业务的信息管理工作包括哪些方面?
10. 商业医疗保险机构主要业务的信息管理工作包括哪些方面?

附　录

附录 1

突发公共卫生事件相关信息报告卡

□初步报告　□进程报告(　次)□结案报告

填报单位(盖章):________　填报日期:____年____月____日

报告人:________　联系电话:________

事件名称:________

信息类别:1. 传染病;2. 食物中毒;3. 职业中毒;4. 其他中毒事件;5. 环境卫生;6. 免疫接种;7. 群体性不明原因疾病;8. 医疗机构内感染;9. 放射性卫生;10. 其他公共卫生

突发事件等级:1. 特别重大;2. 重大;3. 较大;4. 一般;5. 未分级;6. 非突发事件

初步诊断:________　初步诊断时间:____年____月____日

订正诊断:________　订正诊断时间:____年____月____日

确认分级时间:____年____月____日　订正分级时间:____年____月____日

报告地区:________省________市________县(区)

发生地区:________省________市________县(区)________乡(镇)

详细地点:________

事件发生场所:1. 学校;2. 医疗卫生机构;3. 家庭;4. 宾馆、饭店、写字楼;5. 餐饮服务单位;6. 交通运输工具;7. 菜场、商场或超市;8. 车站、码头或机场;9. 党政机关办公场所;10. 企事业单位办公场所;11. 大型厂矿企业生产场所;12. 中小型厂矿企业生产场所 13. 城市住宅小区;14. 城市其他公共场所;15. 农村村庄;16. 农村农田野外;17. 其他重要公共场所;18. 如是医疗卫生机构,则:(1)类别:①公办医疗机构;②疾病预防控制机构;③采供血机构;④检验检疫机构;⑤其他及私立机构;(2)感染部门:①病房;②手术室;③门诊;④化验室;⑤药房;⑥办公室;⑦治疗室;⑧特殊检查室;⑨其他场所;19. 如是学校,则类别:①托幼机构;②小学;③中学;④大、中专院校;⑤综合类学校;⑥其他

事件信息来源:1. 属地医疗机构;2. 外地医疗机构;3. 报纸;4. 电视;5. 特服号电话 95120;6. 互联网;7. 市民电话报告;8. 上门直接报告;9. 本系统自动预警产生;10. 广播;11. 填报单位人员目睹;12. 其他

事件信息来源详细:________

事件波及的地域范围:________

新报告病例数:________　新报告死亡数:________　排除病例数:________

累计报告病例数:________　累计报告死亡数:________

续表

事件发生时间:______年____月____日____时____分
接到报告时间:______年____月____日____时____分
首例病人发病时间:______年____月____日____时____分
末例病人发病时间:______年____月____日____时____分
主要症状:1. 呼吸道症状;2. 胃肠道症状;3. 神经系统症状;4. 皮肤黏膜症状;5. 精神症状;6. 其他(对症状的详细描述可在附表中详填)
主要体征:(对体征的详细描述可在附表中详填)
主要措施与效果:(见附表中的选项))

附表:传染病、食物中毒、职业中毒、农药中毒、其他化学中毒、环境卫生事件、群体性不明原因疾病、免疫接种事件、医疗机构内感染、放射卫生事件、其他公共卫生事件相关信息表

注:请在相应选项处画"○"

《突发公共卫生事件相关信息报告卡》填卡说明

填报单位(盖章):填写本报告卡的单位全称

填报日期:填写本报告卡的日期

报告人:填写事件报告人的姓名,如事件由某单位上报,则填写单位

联系电话:事件报告人的联系电话

事件名称:本起事件的名称,一般不宜超过30字,名称一般应包含事件的基本特征,如发生地、事件类型及级别等

信息类别:在作出明确的事件类型前画"○"

突发事件等级:填写事件的级别,未经过分级的填写"未分级",非突发事件仅适用于结案报告时填写

确认分级时间:本次报告级别的确认时间

初步诊断及时间:事件的初步诊断及时间

订正诊断及时间:事件的订正诊断及时间

报告地区:至少填写到县区,一般指报告单位所在的县区

发生地区:须详细填写到乡镇(街道),如发生地区已超出一个乡镇范围,则填写事件的源发地或最早发生的乡镇(街道),也可直接填写发生场所所在的地区

详细地点:事件发生场所所处的详细地点,越精确越好。

事件发生场所:在作出明确的事件类型前画"○"

如是医疗机构,其类别:选择相应类别,并选择事件发生的部门。

如是学校,其类别:选择学校类别,如发生学校既有中学,又有小学,则为综合类学校,余类似

事件信息来源:填写报告单位接收到事件信息的途径

事件信息来源详细:填写报告单位接收到事件信息的详细来源,机构需填写机构详细名称,报纸注明报纸名称、刊号、日期、版面;电视注明哪个电视台,几月几日几时哪个节目;互联网注明哪个URL地址;市民报告需注明来电号码等个人详细联系方式;广播需注明哪个电台、几时几分哪个节目

事件波及的地域范围:指传染源可能污染的范围

新报告病例数:上次报告后到本次报告前新增的病例数

新报告死亡数:上次报告后到本次报告前新增的死亡数

排除病例数:上次报告后到本次报告前排除的病例数

累计报告病例数：从事件发生始到本次报告前的总病例数

累计报告死亡数：从事件发生始到本次报告前的总死亡数

事件发生时间：指此起事件可能的发生时间或第一例病例发病的时间

接到报告时间：指网络报告人接到此起事件的时间

首例病人发病时间：此起事件中第一例病人的发病时间

末例病人发病时间：此起事件中到本次报告前最后一例病例的发病时间

主要症状体征：填写症状的分类

主要措施与效果：选择采取的措施与效果

附表：填写相关类别的扩展信息

附表1　传染病相关信息表

填报单位（盖章）：____________________　填报日期：____年____月____日

事件名称：____________________

传染病类别：1. 甲类传染病；2. 乙类传染病；3. 丙类传染病；4. 其他

初步诊断：

1. 甲类　(1)鼠疫；(2)霍乱

2. 乙类　(1)传染性非典型肺炎；(2)艾滋病；(3)病毒性肝炎(□甲型、□乙型、□丙型、□戊型、□未分型)；(4)脊髓灰质炎；(5)人感染高致病性禽流感；(6)麻疹；(7)流行性出血热；(8)狂犬病；(9)流行性乙型脑炎；(10)登革热；(11)炭疽(□肺炭疽、□皮肤炭疽、□未分型)；(12)痢疾(□细菌性、□阿米巴性)；(13)肺结核(□涂阳、□仅培阳、□菌阴、□未痰检)；(14)伤寒(□伤寒、□副伤寒)；(15)流行性脑脊髓膜炎；(16)百日咳；(17)白喉；(18)新生儿破伤风；(19)猩红热；(20)布鲁氏菌病；(21)淋病；(22)梅毒(□Ⅰ期、□Ⅱ期、□Ⅲ期、□胎传、□隐性)；(23)钩端螺旋体病；(24)血吸虫病；(25)疟疾(□间日疟、□恶性疟、□未分型)

3. 丙类：(1)流行性感冒；(2)流行性腮腺炎；(3)风疹；(4)急性出血性结膜炎；(5)麻风病；(6)流行性和地方性斑疹伤寒；(7)黑热病；(8)包虫病；(9)丝虫病；(10)除霍乱、细菌性和阿米巴性痢疾、伤寒和副伤寒以外的感染性腹泻病

4. 其他

致病因素：

1. 细菌性　(1)沙门氏菌；(2)变形杆菌；(3)致泻性大肠埃希氏菌；(4)副溶血性弧菌；(5)肉毒梭菌；(6)葡萄球菌肠毒素；(7)蜡样芽孢杆菌；(8)链球菌；(9)椰毒假单胞菌酵米面亚种菌；(10)伤寒杆菌；(11)布鲁氏菌；(12)志贺氏菌属；(13)李斯特氏菌；(14)空肠弯曲杆菌；(15)产气荚膜梭菌；(16)霍乱弧菌；(17)肠球菌；(18)气单胞菌；(19)小肠结肠炎耶尔森氏菌；(20)类志贺邻单胞菌；(21)炭疽杆菌；(22)其他致病细菌

2. 病毒性　(1)甲型肝炎病毒；(2)乙型肝炎病毒；(3)丙型肝炎病毒；(4)戊型肝炎病毒等；(5)SARS病毒；(6)其他病毒

3. 衣原体支原体　(1)肺炎衣原体；(2)其他衣原体支原体

4. 霉菌性　(1)真菌毒素；(2)其他霉菌。

5. 其他新发或不明原因　(1)SARS；(2)禽流感病毒；(3)其他

事件发生原因：

1. 饮用水污染；2. 食物污染；3. 院内感染；4. 医源性传播；5. 生活接触传播；6. 媒介动植物传播；7. 原发性；8. 输入性；9. 不明；10. 其他

病人处理过程：

1. 对症治疗；2. 就地观察；3. 就地治疗；4. 公安机关协助强制执行；5. 免费救治；6. 医学观察；7. 转送

续表

定点医院;8. 隔离观察;9. 特异性治疗;10. 明确诊断;11. 采样检验;12. 就地隔离;13. 其他
事件控制措施:
1. 隔离传染病病人;2. 区域实行疫情零报;3. 开展流行病学调查;4. 筹资免费救治 5. 多部门协作,群防群治;6. 落实各项公共卫生措施;7. 政府成立专项工作组织;8. 区域实行疫情日报;9. 国家卫生部已公布该事件信息;10. 启动本县区级应急预案;11. 预防性服药;12. 启动本省级应急预案;13. 启动全国应急预案;14. 专家评估;15. 上级督察和指导;16. 针对新病种出台新方案;17. 调拨贮备急需物资药品;18. 宣传教育;19. 消毒;20. 疫苗接种;21. 疫点封锁;22. 医疗救护;23. 现场救援;24. 群体卫生防护;25. 其他

注:请在相应选项处画"○"

附表 2　食物中毒事件相关信息表

填报单位(盖章):＿＿＿＿＿＿＿＿＿＿＿　填报日期:＿＿＿年＿＿月＿＿日
事件名称:＿＿＿＿＿＿＿＿＿＿＿＿＿
食物中毒类别:1. 动物性;2. 植物性;3. 其他;4. 不明
初步诊断:1. 伤寒;2. 霍乱;3. 菌痢;4. 甲肝;5. 腹泻;6. 中毒;7. 皮肤病;8. 神经系统疾病;9. 其他疾病;10. 环境生物效应;11. 其他
致病因素:
1. 生物性　(1)肉毒梭菌;(2)椰毒假单胞菌酵;(3)志贺氏菌属;(4)霍乱弧菌;(5)类志贺邻单胞菌;(6)牛绦虫、猪绦虫;(7)变形杆菌;(8)葡萄球菌肠毒素;(9)米面亚种菌;(10)李斯特氏菌;(11)肠球菌;(12)炭疽杆菌;(13)溶组织阿米巴;(14)致泻性大肠埃希氏菌;(15)蜡样芽孢杆菌;(16)真菌毒素;(17)空肠弯曲杆菌;(18)气单胞菌;(19)甲型、戊型肝炎病毒;(20)布鲁氏菌;(21)副溶血性弧菌;(22)链球菌;(23)伤寒杆菌;(24)产气荚膜梭菌;(25)小肠结肠炎耶尔森氏菌;(26)旋毛线虫;(27)沙门氏菌;(28)其他细菌微生物
2. 农药及化学性　(1)有机磷类;(2)除草剂类;(3)杀鼠剂类;(4)杀虫剂类;(5)氨基甲酸酯类;(6)菊酯类;(7)其他农药及化学物
3. 有毒动植物　(1)菜豆;(2)白果;(3)高组胺鱼类河豚鱼;(4)发芽马铃薯;(5)含氰苷类植物;(6)鱼胆;(7)毒蘑菇;(8)大麻油;(9)有毒贝类;(10)曼陀罗;(11)桐油;(12)动物甲状腺;(13)毒麦;(14)其他有毒动植物
4. 其他
事件发生原因:1. 食物污染或变质;2. 原料污染或变质;3. 加热温度不够;4. 生熟交叉污染;5. 熟食储存(温度/时间)不当;6. 误服有毒品;7. 加工人员污染;8. 用具容器污染;9. 投毒;10. 不明;11. 其他
引发中毒食物:1. 果蔬类;2. 腌肉制品;3. 豆及豆制品类;4. 鲜活肉制品;5. 腌菜制品;6. 其他
责任单位:1. 食品加工厂;2. 批发零售单位;3. 饮食服务单位;4. 集体食堂;5. 食品摊贩;6. 家庭;7. 其他
病人处理过程:1. 催吐导泻;2. 明确诊断;3. 对症治疗;4. 抗生素治疗;5. 使用解药药物;6. 抢救病人;7. 采样检验;8. 中毒情况调查;9. 特异性治疗;10. 其他
事件控制措施:1. 封存可疑食品;2. 抢收中毒病人;3. 宣传教育;4. 检验可疑食品;5. 追查事件原因;6. 加强食品卫生安全管理;7. 其他

注:请在相应选项处画"○"

附表3　职业中毒事件相关信息表

填报单位(盖章):________　填报日期:____年____月____日
事件名称:________
现场初步急救措施:1. 有;2. 无
职业病报告:1. 有 2. 无
引发中毒事件毒物名称:________
责任单位:________
致病因素:1. 偏二甲基肼;2. 有机锡;3. 羰基镍;4. 苯;5. 甲苯;6. 二甲苯;7. 正已烷;8. 汽油;9. 一甲胺;10. 有机氟聚合物单体及其热裂解物;11. 二氯乙烷;12. 氮氧化合物;13. 四氯化碳;14. 氯乙烯;15. 三氯乙烯;16. 氯丙烯;17. 氯丁二烯;18. 苯的氨基及硝基化合物(不包括三硝基甲苯);19. 三硝基甲苯;20. 甲醇;21. 酚;22. 五氯酚(钠);23. 一氧化碳;24. 甲醛;25. 硫酸二甲酯;26. 丙烯酰胺;27. 二甲基甲酰胺;28. 有机磷农药;29. 氨基甲酸酯类农药;30. 杀虫脒;31. 溴甲烷;32. 拟除虫菊酯类农药;33. 职业性中毒性肝病;34. 二硫化碳;35. 铅及其化合物(不包括四乙基铅);36. 汞及其化合物;37. 锰及其化合物;38. 镉及其化合物;39. 铍中毒;40. 铊及其化合物;41. 钡及其化合物;42. 钒及其化合物;43. 磷及其化合物;44. 硫化氢;45. 砷及其化合物;46. 砷化氢;47. 氯气;48. 二氧化硫;49. 光气;50. 氨;51. 磷化氢/磷化锌/磷化铝;52. 工业性氟病;53. 氰及腈类化合物;54. 四乙基铅;55. 其他
事件发生原因:1. 无“三同时”;2. 无卫生防护设备或效果不好;3. 设备跑、冒、滴、漏;4. 无个人卫生防护用品或使用不当;5. 无或违反安全操作规程;6. 违章指挥,违章操作;7. 无职业卫生教育和危害告知;8. 产品包装或作业岗位无警示标志;9. 首次使用,未报送毒性鉴定资料和注册登记;10. 其他
病人处理过程:1. 对症治疗;2. 特异性治疗;3. 医学观察;4. 明确诊断;5. 采样检验;6. 其他
事件控制措施:1. 停业整顿;2. 追查责任;3. 宣传教育;4. 更新设备;5. 改善生产环境;6. 严格制度;7. 其他

注:请在相应选项处画“○”

附表4　农药中毒事件相关信息表

填报单位(盖章):________　填报日期:____年____月____日
事件名称:________
中毒类型:1. 生产型;2. 非生产型
引发事件农药:1. 敌敌畏;2. 呋喃丹;3. 灭多威;4. 其他氨基甲酸酯;5. 杀虫脒;6. 杀虫双;7. 有机氯类;8. 其他杀虫剂;9. 杀菌剂;10. 毒鼠强;11. 氟乙酰胺等;12. 甲胺磷;13. 抗凝血;14. 其他杀鼠剂;15. 百草枯;16. 其他除草剂;17. 混合制剂;18. 1605(含甲基1605);19. 氧化乐果(含乐果);20. 敌百虫;21. 水胺硫磷;22. 其他有机磷;23. 溴氰菊酯;24. 其他菊酯类;25. 其他农药
致病因素:1. 同引发事件农药;2. 其他
事件发生原因:1. 生产性;2. 误服(用);3. 自杀;4. 投毒;5. 其他
病人处理过程:1. 排毒治疗;2. 对症治疗;3. 特异性治疗;4. 急症抢救;5. 明确诊断;6. 采样检验;7. 其他处理
事件控制措施:1. 宣传教育;2. 加强管理;3. 限制生产销售;4. 研究解药;5. 救援防护;6. 维护现场人员安全;7. 急救处理病人;8. 其他

注:请在相应选项处画“○”

附表5　其他化学中毒事件相关信息表

填报单位(盖章):________________ 填报日期:_____年____月____日
事件名称:________________
致病因素:________________
事件发生原因:________________
中毒类型:1. 生产型;2. 非生产型
病人处理过程:
事件控制措施:

注:请在相应选项处画"○"

附表6　环境卫生事件相关信息表

填报单位(盖章):________________ 填报日期:_____年____月____日
事件名称:________________
环境卫生事件类别:1. 空气污染 2. 水污染 3. 土壤污染
致病因素:
1. 空气　(1)氯;(2)氨;(3)一氧化碳;(4)硫化物
2. 水污染　(1)生活污水;(2)医院污水;(3)农药
3. 土壤
4. 其他

事件发生原因:
1. 室内装修
2. 违章操作
3. 设备故障
4. 其他生物性污染:(1)污水排放;(2)设备故障;(3)下水堵塞;(4)无消毒措施。
5. 其他室内污染:(1)煤气中毒;(2)室内养殖。
6. 其他工业污染:工业三废
7. 其他原因

引发事件污染物:1. 氯;2. 氨;3. 煤气;4. 硫化物;5. 生活污水;6. 医院污水;7. 农药;8. 其他
被污染环境:1. 大气;2. 室内空气;3. 自来水管网;4. 二次供水;5. 自来水源;6. 分散供水源;7. 土壤;8. 河流;9. 其他
责任单位:________________
病人处理过程:1. 集中收治;2. 特异性治疗;3. 对症治疗;4. 其他处理;5. 明确诊断;6. 采样检验;7. 其他
事件控制措施:1. 发布新的规章制度;2. 现场防护措施;3. 严格操作程序;4. 综合治理污染源;5. 宣传教育;6. 恢复被污染环境;7. 救助受害人员;8. 毒物鉴定分析;9. 样本采集分析;10. 其他

注:请在相应选项处画"○"

附表7　群体性不明原因疾病相关信息表

填报单位(盖章):________________ 填报日期:____年____月____日
事件名称:________________

引发事件可疑污染物:

事件发生原因:
危害因素:
病人处理过程:
事件控制措施:

注:请在相应选项处画"○"

附表8　免疫接种事件相关信息表

填报单位(盖章):________________ 填报日期:____年____月____日
事件名称:________________
致病因素:1. 麻疹疫苗;2 百白破混合制剂;3. 乙肝疫苗;4. 脊髓灰质炎糖丸;5. 狂犬疫苗;6. 流行性感冒疫苗;7. 风疹疫苗;8. 水痘疫苗;9. 流行性出血热疫苗;10. 流行性腮腺炎疫苗;11. 甲肝疫苗;12. 伤寒疫苗;13. A群流脑多糖菌苗;14. 白破二联类毒素;15. 乙型脑炎疫苗;16. 卡介苗;17. 轮状病毒疫苗;18. 碘油胶丸;19. 其他
事件发生原因:1. 心因性反应;2. 不良反应;3. 异常反应;4. 耦合反应;5. 不规范接种;6. 其他
病人处理过程:1. 对症治疗;2. 特异性治疗;3. 安慰剂治疗;4. 居家休息;5. 医学观察;6. 心理治疗;7. 明确诊断;8. 采样检验;9. 其他
事件控制措施:1. 宣传教育 2. 暂停接种 3. 规范制度 4. 停课放假 5. 其他
接种时间:________年________月______日______时________分

注:请在相应选项处画"○"

附表9　医院内感染事件相关信息表

填报单位(盖章):________________ 填报日期:____年____月____日
事件名称:________________
致病因素:1. 医源性;2. 非医源性;3. 其他
事件发生原因:1. 交叉感染;2. 医院内污染;3. 其他
引发事件污染物:________________
病人处理过程:1. 对症治疗;2. 急症救护;3. 明确诊断;4. 采样检验;5. 其他
事件控制措施:
责任单位:

注:请在相应选项处画"○"

附表10 放射性卫生事件相关信息表

填报单位(盖章):________________ 填报日期:______年____月____日
事件名称:________________________
核和辐射事件类别:1. 放射性同位素 2. 射线装置 3. 核设施
辐射源名称:____________________
辐射源活度(Bq):____________________
集体剂量当量(Gy):
最大受照剂量(Gy):
直接经济损失(万元):
责任单位:1. 使用单位;2. 保管单位;3. 其他
事件发生原因:1. 丢失;2. 泄漏;3. 被盗;4. 流散;5. 其他
病人处理过程:1. 住院观察;2. 对症治疗;3. 特异性治疗;4. 明确诊断;5. 采样检验;6. 其他处理
事件控制措施:1. 控制放射源;2. 公共安全警报;3. 疏散人员;4. 其他

注:请在相应选项处画"○"

附表11 其他公共卫生事件相关信息表

填报单位(盖章):________________ 填报日期:______年____月____日
事件名称:________________________
引发事件可疑污染物:
事件发生原因:
危害因素:
病人处理过程:
事件控制措施:
报告单位领导签字:____________________

注:请在相应选项处画"○"

附录 2

建设项目卫生审查信息卡

表号：卫统 6 表
制表机关：卫生部
批准机关：国家统计局
批准文号：国统制[2010]5 号
有效期至：2012 年

被监督单位(个人)：________________
注册地址：________________
地址：________________
行政区划代码：□□□□□□
被监督单位组织机构代码：□□□□□□□□-□
被监督单位经济类型代码：□□

一、基本情况
法定代表人(负责人)：________________　身份证件名称：________________
证件号码：□□□□□□□□□□□□□□□□□□
项目名称：________________
建筑面积：□□□□□□□□m^2　投资规模：□□□□□□□.□□万元

二、监督情况
1. 专业类别：
(1)公共场所卫生□(2)生活饮用水卫生□(3)职业卫生□(4)放射卫生□(5)其他□
2. 项目性质：
(1)新建□　(2)改建□　(3)扩建□　(4)技术改造□　(5)技术引进□
3. 监督内容：
(1)职业卫生、放射卫生
建设项目的职业病危害类别：轻微□ 一般□ 严重□
职业病危害预评价卫生审核(预评价报告的备案)：
审核：通过□　未通过□　审核日期：□□□□年□□月□□日
未审核□　备案 □　备案日期：□□□□年□□月□□日
职业病防护设施设计卫生审查(仅指职业病危害严重的项目)：
审查：通过□　未通过□　审查日期：□□□□年□□月□□日
未审查□
职业病防护设施竣工卫生验收(控制效果评价报告的备案)：
审核：通过□　未通过□　审核日期：□□□□年□□月□□日
未审核□　备案 □　备案日期：□□□□年□□月□□日
(2)其他专业
选址卫生审查：
审查：通过□　未通过□　审查日期：□□□□年□□月□□日
未审查□
设计卫生审查：
审查：通过□　未通过□　审查日期：□□□□年□□月□□日
未审查□
竣工验收：
验收：通过□　未通过□　验收日期：□□□□年□□月□□日
未验收□

报告单位：________________　报告单位负责人：________________
报 告 人：________________　报 告 日 期：________________

相关说明

1. 项目名称　填报建设项目的全称。

2. 建筑面积　填报建设项目的建筑面积,不包括申请单位已有的建筑面积。

3. 投资规模　填报卫生审查(或竣工验收)所涉及的建设工程项目的投资总额。投资的外币应按投资时的汇率折算成人民币。填报单位为“万元”,小数点后保留两位有效数字。

4. 专业类别　填报建设项目相应的卫生专业类别,不能列入(1)~(4)项的归入“其他”。

5. 项目性质

(1)新建:指新设计、新施工的建设项目。

(2)改建:指在原有基础上进行改造的建设项目。

(3)扩建:指在原有基础上扩大规模的建设项目,包括一次性计划设计分期建成的建设项目。

(4)技术改造、技术引进:仅指职业卫生、放射卫生专业建设项目的类型,根据建设项目的立项批复进行填报。

6. 监督内容　根据对建设项目的卫生审查情况,分步填报相应内容。

7. 审核、审查、验收、备案日期　填报出具相应批复、认可书、意见书或备案通知书的日期。

注意事项

同一建设项目涉及职业卫生、放射卫生等多专业的情况,应分别填报相应的信息卡,同时要将建筑面积、投资规模等栏目拆分计入相应专业,使建设项目的建筑面积、投资规模等栏目与相应专业中的和相等,避免重复统计。

经常性卫生监督信息卡

被监督单位(个人):________________　　　　表号:卫统7表
注册地址:________________　　　　制表机关:卫生部
地址:________________　　　　批准机关:国家统计局
行政区划代码:□□□□□□　　　　批准文号:国统制[2010]5号
被监督单位组织机构代码:□□□□□□□□-□　　　　有效期至:2012年
被监督单位经济类型代码:□□

一、基本情况
法定代表人(负责人):________________ 身份证件名称:________________
证件号码:□□□□□□□□□□□□□□□□□□
二、专业类别
1. 公共场所卫生(可多选):
宾馆□　饭馆□　旅店□　招待所□　车马店□　咖啡馆□　酒吧□
茶座□　公共浴室□　理发店□　美容店□　影剧院□
录像厅(室)□　游艺厅(室)□　舞厅□　音乐厅□
体育场(馆)□　游泳场(馆)□　公园□　展览馆□　博物馆□
美术馆□　图书馆□　商场(店)□　书店□　候诊室□
候车(机、船)室□　公共交通工具□
2. 生活饮用水卫生:(1)集中式供水□:城市□　乡镇□　(2)二次供水□
(3)涉及饮用水卫生安全产品生产企业□
3. 职业卫生:用人单位□　职业卫生技术服务机构□　职业健康检查机构□
职业病诊断机构□
4. 放射卫生:医用辐射单位□　非医用辐射单位□
5. 学校卫生:初等教育□　中等教育□　高等教育□　其他教育□
6. 医疗卫生:医院□　妇幼保健院□　社区卫生服务机构□　卫生院□　疗养院□
门诊部□　诊所□　村卫生室□　急救中心(站)□　临床检验机构□
专科疾病防治机构□　护理院(站)□　健康体检机构□　其他□
7. 传染病防治:消毒产品生产单位□　消毒产品经营单位□　其他有关单位和个人□
8. 采供血卫生:采供血机构□　其他有关单位和个人□
三、监督日期
监督日期:□□□□年□□月□□日

报告单位:________________　　　　报告单位负责人:________________
报 告 人:________________　　　　报 告 日 期:________________

相关说明

1. 专业类别　与各专业的《被监督单位信息卡》《案件查处信息卡》相同或相关。
2. 监督日期　填报在现场进行经常性卫生监督的日期。

注意事项

在填报本卡的“专业类别”项时,应与同一单位(个人)同一专业的《被监督单位信息卡》《案件查处信息卡》相同或相关。对同一单位(个人)进行二个以上专业类别的经常性卫生监督之后,应分别填报相应的信息卡。

卫生监督监测信息卡

被采样单位(个人):______________　　表　　号:卫统8表
注册地址:______________　　制表机关:卫生部
地址:______________　　批准机关:国家统计局
行政区划代码:□□□□□□　　批准文号:国统制[2010]5号
被采样单位组织机构代码:□□□□□□□□-□　　有效期至:2012年
被采样单位经济类型代码:□□

一、基本情况

法定代表人(负责人):______________　身份证件名称:______________

证件号码:□□□□□□□□□□□□□□□□□□

二、监测情况

1. 公共场所卫生:宾馆□　饭馆□　旅店□　招待所□　车马店□　咖啡馆□　酒吧□
茶座□　公共浴室□　理发店□　美容店□　影剧院□
录像厅(室)□　游艺厅(室)□　舞厅□　音乐厅□
体育场(馆)□　游泳场(馆)□　公园□　展览馆□　博物馆□
美术馆□　图书馆□　商场(店)□　书店□　候诊室□
候车(机、船)室□　公共交通工具□

公共用品用具:监测件数□□□□　合格件数□□□□

非产品(用品):监测项次数□□□□　合格项次数□□□□

2. 生活饮用水卫生:(1)集中式供水□:城市□　乡镇□　(2)二次供水□
(3)涉及饮用水卫生安全产品生产企业□:输配水设备□
防护材料□　水处理材料□　化学处理剂□　水质处理器□

监测件数□□□□　合格件数□□□□

3. 消毒产品:(1)消毒剂类□:粉剂消毒剂□　片剂消毒剂□　颗粒剂消毒剂□
液体消毒剂□　喷雾剂消毒剂□　凝胶消毒剂□
(2)消毒器械类□:压力蒸汽灭菌器□　环氧乙烷灭菌器□
戊二醛灭菌柜□　等离子体灭菌器□　臭氧消毒柜□　电热消毒柜□
静电空气消毒机□　紫外线杀菌灯□　紫外线消毒器□
甲醛消毒器□　酸性氧化电位水生成器□　次氯酸钠发生器□
二氧化氯发生器□　臭氧发生器、臭氧水发生器□　其他消毒器械□
生物指示物□　化学指示物□　灭菌包装物□
(3)卫生用品类□:纸巾(纸)□　卫生巾/护垫/尿布等排泄物卫生用品□
纸质餐饮具□　抗(抑)菌制剂□　隐形眼镜护理用品□　化妆棉□
湿巾/卫生湿巾□　其他卫生用品□

监测件数□□□□　合格件数□□□□

报告单位:______________　报告单位负责人:______________
报 告 人:______________　报 告 日 期:______________

相关说明

1. 专业类别　与各专业的《被监督单位信息卡》相同或相关。

2. 监测件(项次)数　填报获得卫生监督监测结果的样品件(项次)数。公共场所的非产品(用品)类样品用"项次数"进行统计填报,其余样品均以"件数"进行统计填报。

3. 合格件(项次)数　填报上述监测样品中的合格情况。合格件(项次)数≤监测件(项次)数。

注意事项

在填报本卡的"专业类别"项时,各专业间及专业内均只能单选,并且能与同一单位(个人)的《被监督单位信息卡》相关。对同一单位(个人)进行二个以上专业类别的卫生监督监测之后,应分别填报相应的信息卡。

公共场所卫生被监督单位信息卡

被采样单位(个人):________________　　表　　号:卫统9表
注册地址:________________　　制表机关:卫生部
地址:________________　　批准机关:国家统计局
行政区划代码:□□□□□□　　批准文号:国统制[2010]5号
被监督单位组织机构代码:□□□□□□□□-□　　有效期至:2012年
被监督单位经济类型代码:□□

一、基本情况
法定代表人(负责人):　　身份证件名称:________
证件号码:□□□□□□□□□□□□□□□□□□
职工总数□□□□□　从业人员数□□□□□　持健康合格证明人数□□□□□
营业面积□□□□□□□□m^2
二、单位类别(可多选)
宾馆□　饭馆□　旅店□　招待所□　车马店□　咖啡馆□　酒吧□　茶座□
公共浴室□　理发店□　美容店□　影剧院□　录像厅(室)□　游艺厅(室)□
舞厅□　音乐厅□　体育场(馆)□　游泳场(馆)□　公园□　展览馆□　博物馆□
美术馆□　图书馆□　商场(店)□　书店□　候诊室□　候车(机、船)室□
公共交通工具□
三、集中空调和饮用水
1. 集中空调通风系统:有□(定期清洗:是□否□)无□
2. 饮用水:集中式供水□(其中:管道分质供水□)二次供水□　分散式供水□　其他□
四、经营状况
1. 营业□　2. 关闭□
五、卫生许可情况
1. 卫生许可证号:________________
2. 新发□　变更□　延续□　注销□
日期:□□□□年□□月□□日　有效期截至□□□□年□□月□□日
六、公共场所卫生监督量化分级管理等级评定情况
住宿业:宾馆:　A级□　B级□　C级□　不予评级□　未评级□
旅店:　A级□　B级□　C级□　不予评级□　未评级□
招待所:A级□　B级□　C级□　不予评级□　未评级□
游泳场所:游泳场(馆):　A级□　B级□　C级□　不予评级□　未评级□
沐浴场所:公共浴室:　A级□　B级□　C级□　不予评级□　未评级□
美容美发场所:理发店:　A级□　B级□　C级□　不予评级□　未评级□
美容店:　A级□　B级□　C级□　不予评级□　未评级□
其他:A级□　B级□　C级□　不予评级□　未评级□

报告单位:________________　　报告单位负责人:________________
报 告 人:________________　　报 告 日 期:________________

相关说明

1. 从业人员数　填报被监督单位中与本信息卡报告内容（即单位类别）相关的，直接为顾客服务的人员数（包括新参加及临时工作人员）。从业人员数≤职工总数。

2. 持健康合格证明人数　填报从业人员中持有效健康合格证明的人员数。持健康合格证明人数≤从业人员数。

3. 营业面积　填报被监督单位与本信息卡报告内容（即单位类别）相关的使用面积，包括营业场所及辅助用房。

4. 单位类别　填报被监督单位的卫生许可证上载明的“许可范围”所属的行业类别。依据《公共场所卫生管理条例》的规定分为28类。当被监督单位出现多种公共场所经营的情形时可多选，在其最主要经营项目所属的行业类别后打“√”，次要的经营项目所属的行业类别后打“○”。在填报住宿场所类别时，应参照《旅店业卫生标准》（GB 9663—1996）的规定，3～5星级的饭店、宾馆填入“宾馆”类，1～2星级的饭店、宾馆和非星级带空调的饭店、宾馆填入“旅店”类，其他住宿场所（不含车马店）填入“招待所”类。

5. 集中空调通风系统　指为使房间或封闭空间空气温度、湿度、洁净度和气流速度等参数达到设定的要求，而对空气进行集中处理、输送、分配的所有设备、管道及附件、仪器仪表的总和。

6. 饮用水　指提供给顾客的饮用水情况。同一公共场所供应多种类别的饮用水时，填报其主要供应的饮用水类别。供应桶装饮用水等类型和不供应饮用水的填入“其他”栏内。

（1）集中式供水：指根据《生活饮用水卫生监督管理办法》和《生活饮用水卫生标准》（GB 5749—2006）的规定，由水源集中取水，经统一净化处理和消毒后，由输水管网送至用户的供水方式（包括公共供水、单位自建设施供水和管道分质供水）。

（2）二次供水：指根据《生活饮用水卫生监督管理办法》规定，将来自集中式供水的管道水另行加压、贮存，再送至水站或用户的供水设施；包括客运船舶、火车客车等交通运输工具上的供水（有独自制水设施者除外）。

（3）分散式供水：指根据《生活饮用水卫生标准》（GB 5749—2006）等规定，直接从水源取水，无任何设施或仅有简易设施的供水方式。

7. 公共场所卫生监督量化分级管理等级评定情况　最主要经营或兼营项目属于“住宿业”（包括宾馆、旅店、招待所）、“游泳场所”［指游泳场（馆）］、“沐浴场所”（指公共浴室）、“美容美发场所”（包括理发店、美容店）的公共场所被监督单位须填写相应单位类别参加的公共场所卫生监督量化分级管理评定信誉度级别情况。经营项目不属于以上4类场所的，在“其他”项填写最主要经营项目的量化评定情况。

公共场所卫生监督案件查处信息卡

表　　号:卫统10表
制表机关:卫生部
批准机关:国家统计局
批准文号:国统制[2010]5号
有效期至:2012年

被查处单位(个人):________________
注册地址:________________
地址:________________
行政区划代码:□□□□□□
被查处单位组织机构代码:□□□□□□□□-□
被查处单位经济类型代码:□□

一、基本情况
法定代表人(负责人):________________ 身份证件名称:________________
证件号码:□□□□□□□□□□□□□□□□□□□□

二、单位类别
宾馆□ 饭馆□ 旅店□ 招待所□ 车马店□ 咖啡馆□ 酒吧□ 茶座□
公共浴室□ 理发店□ 美容店□ 影剧院□ 录像厅(室)□ 游艺厅(室)□
舞厅□ 音乐厅□ 体育场(馆)□ 游泳场(馆)□ 公园□ 展览馆□
博物馆□ 美术馆□ 图书馆□ 商场(店)□ 书店□ 候诊室□
候车(机、船)室□ 公共交通工具□

三、案件查处情况
1. 案件来源:
(1)在卫生监督检查中发现的□ (2)卫生机构监测报告的□ (3)社会举报的□
(4)上级卫生行政机关交办的□ (5)下级卫生行政机关报请的□ (6)有关部门移送的□
2. 违法事实:(可多选)
(1)未取得“卫生许可证”,擅自营业的□
(2)卫生质量不符合国家卫生标准和要求,而继续营业的□
(3)未获得“健康合格证”,从事直接为顾客服务的□
(4)拒绝卫生监督的□
(5)其他违法行为□
3. 处罚程序:(1)简易程序□ (2)一般程序□:听证□
4. 处罚过程:立　案　日　期:□□□□年□□月□□日
决定书送达日期:□□□□年□□月□□日
5. 行政处罚决定:(可多选) 处罚文号或编号:________________
(1)警告□ (2)罚款□罚款金额□□□□□□元 (3)停业整顿□
(4)吊销卫生许可证□
6. 行政强制及其他措施:(可多选) (1)责令改正□ (2)其他□
7. 行政复议:维持□ 撤销□ 变更□ 限期履行职责□ 确认具体行政行为违法□
8. 行政诉讼:驳回□ 维持□ 撤销□ 部分撤销□ 变更□ 限期履行职责□
9. 结案情况:(1)执行方式:自觉履行□ 强制执行□
(2)执行结果:完全履行□ 不完全履行□ 未履行□
实际履行罚款金额□□□□□□元
(3)不作行政处罚□
(4)结案日期:□□□□年□□月□□日

四、其他处理情况
1. 移送司法机关□ 2. 通报其他部门□ 3. 其他□

报告单位:________________ 报告单位负责人:________________
报　告　人:________________ 报　告　日　期:________________

相关说明

1. 单位类别　取得卫生许可证的同《公共场所卫生被监督单位信息卡》(卫统9表)。未取得卫生许可证的填报被查处单位(个人)主要违法行为所属的“行业类别”。

2. 违法事实

第(1)项的主要查处依据为《公共场所卫生管理条例》第十四条第一款第(四)项;

第(2)项的主要查处依据为《公共场所卫生管理条例》第十四条第一款第(一)项;

第(3)项的主要查处依据为《公共场所卫生管理条例》第十四条第一款第(二)项;

第(4)项的主要查处依据为《公共场所卫生管理条例》第十四条第一款第(三)项。

生活饮用水卫生被监督单位信息卡

被监督单位(个人):______　　表　　号:卫统 11 表
注册地址:______　　制表机关:卫生部
地址:______　　批准机关:国家统计局
行政区划代码:□□□□□□　　批准文号:国统制[2010]5 号
被监督单位组织机构代码:□□□□□□□□-□　　有效期至:2012 年
被监督单位经济类型代码:□□

一、基本情况

法定代表人(负责人):______　身份证件名称:______

证件号码:□□□□□□□□□□□□□□□□□□

职工总数□□□□　从业人员数□□□□　持健康合格证明人数□□□□

日供水能力□□□□□□□□吨　供水人口数□□□□.□□万人

二、单位类别

1. 集中式供水□:城市□　乡镇□　2. 二次供水□

3. 涉及饮用水卫生安全产品生产企业□:(可多选)

输配水设备品种□:□□　防护材料品种□:□□　水处理材料品种□:□□

化学处理剂品种□:□□　水质处理器品种□:□□

三、消毒

1. 消毒方式:氯化消毒□　二氧化氯消毒□　臭氧消毒□　紫外线消毒□　其他□

2. 加药方式:机械加药□　部分机械加药□　人工加药□

四、水源水类型

1. 地表水:江河□　湖泊□　水库□　窖水□　其他□

2. 地下水:浅层□　深层□　泉水□　其他□

五、制水工艺(可多选)

1. 混凝沉淀□　2. 过滤□　3. 消毒□　4. 深度处理□　5. 特殊处理□

六、检验能力

1. 检验室:有□　无□　2. 检验员数□□

3. 检验内容(可多选):微生物指标□　毒理学指标□　感官性状和一般化学指标□
放射性指标□　消毒剂指标□

4. 可检项目□□□项

七、生产经营状况

1. 营业□　2. 关闭□

八、卫生许可情况

1. 卫生许可证号:______

2. 新发□ 变更□ 延续□ 注销□

日期:□□□□年□□月□□日　有效期截至□□□□年□□月□□日

报告单位:______　　报告单位负责人:______
报 告 人:______　　报 告 日 期:______

相关说明

1. 从业人员数　填报被监督单位中与本信息卡报告内容(即单位类别)相关的,直接从事供、管水的人员数或涉水产品生产的人员数。从业人员数≤职工总数。

2. 持健康合格证明人数　填报从业人员中持有效健康合格证明的人员数。持健康合格证明人数≤从业人员数。

3. 日供水能力　填报集中式供水单位的设计日供水量。

4. 供水人口数　填报集中式供水单位的供水受益人口总数。

5. 集中式供水　指根据《生活饮用水卫生标准》(GB 5749—2006)等规定,自水源集中取水,通过输配水管网送到用户或者公共取水点的供水方式,包括自建设施供水。为用户提供日常饮用水的供水站和为公共场所、居民社区提供的分质供水也属于集中式供水。城乡联网供水的填入"城市"一栏;单位自建设施供水的填入"乡镇"一栏。

(1)城市:指县级以上城市建城区的集中式供水。

(2)乡镇:指农村乡镇的集中式供水。

6. 二次供水　指根据《生活饮用水卫生标准》(GB 5749—2006)等规定,集中式供水在入户之前经再度储存、加压和消毒或深度处理,通过管道或者容器输送给用户的供水。

7. 涉及饮用水卫生安全产品　品种数量按涉水产品生产企业取得的卫生许可批件数填报。在"□"内标注生产产品类别的主兼营情况,当被监督单位生产多种类别产品的情形时可多选,在其最主要生产项目所属的产品类别后打"√",次要的生产项目所属的产品类别后打"○",并在"□□"内填写产品品种的数量。

8. 水源水类型　填报集中式供水单位所使用的最主要的水源水类型。

9. 制水工艺　按照集中式供水单位实际的制水工艺进行填报。

(1)深度处理:指为了提高饮用水水质,在原有常规净化的基础上对水质再进行净化处理,包括活性炭吸附法、臭氧-生物活性炭法、膜过滤法等。

(2)特殊处理:指除臭、除氟、除铁、除锰、苦咸水的淡化和含藻水净化等。

10. 检验能力　指集中式供水单位为实施饮用水卫生质量检验而配备的检验机构情况。其中"检验员数"指经过专业培训,具备独立开展检验工作能力的专(兼)职人员数。

11. 卫生许可情况　填报供水单位卫生许可的具体情况。未设定二次供水卫生许可的地区,在填报相应的生活饮用水卫生监督信息卡时该栏空缺。

注意事项

1. 实行卫生许可的供水单位,应在完成卫生许可证新发、变更、延续、注销后5个工作日内填报本卡(每张卫生许可证对应填报一份信息卡);存在二次供水设施的单位(指未设定二次供水卫生许可的地区),应在首次监督后进行填报(每个单位或居民小区应填一份信息卡);涉水产品生产企业,应在完成卫生许可批件新发、变更、延续、注销后5个工作日内填报本卡(每个企业应填一份信息卡)。

2. 二次供水单位不需填报日供水能力、供水人口数、水源水类型、制水工艺和检验能力;涉水产品生产企业不需填报日供水能力、供水人口数、消毒、水源水类型、制水工艺、检验能力、卫生许可情况。

生活饮用水卫生监督案件查处信息卡

被查处单位(个人):____________　　表　　号:卫统12表

注册地址:____________　　制表机关:卫生部

地址:____________　　批准机关:国家统计局

行政区划代码:□□□□□□　　批准文号:国统制[2010]5号

被查处单位组织机构代码:□□□□□□□□-□　　有效期至:2012年

被查处单位经济类型代码:□□

一、基本情况

法定代表人(负责人):____________　身份证件名称:____________

证件号码:□□□□□□□□□□□□□□□□□□

二、单位类别

1. 集中式供水□:城市□　乡镇□　2. 二次供水□　3. 涉及饮用水卫生安全产品□

三、案件查处情况

1. 案件来源:

(1)在卫生监督检查中发现的□　(2)卫生机构监测报告的□　(3)社会举报的□

(4)上级卫生行政机关交办的□　(5)下级卫生行政机关报请的□　(6)有关部门移送的□

2. 违法事实:(可多选)

(1)违反供、管水人员健康管理的有关规定□

(2)新、改、扩建项目未经卫生行政部门参加选址、设计审查和竣工验收擅自供水□

(3)未取得卫生许可证擅自供水□

(4)生产或者销售无卫生许可批件的涉水产品□

(5)生活饮用水不符合卫生标准□

(6)其他违法行为□

3. 处罚程序:(1)简易程序□　(2)一般程序□:听证□

4. 处罚过程:立　案　日　期:□□□□年□□月□□日

决定书送达日期:□□□□年□□月□□日

5. 行政处罚决定:(可多选)　处罚文号或编号:____________

(1)罚款□ 罚款金额□□□□□□元　(2)其他□

6. 行政强制及其他措施:(可多选)　(1)责令限期改进□　(2)其他□

7. 行政复议:维持□ 撤销□ 变更□ 限期履行职责□ 确认具体行政行为违法□

8. 行政诉讼:驳回□　维持□　撤销□　部分撤销□　变更□　限期履行职责□

9. 结案情况:(1)执行方式:自觉履行□　强制执行□

(2)执行结果:完全履行□　不完全履行□　未履行□

实际履行罚款金额□□□□□□元

(3)不作行政处罚□

(4)结案日期:□□□□年□□月□□日

四、其他处理情况

1. 移送司法机关□　2. 通报有关部门□　3. 其他□

报告单位:____________　报告单位负责人:____________

报　告　人:____________　报　告　日　期:____________

相关说明

1. 单位类别　同《生活饮用水卫生被监督单位信息卡》(卫统 11 表)。但“涉及饮用水卫生安全产品”包括涉及饮用水卫生安全产品的生产和销售单位。

2. 违法事实

第(1)项的主要查处依据为《生活饮用水卫生监督管理办法》第二十五条;

第(2)项的主要查处依据为《生活饮用水卫生监督管理办法》第二十六条第(二)项;

第(3)项的主要查处依据为《生活饮用水卫生监督管理办法》第二十六条第(三)项;

第(4)项的主要查处依据为《生活饮用水卫生监督管理办法》第二十七条;

第(5)项的主要查处依据为《生活饮用水卫生监督管理办法》第二十六条第(四)项。

消毒产品被监督单位信息卡

被监督单位(个人):________________　　　　表　号:卫统13表
注册地址:________________　　　　制表机关:卫生部
地址:________________　　　　批准机关:国家统计局
行政区划代码:□□□□□□　　　　批准文号:国统制[2010]5号
被监督单位组织机构代码:□□□□□□□□-□　　　　有效期至:2012年
被监督单位经济类型代码:□□

一、基本情况
法定代表人(负责人):________________ 身份证件名称:________________
证件号码:□□□□□□□□□□□□□□□□□□
职工总数□□□□ 从业人员数□□□□ 持健康合格证明人数□□□
建筑总面积□□□□□m^2 其中:生产车间使用面积□□□□□m^2

二、产品种类(可多选)
1. 消毒剂类□:粉剂消毒剂□□ 片剂消毒剂□□ 颗粒剂消毒剂□□ 液体消毒剂□□
喷雾剂消毒剂□□ 凝胶消毒剂□□
2. 消毒器械类:
消毒器械□:压力蒸汽灭菌器□□ 环氧乙烷灭菌器□□ 戊二醛灭菌柜□□
等离子体灭菌器□□ 臭氧消毒柜□□ 电热消毒柜□□
静电空气消毒机□□ 紫外线杀菌灯□□ 紫外线消毒器□□
甲醛消毒器□□ 酸性氧化电位水生成器□□ 次氯酸钠发生器□□
二氧化氯发生器□□ 臭氧发生器、臭氧水发生器□□ 其他消毒器械□□
生物指示物□:□□
化学指示物□:□□
灭菌包装物□:□□
3. 卫生用品类:纸巾(纸)□:□□ 卫生巾/护垫/尿布等排泄物卫生用品□:□□
纸质餐饮具□:□□ 抗(抑)菌制剂□:□□ 隐形眼镜护理用品□:□□
化妆棉□:□□ 湿巾/卫生湿巾□:□□ 其他卫生用品□:□□

三、检验能力
1. 检验室:有□ 无□　　2. 检验员数□□ 其中培训合格人数□□
3. 检验内容(可多选):理化指标□ 微生物指标□

四、生产经营状况
1. 营业□ 2. 关闭□

五、卫生许可情况
1. 卫生许可证号:________________
2. 新发□ 变更□ 延续□ 注销□
日期:□□□□年□□月□□日 有效期截至□□□□年□□月□□日
3. 持有效的消毒产品卫生许可批件数□□□

报告单位:________________　　　　报告单位负责人:________________
报 告 人:________________　　　　报 告 日 期:________________

相关说明

1. 从业人员数　填报被监督单位中与本信息卡报告内容相关的，直接从事消毒产品生产的操作人员数。从业人员数≤职工总数。

2. 持健康合格证明人数　填报从业人员中持有效健康合格证明的人员数。持健康合格证明人数≤从业人员数。

3. 建筑总面积　指用于消毒产品生产的建筑面积，包括生产用房、辅助用房等。

4. 生产车间面积　指用于消毒产品生产的车间面积，不包括辅助用房、质检用房、物料和成品仓储用房等。

5. 产品种类　填报被监督单位生产产品的类别和品种数量。参照卫生部《消毒产品生产企业卫生许可规定》(卫监督发〔2009〕110号)中"生产类别分类目录"的规定进行分类。在"□"内标注生产产品类别的主兼营情况，当被监督单位生产多种类别产品的情形时可多选，在其最主要生产项目所属的产品类别后打"√"，次要的生产项目所属的产品类别后打"○"，并在"□□"内填写产品品种的数量，采用同一配方生产的不同规格的产品计为1种。

6. 检验能力　指被监督单位按照卫生部《消毒产品生产企业卫生规范(2009年版)》的要求，为实施自身产品卫生质量检验而配备的检验室和人员情况。

7. 持有效的消毒产品卫生许可批件数　指被监督单位取得卫生部批准的在有效期内的消毒产品卫生许可批件数量。

学校卫生被监督单位信息卡

被监督单位(个人):________________　　　　表　　号:卫统14表

注册地址:________________　　　　制表机关:卫生部

地址:________________　　　　批准机关:国家统计局

行政区划代码:□□□□□□　　　　批准文号:国统制[2010]5号

被监督单位组织机构代码:□□□□□□□□-□　　　　有效期至:2012年

被监督单位经济类型代码:□□

一、基本情况

法定代表人(负责人):________　身份证件名称:________

证件号码:□□□□□□□□□□□□□□□□□□

学生总数□□□□□□ 其中:男生□□□□□□ 女生□□□□□□

住宿学生数□□□□□□　教职员工数□□□□□

二、学校类别

1. 初等教育□　2. 中等教育□　3. 高等教育□　4. 其他教育□

三、办学性质

1. 公办□　2. 民办□　3. 其他□

四、校内辅助设施数

1. 学生集体食堂□□　2. 学生宿舍(间)□□□□　3. 洗浴场所□□

4. 学生厕所(蹲位)□□□　5. 游泳场所□□　6. 体育馆□□

7. 图书馆(阅览室)□□

五、饮用水

1. 集中式供水□　2. 二次供水□　3. 分质供水□　4. 分散式供水□　5. 其他□

六、健康管理

1. 校医院(室)、卫生室数 □□□　　　卫生专业技术人员数 □□□□

保健室数□□□　　　保健教师数 □□□□

2. 学生体检数 □□□□□□

3. 学生健康档案:有□　无□

4. 学生常见病防治:开展□　部分开展□　未开展□

5. 急、慢性传染病,地方病防控:开展□　未开展□

6. 开设健康教育课:是□　否□

7. 突发公共卫生事件应急预案:有□　无□

报告单位:________________　　　报告单位负责人:________________

报 告 人:________________　　　报　告　日　期:________________

相关说明

1. 学生总数　指在上一年度的9月1日到本年度的8月31日之间,学校在册的学生人数。

2. 教职员工数　指学校在职在岗的各类聘任人员。

3. 学校类别　参照《学校卫生工作条例》《国民经济行业分类》(GB/T 4754—2002)等规定进行分类。

(1)初等教育:指小学教育。

(2)中等教育:包括初中教育、高中教育、中等专业教育、职业中学教育、技工学校教育、其他中等教育。

(3)高等教育:包括国家承认学历的普通高等教育,以及脱产学习并参加国家文凭考试、自学考试的民办高等教育。

(4)其他教育:指中、小学一体化办学等综合性学校。

4. 办学性质　“其他”一栏主要指港、澳、台投资和国外投资的办学。

5. 校内辅助设施数　指校园内配套的有关设施,以及根据相关卫生法律法规的规定,校园内应纳入卫生监管范围的各行业单位数,包括有独立营业执照的单位。

6. 饮用水　指学校提供给学生的饮用水情况。同一学校供应多种类别的饮用水时,填报主要供应的饮用水类别。供应桶装饮用水的计入“分质供水”栏内,不供应饮用水或供应其他类型饮用水的计入“其他”栏内。

(1)集中式供水:指根据《生活饮用水卫生监督管理办法》规定,由水源集中取水,经统一净化处理和消毒后,由输水管网送至用户的供水方式(包括公共供水和单位自建设施供水)。

(2)二次供水:指根据《生活饮用水卫生监督管理办法》规定,将来自集中式供水的管道水另行加压、贮存,再送至水站或用户的供水设施。

(3)分质供水:主要指利用过滤、吸附、氧化、消毒等装置对城市集中式供水或其他原水作进一步的深度(特殊)处理,通过独立封闭的循环管道输送,供给人们直接饮用的水。

(4)分散式供水:指根据《生活饮用水卫生标准》(GB 5749—2006)等规定,直接从水源取水,无任何设施或仅有简易设施的供水方式。

7. 卫生室、保健室　根据《国家学校体育卫生条件试行基本标准》(教体艺[2008]5号),卫生室是指取得《医疗机构执业许可证》的学校卫生机构,保健室是指未取得《医疗机构执业许可证》的学校卫生机构。

8. 学生体检数　指学生总数中,在上一年度的9月1日到本年度的8月31日之间接受了健康检查的学生人数。学生体检数≤学生总数。

9. 学生常见病防治　指在上一年度的9月1日到本年度的8月31日之间,按照《学校卫生工作条例》等规定,开展近视眼、龋齿、营养不良、肥胖等学生常见疾病的预防和矫治工作情况。开展了四项及以上学生常见疾病防治工作的填“开展”一栏,开展了1~3项的填“部分开展”。

注意事项

1. 本卡应在完成首次学校卫生监督后5个工作日内填报。

2. 同一学校有两个以上办学地点的,应填两份以上信息卡。

3. 对已建卡的学校,信息卡内容有变动的,必须进行修正或补充填报。

学校卫生监督案件查处信息卡

被查处单位(个人):________________

注册地址:____________________

地址:________________________

行政区划代码:□□□□□□

被查处单位组织机构代码:□□□□□□□□-□

被查处单位经济类型代码:□□

表　　号:卫统15表

制表机关:卫生部

批准机关:国家统计局

批准文号:国统制[2010]5号

有效期至:2012年

一、基本情况

法定代表人(负责人):________________ 身份证件名称:________________

证件号码:□□□□□□□□□□□□□□□□□□

二、学校类别

1. 初等教育□　2. 中等教育□　3. 高等教育□　4. 其他教育□

三、办学性质

1. 公办□　2. 民办□　3. 其他□

四、案件查处情况

1. 案件来源:

(1)在卫生监督检查中发现的□(2)卫生机构监测报告的□　(3)社会举报的□

(4)上级卫生行政机关交办的□(5)下级卫生行政机关报请的□(6)有关部门移送的□

2. 违法事实:(可多选)

(1)学校环境质量以及黑板、课桌椅的设置不符合国家有关标准□

(2)学校未按照有关规定为学生设置厕所和洗手设施□

(3)寄宿制学校未为学生提供相应的洗漱、洗澡等卫生设施□

(4)未为学生提供充足的符合卫生标准的饮用水□

(5)学校体育场地和器材不符合卫生和安全要求使学生健康受到伤害□

(6)组织学生参加劳动不当致使学生健康受到损害□

(7)供学生使用的文具、娱乐器具、保健用品不符合国家有关卫生标准□

(8)拒绝或者妨碍学校卫生监督员实施卫生监督□

(9)其他违法行为□

3. 处罚程序:(1)简易程序□　(2)一般程序□:听证□

4. 处罚过程:立　案　日　期:□□□□年□□月□□日

决定书送达日期:□□□□年□□月□□日

5. 行政处罚决定:(可多选)　处罚文号或编号:________________

(1)警告□　(2)其他□

6. 行政强制及其他措施:(可多选)(1)责令限期改进□　(2)其他□

7. 行政复议:维持□　撤销□　变更□　限期履行职责□　确认具体行政行为违法□

8. 行政诉讼:驳回□　维持□　撤销□　部分撤销□　变更□　限期履行职责□

9. 结案情况:(1)执行方式:自觉履行□　强制执行□

(2)执行结果:完全履行□　不完全履行□　未履行□

(3)不作行政处罚□

(4)结案日期:□□□□年□□月□□日

五、其他处理情况

移送司法机关□

报告单位:________________　报告单位负责人:________________

报　告　人:________________　报　告　日　期:________________

相关说明

1. 学校类别　同《学校卫生被监督单位信息卡》(卫统 14 表)。

2. 办学性质　同《学校卫生被监督单位信息卡》(卫统 14 表)。

3. 违法事实

第(1)~(5)项的主要查处依据为《学校卫生工作条例》第三十三条;

第(6)项的主要查处依据为《学校卫生工作条例》第三十四条;

第(7)项的主要查处依据为《学校卫生工作条例》第三十五条;

第(8)项的主要查处依据为《学校卫生工作条例》第三十六条。

职业卫生被监督单位信息卡

被监督单位(个人):______________　　　　表　　号:卫统16表
注册地址:______________　　　　制表机关:卫生部
地址:______________　　　　批准机关:国家统计局
行政区划代码:□□□□□□　　　　批准文号:国统制[2010]5号
被监督单位组织机构代码:□□□□□□□□-□　　　　有效期至:2012年
被监督单位经济类型代码:□□

一、基本情况
法定代表人(负责人):______________　身份证件名称:______________
证件号码:□□□□□□□□□□□□□□□□□□
职工总数□□□□□□□
二、单位类别(行业)
煤炭□ 石油和天然气□ 石化□ 电力□ 核工业□ 金属□ 机械□ 电子□ 化工□
医药□ 建材□ 交通□ 铁道□ 水利□ 农业□ 轻工□ 森林工业□ 纺织□ 其他□
三、接触职业病危害因素人数
接触职业病危害因素总人数□□□□□□
1. 接触粉尘类人数□□□□□□　其中接触矽尘人数□□□□□□
2. 接触化学物质类人数□□□□□□
其中接触高毒和极度、高度危害化学物质人数□□□□□
3. 接触物理因素类人数□□□□□□　其中接触噪声人数□□□□□□
4. 接触生物因素类人数□□□□□□
四、职业健康监护
1. 职业健康监护档案:全部建立□　部分建立□　未建立□
2. 职业健康检查
上 岗 前:应检人数□□□□□□ 实检人数□□□□□□ 检出职业禁忌人数□□□
在岗期间:应检人数□□□□□□ 实检人数□□□□□□ 检出疑似职业病人数□□□
检出职业禁忌或健康损害人数□□□□□ 调离人数□□□□□
离 岗 时:应检人数□□□□□□ 实检人数□□□□□□ 检出疑似职业病人数□□□
检出健康损害人数□□□□□
应急体检:应检人数□□□□□□ 实检人数□□□□□□ 检出疑似职业病人数□□□
检出职业禁忌或健康损害人数□□□□□
3. 现有职业病人数□□□□□□ 本年度新确诊病人数□□□ 死亡病人数□□□
五、生产经营状况
1. 营业□　2. 关闭□

报告单位:______________　　报告单位负责人:______________
报 告 人:______________　　报　告　日　期:______________

相关说明

1. 单位类别　参照《国民经济行业分类》(GB/T 4754—2002)和卫生部颁布的《职业病危害因素分类目录》等规定进行分类。同一单位跨行业生产时,以其主要从事的生产行业进行填报。

(1)煤炭:指烟煤、无烟煤、褐煤以及其他煤炭的开采和洗选。

(2)石油和天然气:指天然原油、天然气的开采和与开采有关的服务活动。

(3)石化:指原油加工及石油制品制造,人造原油生产,炼焦。

(4)电力:指火力、水力和其他能源发电,以及电力供应、热力生产和供应。

(5)核工业:指核燃料加工,核力发电,核辐射加工。

(6)金属:指黑色金属矿采选业,有色金属矿采选业,黑色金属冶炼及压延加工业,有色金属冶炼及压延加工业,金属制品业。如铁矿采选、炼铁、电镀等。

(7)机械:指通用设备制造业,专用设备制造业,交通运输设备制造业,电气机械及器材制造业,仪器仪表及文化、办公用机械制造业。

(8)电子:指通信设备、计算机及其他电子设备制造业。包括电子器件、元件的制造等。

(9)化工:指基础化学原料制造,肥料制造,农药制造,涂料、油墨、颜料及类似产品制造,合成材料制造,专用化学产品制造,日用化学产品制造。

(10)医药:指化学药品原药制造,化学药品制剂制造,中药饮片加工,中成药制造,兽用药品制造,生物、生化制品的制造,卫生材料及医药用品制造。

(11)建材:指土砂石开采,木材加工及木、竹、藤、棕、草制品业,非金属矿物制品业。

(12)交通:指道路运输业,城市公共交通业,水上运输业,航空运输业。

(13)铁道:指铁路旅客运输,铁路货物运输,铁路运输辅助活动。

(14)水利:指防洪管理、水资源管理和其他水利管理。

(15)农业:指谷物及其他作物的种植,蔬菜、园艺作物的种植,水果、坚果、饮料和香料作物的种植,中药材的种植,农业服务业。

(16)轻工:指农副食品加工业,食品制造业,饮料制造业,纺织服装、鞋、帽制造业,皮革、毛皮、羽毛(绒)及其制品业,家具制造业,造纸及纸制品业,印刷业,文教体育用品制造业,化学纤维制造业,橡胶制品业,塑料制品业,工艺品及其他制造业。

(17)森林工业:指林木的培育和种植,木材和竹材的采运,林产品的采集,林业服务业。

(18)纺织:指棉、化纤纺织及印染精加工,毛纺织和染整精加工,麻纺织,丝绢纺织及精加工,纺织制成品制造,针织品、编织品及其制品制造。

(19)其他:指除上述行业之外的畜牧业,渔业,烟草制品业,废弃资源和废旧材料回收加工业,燃气生产和供应业,水的生产和供应业,建筑业,管道运输业,装卸搬运和其他运输服务业,仓储业,邮政业,信息传输、计算机服务和软件业等。

2. 接触职业病危害因素总人数　填报被监督单位中从事接触职业病危害的作业的劳动者总数。如果一名劳动者同时接触两种以上的职业病危害因素,在统计“接触职业病危害因素总人数”栏时按一人进行填报。接触职业病危害因素总人数≤职工总数。

3. 接触职业病危害因素人数　是指按卫生部《职业病危害因素分类目录》等规定,在职业活动中接触不同职业病危害因素的人数。如果一名劳动者同时接触两种以上的职业病危害因素,在统计该栏目时按照其接触的职业病危害因素种类分别进行填报。

(1)接触矽尘人数≤接触粉尘类人数;接触高毒和极度、高度危害的化学物质人数≤接触化学物质类人数;接触噪声人数≤接触物理因素类人数。

(2)接触职业病危害因素总人数≤粉尘类、化学物质类、物理因素类、生物因素类等职业病危害因素的接触人数之和。

4. 职业健康监护档案　指本年度用人单位为从事接触职业病危害的作业的劳动者建立职业健康监护档案的情况，包括劳动者的职业史、作业场所职业病危害因素监测结果、职业健康检查结果等内容。

5. 应检人数　填报按照国家法定体检周期等有关规定应进行职业健康检查的劳动者人数。其中，在岗期间应检人数≤接触人数。

6. 实检人数　填报在应检人数中实际进行了职业健康检查的人数。实检人数≤应检人数。

7. 检出疑似职业病、职业禁忌或健康损害人数　填报在实检人数中检出的疑似职业病、职业禁忌或健康损害的人数。检出人数≤实检人数。

8. 调离人数　填报在岗期间职业健康检查所检出的疑似职业病、职业禁忌或健康损害人数中，按规定调离相应岗位的人数。调离人数≤检出人数。

9. 现有职业病人数　填报被监督单位现有的通过职业病诊断确诊的职业病人总数。包括往年诊断和本年度新诊断的存活病人数，不包括本年度死亡病人数。

10. 本年度新确诊病人数　填报本年度确诊的新的职业病人数。

11. 死亡病人数　填报职业病人中本年度的死亡人数。

注意事项

1. 本卡应在完成首次职业卫生监督后 5 个工作日内填报。

2. 对已建卡的单位，信息卡内容有变动的，必须进行修正或补充填报。

3. 同一用人单位有两个以上生产地址，若分别申领了营业执照，应填两份以上信息卡。

4. 同一用人单位同时存在放射性物质类及其他职业病危害因素的，应将放射性物质类的有关内容填报《放射卫生被监督单位信息卡》（卫统 19 表），将其他职业病危害因素的有关内容填报本卡。

职业卫生技术机构被监督单位信息卡

被监督单位(个人):____________　　表　　号:卫统17表
注册地址:____________　　制表机关:卫生部
地址:____________　　批准机关:国家统计局
行政区划代码:□□□□□□　　批准文号:国统制[2010]5号
被监督单位组织机构代码:□□□□□□□□-□　　有效期至:2012年
被监督单位经济类型代码:□□

一、基本情况
法定代表人(负责人):____________　身份证件名称:____
证件号码:□□□□□□□□□□□□□□□□□□
职工总数□□□□　职业卫生业务人员数□□□□　其中外聘人员数□□□□
二、批准的业务范围及本年度的工作量
1. 职业卫生技术服务:(可多选)
(1)建设项目职业病危害评价□　资质等级:甲□ 乙□
其中建设项目职业病危害(放射防护)评价□　资质等级:甲□ 乙□
(2)职业病危害因素检测与评价□
(3)化学品毒性鉴定□　资质等级:甲□ 乙□ 丙□ 丁□
(4)放射卫生防护检测与评价□
(5)放射防护器材和含放射性产品检测□
(6)职业病防护设施与职业病防护用品的效果评价□
(7)个人剂量监测□
2. 职业健康检查□　本年度检查人数□□□□□　检出疑似职业病人数□□□□□
检出职业禁忌或健康损害人数□□
3. 职业病诊断□　本年度受理人数 □□□□□　确诊病例数□□□□□
三、机构资质的批准情况
1. 资质证书(批准证书)号:____________
2. 新发□ 变更□ 延续□ 注销□
日期:□□□□年□□月□□日　有效期截至□□□□年□□月□□日
四、人员的资质
1. 职业卫生技术服务专业技术人数□□□　资质证书持有人数□□□
2. 职业健康检查专业技术人数□□□　执业医师人数□□□
3. 职业病诊断专业技术人数□□□　具有职业病诊断资格的执业医师人数□□□

报告单位:____________　报告单位负责人:____________
报 告 人:____________　报　告　日　期:____________

相关说明

1. 职业卫生业务人员数　填报被监督单位中与本信息卡报告内容相关的,即从事职业卫生技术业务范围的人员数(包括外聘人员),如职业病危害因素检测、评价、健康监护、职业病诊断等的相关业务人员。职业卫生业务人员数≤职工总数。

2. 批准的业务范围　指被监督单位取得的职业卫生技术服务、职业健康检查、职业病诊断等资质证书(批准证书)上所批准的业务范围。按《中华人民共和国职业病防治法》、卫生部《职业卫生技术服务机构管理办法》《职业健康监护管理办法》《职业病诊断和鉴定管理办法》等法律、规章的有关规定进行分类。

3. 本年度的工作量 指本年度已完成的、属于相应资质范围内的职业卫生技术工作量情况。

4. 机构资质的批准情况 指机构资质证书的发放情况，应与上述“批准的业务范围”相对应。填报内容可参照“卫生许可情况”的说明。

5. 人员的资质

(1)职业卫生技术服务专业技术人数：填报本年度从事职业卫生技术服务的专业技术人员数。

资质证书持有人数：填报职业卫生技术服务专业技术人数中持有相应资质证书的人数。资质证书持有人数≤职业卫生技术服务专业技术人数≤职业卫生业务人员数。

(2)职业健康检查专业技术人数：填报本年度从事职业健康检查的专业技术人员数。

执业医师人数：填报职业健康检查专业技术人数中取得执业医师资格的人员数。执业医师人数≤职业健康检查专业技术人数≤职业卫生业务人员数。

(3)职业病诊断专业技术人数：填报本年度实际从事职业病诊断的专业技术人员数。

具有职业病诊断资格的执业医师人数：填报从事职业病诊断专业技术的人员中持有相应资格的人员数。具有职业病诊断资格的执业医师人数≤职业病诊断专业技术人数≤职业卫生业务人员数。

注意事项

1. 本卡应在完成资质证书(批准证书)新发、变更、延续、注销后5个工作日内填报[每张资质证书(批准证书)对应填报一份信息卡]。

2. 对已建卡的单位，信息卡内容有变动的，必须进行修正或补充填报。

3. 要注意职工总数、职业卫生业务人员数、专业技术人数、资质证书持有人数等栏目的区别和联系，并正确填报。同时符合“人员的资质”中两栏以上的人员，应分别计入相关信息卡的相应栏内。

4. 根据卫生部《职业卫生技术服务机构管理办法》第七条的规定，取得建设项目职业病危害评价资质(甲级或乙级)的，应同时在“职业病危害因素检测与评价”一栏内打“√”。

职业卫生监督案件查处信息卡

被查处单位(个人):________________________　　表　　号:卫统18表
注册地址:____________________________　　制表机关:卫生部
地址:__________________________________　　批准机关:国家统计局
行政区划代码:□□□□□□　　批准文号:国统制[2010]5号
被查处单位组织机构代码:□□□□□□□□-□　　有效期至:2012年
被查处单位经济类型代码:□□

一、基本情况
法定代表人(负责人):____________________　身份证件名称:____________________
证件号码:□□□□□□□□□□□□□□□□□□
二、单位类别
1. 用人单位□
所属行业:煤炭□ 石油和天然气□ 石化□ 电力□ 核工业□ 金属□ 机械□ 电子□
化工□ 医药□ 建材□ 交通□ 铁道□ 水利□ 农业□ 轻工□ 森林工业□
纺织□ 其他□
2. 职业卫生技术服务机构□　3. 职业健康检查机构□　4. 职业病诊断机构□
5. 职业病诊断鉴定委员会组成人员□　6. 其他□
三、案件查处情况
1. 案件来源:
(1)在卫生监督检查中发现的□　(2)职业卫生技术机构报告的□　(3)社会举报的□
(4)上级卫生行政机关交办的□　(5)下级卫生行政机关报请的□　(6)有关部门移送的□
2. 违法事实:(可多选)
(1)违反建设项目职业病危害评价制度的有关规定:
预评价□　设计审查□　控制效果评价□　竣工验收□
(2)用人单位未采取劳动者职业健康监护方面的管理措施□
(3)未将职业健康检查结果如实告知劳动者□
(4)用人单位未按照规定组织职业健康检查或安排未经职业健康检查的劳动者从事接触职业病危害的作业或者禁忌作业□
(5)未按照规定安排职业病、疑似职业病病人进行诊治□
(6)用人单位或医疗卫生机构未按照规定报告职业病、疑似职业病□
(7)用人单位违法造成劳动者生命健康的严重损害□
(8)用人单位拒绝卫生行政部门监督检查□
(9)未经批准或超出批准范围从事:
职业卫生技术服务□　职业健康检查□　职业病诊断□
(10)出具虚假证明文件□
(11)职业病诊断鉴定委员会组成人员收受职业病诊断争议当事人的财物或者其他好处□
(12)其他违法行为□
3. 处罚程序:(1)简易程序□　(2)一般程序□:听证□
4. 处罚过程:立　案　日　期:□□□□年□□月□□日
决定书送达日期:□□□□年□□月□□日
5. 行政处罚决定:(可多选)　处罚文号或编号:____________________

续表

(1)警告□ (2)罚款□ 罚款金额□□□□□□□□□元
(3)没收违法所得□ 没收金额□□□□□□□□□元(4)没收收受的财物□(5)其他□
6. 行政强制及其他措施:(可多选)
(1)责令限期改正□ (2)责令停止产生职业病危害的作业□
(3)提请人民政府按有关规定责令停建、关闭□ (4)其他□
7. 行政复议:维持□ 撤销□ 变更□ 限期履行职责□ 确认具体行政行为违法□
8. 行政诉讼:驳回□ 维持□ 撤销□ 部分撤销□ 变更□ 限期履行职责□
9. 结案情况:(1)执行方式:自觉履行□ 强制执行□
(2)执行结果:完全履行□ 不完全履行□ 未履行□
实际履行罚款金额□□□□□□□□□元
(3)不作行政处罚□
(4)结案日期:□□□□年□□月□□日

四、其他处理情况
1. 移送司法机关□
2. 行政处分:警告□□人 记过□□人 记大过□□人 责令改正和通报批评□□人
降级□□人 撤职□□人 开除□□人
3. 通报有关部门□ 4. 其他□

报告单位:______________ 报告单位负责人:______________
报 告 人:______________ 报 告 日 期:______________

相关说明

1. 单位类别 根据《中华人民共和国职业病防治法》、卫生部《职业卫生技术服务机构管理办法》《职业健康监护管理办法》《职业病诊断和鉴定管理办法》等规定进行分类。其中,用人单位所属行业的分类同《职业卫生被监督单位信息卡》(卫统16表)。

2. 违法事实

第(1)项的主要查处依据为《中华人民共和国职业病防治法》第六十二条;

第(2)项的主要查处依据为《中华人民共和国职业病防治法》第六十三条第(二)项;

第(3)项的主要查处依据为《中华人民共和国职业病防治法》第六十四条第(四)项;

第(4)项的主要查处依据为《中华人民共和国职业病防治法》第六十四条第(四)项、第六十八条第(七)项;

第(5)项的主要查处依据为《中华人民共和国职业病防治法》第六十五条第(六)项;

第(6)项的主要查处依据为《中华人民共和国职业病防治法》第六十七条;

第(7)项的主要查处依据为《中华人民共和国职业病防治法》第七十条;

第(8)项的主要查处依据为《中华人民共和国职业病防治法》第六十五条第(九)项;

第(9)项的主要查处依据为《中华人民共和国职业病防治法》第七十二条、第七十三条第(一)项;

第(10)项的主要查处依据为《中华人民共和国职业病防治法》第七十三条第(三)项;

第(11)项的主要查处依据为《中华人民共和国职业病防治法》第七十四条。

放射卫生被监督单位信息卡

被监督单位(个人):________________　　　　表　　号:卫统19表
注册地址:____________________　　　　制表机关:卫生部
地址:______________________　　　　批准机关:国家统计局
行政区划代码:□□□□□□　　　　批准文号:国统制[2010]5号
被监督单位组织机构代码:□□□□□□□□-□　　　　有效期至:2012年
被监督单位经济类型代码:□□

一、基本情况

法定代表人(负责人):________________　身份证件名称:____________

证件号码:□□□□□□□□□□□□□□□□□□

职工总数□□□□□　放射工作人员数□□□□

二、单位类别

1. 医用辐射单位□　2. 非医用辐射单位□(生产□ 使用□ 销售□)

三、放射性同位素和射线装置的种类、数量

1. 医用辐射单位(可多选)

(1)放射治疗

γ射线立体定向治疗系统□□台　X立体定向治疗系统□□台　医用加速器□□台

钴-60机□□台 深部X射线机□□台 后装治疗机□□台 其他放射治疗设备□□台

(2)核医学

PET影像诊断设备□□台 SPECT影像诊断设备□□台 PET-CT影像诊断设备□□台

γ相机影像诊断设备□□台　含源骨密度仪□□台　敷贴器□□台

其他核医学设备□□台

所用核素 ^{18}F□　^{99m}Tc□　^{131}I□　其他核素□

粒子插植治疗□　放射性药物治疗□

(3)介入放射学

DSA(≥800mA)□□台 DSA(<800mA)□□台　其他介入放射诊疗影像设备□□台

(4)X射线影像诊断

X射线CT影像诊断设备□□台

乳腺影像诊断设备(含屏/片机、乳腺CR、乳腺DR)□□台

普通X射线影像诊断设备□□台　CR影像诊断设备□□台　DR影像诊断设备□□台

牙科影像诊断设备□□台

2. 非医用辐射单位(可多选)

(1)放射性同位素:γ辐照装置□□台　γ探伤机□□台　其他密封源设备□□台

(2)非密封源应用□

(3)射线装置:X射线工业探伤□□台　非医用加速器□□台　其他□□台

(4)核设施□

四、放射诊疗许可情况

1. 放射诊疗许可证号:____________

2. 新发□ 变更□ 延续□ 注销□

日期:□□□□年□□月□□日　有效期截至□□□□年□□月□□日

续表

五、放射工作人员培训与健康监护

1. 持有《放射工作人员证》数□□□□

2. 放射工作人员职业健康档案:全部建立□ 部分建立□ 未建立□

3. 上 岗 前:培训人数□□ 应体检人数□□ 实体检人数□□ 检出职业禁忌人数□□

4. 在岗期间:培训人数□□□ 应体检人数□□□ 实体检人数□□□

检出疑似放射病病人数□□ 检出职业禁忌或健康损害人数□□

调离人数□□□□

5. 离 岗 时:应体检人数□□□ 实体检人数□□□ 检出疑似放射病病人数□□

6. 应急体检:应体检人数□□□ 实体检人数□□□ 检出疑似放射病病人数□□

7. 现有放射病病人数□□ 本年度新确诊人数□□ 死亡病人数□□

六、放射工作人员个人剂量监测

1. 放射工作人员个人剂量监测档案:全部建立□ 部分建立□ 未建立□

2. 个人剂量应监测人数□□□ 实监测人数□□□ 个人剂量≥20mSv 人数□□□

报告单位:______________________ 报告单位负责人:______________________

报 告 人:______________________ 报 告 日 期:______________________

相关说明

1. 放射工作人员数 填报被监督单位实际从事放射工作的人员数。放射工作人员数≤职工总数。

2. 单位类别 医用辐射单位指开展放射诊疗工作的医疗机构;非医用辐射单位指生产、销售(包括维修)、使用放射性同位素和射线装置的非医疗机构。填写“非医用辐射单位”时只能单选。当一个单位既使用又生产或销售(包括维修)放射性同位素和射线装置的,按照“使用”类别进行填报;当一个单位既生产又销售(包括维修)放射性同位素和射线装置时,按照“生产”类别进行填报。

3. 放射性同位素和射线装置的种类、数量 将被监督单位实际使用的放射性同位素和射线装置的种类、数量填入相应栏内。生产、销售(包括维修)放射性同位素和射线装置的非医用辐射单位不用填。本卡所称放射性同位素指密封源和含密封源设备。

4. 医用辐射单位 按照卫生部《放射诊疗许可证发放管理程序》(卫监督发[2006]479号)的有关规定进行分类。

5. 放射诊疗许可情况 填报医用辐射单位的放射诊疗许可情况。“日期”指新发、变更、延续或注销的日期。

6. 持有《放射工作人员证》数 填报放射工作人员中持有效《放射工作人员证》的人数。持有效放射工作人员证数≤放射工作人员数。

7. 放射工作人员职业健康档案 指本年度被监督单位为放射工作人员建立的职业健康监护档案的情况,包括放射工作人员的职业史、既往病史和职业照射接触史、历次职业健康检查结果及评价处理意见、职业性放射性疾病诊疗、医学随访观察等健康资料。

8. 应体检(监测)人数 填报按照国家有关规定应进行职业健康检查(个人剂量监测)的放射工作人员数。其中,在岗期间应体检(监测)人数≤放射工作人员数。

9. 实体检(监测)人数 填报应检(监测)人数中按照国家有关规定实际进行职业健康检查(个人剂量监测)的人数。实体检(监测)人数≤应体检(监测)人数。

10. 检出疑似放射病、职业禁忌或健康损害人数　填报实体检人数中检出的疑似放射病、职业禁忌或健康损害的人数。检出人数≤实体检人数。

11. 调离人数　填报在岗期间职业健康检查所检出的疑似放射病、职业禁忌或健康损害人数中，按规定调离相应岗位的人数。调离人数≤检出人数。

12. 现有放射病病人数　填报被监督单位现有的通过职业病诊断确诊的放射病人总数。包括往年诊断和本年度新诊断的存活病人数，不包括本年度死亡病人数。

13. 本年度新确诊病人数　填报本年度确诊的新的放射病人数。

14. 死亡病人数　填报放射病人中本年度的死亡人数。

15. 个人剂量监测档案　指本年度被监督单位为放射工作人员建立的个人剂量监测档案的情况，包括常规监测的方法和结果、应急或者事故中受到照射的剂量和调查报告等相关资料。

注意事项

1. 医用辐射单位应在完成放射诊疗许可证新发、变更、延续、注销后5个工作日内填报本卡（每张放射诊疗许可证对应填报一份信息卡）；非医用辐射单位应在完成首次放射卫生监督后5个工作日内填报，且不需填报放射诊疗许可情况。

2. 对已建卡的单位，信息卡内容有变动的，必须进行修正或补充填报。

3. 同一单位在两个以上地址从事非医用辐射活动，若分别申领了营业执照，应填两份以上信息卡。

4. 同一用人单位同时存在放射性物质类及其他职业病危害因素的，应将放射性物质类的有关内容填报本卡，将其他职业病危害因素的有关内容填报《职业卫生被监督单位信息卡》（卫统16表）。

放射卫生监督案件查处信息卡

被查处单位(个人):____________________
注册地址:____________________
地址:____________________
行政区划代码:□□□□□□
被查处单位组织机构代码:□□□□□□□□-□
被查处单位经济类型代码:□□

表　　号:卫统20表
制表机关:卫生部
批准机关:国家统计局
批准文号:国统制[2010]5号
有效期至:2012年

一、基本情况

法定代表人(负责人):____________________ 身份证件名称:____________________

证件号码:□□□□□□□□□□□□□□□□□□

二、单位类别

1. 医用辐射单位□ 2. 非医用辐射单位□(生产□ 使用□ 销售□)

三、案件查处情况

1. 案件来源:

(1)在卫生监督检查中发现的□ (2)职业卫生技术机构报告的□ (3)社会举报的□

(4)上级卫生行政机关交办的□ (5)下级卫生行政机关报请的□ (6)有关部门移送的□

2. 违法事实:(可多选)

(1)未取得放射诊疗许可从事放射诊疗工作□

(2)未办理诊疗科目登记或者未按照规定进行校验□

(3)未经批准擅自变更放射诊疗项目或者超出批准范围从事放射诊疗工作□

(4)违反建设项目职业病危害评价制度的有关规定:

预评价□ 设计审查□ 控制效果评价□ 竣工验收□

(5)未给从事放射工作的人员办理《放射工作人员证》□

(6)未按照规定对放射工作人员进行职业健康检查,未建立职业健康监护档案□

(7)未按照规定对放射工作人员进行个人剂量监测,未建立个人剂量档案□

(8)未按照规定组织放射工作人员培训□

(9)未按照规定使用安全防护装置和个人防护用品□

(10)购置、使用不合格或者国家有关部门规定淘汰的放射诊疗设备□

(11)使用不具备相应资质的人员从事放射诊疗工作□

(12)发生放射事件并造成人员健康严重损害□

(13)发生放射事件未立即采取应急救援和控制措施,或者未按照规定及时报告的□

(14)其他违法行为□

3. 处罚程序:(1)简易程序□ (2)一般程序□:听证□

4. 处罚过程:立　案　日　期:□□□□年□□月□□日

决定书送达日期:□□□□年□□月□□日

5. 行政处罚决定:(可多选) 处罚文号或编号:____________________

(1)警告□ (2)罚款□罚款金额□□□□□□□□□元 (3)吊销许可证□ (4)其他□

6. 行政强制及其他措施:(可多选) (1)责令限期改正□ (2)其他□

7. 行政复议:维持□ 撤销□ 变更□ 限期履行职责□ 确认具体行政行为违法□

8. 行政诉讼:驳回□ 维持□ 撤销□ 部分撤销□ 变更□ 限期履行职责□

9. 结案情况:(1)执行方式:自觉履行□ 强制执行□

续表

(2)执行结果:完全履行□　不完全履行□　未履行□

实际履行罚款金额□□□□□□□□□元

(3)不作行政处罚□

(4)结案日期:□□□□年□□月□□日

四、其他处理情况

1. 移送司法机关□　2. 通报有关部门□　3. 其他□

报告单位:＿＿＿＿＿＿＿＿　报告单位负责人:＿＿＿＿＿＿＿＿

报 告 人:＿＿＿＿＿＿＿＿　报 告 日 期:＿＿＿＿＿＿＿＿

相关说明

1. 单位类别　同《放射卫生被监督单位信息卡》(卫统19表)。

2. 违法事实

第(1)项的主要查处依据为《放射诊疗管理规定》第三十八条第(一)项;

第(2)项的主要查处依据为《放射诊疗管理规定》第三十八条第(二)项;

第(3)项的主要查处依据为《放射诊疗管理规定》第三十八条第(三)项;

第(4)项的主要查处依据为《中华人民共和国职业病防治法》第六十二条,《放射诊疗管理规定》第四十条;

第(5)项的主要查处依据为《放射工作人员职业健康管理办法》第三十九条;

第(6)项的主要查处依据为《职业病防治法》第六十四条,《放射诊疗管理规定》第四十一条第(四)项,《放射工作人员职业健康管理办法》第三十八条;

第(7)项的主要查处依据为《放射诊疗管理规定》第四十一条第(四)项,《放射工作人员职业健康管理办法》第三十七条第(二)项、第四十条第(一)项;

第(8)项的主要查处依据为《放射工作人员职业健康管理办法》第三十七条第(一)项;

第(9)项的主要查处依据为《职业病防治法》第六十五条第(二)项,《放射诊疗管理规定》第四十一条第(二)项;

第(10)项的主要查处依据为《放射诊疗管理规定》第四十一条第(一)项;

第(11)项的主要查处依据为《放射诊疗管理规定》的第三十九条;

第(12)项的主要查处依据为《职业病防治法》第七十条,《放射诊疗管理规定》的第四十一条第(五)项;

第(13)项的主要查处依据为《职业病防治法》第六十五条第(七)项,《放射诊疗管理规定》的第四十一条第(六)项。

传染病防治监督案件查处信息卡

被查处单位(个人):________________
注册地址:________________
地址:________________
行政区划代码:□□□□□□
被查处单位组织机构代码:□□□□□□□□-□
被查处单位经济类型代码:□□

表 号:卫统21表
制表机关:卫生部
批准机关:国家统计局
批准文号:国统制[2010]5号
有效期至:2012年

一、基本情况

法定代表人(负责人):________________ 身份证件名称:________________

证件号码:□□□□□□□□□□□□□□□□□□

二、单位类别

1. 疾病预防控制机构□ 2. 医疗机构□ 3. 采供血机构□ 4. 消毒产品生产单位□

5. 消毒产品经营单位□ 6. 其他有关单位□ 7. 个人□

三、案件查处情况

1. 案件来源:

(1)在卫生监督检查中发现的□ (2)卫生机构监测报告的□ (3)社会举报的□

(4)上级卫生行政机关交办的□ (5)下级卫生行政机关报请的□ (6)有关部门移送的□

2. 违法事实:(可多选)

(1)违反《中华人民共和国传染病防治法》的规定

①违反传染病疫情监测信息报告管理规定□

②未依据职责采取、承担传染病疫情的预防控制措施□

③未按规定提供医疗救治□ 违反消毒隔离制度□病历管理规定□

④违反规定导致经血液传播疾病的发生□

⑤非法采集或组织他人出卖血液□

⑥在国家确认的自然疫源地违法兴建大型建设项目□

⑦用于传染病防治的消毒产品不符合国家卫生标准和卫生规范的□

⑧导致或可能导致传染病传播、流行的□

因素:饮用水□ 涉水产品□ 消毒产品□ 血液制品□ 被污染的其他物品□

(2)违反《突发公共卫生事件应急条例》的规定□

(3)违反《医疗废物管理条例》的规定□

(4)违反《病原微生物实验室生物安全管理条例》的规定□

(5)违反《疫苗流通和预防接种管理条例》的规定□

(6)违反《艾滋病防治条例》的规定□

(7)违反《血吸虫病防治条例》的规定□

(8)违反《消毒管理办法》的规定□

(9)其他违法行为□

3. 处罚程序:(1)简易程序□ (2)一般程序□:听证□

4. 处罚过程:立 案 日 期:□□□□年□□月□□日

决定书送达日期:□□□□年□□月□□日

5. 行政处罚决定:(可多选) 处罚文号或编号:________________

(1)警告□ (2)罚款□ 罚款金额□□□□□□□□□元

(3)没收违法所得□ 没收金额□□□□□□□□□元

(4)暂扣或吊销许可证□ (5)吊销执业证书□ (6)其他□

6. 行政强制及其他措施:(可多选)(1)责令限期改正□ (2)责令停止有关活动□

续表

(3)封闭公共饮用水源、封存食品及相关物品或暂停销售的临时控制措施□
(4)取缔□　(5)提请人民政府责令停建、关闭□　(6)其他□
7. 行政复议:维持□ 撤销□ 变更□ 限期履行职责□ 确认具体行政行为违法□
8. 行政诉讼:驳回□　维持□　撤销□　部分撤销□　变更□　限期履行职责□
9. 结案情况:(1)执行方式:自觉履行□　强制执行□
(2)执行结果:完全履行□　不完全履行□　未履行□
实际履行罚款金额□□□□□□□□□□元
(3)不作行政处罚□
(4)结案日期:□□□□年□□月□□日

四、其他处理情况
1. 移送司法机关□
2. 行政处分:警告□□人　记过□□人　记大过□□人
降级□□人　撤职□□人　开除□□人

报告单位:________________　报告单位负责人:________________
报 告 人:________________　报 告 日 期:________________

相关说明

1. 单位类别　根据《中华人民共和国传染病防治法》等法律、法规、规章的有关规定,将被查处单位(个人)分为疾病预防控制机构等7类。

2. 违法事实

第(1)项的主要查处依据为《中华人民共和国传染病防治法》。具体对应的条款如下:

①依据第六十八条第(一)、(二)、(三)项、第六十九条第(二)项、第七十条第一款,依据《突发公共卫生事件与传染病疫情监测信息报告管理办法》第三十八条、第三十九条第(一)、(二)、(四)项、第四十条、第四十一条进行查处的也列入此项;

②依据第六十八条第(四)项、第六十九条第(一)项;

③依据第六十九条第(三)、(四)、(五)、(六)项;

④依据第七十条第一款、第七十四条第(三)项;

⑤依据第七十条第二款;

⑥依据第七十六条;

⑦依据第七十三条第(三)项;

⑧依据第七十三条;

第(2)项的主要查处依据为《突发公共卫生事件应急条例》;

第(3)项的主要查处依据为《医疗废物管理条例》;

第(4)项的主要查处依据为《病原微生物实验室生物安全管理条例》;

第(5)项的主要查处依据为《疫苗流通和预防接种管理条例》;

第(6)项的主要查处依据为《艾滋病防治条例》;

第(7)项的主要查处依据为《血吸虫病防治条例》;

第(8)项的主要查处依据为《消毒管理办法》。

注意事项

填报违法事实中的⑧"导致或可能导致传染病传播流行的"一栏时,应同时填报导致或可能导致传染病传播、流行的因素。

医疗卫生监督案件查处信息卡

被查处单位(个人):____________　　表　　号:卫统22表
注册地址:____________　　制表机关:卫生部
地址:____________　　批准机关:国家统计局
行政区划代码:□□□□□□　　批准文号:国统制[2010]5号
被查处单位组织机构代码:□□□□□□□□-□　　有效期至:2012年
被查处单位经济类型代码:□□

一、基本情况
法定代表人(负责人):____________ 身份证件名称:____________
证件号码:□□□□□□□□□□□□□□□□□□
二、单位类别
医院□　妇幼保健院□　社区卫生服务机构□　卫生院□　疗养院□　门诊部□　诊所□　村卫生室□　急救中心(站)□　临床检验机构□　专科疾病防治机构□　护理院(站)□　健康体检机构□　其他□
医疗机构执业许可证号:____________
母婴保健技术服务执业许可证号:____________
三、个人类别
1. 卫生技术人员:(1)医师□　(2)药师□　(3)护士□　(4)医技□　(5)乡村医生□
执业证书编码:____________
2. 非卫生技术人员□
四、案件查处情况
1. 案件来源:
(1)在卫生监督检查中发现的□　(2)卫生机构监测报告的□　(3)社会举报的□
(4)上级卫生行政机关交办的□　(5)下级卫生行政机关报请的□　(6)有关部门移送的□
2. 违法事实:(可多选)
(1)未取得医疗机构许可证擅自执业□　(2)逾期不校验医疗机构执业许可证□
(3)出卖、转让、出借医疗机构执业许可证□　(4)诊疗活动超出登记范围□
(5)使用非卫生技术人员从事医疗卫生技术工作□　(6)出具虚假证明文件□
(7)违法发布医疗广告□
(8)使用未取得护士执业证书人员或使用未变更执业地点、延续执业注册有效期的护士从事护理活动□
(9)造成、发生医疗事故□　(10)未取得母婴保健技术许可擅自从事母婴保健技术服务活动□
(11)未获许可开展人类辅助生殖技术□　(12)擅自购置、违规使用大型医用设备□
(13)以不正当手段,非法取得执业证书□　(14)违反医疗技术规范□
(15)未取得资格证明或未经注册从事医疗工作□　(16)其他违法行为□
3. 处罚程序:(1)简易程序□　(2)一般程序□:听证□
4. 处罚过程:立　案　日　期:□□□□年□□月□□日
决定书送达日期:□□□□年□□月□□日
5. 行政处罚决定:(可多选)　处罚文号或编号:____________
(1)警告□　(2)罚款□ 罚款金额□□□□□□□□□元
(3)没收违法所得□ 没收违法所得金额□□□□□□□□□元　(4)没收药品器械□
(5)吊销执业许可证□　(6)吊销诊疗科目□　(7)吊销执业证书□　(8)其他□

续表

6. 行政强制及其他措施:(可多选)　(1)责令停止执业□
(2)责令限期补办校验手续□　(3)责令暂停执业活动□ 时间□□月　(4)取缔□　(5)其他□
7. 行政复议:维持□ 撤销□ 变更□ 限期履行职责□ 确认具体行政行为违法□
8. 行政诉讼:驳回□　维持□　撤销□　部分撤销□　变更□　限期履行职责□
9. 结案情况:(1)执行方式:自觉履行□　强制执行□
(2)执行结果:完全履行□　不完全履行□　未履行□
实际履行罚款金额□□□□□□□□□□元
(3)不作行政处罚□
(4)结案日期:□□□□年□□月□□日

五、其他处理情况
1. 移送司法机关□
2. 行政处分:警告□□人　记过□□人　记大过□□人
降级□□人　撤职□□人　开除□□人

报告单位:________　报告单位负责人:________
报 告 人:________　报 告 日 期:________

相关说明

1. 单位类别　按被查处单位的医疗机构类别进行填报。具体按照《医疗机构管理条例实施细则》《卫生部关于修订〈医疗机构管理条例实施细则〉第三条有关内容的通知》(卫医发〔2006〕432 号)和《卫生部关于印发〈健康体检管理暂行规定〉的通知》(卫医政发〔2009〕77 号)分为 14 类。卫生所(站)、医务室、卫生保健所计入“诊所”栏内,仅开展健康体检活动的医疗机构计入“健康体检机构”栏内。

2. 个人类别　按被查处个人所取得的卫生技术资格情况进行填报。如,医师未按照《处方管理办法》有关规定开具药品处方,其查处信息计入“医师”栏内;护士发现患者病情危急未立即通知医师的,其查处信息计入“护士”栏内。

(1)医师:根据《执业医师法》第二条规定,指依法取得执业医师资格或者执业助理医师资格,经注册在医疗、预防、保健机构中执业的专业医务人员。包括执业医师和执业助理医师。

(2)药师:指按照卫生部《卫生技术人员职务试行条例》(卫生部,职改字[1986]第 20 号)规定,取得药学专业技术职务任职资格的人员,包括主任药师、副主任药师、主管药师、药师、药士。

(3)护士:指根据《护士条例》第二条规定,经注册取得《中华人民共和国护士执业证书》的卫生专业技术人员。

(4)乡村医生:指根据《乡村医生从业管理条例》第二条规定,尚未取得执业医师资格或者执业助理医师资格,经注册在村医疗卫生机构从事预防、保健和一般医疗服务的人员。

(5)医技:指除医师、药师、护士、乡村医生之外的其他卫生技术人员,包括检验人员、口腔科技术人员等。

(6)非卫生技术人员:本卡中仅指按照国家卫生法律法规和规章的规定,在医疗机构内未取得卫生技术人员资格或职称的人员。

3. 违法事实

第(1)项的主要查处依据为《医疗机构管理条例》第四十四条，违法事实如医疗机构未经批准在登记的执业地点以外开展诊疗活动等；

第(2)～(5)项的主要查处依据为《医疗机构管理条例》第四十五条、第四十六条、第四十七条、第四十八条；

第(6)项的主要查处依据为《中华人民共和国执业医师法》第三十七条第(四)、(五)项，《中华人民共和国母婴保健法》第三十七条、《医疗机构管理条例》第四十九条、《乡村医生从业管理条例》第三十八条第(三)项、《医疗事故处理条例》第五十七条；

第(7)项的主要查处依据为《医疗广告管理办法》第二十条；

第(8)项的主要查处依据为《护士条例》第二十八条第(二)项；

第(9)项的主要查处依据为《中华人民共和国执业医师法》第三十七条第(三)项、《医疗事故处理条例》第五十五条；

第(10)项的主要查处依据为《中华人民共和国母婴保健法》第三十五条、《中华人民共和国母婴保健法实施办法》第四十条；

第(11)项的主要查处依据为《人类辅助生殖技术管理办法》第二十一条、第二十二条，《人类精子库管理办法》第二十三条、第二十四条；

第(12)项的主要查处依据为《大型医用设备配置与使用管理办法》第三十二条、第三十三条、第三十四条；

第(13)项的主要查处依据为《中华人民共和国执业医师法》第三十六条、《乡村医生从业管理条例》第四十一条；

第(14)项的主要查处依据为《中华人民共和国执业医师法》第三十七条第(一)、(二)项，《乡村医生从业管理条例》第三十八条第(二)项、第三十九条；

第(15)项的主要查处依据为《中华人民共和国执业医师法》第三十九条，《乡村医生从业管理条例》第三十八条第(一)项、第四十二条。

注意事项

本卡用于填报对各级各类医疗机构及其从事卫生技术工作的人员进行查处的信息，从事卫生技术工作的人员包括医疗机构内的卫生技术人员和非卫生技术人员。对未取得医疗机构执业许可的非医疗机构及其人员进行查处的信息填报《无证行医案件查处信息卡》(卫统23表)。

无证行医案件查处信息卡

被查处单位(个人):________________　　表　号:卫统23表
注册地址:________________　　制表机关:卫生部
地址:________________　　批准机关:国家统计局
行政区划代码:□□□□□□　　批准文号:国统制[2010]5号
被查处单位组织机构代码:□□□□□□□□-□　　有效期至:2012年
被查处单位经济类型代码:□□

一、基本情况
法定代表人(负责人):________ 身份证件名称:________
证件号码:□□□□□□□□□□□□□□□□□□□□□□
二、单位类别
1. 非医疗机构□　2. 个人□
三、违法地点和以往处罚情况
1. 固定场所:自有□　租赁□　2. 流动场所□
3. 曾因非法行医被行政处罚次数:　0次□　1次□　2次□　2次以上□
四、案件查处情况
1. 案件来源:
(1)在卫生监督检查中发现的□　(2)卫生机构监测报告的□　(3)社会举报的□
(4)上级卫生行政机关交办的□　(5)下级卫生行政机关报请的□　(6)有关部门移送的□
2. 违法事实:(可多选)
(1)未取得《医疗机构执业许可证》开展诊疗活动的□
(2)未取得医生执业资格的非法行医情形□
①未取得或者以非法手段取得医师资格从事医疗活动的□
②个人未取得《医疗机构执业许可证》开办医疗机构的□
③被依法吊销医师执业证书期间从事医疗活动的□
④未取得乡村医生执业证书,从事乡村医疗活动的□
⑤家庭接生员实施家庭接生以外的医疗行为的□
3. 处罚程序:(1)简易程序□　(2)一般程序□:听证□
4. 处罚过程:立　案　日　期:□□□□年□□月□□日
决定书送达日期:□□□□年□□月□□日
5. 处罚决定:(可多选)　处罚文号或编号:________
(1)罚款□　罚款金额□□□□□□□□□元
(2)没收违法所得□　没收违法所得金额□□□□□□□□□元
(3)没收药品器械 □
6. 行政强制及其他措施:取缔□　责令停止执业活动□　其他□
7. 行政复议:维持□ 撤销□ 变更□ 限期履行职责□ 确认具体行政行为违法□
8. 行政诉讼:驳回□　维持□　撤销□　部分撤销□　变更□　限期履行职责□
9. 结案情况:(1)执行方式:自觉履行□　强制执行□
(2)执行结果:完全履行□　不完全履行□　未履行□
实际履行罚款金额□□□□□□□□□元

五、其他处理情况
1. 移送司法机关:□　2. 移送其他部门□

报告单位:________________　报告单位负责人:________________
报 告 人:________________　报　告　日　期:________________

相关说明

1. 单位类别　指未取得合法开展医疗执业活动资质的机构或个人。

(1)非医疗机构:指未依据《医疗机构管理条例》和《医疗机构管理条例实施细则》的规定登记取得《医疗机构执业许可证》,擅自开展诊疗活动的机构。

(2)个人:指各级各类医疗机构外的"卫生技术人员"和"非卫生技术人员"。其中,"卫生技术人员"指取得相应卫生技术执业资格或者职称的人员,但不包括医疗机构内的卫生技术人员。"非卫生技术人员"指未取得相应卫生技术执业资格或者职称的人员,但不包括医疗机构内的非卫生技术人员。

2. 曾因非法行医被行政处罚次数　指被查处人因非法行医受到卫生行政部门的行政处罚次数。

3. 违法事实　第(1)项是指未取得《医疗机构执业许可证》擅自开展诊疗活动的一般情形。第(2)项是指未取得医生执业资格的个人非法行医的情形,根据最高人民法院《关于审理非法行医刑事案件具体应用法律若干问题的解释》(法释[2008]5号)进行分类。具体的查处依据如下:

第(1)项的主要查处依据为《医疗机构管理条例》第四十四条;

第(2)项的主要查处依据为《中华人民共和国执业医师法》《医疗机构管理条例》。具体对应的条款如下:

①依据《中华人民共和国执业医师法》第三十六条、第三十九条;

②依据《中华人民共和国执业医师法》第三十九条或《医疗机构管理条例》第四十四条;

③依据《中华人民共和国执业医师法》第三十九条;

④依据《中华人民共和国执业医师法》第三十九条或《医疗机构管理条例》第四十四条,《乡村医生从业管理条例》第四十一条、第四十二条;

⑤依据《中华人民共和国执业医师法》第三十九条或《医疗机构管理条例》第四十四条。

注意事项

本卡用于填报对未取得医疗机构执业许可的医疗机构及其人员进行查处的信息。对各级各类医疗机构及其从事卫生技术工作的人员进行查处的信息填报《医疗卫生监督案件查处信息卡》(卫统22表)。

采供血卫生监督案件查处信息卡

被查处单位（个人）：________________　　　　表　　号：卫统 24 表
注册地址：________________　　　　制表机关：卫生部
地址：________________　　　　批准机关：国家统计局
行政区划代码：□□□□□□　　　　批准文号：国统制［2010］5 号
被查处单位组织机构代码：□□□□□□□□-□　　　　有效期至：2012 年
被查处单位经济类型代码：□□

一、基本情况

法定代表人（负责人）：________________　身份证件名称：________________

证件号码：□□□□□□□□□□□□□□□□□□

采供血执业许可证号：

医疗机构执业许可证号：

二、单位类别

1. 一般血站：血液中心□　中心血站□　中心血库□

2. 特殊血站：脐带血造血干细胞库□　其他类型血库□　3. 单采血浆站□　4. 其他□

三、个人类别

1. 医师□　2. 护士□　3. 医技人员□　4. 其他□

四、案件查处情况

1. 案件来源：

（1）在卫生监督检查中发现的□　（2）卫生机构监测报告的□　（3）社会举报的□

（4）上级卫生行政机关交办的□　（5）下级卫生行政机关报请的□　（6）有关部门移送的□

2. 违法事实：（可多选）

（1）非法采集、供应、倒卖血液、血浆□　（2）非法组织他人出卖血液□

（3）血站、医疗机构出售无偿献血的血液□　（4）涂改、伪造、转让供血浆证□

（5）包装、储存、运输不符合国家规定的卫生标准和要求□　（6）向医疗机构提供不符合国家规定标准的血液□

（7）将不符合国家规定标准的血液用于患者□

（8）违反血站、单采血浆站其他规定的

①工作人员未取得相关岗位执业资格或者未经执业注册而从事采供血、浆工作□

②未按国家规定对献血者、供血浆者进行健康检查、检测的□

③未向献血者、供血浆者履行规定的告知义务□

④采集冒名顶替者、健康检查不合格者血液（血浆）以及超量、频繁采集血液（浆）的□；

⑤使用的药品、体外诊断试剂、一次性卫生器材不符合国家有关规定的□；

⑥重复使用一次性卫生器材的□

⑦不按规定保存工作记录的□

⑧未按规定保存血液标本的□

⑨对检测不合格或者报废的血液（浆），未按有关规定处理的□

（9）其他违法行为□

3. 处罚程序：（1）简易程序□　（2）一般程序□：听证□

4. 处罚过程：立　案　日　期：□□□□年□□月□□日

决定书送达日期：□□□□年□□月□□日

续表

5. 行政处罚决定:(可多选)　处罚文号或编号:________

(1)警告□　(2)罚款□ 罚款金额□□□□□□□□□元

(3)没收违法所得□ 没收金额□□□□□□□□□元

(4)没收从事违法活动的器材、设备□　(5)吊销许可证□　(6)其他□

6. 行政强制及其他措施:(可多选)(1)责令改正□　(2)限期整顿□　(3)取缔□　(4)其他□

7. 行政复议:维持□　撤销□　变更□　限期履行职责□　确认具体行政行为违法□

8. 行政诉讼:驳回□　维持□　撤销□　部分撤销□　变更□　限期履行职责□

9. 结案情况:(1)执行方式:自觉履行□　强制执行□

(2)执行结果:完全履行□　不完全履行□　未履行□

实际履行罚款金额□□□□□□□□□元

(3)不作行政处罚□

(4)结案日期:□□□□年□□月□□日

五、其他处理情况

1. 移送司法机关□

2. 行政处分:警告□□人　记过□□人　记大过□□人

降级□□人　撤职□□人　开除□□人

报告单位:________　报告单位负责人:________

报 告 人:________　报 告 日 期:________

相关说明

1. 单位类别　根据《中华人民共和国献血法》《血站管理办法》《单采血浆站管理办法》等有关规定进行分类。"其他"一栏包括承担单采血浆站质量技术评价、检测的技术机构等有关单位。

2. 违法事实

第(1)项的主要查处依据为《中华人民共和国献血法》第十八条第(一)项、《血站管理办法》第五十九条第(一)、(二)、(三)、(四)项,《血液制品管理条例》第三十四条,《单采血浆站管理办法》第六十条第(一)、(二)、(三)项;

第(2)项的主要查处依据为《中华人民共和国献血法》第十八条第(三)项,《血液制品管理条例》第三十四条;

第(3)项的主要查处依据为《中华人民共和国献血法》第十八条第(二)项,《血站管理办法》第六十条;

第(4)项的主要查处依据为《血液制品管理条例》第三十七条,《单采血浆站管理办法》第六十五条;

第(5)项的主要查处依据为《中华人民共和国献血法》第二十条、《血站管理办法》第六十二条,《血液制品管理条例》第三十五条第(七)项、《单采血浆站管理办法》第六十三条第一款第(七)项;

第(6)项的主要查处依据为《中华人民共和国献血法》第二十一条,《血站管理办法》第六十三条;

第(7)项的主要查处依据为《中华人民共和国献血法》第二十二条;

第(8)项的主要查处依据如下：

①依据《血站管理办法》第六十一条第一款第(二)项,《单采血浆站管理办法》第六十二条第(五)项；

②依据《血站管理办法》第六十一条第一款第(五)项,《血液制品管理条例》第三十五条第(一)项,《单采血浆站管理办法》第六十三条第一款第(一)项；

③依据《血站管理办法》第六十一条第一款第(八)项,《单采血浆站管理办法》第六十二条第(二)项；

④依据《血站管理办法》第六十一条第一款第(六)项,《血液制品管理条例》第三十五条第(二)、(三)项,《单采血浆站管理办法》第六十三条第一款第(二)、(三)项；

⑤依据《血站管理办法》第六十一条第一款第(十)项,《血液制品管理条例》第三十五条第(六)项,《单采血浆站管理办法》第六十三条第一款第(六)项；

⑥依据《血站管理办法》第六十一条第一款第(十一)项,《血液制品管理条例》第三十五条第(十)项,《单采血浆站管理办法》第六十三条第一款第(九)项；

⑦依据《血站管理办法》第六十一条第一款第(九)项,《单采血浆站管理办法》第六十二条第(六)项；

⑧依据《血站管理办法》第六十一条第一款第(十五)项,《单采血浆站管理办法》第六十二条第(七)项；

⑨依据《血站管理办法》第六十一条第一款第(十二)项,《血液制品管理条例》第三十五条第(八)、(九)项,第三十六条,《单采血浆站管理办法》第六十三条第一款第(八)项,第二款第(一)项,第六十四条。

参考文献

1. 《医疗机构注册联网管理系统》软件简介 http://wsj. nantong. gov. cn/art/2010/12/22/art_9663_691422. html. /2013-11-06.
2. 《中国药品电子监管网》使用手册——监管用户分册 http://www. sda. gov. cn/WS01/CL0461/29476. html. /2013-11-29.
3. B. Kahle. Preserving the Internet. Scientific American, 1997, 276(3): 72-73.
4. C. Law. PANDORA: the Australian electronic heritage in a box. International Preservation News, 2001, 26: 13-17.
5. Gregg AC. Performance management data systems for nursing service organizations. The Journal of Nursing Administration, 2002, 32(2): 71-78.
6. http://www. netpreserve. org, 2013-11-20.
7. http://pandora. nla. gov. au/.
8. http://wenku. baidu. com/view/07f97fd276a20029bd642d7d. html.
9. http://www. archive. org.
10. http://www. ifs. tuwien. ac. at/aola/.
11. http://www. kb. nl/coop/nedlib/.
12. http://www. kb. se/kw3/.
13. http://www. lib. helsinki. fi/eva/english. html.
14. http://www. loc. gov/minerva/.
15. http://zhidao. baidu. com/link? url = FKP6da7vW27Weu4eBkwzpZrLI3NVIqtp-0FiCKTi8oqc1S01XiTKD-Xugvz010yeozIAL5mUvjCgS0zKYknqsaq.
16. R. Sata. Presentation of the Internet Archive. 2nd ECDL Workshop on Web, 2002.
17. 包玮琛. 医院后勤管理信息系统分析与设计[J]. 计算机光盘软件与应用, 2013, 16(11): 67-68.
18. 蔡勤禹. 社会转型期慈善组织公信力建设探析[J]. 江苏大学学报: 社会科学版, 2013, 15(1): 89-93.
19. 曹高芳. 医学信息教育可持续发展研究[M]. 北京: 科学技术文献出版社, 2013.
20. 曹晓兰. 医疗保险理论与实务[M]. 北京: 中国金融出版社, 2009.
21. 陈博文, 杨文秀. 社区卫生服务管理[M]. 第2版. 北京: 科学技术文献出版社, 2008.
22. 陈能华. 图书馆信息化建设[M]. 北京: 高等教育出版社, 2004.
23. 陈全, 林野. 基于初始信任的网络社会化登录意愿研究[J]. 中南财经政法大学研究生学报, 2012(5): 41-47.
24. 陈亚东. 基于校园网环境下保卫管理信息系统的构建//北京高教保卫学会第九届学术年会论文集. 2005(4): 75-76.
25. 程顺达, 高海燕. 医院办公自动化系统的研究与讨论[J]. 中国医院管理, 2010, 30(3): 63-64.
26. 崔数起, 杨文秀. 社区卫生服务管理[M]. 第2版. 北京: 人民卫生出版社, 2006.

27. 董恒进. 医院管理学[M]. 上海:上海医科大学出版社,2000.
28. 董燕敏,陈博文. 社区卫生诊断技术手册[M]. 北京:北京大学医学出版社,2008.
29. 樊镜光. 摆脱寻找有用信息之苦的 PUSH 技术[J]. 上海微型计算机,1977(26):35-36.
30. 方小衡. 卫生事业管理学[M]. 北京:科学出版社,2008(2013 重印).
31. 符壮才. 医院管理与经营[M]. 北京:中国医药科技出版社,2007.
32. 高志宏,潘传迪,张群瑜,等. 医院物资管理软件的开发与应用[J]. 中华现代医院管理杂志,2004,2(7):82-84.
33. 高仲飞. 纵向课题与横向课题比较研究[J]. 经济研究导刊,2013(15):264-265.
34. 龚震晔,薛彦斌,朱立峰. 基于协同办公的医院办公自动化系统模式的研究[J]. 中国数字医学,2010,5(8):92-93.
35. 顾金星,苏喜生,马石. 物联网与军事后勤[M]. 北京:电子工业出版社,2012.
36. 郭继财,张树伟,贾福存. 医院经营管理与成本核算[M]. 哈尔滨:黑龙江科学技术出版社,1994.
37. 国食药监办[2012]283 号. 药品电子监管工作指导意见.
38. 韩丽. 学科信息门户中的信息推送服务[J]. 情报杂志,2004(6):2-4.
39. 郝梅,闫华,刘帆. 论医院高值耗材的科学管理[J]. 中国医学装备,2011,8(5):35-39.
40. 何晔. 论中国公共卫生服务组织体系的变迁与发展[J]. 长春理工大学学报,2012,25(5):19-22.
41. 胡昌平,胡吉明,邓胜利,等. 创新型国家信息服务与保障研究[M]. 北京:学习出版社,2013.
42. 胡西厚. 卫生信息管理学[M]. 北京:人民卫生出版社,2013.
43. 环球协力社. NGO 专业之路——美国在线捐赠“大爆发”[EB/OL]. [2012-11-28]. http://hope.huanqiu.com/exclusivetopic/2013-11/4574203.html.
44. 黄安心. 企业后勤管理实务[M]. 武汉:华中科技大学出版社,2011.
45. 基于电子病历的医院信息平台建设技术解决方案(1.0)http://www.moh.gov.cn/cmsresources/wsb/cmsrsdocument/doc11544.pdf-11556.pdf.
46. 姜瑞其. 国外机构库发展概况[J]. 图书情报工作,2005,19(11):144-147,151.
47. 焦玉英. 信息检索进展[M]. 北京:科学出版社,2003.
48. 荆新,王化成,刘俊彦. 财务管理学[M]. 北京:中国人民大学出版社,2009.
49. 康思本. 非接触移动支付智能手机在智慧图书馆的应用[J]. 图书馆学研究,2013(6):39-43.
50. 柯平,高洁. 信息管理概论[M]. 北京:科学出版社,2007.
51. 乐立骏. SAP 后勤模块实施攻略——SAP 在生产、采购、销售、物流中的应用. 北京:机械工业出版社,2013.
52. 李斌. 科研管理信息化平台的研究与设计[J]. 科技信息,2010(19):466-467.
53. 李峰,李书宁. 基于物联网技术的智能图书馆发展研究[J]. 图书情报工作,2013,57(5):66-70.
54. 李红艳. 非政府组织管理研究[M]. 北京:知识产权出版社,2011.
55. 李经纬,程之范. 中国医学百科全书医学史[M]. 上海:上海科技出版社,1987.
56. 李俊卿. 如何加强医院财务管理[J]. 中国卫生经济,2005,24(3):80-81.
57. 李鲁. 卫生事业管理[M]. 第 2 版. 北京:中国人民大学出版社,2012.
58. 李先锋,徐柯,李素云,等. 基于 HRP 的医院现代化管理模式分析[J]. 中国医院,2012,16(2):2-4.
59. 李学信. 社区卫生服务导论[M]. 第 3 版. 南京:东南大学出版社,2007.
60. 李志光,杨涛,梁宁霞,等. 基于 WEB 的医院科研管理信息系统构建//首届全国医学科研管理论坛暨中华医学会医学科研管理学分会第 11 次学术年会论文集,2008(9):109-111.
61. 梁万年,饶克勤,王亚东. 卫生事业管理学[M]. 北京:人民卫生出版社,2003.
62. 梁万年. 卫生事业管理学[M]. 北京:人民卫生出版社,2007.
63. 梁万年. 卫生事业管理学[M]. 北京:人民卫生出版社,2012.

64. 梁万年. 社区卫生服务管理[M]. 北京:人民卫生出版社,2001.
65. 林修果. 非政府组织管理[M]. 武汉:武汉大学出版社,2010.
66. 刘保恩,周绿林. 社区卫生管理学[M]. 南京:东南大学出版社,2003.
67. 刘冰,游苏宁. 国际科技出版集团商业模式对我国科技期刊发展的启示[J]. 中国科技期刊研究,2011,22(4):479-484.
68. 刘京兰,王英杰,何雨生. 医学知识管理与医院竞争力[J]. 中华医学科研管理杂志,2006,19(1):10-13.
69. 刘丽华,曹秀堂. 基于 ERP 系统的医院运营管理[J]. 中国卫生信息管理杂志,2012,9(1):13-16.
70. 刘全喜,秦省. 社区卫生服务管理与营销[M]. 郑州:郑州大学出版社,2002.
71. 刘勇,蒋芬君,蒋来. 基于网络的科研信息化管理模式构建[J]. 浙江师范大学学报:自然科学版,2007,30(2):192-195.
72. 刘子民,程繁银,张玺春. 社区卫生服务规范管理[M]. 北京:人民卫生出版社,2009.
73. 娄策群,杨小溪,周承聪. 论信息生态系统中信息人的相互作用,图书情报工作[J],2010,54(20):23-27.
74. 娄成武. 卫生事业管理[M]. 北京. 中国人民大学出版社,2012.
75. 卢祖洵. 社会医疗保险学[M]. 北京:人民卫生出版社,2003.
76. 陆正洪. 医院实施企业资源计划适宜性分析[J]. 中国医院管理,2010,30(12):60-61.
77. 罗爱静,李后卿. 卫生信息管理概论[M]. 科学出版社,2002.
78. 罗爱静,方庆伟,任淑敏. 卫生信息管理概论[M]. 第 2 版. 北京:人民卫生出版社,2009.
79. 罗爱静,王伟. 卫生信息管理学[M]. 第 3 版. 北京:人民卫生出版社,2012.
80. 马费成,李纲,查先进. 信息资源管理[M]. 武汉:武汉大学出版社,2001.
81. 聂素滨,张卫东,杨捷,等. 医院管理学[M]. 修订版. 长春:吉林人民出版社,2008.
82. 牛洪雨. 基于组件技术的治安保卫管理信息系统的研究与设计[J]. 科技信息,2009(30):233,235.
83. 欧启忠,陈跃波,李向红. 基于 Internet 和 Intranet 的高校科研管理[J]. 广西高教研究,2001(6):84-86,70.
84. 齐庆祝,魏亚平,郝云莲. 创新医院财务管理提升医院管理水平[J]. 中华医院管理杂志,2007,23(6):379-380.
85. 全国疾病预防控制机构工作规范. http://www.fycdc.com/news/html/9011.html./2013-10-08.
86. 任连仲. 把知识管理融于医院信息系统之中[J]. 中华医院管理杂志,2002,18(4):238-240.
87. 沈钧,郑修虹. 推送和拉取模式的图书馆网络信息服务[J]. 现代图书情报技术,2002(5):62-64.
88. 沈远平,陈玉兵. 现代医院人力资源管理[M]. 北京:社会科学文献出版社,2006.
89. 盛月仙. 信息环境要素分析[J]. 宁夏大学学报:人文社会科学版,2008,30(6):192-196.
90. 施恩. 基于. NET 的高校科研管理系统的设计与实现[D]. 成都:电子科技大学,2012.
91. 食品药品监督管理局令第 28 号[2007]. 药品注册管理办法.
92. 史安俐,李春生,王有森. 卫生标准概论[M]. 北京:人民卫生出版社,2000.
93. 史艳芬,刘玉红. 高校机构库可行性方案研究——以同济大学为例[J]. 图书馆杂志,2010,29(9):47-50,41.
94. 世界卫生组织. 2010 年世界卫生统计[EB/OL]. [2012-11-28]. http://www.who.int/entity/gho/publications/world_health_statistics/2010/zh/index.html.
95. 世界卫生组织. 数据存储库[EB/OL]. [2012-11-28]. http://gamapserver.who.int/gho/interactive_charts/phe/iap_exposure/atlas.html).
96. 宋玉伟. 医学会网络信息系统设计[D]. 西安:西安电子科技大学,2012.
97. 谈我国古代医药档案. http://dinghaibin.blog.sohu.com/55727977.html.
98. 王海银. 公益慈善活动的项目化管理研究[D]. 上海:上海交通大学,2009.

99. 王丽荣. 后勤信息管理系统研究[D]. 天津:天津大学软件工程学院,2004.
100. 王陇德. 卫生应急工作手册[M]. 北京:人民卫生出版社,2005.
101. 王宁. 卫生信息管理[M]. 北京:中国中医药出版社,2009.
102. 王世伟,周怡. 医学信息系统教程[M]. 北京:中国铁道出版社,2009.
103. 王仕琮,徐骏. 基于网络的科研课题管理系统的研究与实现[J]. 江苏科技信息,2012(6):36-37.
104. 王寅生. 基于 VR 与 GIS 的保卫信息系统设计与实现研究[J]. 电脑知识与技术,2007(20):318,322.
105. 王振中,张记钟. 联合国采购指南[M]. 北京:华夏出版社,2003.
106. 王忠民,王虹,蒋宏. 建设 ERP 系统改善医院经营管理[J]. 中国数字医学,2008,3(6):36-38.
107. 卫办疾控发〔2006〕92 号. 传染病信息报告管理规范.
108. 卫办应急发〔2005〕288 号. 国家突发公共卫生事件相关信息报告管理工作规范(试行).
109. 卫监督发〔2010〕93 号. 食品安全信息公布管理办法.
110. 卫监督发〔2011〕63 号. 卫生监督信息报告管理规定.
111. 卫生部. 卫生信息化发展规划(2011-2015 年). http://www. docin. com/p-110825830. html. /2013-09-25.
112. 卫生部等 9 部门. 关于建立国家基本药物制度的实施意见. 2009-08-18.
113. 卫生部印发《电子病历系统功能规范(试行)》. http://politics. people. com. cn/GB/1027/13648335. html).
114. 卫生监督信息工作概论 http://www. handanjd. com/ieinews/xxhjs/.
115. 卫应急发〔2007〕262 号. 全国卫生部门卫生应急管理工作规范(试行).
116. 温川飙. 数字化医疗硬件[M]. 北京:中国医药科技出版社,2011.
117. 温明锋,张保元,陈健超. 医院办公自动化系统的设计与开发[J]. 医学信息学杂志,2010,31(8):32-34.
118. 我国卫生信息化现状与工作进展报告——卫生部办公厅吴琦讲座材料 http://wenku. baidu. com/link? url =u7fRu-EdmNcZuAcQZDFeRKvhzug54QG-SEI1_ienzXbnkBEW96caLQnF-8dBGpQecSZtza01wiyG56qGqomfSJaVB9nSZch0-slU9-F-Oisi .
119. 我国医疗信息化发展经历的四个阶段 http://www. bosidata. com/qitayiyaoshichang1210/B33827CV8P. html.
120. 吴皓达. 深化医药卫生体制改革形势下我国卫生信息化建设相关问题与对策研究[D]. 哈尔滨:黑龙江中医药大学. 硕士学位论文,2011.
121. 吴慰慈,董焱. 图书馆学概论[M]. 北京:北京图书馆出版社,2002.
122. 吴慰慈. 图书馆学基础[M]. 北京:高等教育出版社,2004.
123. 夏洪斌,王炯,陈薇薇. 医院后勤管理信息系统的设计与开发[J]. 中国数字医学,2008,3(3):47-48.
124. 相丽玲. 信息管理学[M]. 北京:中国金融出版社. 2003.
125. 徐行. 学报编辑学研究[M]. 西安:陕西人民教育出版社,2008.
126. 徐臻荣. 社会医学与卫生管理学[M]. 乌鲁木齐:新疆科技卫生出版社,1995.
127. 闫华,刘帆,武亚琴,等. ERP 与 OA 整合助力医院资源精细化管理[J]. 中国医疗设备,2013,28(4):12-15.
128. 闫华,刘伟,郝梅,等. 企业资源计划在医院的应用——医院资源规划[J]. 中国医院管理,2011,31(12):59-61.
129. 杨劲. 医院信息化需要建立信息主管制[J]. 中华医院管理杂志,2004,20(12):752-753.
130. 杨平,肖进,陈宝珍. 医学人文科学词汇精解[M]. 上海:第二军医大学出版社,2002.
131. 姚卫光. 卫生事业管理学[M]. 广州:中山大学出版社,2012.
132. 叶建强. 世界卫生组织出版物简介及利用[J]. 预防医学情报杂志,2009,25(10):868-869.
133. 医疗设备档案管理信息库系统的设计、实现与应用. http://www. xdyy. net/ShowArticle. asp? ArticleID =

5076).
134. 喻洪流,鲁虹. 医院设备管理与维修[M]. 南京:东南大学出版社,2008.
135. 原卫生部《国家基本公共卫生服务规范(2011 年版)》.
136. 张亮,胡志. 卫生事业管理学[M]. 北京:人民卫生出版社,2013.
137. 张民. 上海志愿者管理系统分析与设计[D]. 上海:华东理工大学,2011.
138. 张培珺. 现代护理管理学[M]. 北京:北京大学医学出版社,2005.
139. 张清林,李继宝,贾伟华,等. 科研管理信息化的理论研究与实践[J]. 消防科学与技术,2010,29(5):432-435.
140. 张锐昕,张玉春,王淑华,等. 办公自动化概论[M]. 北京:清华大学出版社,2004.
141. 张素霞. "推送"技术与图书馆信息推送服务的实现[J]. 现代情报,2004,24(11):46-47.
142. 张伟. 华西医院后勤管理创新——从开源到节流[M]. 北京:人民卫生出版社,2012.
143. 张新慧,马海潮. 谈医院物资管理的优化[J]. 中国医院,2009,13(10):78-79.
144. 张幸坤. 信息推送技术在图书情报机构信息服务中的应用研究[D]. 武汉:武汉大学. 2005.
145. 张钰. 辽阳市第三人民医院后勤信息管理系统的设计与实现[D]. 长春:吉林大学,2011.
146. 赵坤,王方芳. 医院人力资源管理分析与研究[J]. 中国卫生事业管理,2004(6):346-348.
147. 赵文龙,李小平,肖凤玲. 医学文献检索[M]. 第 3 版. 北京:科学出版社,2010.
148. 郑英,马琳,李秋芳. 中国医学科学院/中国协和医科大学图书馆馆藏世界卫生组织出版物的管理与利用现状[J]. 医学信息学杂志,2008(6):9-17.
149. 中华人民共和国卫生部令第 35 号[1994]. 医疗机构管理条例实施细则.
150. 周宁. 信息资源数据库[M]. 武汉:武汉大学出版社,2001.
151. 朱程,张海峰,贺佐举. 保卫信息管理系统的构建[J]. 电脑知识与技术,2008,3(8):1645-1647.
152. 朱峰. 基于 web 的后勤信息管理系统//2010 第 3 届世界教育技术与培训(ETT)大会论文集,2010:79-82.
153. 朱永康,王立林,杨德龙,等. 后勤流程管理[M]. 天津:天津大学出版社,2009.
154. 朱舟. 人力资源管理教程[M]. 上海:上海财经大学出版社,2009.
155. 中华人民共和国主席令第九号[2009]. 中华人民共和国食品安全法.
156. 左永梅,杜卫军. 利用网络技术优化科研管理信息化流程[J]. 河北农业科学,2011,15(1):170-172.

中英文名词对照索引

Z